3RD EDITION

근막통증 해부학

THE CONCISE BOOK OF TRIGGER POINTS

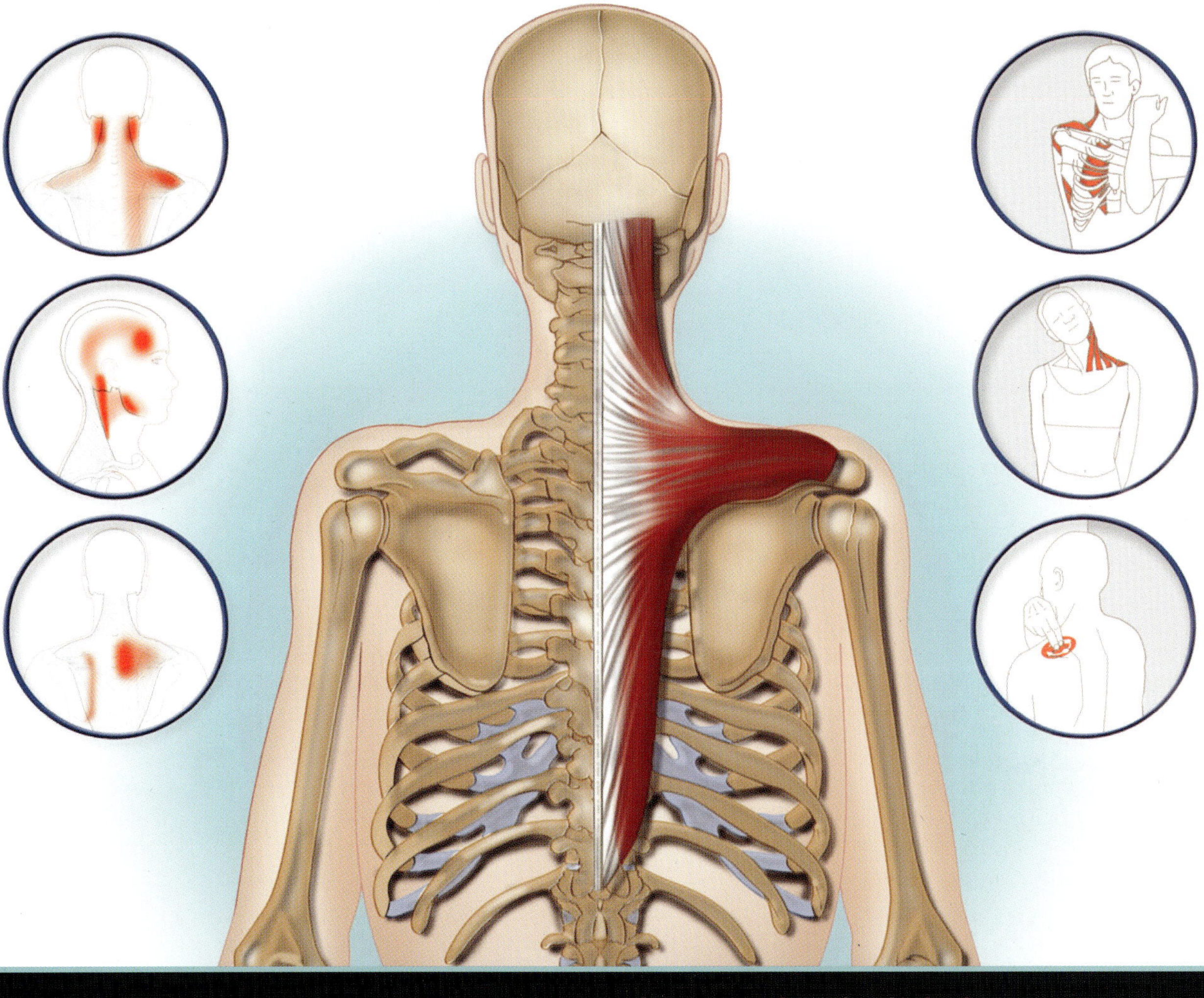

SIMEON NIEL-ASHER 지음 이주상 외 옮김

【역자 소개】

◎ 대표 역자

이주상 한림성심대학교

◎ 역자진

심재훈 백석대학교
오덕원 청주대학교
윤성익 한양대학교병원
이규완 강남세브란스병원
정신호 한양대학교병원
천승철 건양대학교

3RD EDITION
근막통증해부학

첫째판 1쇄 인쇄 2017년 02월 10일
첫째판 1쇄 발행 2017년 02월 21일
첫째판 2쇄 발행 2023년 08월 16일

지 은 이 SIMEON NIEL-ASHER
옮 긴 이 이주상 외
발 행 인 장주연
출 판 기 획 김봉환
편 집 디 자 인 이슬희
표 지 디 자 인 이상희
발 행 처 군자출판사(주)
등록 제4-139호(1991.6.24)
본사 (10881) **파주출판단지** 경기도 파주시 회동길 338(서패동 474-1)
전화 (031) 943-1888 팩스 (031) 955-9545
홈페이지 | www.koonja.co.kr

본 도서가 제안하는 치료기술은 공증된 치료기술의 대체가 될 수 없습니다.
비록 일반적인 발통점에서 유발되는 통증이 일반적일지라도 근본적인 병리학이 있을 수 있습니다.
항시 공증된 의사의 정확한 진단을 받는 것을 권면합니다.
도서에 기술된 치료법 사용에 따른 결과는 독자의 책임입니다.

First edition published in 2005 by Lotus Publishing and North Atlantic Books. Second edition published in 2008.
This third edition published in 2014 as The Concise Book of Trigger Points, Third Edition.

Anatomical Drawings : Amanda Williams
Line Drawings : Sigal Vilenski

Cover Design : Paula Morrison

ISBN 979-11-5955-125-3
정가 30,000원

Contents

Chapter 9 어깨와 상지의 근육들 131

Chapter 10 아래팔과 손의 근육 161

Chapter 11 엉덩관절과 넙다리의 근육 181

Chapter 12 종아리와 발의 근육 205

Preface

이 책으로 말미암아 여러분과 흥미로운 여정을 함께하게 되어 반갑습니다. 이미 도처에 발통점에 관한 많은 책들이 나와 있음에도 불구하고 이 책을 선택하고 읽어주시는 독자분들에게 감사의 마음을 전합니다. '발통점의 이해'는 2003년 발통점에 대한 집필의뢰를 받아 초판이 발간된 이후 20가지가 넘는 언어로 번역되었으며, 전세계적으로 베스트셀러가 되었습니다. 그로부터 10년이 더 지난 지금 책의 내용을 전면적으로 수정보완 하여 다시 한 번 출간하게 되었습니다. 이 책을 통하여 집에서 할 수 있는 간단한 자가 치료 뿐만 아니라 최신연구와 증거자료, 그리고 도수치료사들을 위한 전문적인 기술을 함께 공유할 수 있게 되어 기쁩니다.

이 책을 읽는 대다수의 독자들은 질병으로 인한 장애나 통증으로부터 불필요한 고통에 시달리고 있는데, 그 중 대부분은 간단한 발통점 치료를 통하여 빠르고 효율적으로 완화될 수 있습니다. 수많은 독자들이 고통을 경감시킬 수 있는 방법들을 찾을 수 있기를 진심으로 바랍니다.

Simeon Niel–Asher, 2014

Preface

근막 경락

발통점은 "근막 경락"과 함께 발전하는 경향이

임상적으로, 발통점들은 어떤 소정의 힘의 선 또는 경락을 따라 근막(섬유)의 날실과 씨실에 나타내는 경향이 있다. 이것에 대한 이유는 Thomas Myers (2001)에 의해 제안되었으며, Ida Rolf의 초기 연구에 기초한다. "근막 채널" 또는 체인의 개념은 신체가 발산하는데 그리고 오른쪽에서 왼쪽, 위에서 아래, 그리고 깊은 쪽에서 얕은 쪽에 힘을 분배하는 방법을 설명하는 데 도움이 된다. 따라서 이러한 근막 경락 라인을 이해하고 시각화하는 것은 유용하다. 근육은 고립되어 작동하지 않지만, 몸 전체에 작용하는 근막 연속체 내 수축성 요소로 간주 될 수 있다. 이 경락 지도는 어떻게 그리고 왜 한 지점에서의 주된, 중심 발통점들의 발달이 말단의 2차 또는 위성 발통점들로 이어질 수 있는지 설명하는 데 도움이 될 수 있다. 이 지도는 3장에서 다루는 "교차성" 패턴으로 설명할 수 있다. 경락이라는 용어는 침술과 TCM에서 유래한다. 그것은 신체를 통해 흐른다고 하는 생물에너지 라인 또는 채널을 묘사한다.

근역학 사슬과 연결(Myokinetic Chains and Sublinks)

뇌 / 몸은 근육의 수축을 조정하기 위하여 신경근육 전략의 범위를 사용한다. 따라서 안정성과 공간적 방위를 용이하게 한다. 우리 몸의 시스템 모두는 상호의존적, 유기적 방식으로 작용한다. Myers (2001)는 그의 중대한 연구 Anatomy Trains에서 "근막 경선"이라고 표시하면서 이러한 연결의 근막 구성 요소에 대한 몇 가지 아이디어를 제시하였다. Sharkey (2008)는 이 개념을 더 발전시켰다.: 그는 이러한 경락을 일련의 기능적 운동 사슬으로서 제시하였다. Sharkey는 신체는 "나선/사선 사슬, 가쪽 사슬, 뒤쪽 시상 사슬, 앞쪽 시상 사슬"을 통해 운동학적 힘(에너지)를 발산하고, 몇몇 다른 이차적인 사슬들도 그리고/또는 모두 깊고 얕은 곳에 연결이 공존한다고 하였다.

나선형(경사) 사슬(The Spiral [Oblique] Chain [S/OC])

나선형(경사) 사슬은 바깥쪽 경사, 안쪽 경사 (반대측), 모음근, 엉덩정강띠 (IT), 앞정강근, 그리고 긴/짧은 종아리근을 포함한다. 이 사슬은 다음 사슬고리를 포함 할 수 있다. : 앞톱니근, 동측 마름근, 반대측의 머리널판근.

가쪽 사슬(The Lateral Chain [LC])

가쪽 사슬은 종아리근, 엉덩정강띠 (IT), TFL, 볼기근, 가쪽 및 안쪽의 빗근, 동측 모음근 및 허리네모근(반대측)을 포함한다. 이 사슬은 다음 사슬고리를 포함 할 수 있다. : 갈비사이근, 목빗근, 머리/목 널판근, 목갈비근.

뒤쪽 시상 사슬(Posterior Sagittal Chain [PSC])

뒤쪽 시상 사슬은 척추 관절뿐만 아니라 주변 관절에 움직임과 지지를 제공하면서 위, 아래 모두 등허리 근막과 근육 사슬고리를 포함한다. 중앙부에서 sublinks는 배가로근, 배속빗근의 뒤쪽 섬유를 포함한다.

골반 바닥 근육은 총괄하여 코어 근육으로서 더 흔히 알려진 배세모근, 뭇갈래근, 가장긴근의 허리 부분, 엉덩갈비근, 가로막을 포함한다. 물론, 이 관절 지지 시스템은 또한 오목위팔과 허리골반엉덩 복합체로 존재한다.

깊은 뒤쪽 또는 시상 사슬은 분절적 또는 관절(긴장성 또는 Type II 섬유) 안에서 움직임을 위한 국소적인 지지를 제공하면서 국소적 , 깊은, 단편적으로 관련된 근육을 포함한다.

얕은 빗 뒤쪽 사슬은 주요 움직임 인자 또는 더 많은 대근육을 포함한다. 대근육은 이름이 암시하듯이 두드러지게 표면상에 위치한다. 이러한 근육들은 주로 단계적이고, 피로에 높은 저항을 가진 I 형 섬유로 채워진다.

뒤쪽 시상 사슬은 뒤통수이마근, 척추세움근, 등허리 근막, 뭇갈래근, 엉치결절 인대 및 넙다리두갈래근(짧은 갈래)를 포함한다. 이 사슬은 장딴지근과 발바닥근막을 포함하면서 계속 될 수 있다. 뒤쪽 사선 연결(POL)은 넓은 등근, 반대측 큰 볼기근과 등허리 근막을 포함한다. 이 사슬은 다음 사슬고리를 포함하면서 계속될 수 있다. : 엉덩정강띠 (IT), 앞정강근, 종아리근

앞쪽 시상 사슬(The Anterior Sagittal Chain [ASC])

앞쪽 시상 사슬은 발의 발등쪽 표면, 정강뼈의 뼈막, 넙다리 곧은근(무릎관절근 포함), AIIS, 두덩 결절, 배곧은근, 복장뼈의 뼈막, 목빗근, 꼭지 돌기의 뼈막을 포함한다.

깊은 앞쪽 시상 사슬(The Deep Anterior Chain [DAC])

깊은 앞쪽 사슬은 발바닥 표면 안쪽 아치(제 1 쐐기뼈), 뒤정강근, 안쪽 정강뼈 뼈막, 모음근, 거친선, 궁둥뼈와 두덩뼈 가지, 작은 돌기, 엉덩근, 앞쪽 세로 인대, 큰 허리근, 가로막 중심 인대, 가슴세로칸, 심장막, 가슴막, 척추앞 근막, 목갈비근 근막, 머리긴근, 목뿔뼈와 관련된 근막, 아래턱뼈, 뒤통수뼈, 머리덮개널힘줄을 포함한다.

니엘 에셔 테크닉(The Niel-Asher Technique)

NAT는 고급 발통점 기술이다. - 고급은 새로운 고의적인 방법으로 근막 발통점들 뒤에 신경 생리학을 사용하기 때문이다. 이 기술은 잘 짜인 알고리즘과 혼합되어 깊은 타격 마사지 및 압박/억제 기술을 사용한다. NAT에서, 발통점들은 근육 기능 장애의 익숙한 매듭으로 간주되지 않고, 척수 및 중추 신경계에 대한 "입력"으로 간주된다. 이것은 발통점들이 위에서 언급했듯이, 격렬하게 고통스러우며, 통증경로를 자극시키면서 주변과 중앙 감작의 감쇠를 포함한 신경계에 지대한 영향을 미치기 때문이다.

대부분의 수기치료 기간 동안 다양한 기계적 수용기가 아무렇게 자극 받는다. NAT에서, 입력의 수가 절대 최소치로 감소된다. 자극의 입력은 반복적인 움직임 안의 발통점을 통해 만들어진다. 그것은 항상 작용근와 길항근에서 발통점들 뿐만 아니라 STP들의 조작을 포함한다.(3-D 이완의 다음 섹션 참조). 일부 NAT 입력 순서는 3번 수행된다. : 무언가를 3번 반복하는 것은 신경계의 이해를 도울 수 있다. 타격 마사지는 오직 "한 방향"으로 수행되며 압박 기법은 통증 지점에서 수행된다(때로는 최대 10분 동안 유지된다.).

NAT는 팔을 사용할 때 최대로 수행된다. 이 개념으로서 신체 기능 장애 치료의 한 가지 방법은 몇몇 치료사들이 몹시 배척하는 것이다; 우리는 모두 개인의 배경과 각각의 경우로 개인을 치료하라, 그러므로 치료 프로토콜이 다르다고 배워왔다. 내가 말할 수 있는 모든 것은, NAT를 혼자 힘으로 시도해보라는 것이다. 그리고 보라. 그것이 항상 효과적일 것이다.

나는 원래 1999년에 오십견, 굳은 어깨(유착성 관절낭염)을 치료하기 위해 NAT를 개발하였다. 어깨는 2개의 관절과 18개의 근육으로 볼 때, 신체 중 가장 복잡한 곳 중의 하나이다. 굳은 어깨는 다른 어깨 문제들과 같이 보았을 때 최악의 요소들을 드러내 보일 것으로 고려된다. 많은 방면에서는 수수께끼 같은, 그리고 다른 수수께끼처럼, 그 퍼즐을 풀면서 우리에게 신경계의 내부 일의 많은 진실과 통찰력을 얻는데 도움을 준다. 나는 특정한 tender/trigger발통점이 모든 환자에서 같은 지점에 분포해 있는 것처럼 보인다는 것을 관찰하였다. 놀랍게도, 그러한 지점을 순서대로 조작함으로써, 나는 한번 또는 두 번만큼의 적은 치료만으로 내 환자의 오랜 굳은 어깨가 사라지는 것처럼 보이는 것을 발견하였다. 이 빠른 "해동"은 오직 현재의 이론 모형을 주도하는 신경학적 과정에 의해서 설명 될 수 있다. 많은 무수한 굳은 어깨(오십견)는 NAT와 함께 지금 성공적으로 치료되고 있다. NAT는 근거 기반이며 지금은 광범위한 근골격계 질환들을 치료하는데 사용된다.

더 많은 정보는 www.nielasher.com을 참조.

니엘 에셔 테크닉 이론(NAT Theory)

발통점들 (그리고 관절) 내부 및 주위에 매립되어 있는 기계적 수용기의 의도적인 자극은 척수 및 체세포 피질에 영향을 미치는 새로운 "신경적 표지자"를 생성한다. NAT는 고의적으로 발통점과 연관된 자동 반사 일부를 이용한다. 다음을 포함함:

- 공동 조정
- 상호 억제
- 등척성 후 이완요법
- 활성화 후 억제
- 순수 촉진
- 공동 촉진
- 자율 (ANS) 응답
- "고통 게이트"
- 척수 반사 응답
- 신경 가소성

신경계는 "유지 형태"를 방출함으로써 운동 단위 출력을 정규화 함으로써, 공동 협력을 개선하여 이러한 입력 순서에 응답한다. 임상적으로, 각 NAT 세션 후, 환자는 관절의 감각이 "내부에 기름을 바른" 또는 "정상적인" 근육 제어가 회복되는 느낌이라고 묘사한다. 신체 기능 장애에 관하여, NAT는 방어적 관절 자세(예, 척추전방전위증)를 활성화, 풀어주고/또는 방어적 경련 관절 주위 문제들(예를 들어, 관절염 엉덩이 등)을 치료하는데 쉽게 사용된다.

더욱이, NAT 순서는 톤 또는 관절 주위의 근육을 다시 활성화하는 것처럼 보인다. ; 자동 반응으로서, 또한 강도 및 힘의 증가가 있다. 이는 NAT가 물리 치료사들에 의해 2012년 런던 올림픽에서 캐나다와 호주 팀의 구성원에 대해 성공적으로 사용된 이유 중 하나이다. 이 현상에 대한 증거는 캠브리지, 영국에서 Addenbrooke 병원 (Weis 등. 2003)의 연구에 의해 지지되고 있다.
오랜 어깨 통증과 약화의 NAT 치료에 대한 특허는 상당히 능동적 관절운동범위 개선 (P 〈0.002)과 강도와 힘의 개선 (P 〈0.046), 표준 기준 물리 치료 이상, 심지어, 운동을 하지 않은 NAT 그룹에서도 실제 위약을 입증하였다 .

3차원 이완(Three-Dimensional (3-D) Release)

뇌는 3차원 감각, 운동 지도들을 가지고 있으며 대뇌 피질 속 프로그램에 의해 연결되어 있다. 우리의 뇌는 (운동 피질) 운동 단위의 복잡한 순서를 조정하여 우리의 움직임의 요구에 반응한다.
이러한 운동 단위는 단독으로 또는 집합적으로 수축 할 수 있고, 더 많은 힘이 요구되는 경우, 운동 단위의 그룹들이 결합(보충)한다. 운동 시스템이 부드럽고 조직화된 움직임을 달성하는 핵심방법 중 하나는 길항으로 알려진 삼각 측량의 형태를 사용하는 것이다.

삼각형은 작용근, 길항근, 및 고정근(고정근은 작용근와 길항근이 효율적으로 작동 할 수 있도록 관절을 유지한다-2장 참고.)에 의해 형성된다. 발통점이 이러한 세 가지 그룹 중 하나로 발전할 때, 나머지 그룹은 보상하도록 강요받는다. 이것이 작용근 뿐만 아니라 길항근도 발통점들을 치료하는 중요한 이유이다. 이를 다시 말해, 이 3-D 릴리스라고 한다. 많은 요소들이 활성되기 시작하고 시간이 흐름에 따라 효과는 증대된다. 이러한 요인은 다음과 같다. : 상호 억제(길항근이 부분적으로 또는 완전히 관여하지 않는 것), 순수 촉진(길항근이 더 강해지는 것), 공동 촉진(증가된 힘이 이차적, 보조 근육으로 이루어지는 것)

길항 작용을 시연하는 대부분의 실험 데이터는 건강한 자원자에서 발생되어왔다. 우리는 병리학적 상황(예, 굳은 어깨 등) 에서 제안하고자 한다. 뇌는 종종 이 길항근이 타협하도록 강요받는다. 마지막에는 그것이 신경 가소성의 정도를 드러낸다. 다시 말해, 작용/길항의 관계는 전형적으로 설명된 방식으로 작동하지 않을 수 있다.

예를 들면, 굳은 어깨는 유해한 자극을 피하기 위한 우리 신경계의 보호 반응의 하나로 간주 될 수 있다(예, 반응성 힘줄병증, 통증 등). 여러분이 한 방향으로 굳은 어깨를 밀려고 할 때마다, 신경계는 반대쪽에서 여러분에 대항하여 밀어붙인다. 뇌는 끊임없이 위협으로 인식하는 것을 보호하기 위해 노력하고 있다.

이것은 많은 근육에 많은 발통점들과 함께 뻣뻣하고 고통스러운 (굳은) 어깨로 나타난다. (모든 고통스러운 어깨 통증에 대해 어느 정도까지, 우리는 이것을 보호 패턴으로 볼 수 있다.) 그것은 뇌가 마치 통증 있는 어깨(신경학적으로)를 "슬링 같은" 위치로 그리고 몇 달 동안, 심지어 몇 년 동안, 그 자세를 유지하는 것을 필요로 하는 것처럼 보인다. 그 후 통증 자극이 없어져왔다. 이것은 어느 정도 말초과 중추 모두의 감각에 기인한다.

3차원 니엘 에셔 테크닉 순서(3-D NAT Sequences)

나는 예시로서 각 색이 입혀진 근육 부분의 끝에 (7-12장) 몇몇 3-D NAT release 기법을 포함해왔다. NAT의 좀 더 자세한 사항은 웹 사이트를 방문하세요. www.nielasher.com.

이것은 경도와 중등도 사이 엉덩이 뼈관절염을 위한 기본 NAT 치료의 예시이다.

1. ROM을 평가한다.
2. 근육과 발통점(trigger point)을 검사한다.
3. 모음근의 발통점을 치료한다. (환자가 환부쪽이 가쪽으로 누운 자세) 무릎에서 사타구니의 한 방향으로만 깊은 타격 마사지를 사용한다.
4. 모음근 닿는곳 발통점에 잠시 멈추면서 억제 압박 기술을 사용한다.
5. 반대편에 환자를 위치시키고 넙다리근막긴장근(대퇴근막장근, tensor fascia lata)에 발통점을 치료한다(엉덩이에서 발목 한 방향으로만 깊은 타격 마사지 실시). 그리고 중간 볼기근, 작은 볼기근의 발통점에서 억제 압박 기술을 사용하면서 잠시 멈춘다.
6. 수동적인 휘돌림을 엉덩이 부위에 적용한다.
7. 4,5단계를 3번 반복한다.
8. 환자를 바로 누운 자세로 위치시키고 두덩근과 엉덩이의 작은 안쪽의 회전근들의 발통점들을 치료한다.
9. ROM을 다시 확인한다.

변화된 길항작용(Altered Antagonism)

무수히 굳은 어깨를 치료해오면서, 나는 급성 어깨 통증이 있는 누군가는 위팔두갈래근과 위팔세갈래근의 짝지음 움직임이 중단된다는 것을 관찰해왔다. 대신에 위팔두갈래근과 가시아래근이 짝지어 작용한다. 유사하게, 위팔세갈래근과 작은가슴근이 그들의 기능적 관계를 변화하려는 것처럼 보인다. NAT는 이러한 길항적 변화를 치료 기간 동안 고려한다.

여러분은 이 현상을 여러분 스스로 관찰할 수 있다. 만약 여러분이 바로 누운 자세의 굳은 어깨를 가진 환자의 가시아래근 가쪽 어깨뼈 모서리의 어딘가 발통점을 자극시킨다면 발통점은 앞쪽 어깨 어깨세모근과 위팔두갈래근(긴 갈래) 부분에 연관통이 나타난다는 것을 여러분에게 말해줄 것이다. 다시 말해, 기능적인 길항근의 발통점을 치료하는 것은 작용근에 통증이 반영될 수 있고, 작용근의 발통점이 발현될 수 있다.

발통점을 역으로 치료하기

위에 묘사된 기능적 관계의 유형은 특히 만성 발통점의 근육에 대해 분명히 하였다. 이러한 경우, 증상을 일으키는 기분 조직을 구축하고 길항적 "유지 형태"를 살핀다. 나는 이차적, 위성 또는 잠재하는 발통점들을 먼저 치료하고, 그 다음 중심 근막 발통점들의 치료가 치료를 더 효과적이고 오래 지속하게 만든다는 것을 발견해왔다. 세 지점의 자극과 세 번의 자극(이 지점 중 한 곳은 STP이어야 한다.)은 뇌 감각 입력에 삼각측량을 가능하게 한다. 운동 피질은 유지 형태를 자동적으로 분출함으로써 반응한다. 그리고 그것은 3-D 지도를 형성한다. 오래된 정골 속담이 있다. : 이차적(유지) 형태를 치료하라. 그러면 주요 문제는 그 스스로 해결될 것이다.

Abbreviations

ACh Acetylcholine 아세틸콜린
AIIS Anterior inferior iliac spine 아래앞엉덩뼈가시 (전하장골극)
ANS Autonomic/automatic nervous system 자율신경계
ASC Anterior sagittal chain 앞쪽 시상 사슬
ASIS Anterior superior iliac spine 위앞엉덩뼈가시 (전상장골극)
ATP Adenosine triphosphate 아데노신삼인산
BK Bradykinin 브라디키닌
CRHR Contract and relax/hold and relax 수축이완/ 유지이완
CNS Central nervous system 중추신경계
CNSP Cortico neuro somatic programming 겉질 신경 신체 프로그래밍
COPD Chronic obstructive pulmonary disease 만성폐쇄성 폐질환
DAC Deep anterior chain 깊은 앞쪽 시상 사슬
DSM Deep stroking massage 깊은 스트로킹 마사지
EMG Electromyogram 근전도
ENT Ear, nose, and throat 귀, 코, 목구멍 (인후)
GCA Giant cell arteritis (temporal arteritis) 거대세포동맥염(관자동맥염)
GI Gastrointestinal 위창자(위장)
GTO Golgi tendon organ 골지힘줄기관
HLA Human leukocyte antigen 사람백혈구항원
ICT Ischemic compression technique 허혈압박테크닉
IMES Intramuscular electrotherapy stimulation 근육내 전기자극요법
IMS Intramuscular stimulation 근육내 자극
IT Iliotibial 엉덩정강근막(장경근막)
ITPH Integrated trigger point hypothesis 통합 발통점 가설
LC Lateral chain 가쪽 사슬
LTR Local twitch response 국소 연축 반응
MEP Motor endplate 운동종말판
MET Muscle energy techniques 근육에너지 테크닉
MLD Manual lymphatic drainage 도수 림프 배출
MT Myotherapy 근치료법
MTP Myofascial trigger point 근막발통점
NAT Niel−Asher technique 니엘 에셔 테크닉
NLP Neurolinguistic programming 신경언어 프로그래밍
NMDA N−methyl−D−aspartate 엔−메틸−디−아스파테이트
NMT Neuromuscular technique 신경근육테크닉
OMT Osteopathic manipulative medicine 정형도수의학
PID Pelvic inflammatory disease 골반염증질환
PIR Post−isometric relaxation 후−등척성 이완기법
PMR Polymodal receptor 다형수용체
PNF Proprioceptive neuromuscular facilitation 고유수용성 신경근 촉진
PNS Peripheral nervous system 말초신경계
POL Posterior oblique link 뒤쪽 사선 연결
PRT Positional release technique 자세 이완 테크닉
PSC Posterior sagittal chain 뒤쪽 시상 사슬
PSLE Primary short lower extremity 일차 짧은 다리
RI Reciprocal inhibition 상호억제
RSI Repetitive strain injury 반복 긴장 손상
RTA Road traffic accident 도로 교통 사고
SCS Strain Counterstrain 역자세이완(역스트레인기법)
SCM Sternocleidomastoideus 목빗근(흉쇄유돌근)
SLE Systemic lupus erythematosis 전신성홍반성낭창
SNS Sympathetic nervous system 교감신경계
SR Sarcoplasmic reticulum 근세포질그물
STP Super trigger point 슈퍼발통점
TCM Traditional Chinese Medicine 전통중국의학
TFL Tensor fasciae latae 넙다리근막긴장근 (대퇴근막장근)
TMJ Temporomandibular joint 관자아래턱관절 (측두하악관절)
TMJD Temporomandibular joint disorder 관자아래턱관절(측두하악관절)장애
TPR Trigger point release 발통점 이완

Introduction

나에 관하여

14살일 때, 나는 삼촌인 Sidney Roseneil 로부터 정골의학에 대해 배웠다. 그는 현대의학의 큰 변화의 시기인 1960년대의 정골 의사, 침술가, 자연요법의사였다. 신체를 치유하도록 권유받는 몸의 관념은 내 안에서도 공명했다. 정형도수의학 (OMT)은 신체가 자신을 치료하기위한 신체의 선천적인 능력을 강조하고 이 "반-자동적인" 반응을 끌어내기 위한 기술을 가르친다. 신체는 여전히 현대의학을 넘어서고 능가하는 자체 규제 및 자가 치유 메커니즘을 가지고 있다. 정골 의사로서의 직업을 통해서, 나는 강하고 말하기 전의 "터치의 언어"를 느끼고 이해하는 것을 배웠다. 내가 대학교 2학년 때 발통점 (TPs)에 대해 소개했을 때, 내가 특별한 것을 발견한 줄 알았다. 나는 2년 반 동안 매주 몇 명의 친구와 함께 이 일의 "전문가"인 David Warem, D.O 를 방문하여 배우고 관찰했다.

1992년에 졸업한 이후에, 나는 정형의, 연구자, 학생, 선생님으로서 바쁘게 일했다. 22년 넘게, 많은 환자를 만나고 도울 수 있는 특권이 있었다. 나는 많은 선물, 많은 가족들, 많은 친구들, 그리고 멋진, 국제적인 경력을 가질 수 있는 축복을 받았다. 나는 놀라운 사람들을 만났고 그들의 회복 여행의 한 부분이었다. 나는 전 세계를 돌아다녔고 팝스타, 할리우드 배우, 전문가, 정치인, 올림픽 선수들과 함께 일했다. 1999년에, 니엘 에셔 테크닉 (Niel-Asher Technique)라고 불리는 고급 발통점 기술을 개발하고 발전시켰다. 이 모든 것은 내가 통증 의학에서 가장 잘 유지된 비밀 중 하나를 배우고 이해했기 때문이다(발통점 치료).

당신에 관하여

급성, 만성 통증은 동기부여가 매우 강한 신호이다. 우리가 통증이 있을 때, 우리는 약하게 되며 제안된 것을 시도할 것이다. 당신은 의사를 만나고 MRI와 혈액검사 결과를 가지고 약물치료를 하고 보내거나 당신이 가진 잘못된 건 없다! 고 말한다. 더 나빠지면 그건 당신의 잘못이다. 당신은 물리치료, 영양, 식단, 침술, 카이로프라틱, 정골의학, 마사지, Bowen 테크닉, 필라테스, 기타 등등을 하였고, 전부 도움이 되지 않았다. 정보시대에 우리는 급격하게 새로운 약물, 유행 식이요법, 치료와 치료사들 모두 "자신들의 제품 판매"로 혼란이 증가하고 있다.

발통점 치료는 현실적인 조건이다. 빠르고, 저렴하고, 재생산적이고, 근거중심이고, 전문화하기 쉽다. 그런데 왜 모든 의사와 도수 치료사는 연습을 하지 않거나 이것에 대해 알려고 하지 않는가? 진실은 그들 모두가 안다. 많은 개업의들은 발통점 치료를 모를지라도 그들의 업무 중에 한 가지 혹은 다른 방법으로 매일 발통점을 사용한다. 치료의 효과, 속도와 능률을 향상 시킬 수 있는 사용방법을 학습한다.

통증에 관하여

근육통과 기능장애는 외상, 만성적 자세, 스포츠 손상, 구조적 질환과 같은 많은 요소로부터 기인된다. 근육통은 우리의 방어와 보호체계의 중요한 부분이다. 통증은 우리에게서 무언가가 잘못된걸 알려주는 가치 있는 신호이다.

게다가, 발통점은 건강 상태의 범위와 연관되어있고 다른 것과 다른 것처럼 보인다. 두통, 이통, 치통, 허리 통증, 테니스 팔꿉증 (가쪽위관절융기염), 심지어 어지러움으로부터 건강 상태범위는 그들의 매우 중심적인 곳에서 발통점을 가진다.

이 책에서 당신은 어떻게 당신의 통증 원인을 찾고 효과적이게 작용하고 간단하게 집에서 적용하는지 배운다. 치료사들은 이미 발통점을 적용하고 있는 동안, 이 가이드가 간결하고, 실용적이고, 임상적으로 적절하고, 유용하기를 바란다. 4장과 5장에 건식 침, 분사와 신장, 고유수용성 신경근 촉진법 (PNF), 고급 직접해보는 자세이완테크닉 (PRTs)과 기본 NAT 프로토콜과 같은 고급 테크닉이 포함되어 있다.

이 책에 관하여

이 책은 마사지, 바디웍, 물리치료의 핵심이 되는 주요 뼈대근육에 연관된 발통점에 대한 유용한 정보를 제공하기 위한 빠른 참고 양식으로 묘사됐다. 각 근육에 대한 정보는 통일된 형식으로 소개한다. 그림 1을 예로 들어, 제목은 굵은 글씨로 설명했다(어떤 근육은 함축된 버전을 사용했다).

근막

오렌지를 상상해보자. 너의 피부는 털과 수용기를 가진 표면의 근막이다; 피부 아래의 자극하는 하얗고 단단한 덩어리는 근막을 뚫는다. 각 분절을 둘러싼 덩어리는 깊은 근막이다. 만약 당신이 정말로 정확하게 보려고 하면, 오렌지쥬스는 더 작은막 덩어리에 싸여있다.

우리는 몇 가지 정도가 유사하다. 우리의 근막은 어디에나 있다.기관, 뼈, 힘줄을 지지하고 감싸고 있다. 근육을 싸고 있는 것은 근막이라고 알려져 있다. 근막은 살아있는 조직이고 기억하는 성질을 가지고 있다. 이것은 화학물질과 몸 전체에 다른 물질들을 운반하고 움직이는 것을 돕는다. "근막 발통점"에 대해 언급할 때, 특정 근육의 발통점에 대해 언급할 수 있고 그것은 근막을 싸고 있는 것이다. 근막은 몸의 많은 부분들과 함께 연결되어있고, 결합조직으로 언급되어지는 이유이다.

점 표시

가장 일반적인 발통점 부위에 점/표식을 포함했지만, 이것은 정확한 위치가 아닌 적절한 위치이다. 주어진 발통점의 정확한 위치에 많은 요소가 영향을 미친다. 근막은 연속체이고 작은 변이이다. 예를 들어서 해부학적 자세 혹은 체중부하는 발통점 정보와 위치에 영향을 미칠 것이다. "현실 세계"에서 당신은 7~12장에서 근육 점들로부터 약간 변형된 발통점 위치를 발견할 것이다. 도구 힘, 진폭과 방향 변화는 발통점 위치에 영향을 준다.

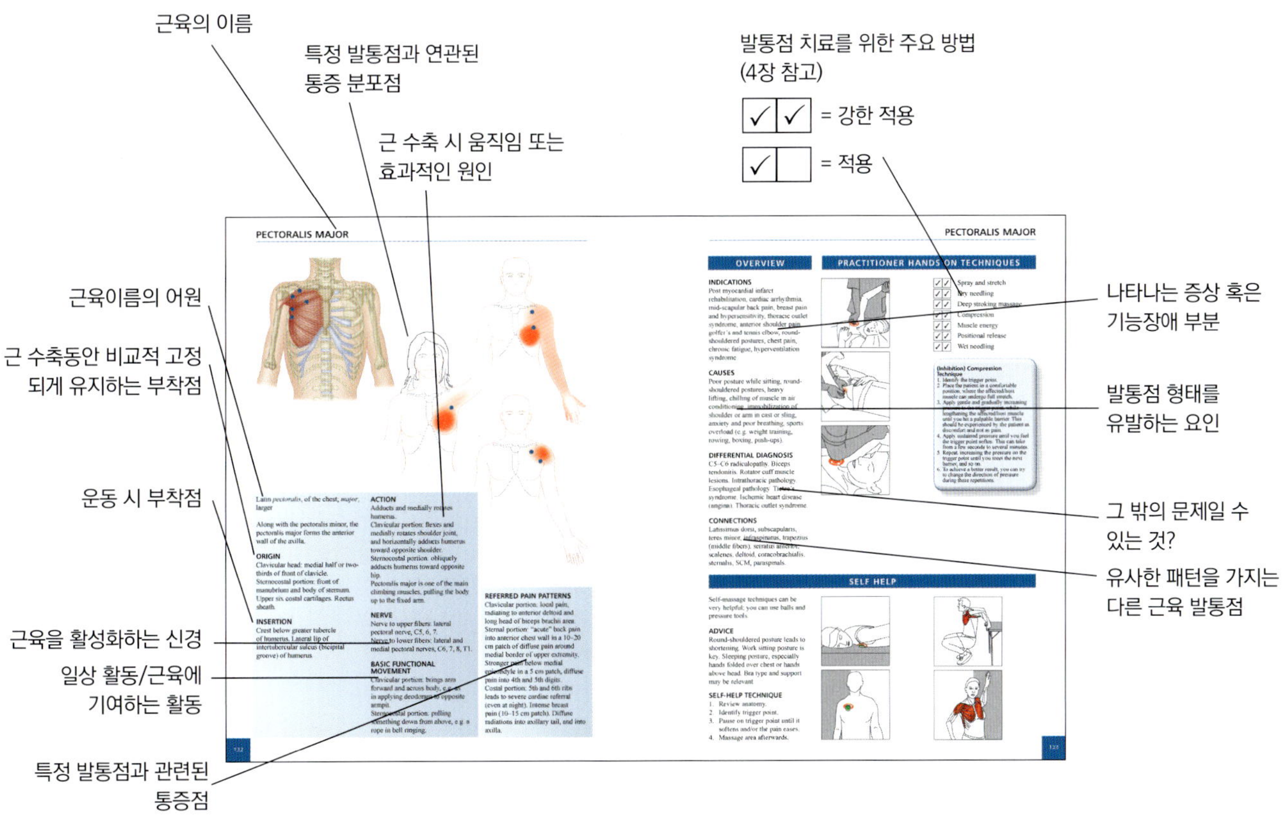

그림 1 그림에 대한 샘플 페이지 레이아웃

말초신경 지배에 대한 기록

신경계는 다음과 같이 구성된다.

• 중추신경계(예를 들어, 뇌와 척수)
• 말초신경계(자율신경계 포함, 예를 들어 뇌와 척수 밖으로 나온 모든 신경 구조)

말초신경계는 12쌍의 뇌신경과 31쌍의 척수신경으로 구성된다. 척수신경은 신경이 나오는 척수의 수준(이 수준이 척수 분절로 알려짐)에 따라 숫자가 붙여진다.

이 책에서는 각 근육마다 지배하는 말초신경을 함께 열거하였다. 그러나 척수분절에서 나오는 신경섬유에 대한 정보는 종종 자료에 따라 다르게 언급되고 있다. 이것은 신경총(신경의 연결망)을 지나가는 신경섬유들이 서로 복잡하게 엉켜 있기 때문에 해부학자들이 각각의 신경섬유의 뿌리를 찾는 것이 매우 어렵기 때문이다. 그러므로, 이런 정보는 인체의 절개를 통해서 보다는 주로 경험적 임상 관찰로 얻어지게 된다.

이 책에서는 가능한 가장 정확한 정보를 주기 위해서, Florence Peterson Kendall과 Elizabeth Kendall McCreary에 의해 고안된 내용을 동일하게 사용하였다(참고자료를 보시오: Muscle Testing and Function). Kendall과 McCreary는 Cunningham, deJong, Foerster와 Bumke, Gray, Haymaker와 Woodhall, Spalteholz에 의해 쓰여진 여섯 개의 잘 알려진 해부학 참고서 통합하였다. Kendall과 McCreary의 저서와 동일한 절차를 따른 후에, 결과를 서로 맞춰보았으며, 마침내 각각의 근육에서 가장 강조되는 중요한 신경근을 이 책에 채택하였다.

손뒤침근(회외근)을 예로 들어보자. 이 근육은 깊은 노신경인 C5, 6, (7)에 의해 신경지배를 받는다. 관련된 척수 분절은 (C)라는 문자와 (5, 6, [7])이라는 숫자로 나타내어진다. 굵은 숫자(예를 들어 6)는 대부분의 참고자료(적어도 5개 이상)들이 동의하는 것을 가리킨다. 굵은 글씨체가 아닌 숫자(예를 들어 5)는 3/4의 출처에서 동의한 것을 나타낸다. 굵은 글씨가 아니라 괄호안의 숫자([7])는 단지 2곳의 출처에서만 동의하거나 2곳 이상의 출처에서 동의하였지만 특이하게 매우 적은 신경지배를 하는 것을 나타낸다. 척수분절의 지배가 단지 한 곳의 출처에서만 언급되었다면, 그것은 무시하였다. 그러므로, 굵은 숫자는 중요한 신경지배를 가리키며, 굵지 않은 숫자는 적은 신경지배를 가르키고, 괄호 안의 숫자는 드문 신경지배를 나타낸다.

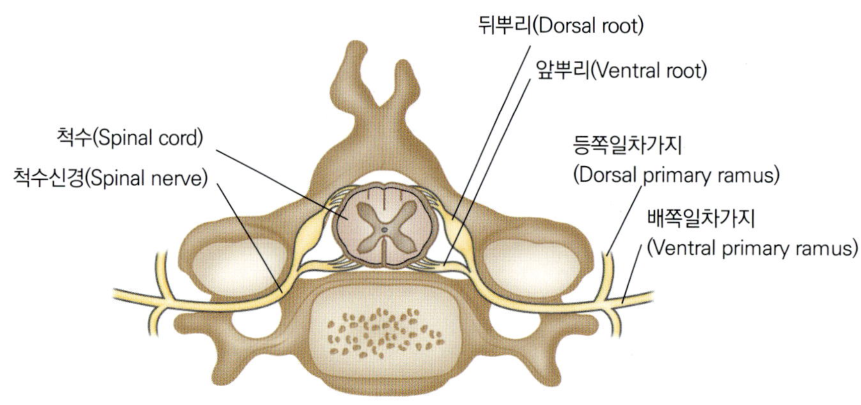

그림 2 척수분절, 신경근은 척수신경을 형성하기 위해 합쳐지며, 그 후 등쪽과 배쪽으로 나뉜다.

*척수분절은 한 쌍의 척수신경이 이는 곳이다(한 쌍 중 하나는 몸의 왼쪽을 위한 신경이며 다른 하나는 오른쪽을 위한 신경이다). 각각의 척수신경은 운동신경 섬유와 감각신경 섬유를 포함한다. 척수신경은 척추사이공간 (인접한 척추몸통 사이의 공간)을 통해 빠져나가면 바로 등쪽과 배쪽으로 나뉜다. 등쪽의 섬유는 피부와 목과 체간의 폄근을 지배하며, 배쪽은 팔다리와 몸통의 앞가쪽을 지배한다.

01 자가치료테크닉을 이용한 치료
(Healing Yourself through Self-Help Techniques)

실제 이야기(A True Story)

"매우 아픈 어린 소년" 존에 대한 진실한 이야기를 시작하자. 그의 어머니에 따르면 그는 세 번째 생일 전에 성홍열로 사망하였다. 그는 다섯 살까지 백일해 및 수두를 앓았다. 그의 건강은 계속 불안정 했다. 그가 10대 일 때, 많은 스포츠 활동을 하고 건강을 유지하려고 노력했음에도 불구하고, 소화기관에 문제가 생겼다. 14세에 그의 몸무게는 95 파운드였다. 그는 결국 대장염과 만성 소화 장애를 진단 받았다. 또한 허리 통증으로 고통 받았다. 17세에 존의 아버지는 그의 건강이 너무 염려되어 미네소타 주 로체스터에 있는 Mayo 클리닉으로 그를 보냈다. 그 곳에서 그는 갑상선 기능 저하증인 애디슨병 진단을 받았다.

시간이 흘러 존은 근육통이 생겼다. 그의 문제는 군복무중 척추 사고 후에 시작되었다. 그 결과로 존은 주요 허리 수술을 받았다. 그 수술은 부분적으로만 성공하였다. 그래서 그는 약물과 허리 보조기로 치료를 받았지만 그의 통증은 더 악화되어 갔다. 그래서 그의 동생이 그것은 "끊임없는 어려움의 원천"이라고 하였다. 그의 동생이 말했다. 시간이 지나면서, 그는 자신의 발가락을 만질 수 없었고, 심지어 신발 끈을 묶을 수도 없었다. 때때로 그는 목발을 사용해야만 하였다. 그리고 그는 지속적인 약물치료를 받았다. 그 약은 일시적으로 그에게 도움이 되었고, 그가 원하지 않는 우울증, 골다공증, 만성 근육통, 근육 경련 등의 부작용을 방지하였다.

Janet and John

마지막으로 존이 30대 후반일 때, 친구는 "논란이 있지만 뛰어난" 근막 발통점 치료라고 불리는 새로운 유형의 치료 선구자인 MD Janet Travell 박사를 소개하였다. 그녀는 정기적으로 그를 치료하였고, 그에게 또한 그의 통증을 완화시키기 위해 뒷굽 삽입물과 흔들의자를 권장하였다. 몇 주 후, 존은 나아지기 시작하였다. 그의 인생에서 처음으로 그가 자신의 통증을 관리하고, 줄일 수 있었다. 사실, 그녀의 치료는 "대단히 성공적"이었다. 그녀는 세상을 바꾼 그의 훌륭한 직업을 유지하도록 도왔다.

존은 마침내 그의 통증이 경감되는 것을 발견하였다. 그것이 가장 저명한 의사들을 피하게 만들었다. 그의 문제는 기계적이었다. 그의 근육은 발통점들을 생성시켰다. Travell 박사의 치료는 자연스럽고, 기계적이고, 단순하였다; 그녀는 그의 근육 조직 속에 내재되어 있는 숨겨진 통증 코드를 이완하는 방법을 발견하였다. 존은 공개적으로 Travell 박사의 공로를 인정하였다. 그리고 그 직후, 그는 미국대통령이 되었다. 그는 처음으로 여성이고, 직책을 가진 몇 안 되는 시민 중 한 사람으로서 Janet을 "개인 물리치료사"로 임명하였다. Travell 박사는 1997년 95세의 나이로 죽을 때까지 이론과 발통점들의 숨겨진 과학을 계속 탐구하고 발전시켰다. 시간이 지나면서 그녀의 레거시는 광범위하게 연구되어왔고, 확장되고, 입증되어왔다. 이제 여러분들이 간단하지만 강력한 기술로부터 혜택을 받을 시간이다.

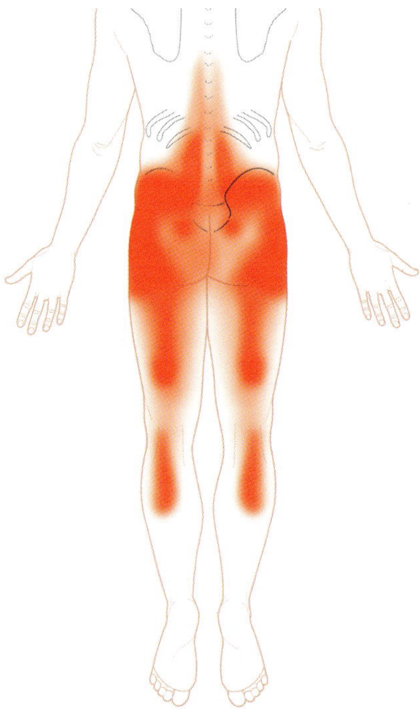

그림 1-1 John F kennedy의 통증지도(제안됨). 척추세움근 양쪽하지, 큰볼기근, 중간볼기근, 작은볼기근 양쪽면; 넙다리근막긴장근 양쪽면; 장딴지근 양쪽면

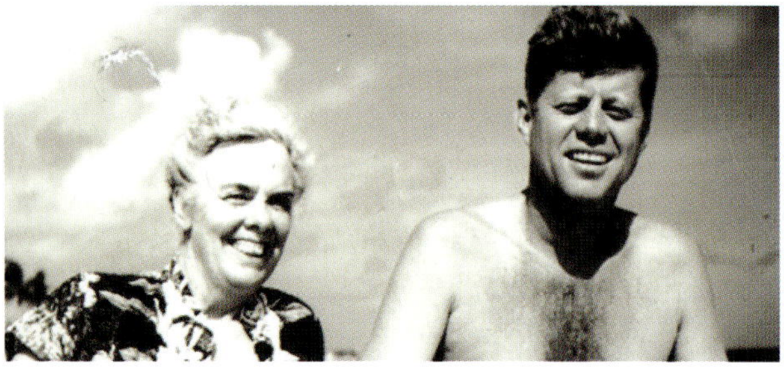

그림 1-2 John F kennedy와 Janet travell의 사진; 그녀의 유명한 성공이야기. http://www.janettravellmd.org

시작하기 전에 몇 마디
(A Few Words Before You Start)

여러분들에게 왜 발통점들이 존재하는지에 대한 많은 이유가 있다. 그러므로 여러분의 발통점 통증을 여러분의 신체 나머지 부분의 맥락에서 고려하는 것이 중요하다. 제공된 기법들은 자격을 갖춘 의사들로부터 대신으로 사용되어서는 안 된다는 것이 강조되어야 한다. 비록 발통점으로부터 전신의 아픔과 고통이 흔할지라도, 때때로 근원적인 병적 측면이 존재할 것이다. 자격을 갖춘 의사 또는 숙련된 물리치료사들로부터 항상 적절한 진단을 찾는 것이 바람직하다.

급성 그리고 만성 통증(Acute and Chronic Pain)

보건 당국은 근육통의 경우 75~95%에서, 근막 발통점들이 1차적 원인이라고 추정하고 있다! 그러므로 발통점들이 무엇인지 이해하는 것, 그리고 그것들을 차단하는 방법을 배우는 것은 여러분들로 하여금 통증을 극복하는데 도움을 줄 것이라는 높은 가능성이 있다.

- 머리를 앞으로 내민 자세 (상부 교차 증후군)
- 둥근 어깨 (상부 교차 증후군)
- 머리가 한쪽 방향으로 치우친 자세
- 직업적/인체 공학적 스트레스 요인
- 구부정한 선 자세 (하부 교차 증후군)
- 구부정한 앉은 자세 (예, 컴퓨터 화면/ 인체 공학)
- 다리 꼬고 앉은 자세
- 습관적인 자세 그리고/또는 습관
- 운전하는 자세
- 척추측만증
- 관절의 과움직임

- 들기/나르기
- TMI 증후군
- 채찍질 손상
- PSLE
- 반복적인 활동이나 스포츠
- 만성 비타민 및 무기질 결핍
- 철 결핍과 갑상선 기능 저하증
- 약물 유도 (의원성)

어떤 오래된 또는 만성 통증과 함께 통증 지점으로부터 근육의 범위에서 가까이, 심지어 멀리 보상작용과 적응이 있을 것이다.

발통점은 활동성(통증)이거나 비활동성(잠재)일 수 있다.

발통점은 또한 이차적 근육에서 또는 위성 근육 그리고 중심 통증의 일대 근처에서 나타날 수 있다. 그들은 심장마비 또는 쓸개 발작으로부터의 협심증, 활액낭염, 전립선염, 맹장염, 방광염, 관절염, 식도염, 손목 터널 증후군, 골반 염증성 질환, 다발성 게실증, 갈비연골염, 궁둥신경통, 그리고 통증처럼 보인다.

발통점(Trigger Points)

발통점이라는 용어는 1942년에 근육의 단단한 띠 안에 고통스러운 덩어리와 결절이 느껴지는 것을 묘사하기 위해 자넷 Travell 박사에 의해 만들어졌다.

- 종종 강렬한 통증이 분리되어 존재한다.
- 결절이 근육의 팽팽한 띠 내에 내재되어 있다.
- 방사통과 특정한 통증이 재현 가능한 분포(지도)에서 누르는 것이 통증 증상을 재현한다.
- 통증은 신경학적 검사로부터 발견함으로써 설명 될 수 없다.

발통점들의 가장 중요한 특징 중 하나는 그들이 통증이 느껴지는 부위로부터 멀리 떨어진 근육들 속에 내재되어 있다는 것이다. 이것이 많은 치료사들이 도움을 주는 데 실패하는 부분적인 이유이다. 대개, 치료사들과 의사들은 통증의 근원을 찾기보다 상처가 발생된 곳을 찾는 경향이 있다. 통증 유발점은 그들이 존재하는 근육을 더 짧게 더 두툼하게, 그리고 그 근육의 효율성을 감소시킨다. 이것은 신경과 혈관에 압박을 초래한다. 발통점과 그들의 분포를 이해하는 것은 여러분들의 통증의 근원을 발견하도록 안내하는데 도움을 줄 것이다.

발통점의 물리적인 특징들은 무엇인가?

감각을 묘사하기 위한 우리의 언어는 고도로 수준 높지 않다. 불행하게도 우리는 우리 손으로, 우리가 느끼는 것을 분류하는 적합한 어휘를 발달시켜오지 못하였다. 이것을 염두에 두고, 나는 발통점의 감각이 어떠한 것인지 분류하려 할 것이다.

- 소형 핀 머리 크기의 작은 결절
- 완두콩 크기의 결절
- 큰 덩어리
- 서로의 옆의 몇몇 큰덩어리 큰 덩어리
- 줄 같은 느낌의 반 경질 근육의 팽팽한 띠에 내재된 연한 점
- 부분적으로 요리된 스파게티와 같이 나란히 놓여 있는 밧줄 같은 띠
- 발통점 위의 피부가 주위의 피부보다 좀 더 따뜻한 느낌(대사 증가로 인해/자율신경계 활동)

발통점 치료란 무엇인가?

발통점 치료는 고통스러운 매듭을 비활성화 시키는 목적으로 다양한 기법을 다룬다. 많은 접근들이 실용적이며 손으로 이루어진다; 기법들은 발통점 “도구”를 가지고 집에서 짝과 함께 또는 여러분 스스로 수행될 수 있다.

몇 가지 간단한 생활 방식 변화와 결합하여, 통증 유발점 치료는 극적, 즉각적, 지속 가능한 결과가 발생할 수 있는 계기가 될 수 있다. 이 치료법의 목표는 간단하다.

- 정확한 발통점을 파악하기 위해
- 어떻게 왜 통증 유발점들이 드러나는지 정확히 찾아내기 위해
- 그 점을 비활성화 하는 적절한 기법들을 사용하기 위해
- 재발하지 않는 전략을 개발하기 위해

발통점을 누르면:

- 치료한 부위와 인식하는 통증의 부위를 무감각하게 하고 통증이 감소된다.
- 통증 피드백 경로를 약화시킨다.
- 통증과 경련의 악순환을 중단한다.
- 팽팽한 구조를 늘인다. 이는 다른 조직의 간접적인 영향을 미칠 것이다.
- 비닐 랩과 같은 주위의, 감싸는, 지지하는 근막 가방을 연다.
- 노폐물과 독소를 치우는 혈액 공급을 활발하게 한다.
- 엔트로핀이라 불리는 강력한 진통제 분비를 증가시킨다.
- 자율의/반사적인 신경계에 영향을 미친다.

연관통 분포는 무엇인가?

발통점의 연관통은 맹장염의 연관된 어깨 통증 또는 심장마비와 관련된 턱/팔 통증과 같지 않다. 여러분이 고통스러운 발통점을 5–6초 간 쥐고 있을 때, 부분적으로 또는 모든 분포가 활성화된다: 이것은 여러분의 증상을 재현시킨다(종종 눌린 부위로부터 멀리까지).

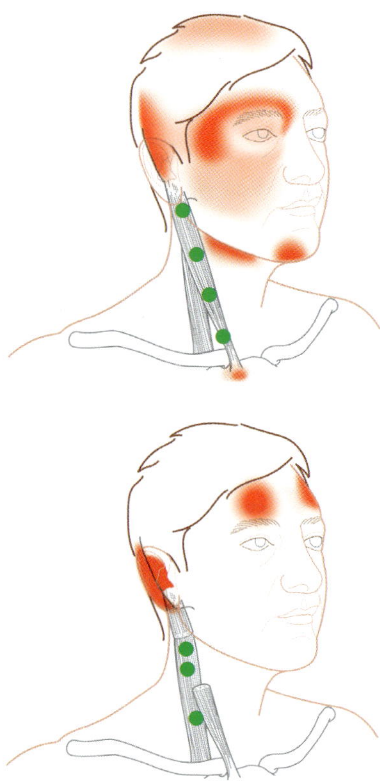

그림 1-3 목빗근 연관통 패턴

자율신경계란 무엇인가?

우리의 자율신경계는 우리의 발한, 소화, 호흡과 같은 영양 기능과 관련 있다. 발통점들은 발한, 피부 창백, 추위, 소름, 피부 발적, 과도한 발한, 현기증, 월경 곤란증, 화장품류 기능 장애, 귀앓이, 폐색, 호흡의 어려움을 포함한 많은 복잡한 자율신경계 증상을 일으킬 수 있거나 기여할 수 있다.

자가 치료(Self-Treatment)

발통점이 무엇이고, 어떻게 그들이 통증을 일으키는지 간단히 이해하는 것은 치료 상에 도움이 된다. 여러분의 통증을 재현시키는 것은 치료적 맥락에서 여러분이 "미치지" 않았고, 여러분에게 강력한 자가 도움 도구임을 입증한다. 나는 그들 스스로 더 호전되기 위해 환자에게 권한을 주는 것은 필수적이라고 믿는다. 그리고 그것은 즉, "아는 것이 힘이다." 근육을 공부하라, 치료의 과정을 이해하라, 시작하기 전에 여러분 스스로 방향을 정하라.

자가 치료는 여러분들이 치료사 없이 집에서 여러분의 통증을 스스로 이해하는데, 관리하는데, 조절하는데 도움을 줄 것이다. 일단 발통점의 작용하는 것에 여러분들이 익숙해지면 여러분들은 심지어 여러분의 친구들, 친척들, 이웃들 치료를 원하는 모두를 찾을지도 모른다. 누가 알 수 있을까, 심지어 언젠가 여러분이 스스로 치료사가 될지도!

이 책을 통하여 나는 나의 수년의 경력을 바탕으로 한 가장 효과적인 자조 기법들과 신장 기법을 시사해왔다.

내가 필요로 하는 장비는 무엇일까?

비록 때때로 일부 속이 들어 있는 탁자가 충분 할지라도, 여러분은 침대(또는 소파)를 사용하는 것이 좋다. 여러분은 쓰다듬는 마사지 기법을 위해 크림 또는 로션을 필요로 할 것이다. 여러분은 손가락과 손을 덜 사용하기 위해 어떤 압력 "도구"를 원할 것이다.

발통점을 어떻게 내가 알 수 있을까?

여러분은 찾고 있는 중이다:

- 영향을 받은/해당 근육의 단단함
- 민감한 지점 (강렬한 통증)
- 뚜렷하고 팽팽한 결절 또는 띠

- 연관통의 존재
- (정확한) 증상의 재현
- 발통점 부위의 피부 탄력의 감소 가능성

영향을 받는 부위는 주위의 조직보다 촉촉하거나 따뜻할 지도(또는 차가울지도) 모른다. 그리고 사포와 같이 느껴질 수 있다.

나의 조그마한 손의 무엇이 그것들을 느낄 수 있을까? (4장, 그림 4.1 참고)

- 손가락 보호대: 여러분의 손톱을 자르는 것을 기억하라(짧을수록 좋다).
- 평평한 손가락: 피부 주위의 근섬유를 교차하여 미끄러지는 데 손가락 끝을 사용하라.
- 펜치: 엄지와 다른 손가락 사이로 근섬유를 앞뒤로, 이리저리 굴리면서 근육의 배를 꼬집거나 쥔다.
- 평평한 손 촉진: 복부 부위(내장)에 유용하다.
- 팔꿈치: 더 강하고 더 짧은 지레를 허용한다. 이것은 분명한 이점을 준다.

어떻게 내가 발통점을 누를 수/자가 치료할 수 있을까?

발통점을 다뤄보았던 사람은, 이 개념이 매우 익숙할 것이다. 그 외 남은 사람들을 위해, 매우 단순하고, 안전하고, 효과적인 두 가지 기법이 존재한다: (1) 허혈 압박 기법(ICT), 그리고 (2) 심부 마사지(DSM).

얼마 만큼의 압력을 가해야 하는가?

이것은 경험으로부터 오는 것이다. 그러나 더 느리게 더 깊게 압력을 가하는 경험에 바탕을 둔 방법은 조직에 더 큰 고통을 준다. 모든 경우의 핵심 용어는 "서서히", "민감하게", "철저히"이다. 심부 마사지는 부드럽게 튜브에서 치약을 짜내는 것처럼 느껴 보아야 한다.

변화를 일으키는 요구되는 힘의 양을 결정하는 또 다른 요인은 근육의 형태(속근 제I형 섬유 / 긴장근 제II형 섬유)와 여러분의 형태학이다. 이 치료법의 심도에 영향을 미칠 것이다. 만약 여러분이 "다부진 체격"이라면, 여러분이 특히 자세 근육에서 꽤 강력하게 작용할 것이라 기대한다.

어떤 방향으로 압력/힘이 적용되어야 하는가?

결절 또는 원두콩 같은 발통점에 꾸준한, 깊고, 직접 압박을 가하는 것이 바람직하다. 나는 이것을 핵심부위라고 표현하려 노력해왔다. 발통점의 중심부는 이 지역(존) 어딘가에 위치해있다. 여러분은 통증을 재현 가능하게 하는 곳의 압력의 방향을 정확히 찾기를 원한다. 압력의 방향에 있어서 작은 변화가 다른 곳에서 완전히 다른 통증을 야기할 수 있다는 것은 종종 나를 놀랍게 한다.

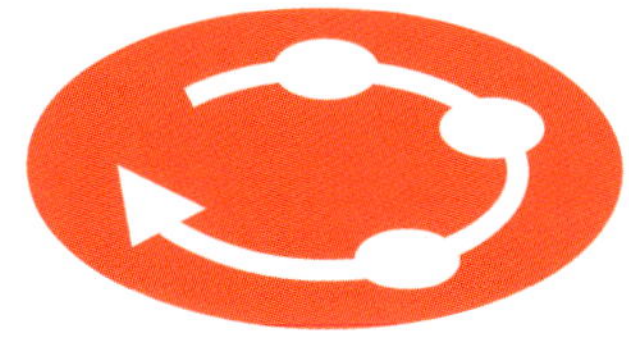

그림 1-4 핵심부위(hot zones)

언제 내가 충분한 압력을 주었는지 어떻게 알 수 있는가?

발통점을 6초간 유지한다:

- 통증이 급격히 줄어들었다면, 여러분의 압력 하에 발통점이 부드러워질 때까지 또는 사라질 때까지 계속하여 유지한다.
- 통증이 그대로 남아있거나 더 악화되었다면, 15초간 중단한 후, 다시 시도한다.
- 필요한 경우, 3번 반복한다.
- 3번 반복 후, 발통점이 아직 비활성화 되지 않는다면 그것은 이차 또는 위성 발통점일 수 있으니 기록해둔다.

그 지점으로부터 물러난 후, 나는 무엇을 하는가?

조심스러운 일반화된 마사지와 함께 모든 심부 작업을 따른다. 여러분이 심부 작업을 한 지역은 여전히 통증을 호소할 수 있다. 그러나 이것을 피하지 마라. 이것은 그 지역으로부터 오는 독소를 포함한 통증을 없애도록 도울 것이다. 그리고 근막의 회복을 촉진할 것이다.

발통점과 연관통 양상이 모든 사람에게 동일한가?

일반적으로 그렇다. 그러나 그들은 여러분의 크기, 모양, 무게 등등에 따라 때때로 움직일 수 있다. 이러한 요인들은 지방/근육 비율을 변화시킬 것이다. 그리고 발통점의 위치를 비스듬히 움직이게 할 것이다. 그들은 또한 근막의 표면에 영향을 미칠 것이다. 그러므로 발통점의 위치에도 영향을 미친다. 유사하게, 반흔 조직 또는 켈로이드는 근막의 변형 양상에 편차를 일으킬 수 있다. 따라서 발통점의 위치에 영향을 미친다.

근섬유의 형태와 방향은 무엇인가?

그들이 신체의 어디에 있는지, 그들이 해야 하는 역할에 따라 근섬유는 다양한 구조로 배열된다. 이것은 근육이 더 많은 힘 또는 더 분명한 힘을 발생시키게 한다. 중심 발통점이 위치하는 것은 그러므로 어떤 주어진 근육 내의 근섬유의 배열에 따라 서로 다를 것이다. 뭇깃의 섬유 배열의 경우를 예를 들면, 몇몇의 발통점은 각각의 기능적 요소의 중간 지점에 존재할 수 있다.

내가 어떤 크림이나 로션을 사용할 수 있는가?

일반적으로, 오일은 여러분이 압박 지점을 발견할 때마다 그 지점에서 미끄러질 수도 있기 때문에 피하는 것이 좋다. 나는 평범한 파란 니베아 크림을 사용한다. 대안적으로, arnica 크림 또는 비타민 E오일(나무 숟가락으로)을 함께 섞은 평범한 수성 크림으로 충분할 수도 있다.

치료의 빈도는?

나의 경험으로 볼 때, 자조 손을 사용한 치료에 대해 여러분은 가급적 3~4일 정도 차이를 두고 이 세션들을 부드럽게 단지 하루에 한 번씩만 수행해도 좋다. 공, 롤러나 고리 등은 하루에 최대 10분 동안 6번까지 사용될 수 있다.

도구(Tools)

손가락, 팔꿈치, 엄지손가락은 아직까지도 가장 쉽게 활용되는 도구로 남아있는 반면에, 다양한 자조 기구는 발통점을 다루기 위해 발전되어왔다. 다음을 포함하여:

- 공
- 지팡이
- 손잡이
- TOLA 시스템
- 폼 롤러

이러한 도구들 각각은 다른 치료효과를 가지고 있다. 일반적으로 그들은 특정 유발점에 압박을 가하기 위해 또는 치료 후 근육을 이완시키기 위해 설계되었다. 시장에 많은 도구들이 있으며 각각 장점과 단점이 존재한다.

공과 노블 같은 도구는 여러분의 손가락에 압박을 극대화하고, 스트레스를 줄여 손과 팔꿈치를 대신하여 사용될 수 있다. Theracane과 TOLA 시스템과 같은 다른 도구들은 여러분이 접근하기 어려운 지점에 도달할 수 있게 한다.

도구들은 서서, 앉아서, 누워서, 또는 옆으로 누워서 사용될 수 있다. 활성 발통점은 과도하게 활성화시키기 쉬우므로 압박은 "딱 좋은." 상태일 때까지 서서히 부드럽게 적용되어야 한다. 얼마나 질환이 만성적인가에 따라 하루에 6번까지 압박 도구를 사용하는 것은 문제가 되지 않는다.

더 많은 정보를 원하신다면 웹사이트를 방문하십시오.

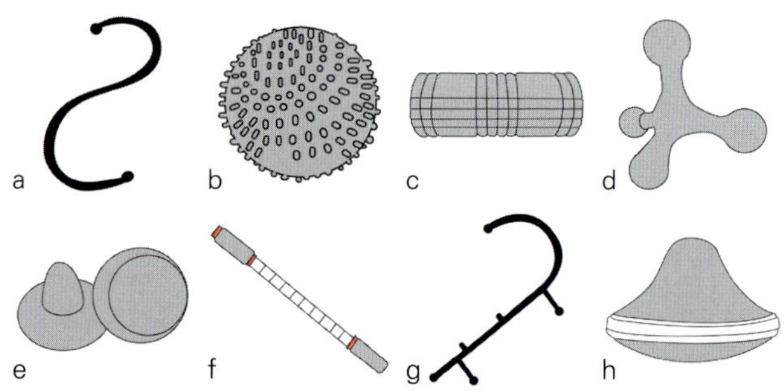

그림 1-5 발통점 자가치료 도구 a) 백노버 b), c) 폼롤러볼 d) 네발 e) 노블 f) 한발 g) 테라케인 h) 라톨

나는 발통점에 얼마나 자주 공과 고리를 사용할 수 있는가?

이것은 질환이 얼마나 급성인가 만성인가에 달려있다. 만성 발통점에 대해서, 여러분은 질환 부위에 하루에 6번까지 적용할 수 있다: 꾸준히 지속하는 것이 효과적이다. 급성 질환은 만성 질환보다 덜 적용할 수도 있다. 만약 여러분이 숙련된 임상 전문가를 본다면, 이것은 변할 것이다. 그러나 나는 요인의 다양성으로 인하여 빈도는 경우에 따라 다를 수 있다는 점을 강조하고 싶다.

나에게 어떤 위험요인은 없는가?

만약 여러분이 관심과 사랑으로 정확한 지점을 확인하고 비활성화 시킨다면, 답은 아마도 없을 것이다. 어쩌면 치료 후 48시간까지 쓰라림이 있을 수 있다. 쓰라림이 지속되거나 나빠지면 치료를 중단하고 즉시 의학적인 조언을 구하라.

타박상이 발생하는가?

여러분이 만약 지시를 잘 따른다면, 타박상은 발생하지 않는다. 그러나 여러분이 혈액희석제를 복용중이라면 발생할 지도 모른다. 시간이 지나고 경험이 쌓이면, 타박상은 점점 드물게 될 것이다. 나는 타박상을 일으키는 것이 치료의 깊이(힘)가 아니라 대개 압박을 너무 빨리 적용하였을 때의 결과라는 것을 발견하였다. 피부 아래 근육과 압통 결절을 느껴보아라. 아르니카 크림과 약제는 타박상의 발생률 및 심각성을 줄이기 위해 제안되어왔다. 불행히도, 몇몇 사람은 다른 사람보다 타박상이 잘 생긴다.

» Tip

피부 아래 근육과 압통 결절을 느껴보아라. 그리고 압박을 천천히 높여라; 너무 빠르게 압박을 제거하지 마라.

내가 나중에 따가움을 느끼거나 부작용을 겪을 수 있나?

치료 후, 24-36시간 동안 따끔거리거나 멍이 드는 일이 흔한 일은 아니지만 이러한 조건이 치료 효과인지 부작용인지 확실하지 않다. 치료 반응은 흔하고 경부 조작에 따라 가장 심하다; 그들은, 다소 논쟁적으로 치료 효과와 비례하여 관련이 있다. 반응은 피로 또는 "독감" 느낌, 소변 증가, 무기력, 수면 증가와 같은 다른 관련 증상을 포함할 수 있다.

신장(Stretching)

치료한 날, 정시에, 매 시각 그 다음 하루에 3번씩 그 후 몇 주에서 여러 달 풀어주는 것이 바람직하다. 각 근육에 대해 신장(stretching) 하는 적절한 도표가 제시되었다.

생활양식과 식습관(Lifestyle and Diet)

연구들은 엽산, 철분, 비타민 및 무기질 결핍 같은 내부 건강 문제가 발통점 활성화에 기여하고 영속시킨다고 입증해왔다. 힘줄은 니코틴의 존재 하에 회복되지 않는다는 점은 주목할 만하다. 더욱이, 최근 연구들은 보여주고 있다. 현대적인 생활 방식은 근육과 힘줄이 "부하"받는 경향이 있으며 내부의 지방성 변화와 손상에 대한 증가된 취약성을 초래한다. 또한 기름진 음식과 활성 산소에 노출되는 것

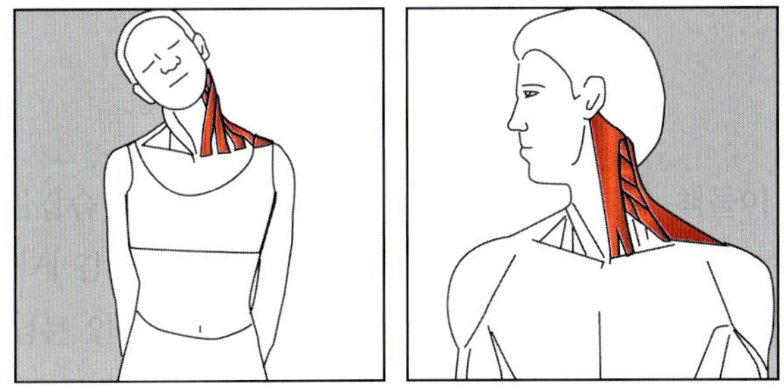

그림1-6 목빗근의 신장운동

과 같은 다른 요인들은 우리의 연조직에 해로운 영향을 미칠 수 있다. 보충— 예를 들어 엽산뿐만 아니라 오메가 3, 아연, 마그네슘, 철, 비타민 K, B_{12}, C —여러분의 회복을 가속화할지도 모른다.

자가치료 NAT 프로토콜(Self-Help NAT Protocols)

나는 각 색깔 있는 근육 부분의 끝에 나의 표준 NAT 프로토콜을 포함해 왔다. 여러분은 이러한 것이 "거대한 발통점"을 포함한다는 것을 알 것이다. 신체의 모든 부분에 "널리 적용되도록 만든 것"은 아니지만, 나는 수년간 많은 환자들을 도운 프로토콜을 포함해 왔다. 거대한 발통점과 NAT에 관한 좀 더 많은 정보는 6장을 참조.

발통점 이완 자가치료테크닉 (Self-Help Trigger Point Release Techniques)

이 부분의 목적을 위해, 우리는 두 가지 기법에 초점을 맞출 것이다 – 압박과 심부 마사지. 이러한 기법들은 Simons(1998)의 적용에 기술되었다. 더 많은 기법들은 4장에서 논의된다.

억제 압박 기법(Inhibition Compression Technique)

이 기법은 발통점/압통점의 중심부에 위치하는 것을 포함한다. 이것이 압박되었을 때, 구체적인 연관통 분포를 유발시킬 수 있다(가급적 여러분의 증상을 재현). 이 기법은 그 지점에 조심스럽고 지속적인 직접 압박을 적용하는 것을 포함한다.

절차

1. 여러분이 적용하려고 하는 압통점/발통점을 확인한다.
2. 주 근육을 긴장을 풀고 완전한 범위로 이완할 수 있도록 편안한 자세로 위치시킨다.
3. 압통점에 압박을 부드럽고, 점진적으로 증가시켜 여러분이 저항을 느껴질 때까지 적용한다.
4. 여러분이 압통점이 부드럽게 되는 것을 느낄 때까지 지속적인 압박을 적용한다. 이것은 몇 초에서 몇 분정도 걸릴 수 있다.
5. 압통점/발통점이 완전히 움직일 때까지 점차 압박을 증가시키면서 3~4단계가 반복될 수 있다,
6. 더 좋은 결과를 성취하기 위해, 여러분은 반복하는 동안 압박의 방향을 변화시킬 수 있다.

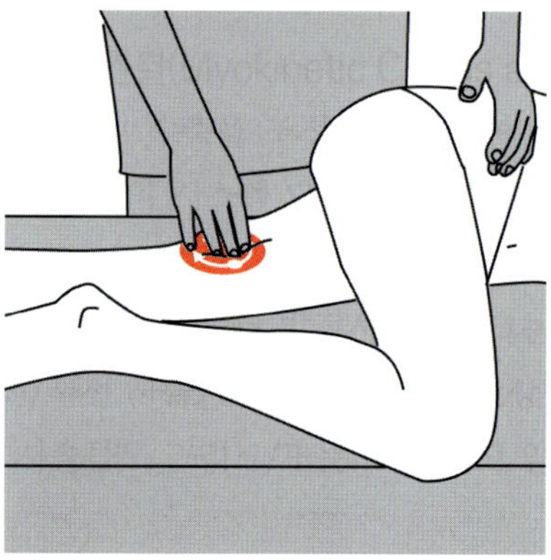

그림1-7 억제압박테크닉

심부마사지 테크닉(Deep Stroking Massage Technique)

이러한 접근 방식은 Travell과 시몬스(Travell&시몬스 1992년; 시몬스 등 1998년)에 의해 지지된 기법을 따르고 압통점/발통점 위에 과거 기법에 기술된 것과 같이 압박보다 심부, 느린 경찰 기법 포함한다. 발통점을 비활성화시킬 뿐만 아니라, 이 기법은 주근육을 촉진시키거나 주근육에 강장효과를 나타낸다.

절차

1. 발통점을 확인하고 근 섬유 방향을 적어둔다.
2. 영향 받는/주 근육을 완전한 범위로 이완할 수 있도록 편안한 자세로 위치시킨다.
3. 필요하다면 피부를 매끄럽게 한다.(나는 단순한 파란 니베아 크림을 사용한다.)
4. 압통점/발통점 또는 팽팽한 띠를 확인하고 위치시킨다.
5. 근육의 닿는 곳에서부터 이는 곳 방향으로 적용하고, 팽팽한 띠 바로 아래에 여러분의 엄지손가락/작은 도구를 이용하여 느린 경찰 마사지를 수행한다. 그리고 여러분의 다른 손으로 강화시킨다; 이것은 튜브에서 치약을 좁은 공간으로 밀어내는 것과 같다. 이것은 불편하지만 통증은 아닌 것으로 경험해야 한다.
6. 10~15초 간 유지하고, 근육의 끝부분에 대하여 나머지 쓰다듬는 마사지를 끝마친다.

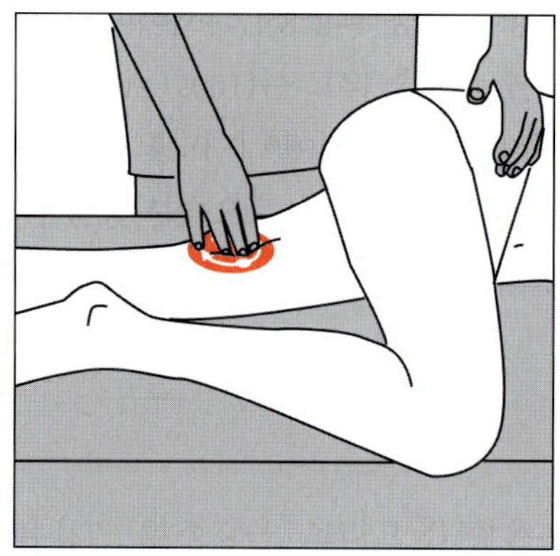

그림1-8 심부마사지 테크닉

02 뼈대근육, 근육 역학, 그리고 유연성
(Skeletal Muscle, Muscle Mechanics, and Flexibility)

뼈대근육(Skeletal Muscle)

우리는 뼈대근에서 발통점을 발견할 수 있다. 신체는 215쌍의 뼈대근을 포함한다. 그리고 뼈대근은 체중의 약 40% 정도를 구성한다. 뼈대근은 뼈에 잘 부착되어 있고, 뼈대를 움직이게 한다. 신체를 움직일 수 있도록 하기 때문에 뼈대근이라고 이름 지어졌다.

뼈대근의 주기능인 근 수축과 직접적으로 연관되는 신경과 혈관의 풍부한 분포를 보인다. 각 뼈대근은 일반적으로 혈액공급을 통해 영양분을 운반하는 하나의 주 동맥을 가지고 있다. 그리고 대사성 노폐물을 없애기 위해 몇몇의 정맥들을 가지고 있다. 혈액과 신경 공급은 일반적으로 근육의 중심을 통해 들어간다. 그러나 종종 한쪽 끝을 향해, 각 근섬유 주위의 근육속막을 관통하며 근육에 들어가기도 한다.

근육섬유(Muscle Fibers)

뼈대근의 3가지 유형은 적색 지근 섬유, 중간 속근 섬유, 백색 속근 섬유이다. 각각의 색은 마이오글로빈 존재, 산소의 축적의 양에 따라 달라진다. 적색 지근 섬유는 마이오글로빈 산소 확산율을 증가시킬 수 있으므로 더 오랜 기간 수축할 수 있다. 그것은 특별히 지구력을 요하는 경기를 할 때 유용하다. 백색 속근 섬유는 마이오글로빈의 양이 더 적다. 그들은 글리코겐(에너지) 비축에 의존하기 때문에 수축을 빠르게 하지만 또한, 피로도 빠르게 온다. 그러므로 단거리 선수나 역도와 같이 짧은 기간, 빠른 움직임이 요구되는 스포츠에 더 일반적이다. 마라톤 선수들은 그들의 장딴지 근에 93~99% 지근 섬유를 지니고 있다고 보고된 바 있다. 반면, 단거리 선수들은 같은 근육의 25%정도를 지니고 있다고 보고된다(Wilmore & Costill 1994).

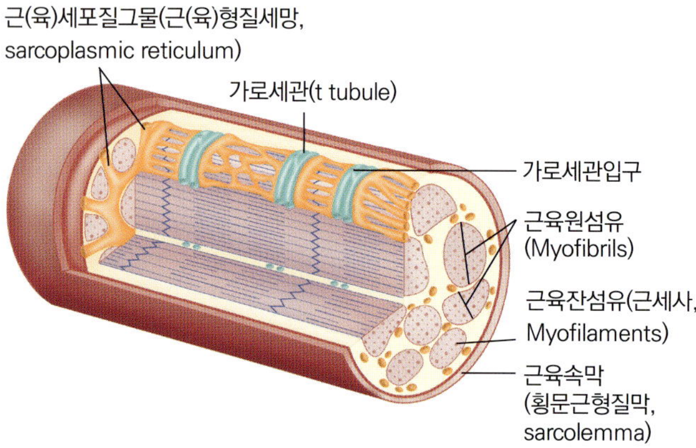

그림 2-1 각각의 뼈대근육은 한개의 원통형 근육세포이다.

각각의 뼈대근 섬유는 횡문근형질막이라고 불리는 원형질막에 둘러싸인 단일 원통형 근세포이다. 근육속막은 가로(또는 T)세관으로 알려진 관으로 이어지는 명확한 개방을 특징으로 한다.(횡문근형질막은 막전위를 유지하는데 그것은 수축을 발생시키거나 억제시키는 특히 근세포질그물 세망으로의 자극을 허용한다.)

각 근 섬유는 근육원섬유 또는 근원섬유라고 불리는 작은 구조로 구성되어 있다 ("myo" 는 라틴어로 "muscle" 근육을 의미한다). 이 근육원섬유는 평행하게 누워있다. 그리고 그들은 규칙적으로 정렬된 미오신 필라멘트로 구성되어 있기 때문에 근세포가 줄무늬 형태를 띤다. 미오신 필라멘트는 현미경 상에서 밝고 어두운 띠가 번갈아가며 나타나는 단백질 분자의 사슬이다. 밝은 띠(I band)는 등방성의 (I) 띠로 부르며, 단백질 액틴으로 만들어진 얇은 근원섬유로 구성된다. 어두운 부분은 단백질 미오신으로 만들어지는 두꺼운 근육원섬유로 이루어진 비등방성(A) 띠라고 부른다(단백질로 구성된 제3의 연결 필라멘트 타이틴(titin)은 현재 인정되고 있으며 결합된 근육 단백질 함량의 11% 정도를 차지한다).

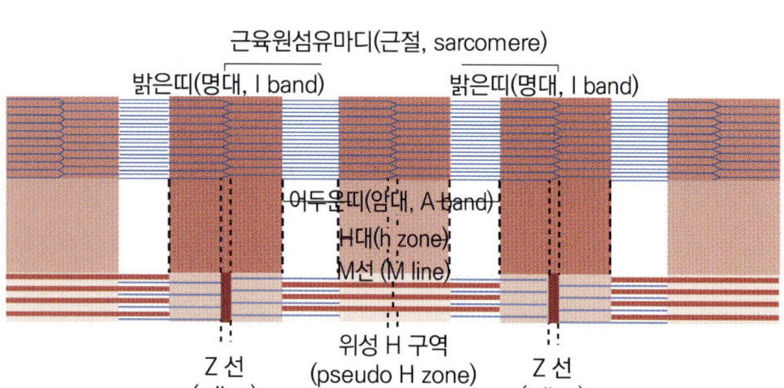

그림 2-2 근육원섬유마디사이 근세사. 근육원섬유마디는 Z선의 양쪽 끝에 경계를 두고있다; 근육원섬유마디 중간에 M 선이 있다. 밝은띠(I band)는 액틴, 어두운띠(A band)는 미오신으로 구성된다.

근수축 시, 액틴 필라멘트는 미오신 필라멘트 사이로 교차-다리를 형성하면서 움직인다. 그 결과, 근원섬유가 짧아지고 두꺼워지게 된다.("근 수축의 생리학" 참고)

뼈대근육의 구성(Skeletal Muscle Composition)

개개의 뼈대근은 수백 또는 심지어 수천의 근 섬유가 함께 묶어져 구성될 수 있고, 근육바깥막(epimysium)이라 불리는 결합조직 덮개에 싸여있다. 근육바깥막은 근육의 형태를 유지할 뿐만 아니라 표면 반대쪽으로 주변근육이 움직일 수 있도록 한다. 근육바깥막 바깥에 있는 결합조직인 근막은 근육을 둘러싸고, 분리시킨다.

근육바깥막 활동의 상당 부분은 안쪽으로 근육을 구획으로 나누려고 한다. 각 구획은 근 섬유의 다발을 포함한다: 이러한 각 묶음은 다발(라틴어=잔가지의 작은 묶음) 이라고 불리고, 그것은 근육다발막이라고 불리는 결합조직의 층으로 둘러싸여 있다. 각 근다발은 많은 근세포로 구성되어 있다. 그리고 근다발 속 각 근세포는 섬세한 결합 조직의 질 좋은 덮개인 근육속막에 의해 둘러싸여 있다.

흔히 근육바깥막, 근육다발막, 근육속막은 근 배, 근육의 두껍고 부드러운 부분을 넘어선 두꺼운 밧줄 같은 힘줄 또는 널힘줄로 알려진 넓고, 평평한 천 같은 힘줄 조직을 형성하는데까지 미친다. 힘줄과 널힘줄은 근육에서 뼈의 골막 또는 다른 근육의 결합조직으로의 간접적인 부착을 형성한다. 그러나 네갈래근(4개의 부착)과 같은 더 복잡한 근육은 다수의 부착을 가지고 있을 수 있다. 그러므로 근육은 힘줄과 뼈의 양 끝에 의해 전형적으로 관절에 걸쳐있고, 뼈에 부착되어 있다. 뼈의 한 쪽은 상대적으로 고정되고 안

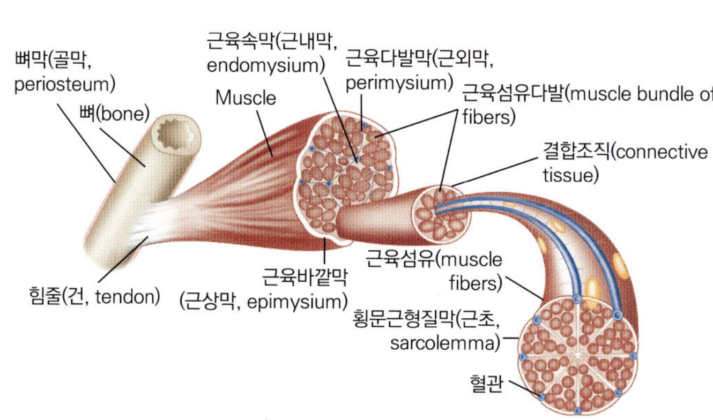

그림 2-3 뼈대근육조직 단면구조

정된 상태를 유지하는 반면, 다른 끝 부분은 근 수축의 결과로써 움직인다.

뼈대근의 유형(Types of Skeletal Muscle)

그들의 다발적 정렬 때문에, 뼈대근은 그것의 위치와 움직임과 관련하여 근육의 기능에 따라 다양한 모양에 관여한다. 평행근은 근다발들이 근육의 장축을 따라 평행을 이루고 있다 예, 넙다리빗근. 깃근육은 깃털구조(penna=feather)와 비슷하며 힘줄에 사선으로 붙여진 짧은 근다발들로 구성되어 있다. 예, 넙다리곧은근. 수렴근(삼각형 모양)은 근다발의 넓은 기시가 한 개의 힘줄을 향해 모여 든다. 예, 큰가슴근. 원형근(조임근)은 근다발들이 하나의 중심에 동심원으로 배열되는 근육이다. 예, 눈둘레근(orbicularis oculi)이 이에 해당된다.

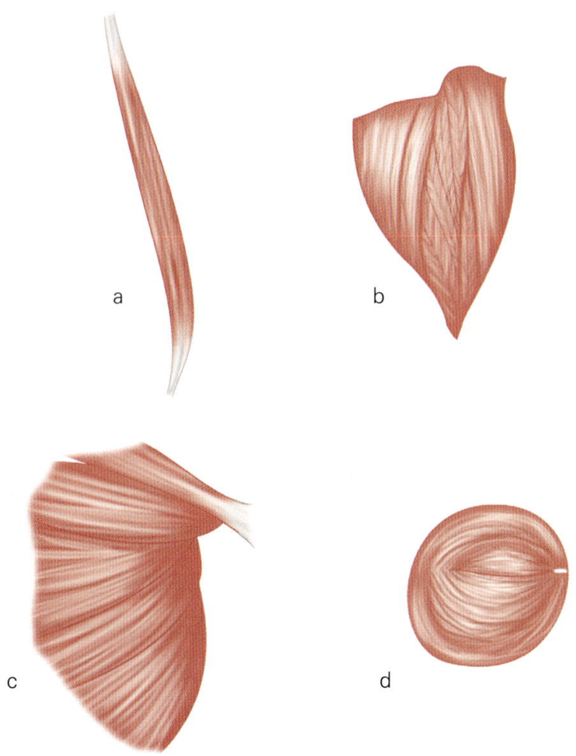

그림 2-4 근육모양 a) 평행 b) 깃털 c) 수렴 d) 원형

운동단위(Motor Units)

각각의 근육 섬유는 근육 섬유의 중간 근처에서 끝나는 단일 운동 신경 섬유에 의해 신경지배를 받는다. 그것이 제공하는 모든 근육 섬유와 함께 단일 운동 신경 섬유는 운동단위로 알려져 있다. 단일 신경 섬유에 의해 공급되는 근섬유의 수는 요구되는 움직임에 따라 좌우된다.

눈이나 손가락 운동에서와 같이 정확하고, 세심한 정도의 움직임이 요구된다면, 오직 몇 가지 근 섬유만이 공급된다; 큰볼기근과 같은 큰 근육들처럼 광범위한 움직임이 요구될 때, 수백 개의 섬유들이 공급될 수 있다.

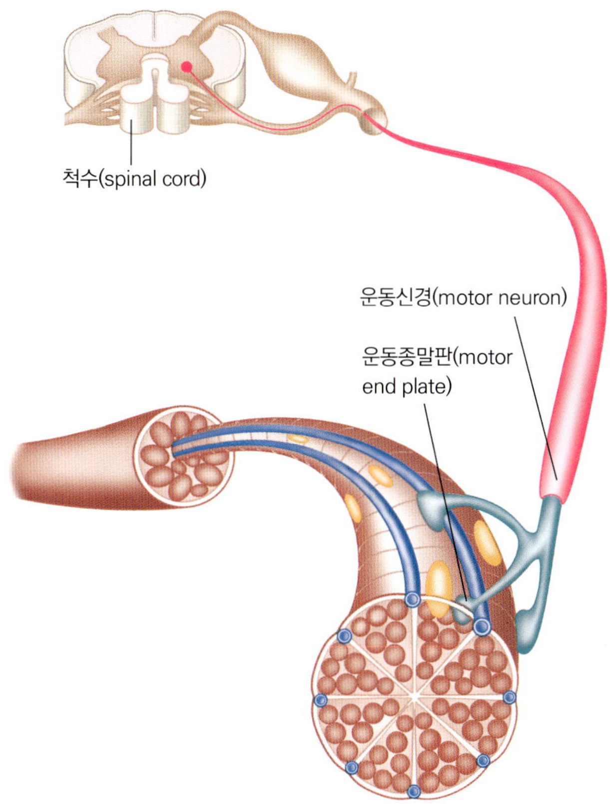

그림 2-5 뼈대근육의 운동단위

각각 뼈대근 섬유는 '양자택일의 원리(All or Nothing Principle)'로 작용한다. 섬유의 자극으로 완전한 수축이 발생하든지 수축이 전혀 발생하지 않는다는 것이다. 모든 하나의 섬유는 "약간 수축된" 상태가 될 수 없다. 어떤 이름의 근육이든지 전반적인 수축은 근섬유의 다른 섬유들은 쉬고 있으면서 임의의 시간에 일부 섬유의 수축을 포함한다.

근육수축의 생리
(The Physiology of Muscle Contraction)

신경 충동은 뼈대근 섬유의 종판에서 수축하게 한다. 근섬유와 운동신경의 접합부는 신경근접합부라고 알려져 있다. 그리고 그곳에서 신경과 근육 사이 정보교환이 발생한다. 신경 충동은 근절과 근접한 시냅스 종말로 불리는 신경의 종말에 도착한다. 이 종말은 아세틸콜린이라는 신경 전달 물질로 가득한 수천의 소포를 포함하고 있다. 신경 충동이 도달할 때 시냅스 종말에, 이 소포의 수백 개 정도가 아세틸콜린을 방출한다. 아세틸콜린은 나트륨 이온 채널을 열어 안으로 나트륨 이온이 확산되게 한다. 비활동 근섬유는 −95 mV의 휴지 전위를 가지고 있다. 나트륨 이온의 유입은 종판 전위를 형성하면서 이 전위를 감소시킨다. 종판 전위가 역치 전압에 도달하면(대략 −50 mV), 나트륨 이온이 유입되고, 활동전위가 섬유 내에 형성된다.

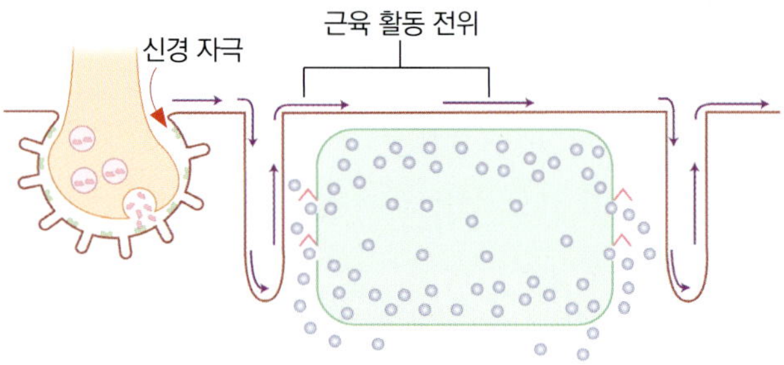

그림 2-6 신경자유발전위/근육수축

활동전위(바로 다음에) 동안 근 섬유 내에 시각적 변화는 발생하지 않는다. 잠복기라고 불리는 이 기간은 3~10 msec으로부터 지속되었다. 잠복기가 끝나기 전에, 아세틸콜린에스테라아제 효소가 신경근 접합부에서 아세틸콜린이 분해시켜, 나트륨 채널이 닫히고, 그 부위는 또 다른 신경자극의 도착을 위해 치워진다. 섬유의 휴지 전위는 칼륨 이온의 유출로 인해 회복된다. 휴지 전위가 회복되기 위해 필요로 하는 짧은 기간을 불응기라고 한다.

근육의 짧아짐(Muscle Fiber Shortening)

어떻게 근 섬유가 짧아지는 것일까? 이는 활주 필라멘트 이론에 의해 가장 잘 설명되어 왔다(Huxley & Niedergerke 1954). 이 이론은 제안된다. 근 섬유가 신경 충동(위 부분 참고)을 받게 되면 그 결과, 근형질 세망에 저장되어 있던 칼슘 이온이 방출된다. 근육이 효과적으로 작용하기 위해, 에너지가 요구되는데 이는 아데노신 3인산(ATP) 의 분해로 생성된다. 이 에너지는 칼슘 이온이 액틴과 미오신 필라멘트 간 자기 결합을 형성하게 하고, 이는 섬유를 짧아지게 하여 수축의 결과를 낳는다. 칼슘이 펌프 되어 다시 근형질 세망으로 칼슘이 제거될 때까지 근육 작용은 계속된다. 그곳에서 다른 신경충동이 도착할 때까지 저장된다.

근육 반사(Muscle Reflexes)

뼈대근은 근 길이(신장)에 민감한 전문적인 감각 단위를 포함한다. 이러한 감각 단위들은 근 방추 또는 골지힘줄기관으로 불리며 근 길이의 변화를 감지하고, 대응하며, 조절한다.

근 방추는 방추내근섬유와 신경종말이라고 불리는 나선형 가닥으로 이루어져있다. 모두 결합 조직 외피에 감싸져 있다; 함께, 그들은 근육이 늘어나는 속도를 감시한다. 만일 근육이 어떤 속도로 늘어나고 있다면, 방추내근섬유로부터의 신호는 척수를 통해 신경계로 정보가 전달될 것이다. 신경 충동이 다시 돌아오면서 늘어난 근육을 수축시킨다. 그 신호는 위치와 힘에 대하여 근육으로부터 계속적인 정보를 제공한다(고유수용성).

더 나아가, 근육이 길어지고, 그 상태에서 멈출 때, 근육은 신장이 지속되는 한, 수축 반응을 유지할 것이다: 이 기능은 신장 반사 호라고 알려져 있다. 근 방추는 신장이 지속되는 한, 활성화된 상태를 유지할 것이다.

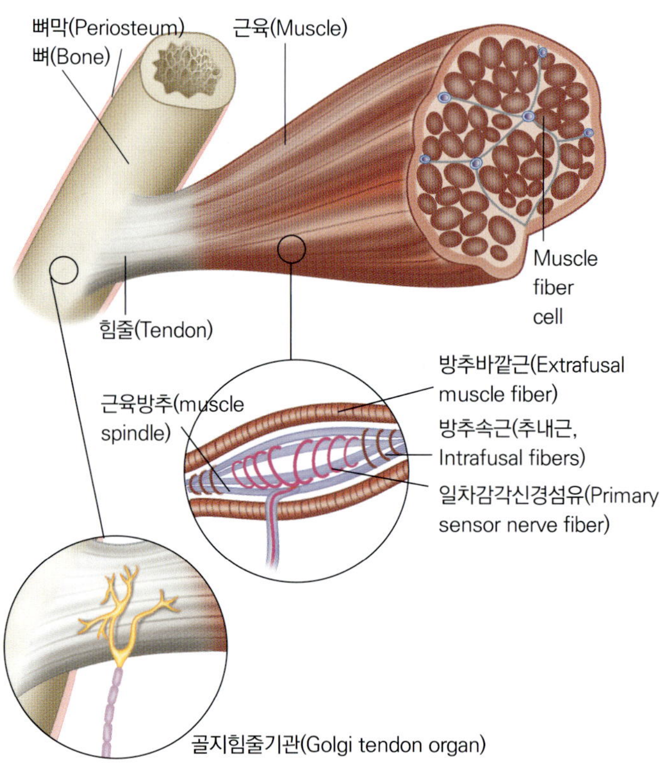

그림 2-7 근육방추(muscle spindle)와 골지힘줄기관(golgi ten don organ) 해부

신장 반사의 고전적인 임상의 예는 힘줄 속 신장 수용기의 활성화를 포함한 무릎 반사 검사이다. 그것은 차례로 연관된 근육의 반사 수축을 일으킨다. 다시 말해 넙다리 네갈래근. 반면에 근 방추는 근육의 길이를 감시한다. 근육 힘줄 속 GTO들이 긴장에 매우 민감하기 때문에 그들은 단일 근섬유의 수축에 반응할 수 있다. GTO는 부상의 위험을 줄임으로써 보호 기능을 수행하여 자연 현상을 억제한다. 이들이 활성화될 때, (작용근)의 수축을 억제하고, 대항근을 흥분시킨다.

뼈대근육의 역학(Musculoskeletal Mechanics)

대부분의 조정된 움직임은 상대적으로 정지된 상태를 유지하는 한쪽 뼈대근의 부착을 포함한다. 반면 반대쪽의 끝부분 부착지점은 움직인다. 가까운 쪽은 더 고정되어 있고, 부착지점은 이는 곳으로 알려져 있다. 반면, 움직이고, 더 멀리 놓여있는 부착지점은 닿는 곳으로 알려져 있다. (그러나 근육은 종종 다른 쪽의 끝은 움직이는 반면, 어느 한쪽의 끝이 고정될 수 있도록 작용하는 것이 인지되기 때문에 부착지점은 이제 이는 곳과 닿는 곳에 대한 선호되는 용어이다.)

주동근, 길항근, 협력근(Agonists, Antagonists and Synergists)

대부분의 움직임은 주동근, 길항근, 협력근으로 이루어지는 근육 힘의 적용이 요구된다. 주동근(작용근)은 주 움직임에 관여하고, 움직임을 위한 요구되는 힘의 대부분을 제공한다. 길항근은 주동근에 의해 생산된 움직임을 위해 느슨하게 되어야 하고, 보호 역할을 한다.

협력근은 주동근을 보조하며 때때로 움직임 방향의 미세 조정에 관여한다. 그들은 또한 주동근의 수축으로 발생하는 어떤 원하지 않는 움직임을 방지한다: 이 맥락에서는 이러한 협력근은 때때로 중립근으로 불린다. 이것은 주동근이 두 개의 관절을 가로지르는 곳에서 주동근이 수축할 때, 다른 근육이 한 개의 관절에 고정되어 움직이지 않는 한, 두 관절 모두의 움직임을 야기할 것이기 때문에 특히 중요하다. 예를 들어, 손가락을 굽히는 근육은 손가락 관절들을 가로지를 뿐만 아니라 손목 관절을 가로질러 잠재적으로 두 개 관절 모두의 움직임을 일으킬 수 있다.

그러나 손가락 굽힘은 손목을 고정하기 위해 다른 근육들이 협력하여 동시에 손목의 굴곡 없이 주먹을 쥘 수 있도록 손가락을 굴곡시키는 것을 가능하도록 만들어 준다.

주동근, 길항근, 협력근 역할의 간단한 예로 팔꿈치를 굽히는 것이 있다. 아래팔의 굽힘은 위팔근과 위팔 두갈래근(주동근)의 수축(짧아짐)을 요구하며 위팔 세갈래근(길항근)의 이완을 요구한다. 그러나 주동근(작용근)의 끌어당기는 선 상에서 또한 아래팔을 뒤침할 것이다(나사를 조일 때처럼 팔꿈치를 비튼다.) 여러분이 뒤침 없이 굽힘만 발생하기를 원한다면, 다른 근육들은 뒤침을 막기 위해 수축해야만 한다. 위팔노근은 위팔근과 위팔 두갈래근을 보조함으로써 협력근으로 작용한다.

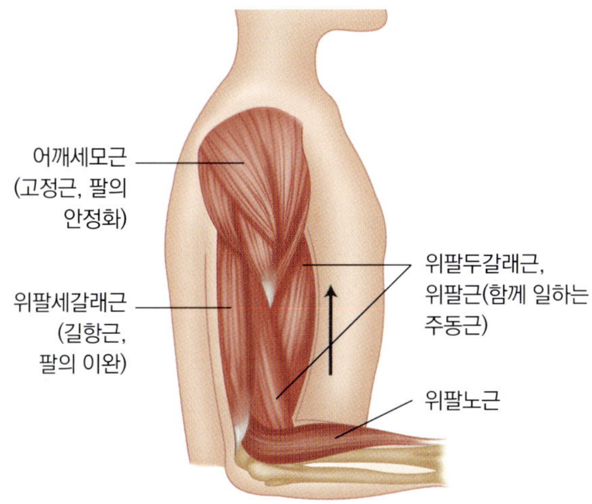

그림 2-8 팔꿉관절 굽힘
위팔근과 위팔두갈래근은 주동근, 위팔세갈래근은 길항근, 위팔노근은 협력근으로 작용

고정근(Fixators)

주동근의 이는 곳을 움직이지 않도록 할 때, 협력근이 더 구체적으로 고정근 또는 안정근으로서 언급된다. 따라서 작용근의 움직임에 대한 안정된 기반을 제공한다. 팔의 움직임 동안 어깨를 안정화하는 근육이 좋은 예이다. 윗몸일으키기 운동은 또 다른 좋은 예이다. 배 근육들은 가슴우리(흉곽)과 골반 두 군데 모두 부착되어 있다. 이러한 근수축이 여러분을 윗몸을 일으키게 만들 때, 배근육의 골반 경사를 막기 위해 엉덩관절 굽힘근이 고정근으로써 협력적으로 수축할 것이다. 따라서 골반은 계속 움직임 없이 상체를 앞으로 오므리게 한다.

안정화근과 가동근화(Stabilizers and Mobilizers)

뼈대근은 광범위하게 두 가지 유형으로 분류된다:

1. 고정근은 기본적으로 관절을 안정화시킨다. 고정근들은 지구력을 위해 지근 섬유로 구성된다. 그리고 자세를 유지하는데 도움을 준다. 그들은 1차 고정근으로 더 세분화될 수 있다. 1차 고정근은 관절의 회전축에 가까이 위치하여 아주 깊은 부착부를 가지고 있다; 그리고 2차 고정근은 강력한 근육으로 많은 약의 힘을 흡수하는 능력을 가지고 있다. 고정근은 중력에 대항하여 작용하고, 오랜 시간에 걸쳐서 약해지려는 경향이 있다(Norris 1998). 예는 뭇갈래근, 배가로근, 큰 볼기근, 큰모음근을 포함한다.

2. 가동근은 움직임에 대해 책임이 있다. 그들은 더 표면에 위치하는 경향이 있으며 고정근보다는 덜 강력할지라도 더 넓은 범위의 움직임을 생산한다. 그들은 두 개의 관절을 가로지르는 편이며, 힘을 생산하지만 지구력은 약한 속근 섬유로 구성된다. 가동근은 빠른 또는 급속한 움직임에 도움을 주고 높은 힘을 생산한다. 시간이 지나고 사용함에 따라, 그들은 팽팽해지고 짧아지는 경향이 있다. 예는 뒤넙다리근, 궁둥구멍근, 마름근이 있다.

중요하게도, 모든 뼈대근은 고정근이고 가동근이다–그것은 근육이 어느 때 어떻게 반응하는지 관해서 움직임과 신체의 위치에 달려있다.

근수축의 유형(Types of Muscle Contraction)

근육 움직임은 세 가지 유형의 수축으로 분류될 수 있다: 구심성, 원심성, 정적(등척성) 수축. 많은 활동들–달리기, 필라테스, 요가와 같은–모두 부드럽고 조정된 움직임을 생산하기 위해 3가지 유형의 수축이 발생할 수 있다.

짧아지고 근육의 부착부가 함께 가까이 이동하는 근육의 움직임의 원리는 구심성 수축이라고 기술된다. 관절의 움직임 때문에 생산되며, 구심성 수축은 또한 동적 수축으로 간주된다. 예는 물체를 들고 있을 때, 위팔 두갈래근이 집중적으로 수축하고, 팔꿈치는 굽혀진다. 그리고 손은 어깨를 향하여 위로 움직인다.

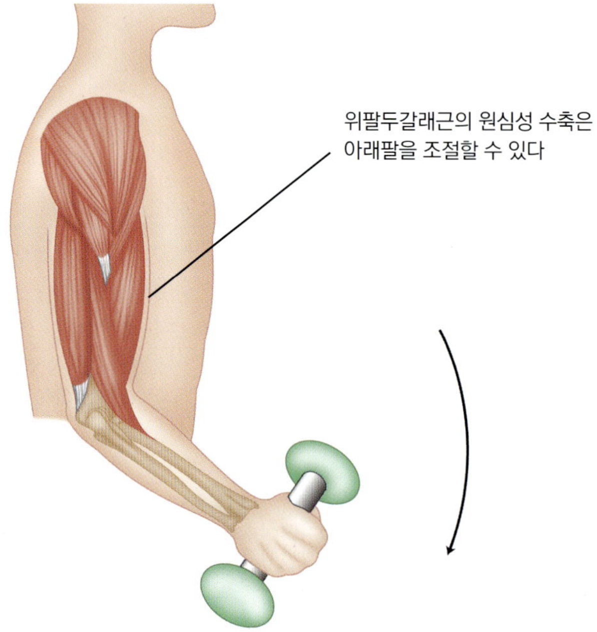

그림 2-9 아래팔에 무게를 들고 팔꿉관절을 펼때 위팔두갈래근은 원심성 수축을 한다. 위팔두갈래근은 중력에 대항하기 위하여 점차적으로 늘어나면서 움직임을 조절한다.

길어지는 반면 힘을 발휘하는 근육의 움직임은 원심성 수축이라고 여겨진다. 구심성 수축과 함께, 관절의 움직임이 일어나기 때문에, 이것은 또한 동적 수축이라고 기술된다. 액틴 필라멘트는 효과적으로 늘어나면서 근절의 중심부에서 최대로 멀리 위치한다.

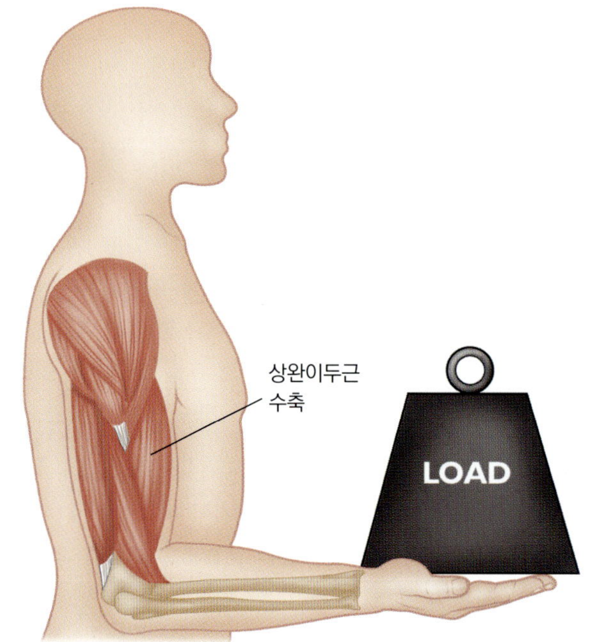

그림 2-10 정적(등척성)수축의 예, 무게를 들때 팔꿉관절을 90도 굽힘상태에서 유지된다.

움직임 없이 근육이 작용할 때, 근육의 길이는 변하지 않지만 힘은 발생된다. 이것은 정적(등척성) 수축이라고 알려져 있다.

힘의 전달(Transmission of Force)

지레는 힘을 전달하기 위한(발생시키는 것이 아닌) 장치이며 고정된 지점(받침점)을 움직이는 단단한 막대기로 구성된다. 더 구체적으로 지레는 적용된 힘, 저항 힘, 단단한 막대기, 받침점으로 구성된다.

지레는 받침점, 저항(부하), 적용된 힘 서로의 상대적인 위치에 따라 분류된다. 제 1형 지렛대는 힘과 저항이 받침점에 대해 서로 반대쪽으로 위치된다. 제 2형 지렛대는 힘과 저항이 받침점에 대해 동일한 쪽에 위치되고 저항이 힘과 받침첨 사이에 놓여 있다. 마지막으로 제 3형 지렛대는 힘과 저항이 받침점에 대해 동일한 쪽에 위치되지만 힘이 받침점과 저항 사이에서 작용한다; 이는 신체 내의 지레 중 가장 흔한 유형이다.

힘의 생성(Generation of Force)

뼈대근의 힘은 뼈대근의 힘을 발생시키는 능력이 반영된다. 만약 역도 선수가 75kg을 들어 올릴 수 있다면 근육들은 75kg를 들어 올리는 것의 충분한 힘을 생산할 능력이 있다. 심지어 무게를 들어 올리지 못하였다 해도, 근육은 계속해서 그들이 부착된 부위인 뼈를 움직이기 위해 충분한 힘을 발생시켜야만 한다. 수, 활성화된 운동단위의 유형, 근육의 크기, 관절의 각도를 포함하여 힘을 발생시키는 능력에 많은 요인이 포함될 수 있다.

상호 억제(Reciprocal Inhibition)

대부분의 움직임은 한 근육은 작용근으로 움직인 채, 두 개 또는 더 많은 근육들의 결합된 결과이다. 대개 작용근은 보통 그들을 보조하는 협력근을 가지고 있다. 더욱이, 대부분 뼈대근은 하나 또는 더 많은 반대 작용을 수행하는 길항근을 가지고 있다. 좋은 예는 엉덩 벌림근이 될 수 있다. 중간 볼기근은 작용근으로 작동하고, TFL이 협력근으로 엉덩 모음근이 길항근으로 작용하므로 작용근의 움직임이 상호 억제된다

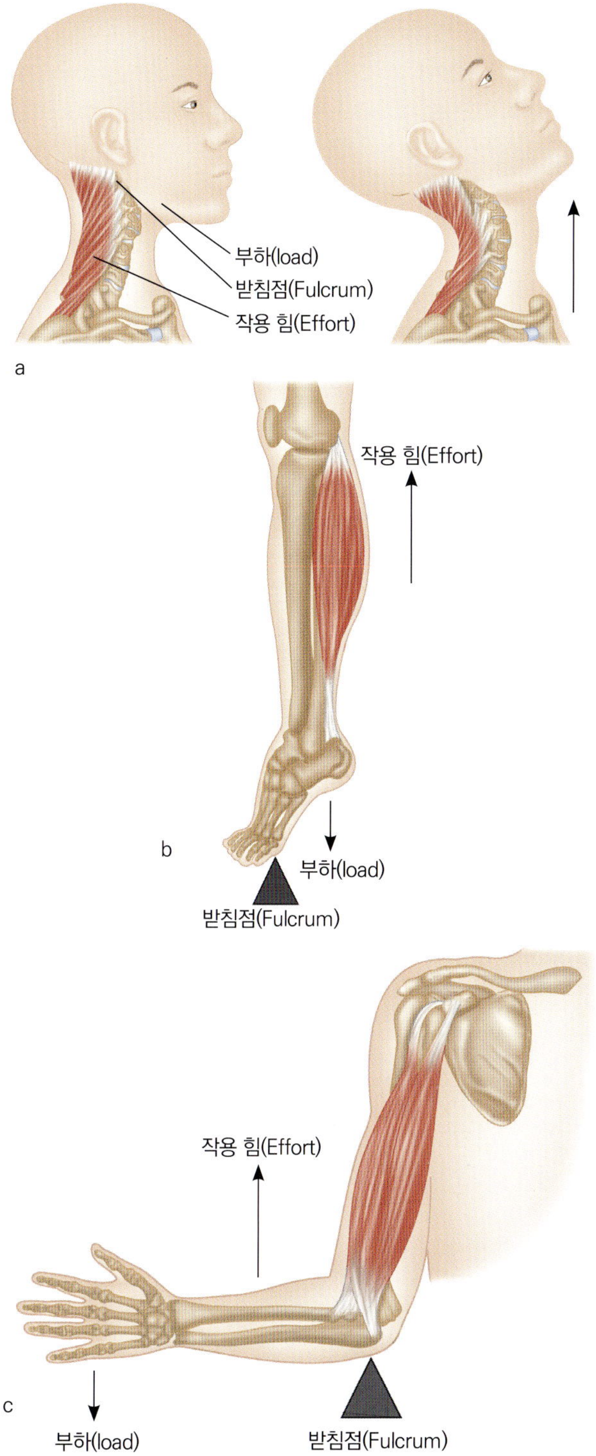

그림 2-11 신체의 지렛대의 예
a. 1형지레 b. 2형지레, c. 3형 지레

상호 억제는 길항근이 수축할 때 근육의 자동적 억제가 존재한다는 생리적 현상이다. 특별한 상황에서 작용근과 길항근 모두 함께 수축할 수 있다: 이는 동시수축이라고 알려져 있다.

유연성(Flexibility)

유연성을 향상시키는 것을 목적으로 할 때, 근육과 근막(근초)은 유연성 훈련의 주요 초점이 되어야 한다. 반면 뼈, 관절, 인대, 힘줄, 피부는 우리의 전반적인 유연성에 기여하며 우리는 이러한 요인들에 대한 통제력을 거의 가지고 있지 않다.

뼈와 관절은 특정 범위의 움직임을 허용하는 방식으로 구조화 되어 있다. 예를 들어, 무릎 관절은 우리가 열심히 아무리 시도해도 곧은 다리 위치를 지나 더 앞으로 구부리는 것을 조금도 허용하지 않는다.

인대는 뼈와 뼈를 연결하고 관절의 안정자로 작용한다. 인대를 늘이는 것은 삼가야 하고, 이는 관절 약화와 손상을 초래하는 안정성의 영원한 감소의 결과를 낳을 수 있다.

힘줄은 근육과 뼈를 연결하고 치밀한 결합 조직으로 구성되어 있다. 그들은 극도로 강력함에도 불구하고 매우 유연하다. 힘줄은 또한 관절의 안정성의 역할을 하고 관절의 전반적인 유연성의 10%미만에 기여한다; 힘줄은 그러므로 신장의 주요한 초점이 되어서는 안 된다.

신장(Stretching)

이제 우리는 유연성, 근육, 근육 역학의 일반적인 이해를 가지고 있으므로 "신장"이 무엇인가를 정의하는 것은 유용할 것이다. 신체 건강과 단련에 관련된 신장은 근육과 관련된 부드러운 조직을 늘릴 수 있는 자세로 신체의 특정 부위를 배치하는 과정이다(또한 5장 참조).

무엇이 근육의 신장을 유발하는가?

정기적인 신장 프로그램에 착수할 때, 여러분은 신체 내에, 특히 근육 내에 많은 변화가 발생하기 시작하는 것을 알게 될 것이다. 신장 과정에 적응하기 시작한 다른 조직은 인대, 힘줄, 근막, 피부, 반흔 조직을 포함한다.

이 장에서 일찍이 다루었던 것처럼, 근육을 늘리는 과정, 그렇게 함으로써 운동 가동 범위의 증가는 근육의 근육섬유마디 내에서 시작된다. 특정 신체 부위가 근육을 늘리는 위치로 놓여 있을 때, 두껍고 얇은 마이오 필라멘트의 중첩이 감소되기 시작한다. 일단 이것이 이루어지면 모든 근절이 완전히 늘어나기 시작한다. 이 지점에서 더 많은 신장이 결합조직과 근막을 늘이는데 도움이 될 것이다.

근막의 발생학적인 발달

(Embryological Development of Fascia)

결합 조직의 발생학적 기원의 개관은 통증 유발점의 형성과 위치에 대한 통찰력을 제공할 수 있다. 통증 유발점은 근육바깥막에 근막 긴장 패턴에 따라 나타나는 경향이 있다. 이것은 초기 배아발달을 시작하게 하고, 자궁 내 태아 정렬에 관련이 있다. 이러한 긴장 패턴은 유년기에서부터 성인기에 이르기까지 우리가 성숙해감에 따라 발달한다. 그리고 자세, 체중 증가, 기계적 손상에 영향을 받는다. 근막은 기관을 지지하고, 근육 주위를 감싸며, 응축되어 인대, 널힘줄을 형성하고, 심지어 칼슘이 스며들 때 뼈를 형성한다.

7주 발달단계가 끝날 때, 배아는 제 자리에 그것의 기관들, 뼈, 근육, 신경 혈관의 구조체의 대부분을 보유하고 있다. 필러 세포 그룹은 이 구조 주위에 확산되기 시작한다. 이 필러 세포는 중배엽 조직에서 유래되었다. 원시적인 근막은 세포, 섬유, 세포 간질으로부터 만들어진다. 세포간질은 부드럽고 젤리 같은 기질인 유리섬유 단열의 혼합물이다. 대부분 신체 부위에서 이 원시적인 근막은 탄생하기까지 유연함이 남아있다. 그러나 어떤 부위는 내부 및 외부 압력과 긴장에 반응하여 응축하고 "방향적"이 된다.

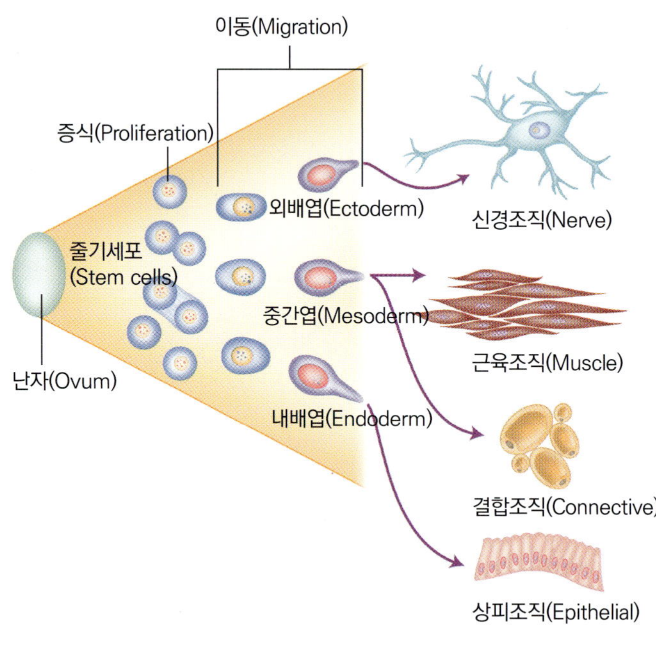

그림 2-12 일반적인 난자로부터 세포의 증식, 이동, 기능적인 특별한 조직으로의 분화.

인대와 힘줄은 이 부위에서 형성되기 시작한다. 스트레스와 긴장 선은 발달시키다. 이러한 조직을 그리고 뼈 염은 규정되어 원시적인 골화를 일으킨다. 뼈가 자라면서 그들은 약간의 결합 조직 섬유를 "구별된" 인대로 끌어들인다. 이것의 예로 예비-척추 연골이 있다. 그것은 자라고 중배엽 결합조직 바닥으로 밀어낸다. 그렇게 함으로써, 그것은 건전함을 유지하는 데 도움이 되는 스트레스 라인을 만들고, 더욱 지향적인 성장을 위한 발판을 제공한다. 뼈가 성장하기 시작하면서, 긴장의 복잡성, 방향적 당김의 결과, 분화된 척추 인대(황색, 뒤세로 인대 등)가 발생한다.

더욱이, 원시 기관 성장은 중간엽 세포간질에 달려있다는 것이 확실하게 입증되어왔다. "잠재적인" 췌장, 예를 들어, 이 "원시" 잠재적인 근막의 특정한 존재에서 성숙한 기관으로 단지 분화될 것이다. 원시 또는 잠재적인 근막은 "잠재적인" 기관의 성숙과 분화의 "특정 에너지 분야"를 만든다고 제안되어 왔다. 우리가 뼈, 근육, 인대, 결합조직의 근막 요소를 고려할 때, 성장의 특징적 패턴을 모두 공유한다는 것은 이치에 맞는 것일 수도 있다.

발달하는 근육과 그것을 싸고 있는 결합조직 사이의 관계인 근막은 복잡하다. 이 스트레스 라인은 이 관계를 이해하는데 핵심을 제공할 수 있다. 발생학적 발달 2개월 동안, 근육 조직 전에 결합조직은 정해져 있다. 그리고 그것은 "잠재적 근육 조직, 방향적 당김 속 잡은, 당김의 선을 따르는 위주의 성숙한 근육으로 분화시키는" 덩어리이다 (Schultz & Feitis 1996). 이러한 지향성 압박을 통해 근육 조직의 덩어리들이 길게 늘어진다. 이 시점에서 그들은 분열 세포의 재생산을 통해 우리가 알고 있는 근육을 형성하기 위해 제 크기로 발달하고, 분화하고, 성숙하고 자란다.

다른 말로 말하자면, 근육 방향과 발달의 실세 집단인 스트레스와 긴장의 선과 더불어 그것은 근막의 성장이다. 이는 또한 근육의 작용이 하나가 아니라 서로 연결되어 있는 이유를 설명한다. 예를 들어, 위팔 두갈래근의 수축은 전체 팔, 어깨, 목의 근막에 힘을 가할 것이다. 근막은 해부학자들에 의해 시작과 끝도 아닌 위치에 따라 설명된다. 근육을 둘러싸는 근막 정밀 조사는 사실상 연속체의 일부분이다. 이것은 발통점을 누름으로써 활성화 되는 연관통 패턴을 설명하는데 조금 도움이 될 것이다.

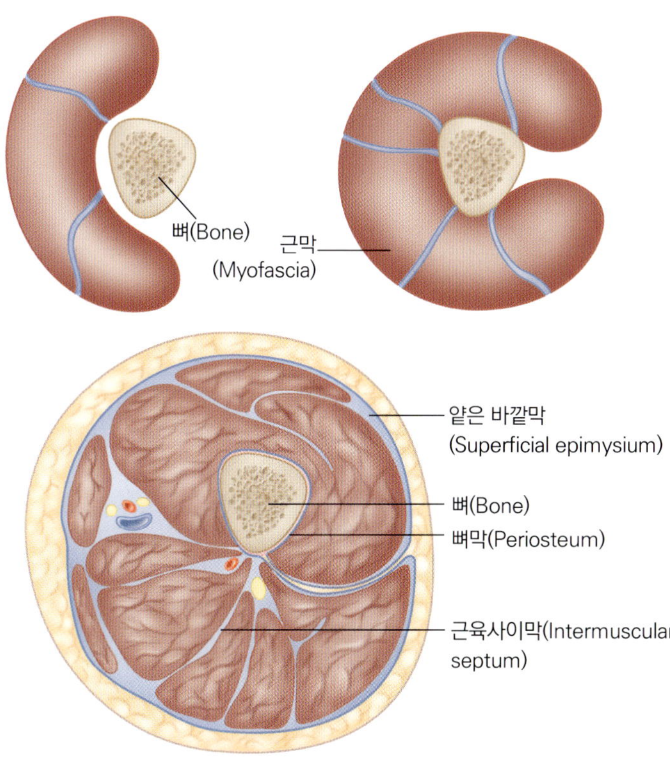

그림 2-13 근막 주머니: 근막과 뼈사이의 관계

03 발통점과 발통점 형성
(Trigger Points and Trigger Point Formation)

발통점 정의(Trigger Point Definition)

Dr. Janet Travell 과 David Simons (1992)는 "(골격)근육의 촉지할 수 있는 팽팽한 띠 속에 있는 결절내에 위치하고, 격렬한 압통을 나타내는 상당히 민감한 국소적인 지점"이라고 정의 한다.

그 "지점"들은 "작은 덩어리"나 "아주 작은 콩"으로부터 "커다란 덩어리" 등의 크기를 하고 있으며, 근섬유 아래에 끼워져 있고 그 표면 아래에서 만져진다. 만약 그 "지점"들이 압력에 예민하다면 아마 "발통점(trigger point)"이 될 것이다. 발통점 결절의 크기는 결절이 형성된 근육의 크기, 모양, 유형에 따라 다양할 것이다. 일관성이 있는 것은 발통점은 압력에 예민하다는 것이다. 실제로 누를 때 압통이 너무 심해서 환자가 종종 통증에 움츠리게 되는데 이것을 "움찔 수축(jump sign)"이라 한다.

근막 발통점은 모든 근골격계와 역학적 근육통의 모든 형태와 관련되어있다. 그들의 존재는 아이들과 아기들에서 조차 설명되어진다. 활성화된 압통점은 통증이나 증상에 직접적으로 기인한다. 통증은 잠복성 혹은 비활동성 발통점으로 부터 시간이 지남에 따라 "축적(build-up)"될 것이다. 선택되어진 환자 집단에 대한 연구와 조사는 신체의 다양한 부위에서 수행되어졌다. 이 광범위한 연구는 발통점이 근골격계 통증과 직접적으로 연관이 있다는 증거이다. 발통점의 이환율은 근막 통증, 신체의 기능장애, 심리적 장애와 제한된 일상생활 기능과 연관이 아주 높다.

병인(Etiology) (Dommerholt 등. 2006)

다양한 가능성의 발통점 기전을 포함하고 있다:

- 낮은 단계의 근 수축

- 불균일한 근육 내 압력 분포
- 직접적인 외상
- 익숙하지 않은 원심성 수축
- 조절되지 않은 근육의 원심성 수축
- 최대 또는 최대하 구심성 수축

배아형성기(Embryogenesis)

근막 발통점이 어린아이들과 아기들에서도 존재한다는 증거가 있다 (Davies 2004);

그것들은 죽은 후 근 조직에서도 증명되었다.

발통점은 운동종판(일차 또는 중심)이 들어가는 근복의 중심 근막 (이런 이유로 근막 발통점 또는 MTPs) 에서 발견된다. 또한 이차 또는 위성 발통점은 종종 일차 발통점의 반응에 의해 발달된다. 그 위성 발통점은 종종 스트레스를 받는 근막선을 따라 발달된다. 추가적으로 스트레스의 선은 배아형성기때부터 짜맞추어진다(built-in). 나이, 신체 형태, 자세, 체중증가, 선천성 기형, 기타의 외적인 요소는 또한 발통점의 발생과 발현에 중요한 역할을 한다. 근막 발통점은 다형성 수용기에서 근막 천이 비틀려 진 것이라고 제시되었다; 이것은 척삭과 몸마디의 분열에 의해서 일어날 수 있다.

증거(Evidence)

1957년, Dr. Janet Travell은 발통점에서 미세한 전류를 "발생하고 수신(generate and receive)"하는 것을 발견했다. 그녀는 발통점의 활성화는 근전도(EMG)로 전기적 신호를 정확히 양적으로 측정될 수 있다는 것을 실험적으로 알아냈다. 발통점을 같은 기술에 의해 정확하고 확실하게 찾아낼 수 있음을 설명했다.

이것은 휴식 상태에서 근육의 전기 활동은 "침묵(silent)" 하기 때문이다. 근육의 작은 부분에 구축이 있을 때, 발통점, 작은, 국소적으로 뾰족하게 전기 활동이 일어난다. 단극 Teflon 코팅된 EMG 바늘로 건드릴 때, 발통점에 국소적인 연축 반응(LTR)이 일어나는 것으로 설명된다. 국소 연축 반응(LTRs)은 높은 강도의 다상 EMG discharges (Hong 1994, Wang & Audette 2000).

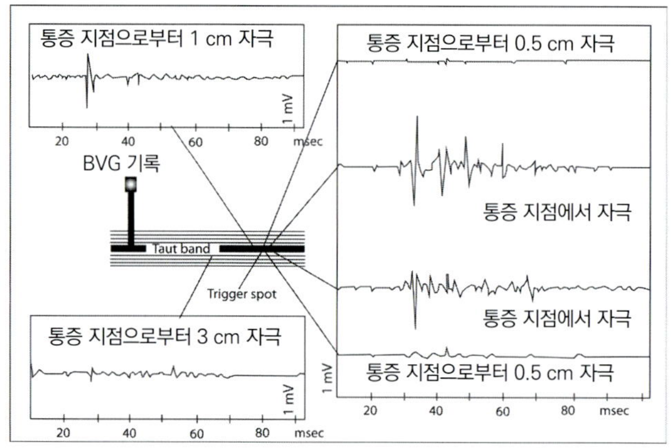

그림 3-1 토끼 연한 지점에서 국소 연축 반응 (LTR). 바늘이 통증 지점에 정확히 위치할 때만 국소 연축 반응이 유발된다. (적용: Hong 1996년)

발통점은 MRs로 증명되고, 그 효과를 나타내는 연구는 다양하다. 사실상, 몇 가지 해결되지 않은 질문이 남아 있다:

- 근 수축을 일으키는 바늘의 동작은 무엇인가?
- 왜 경련은 고통스러운가?
- 왜 통증이 빨리 사라지는가?

다른 증거(Further Evidence)

Shah 등 (2003)은 위 등세모근의 발통점으로 두 개의 작은 미세소관 (속이 빈 침 바늘)을 삽입한 미세 투석법 실험을 실시하였다. 한쪽 관에는 식염수를 펌핑 시키고, 다른 쪽은 국소 조직액을 삼출물을 흡인시켰다; 이러한 미세소관은 압통점의 외측 영역에서 중심을 향하도록 초음파를 이용하여 정확하게 위치하도록 하였다.

발통점 형태	결과
활동	낮은 통증 임계값, 과민성 증가, 중간정도의 저산소증, 낮은 pH, 높은 수준의 물질 P, 브래디키닌, 노르에피네프린과 인터루킨-1
잠복	중간정도의 증가 수준의 물질 P, 브래디키닌, 노르에피네프린과 인터루킨-1
대조군	낮은 수준의 물질 P, 브래디키닌, 노르에피네프린과 인터루킨-1, 정상 pH

표 3-1 미세 투석법 결과

이 연구는 9명의 대상자를 선별했다; 3명은 압통점이 나타났고, 3명은 잠재적인 압통점, 3명은 압통점이 없었다 (대조군). 압통점을 찾기 위해, 먼저 대상자들을 손으로 촉지 한 후, 통각계 (압력 측정기)를 사용하여 증상을 유발하는 데 필요한 압력의 양을 측정 하였다. 각 각 9명의 대상자들의 위 등세모근의 동일 부위에 흡입했다. 국소 조직의 저산소증, 급성 염증 캐스케이드 증가와 낮은 pH (산성과다)와 같은 결과는 압통점의 내부 병태생리에 더 많은 빛을 발휘했다.

연관된 방사 통증과 발통점 지도(Referred Radicular Pain and Trigger Point Maps)

손상된 신경으로부터 오는 통증에서 발통점 자극 원인은 연관통이다. 표 3-2에서 강조하는 몇 가지 차이점이 있다. 그것은 어떤 신경 관여를 제거하는 신경학적 검사를 수행하는 것이 좋다.

신경 (방사) 관련 통증	발통점 관련 통증
특정 피부분절 패턴	지도는 여러 피부분절에 걸쳐 연장됨
피부분절에서 민감도 손실	민감도 손실 없음
마비 지점에서 근력 손실	검사 상 근력 소실은 없지만 약화
국소 근 조직 압력에 유발되지 않음	국소 근 조직 압력에 유발
심부 건 반사 손실	심부 건 반사 손실 없음

표 3-2 신경과 발통점 관련 통증의 차이

발통점 연관통은 막창자꼬리염(충수염)의 어깨 통증이나 심장 마비의 턱/팔 통증과 차이가 있다. 당신이 5-6초 동안 발통점을 누르고 있으면, 지도의 일부 또는 전체가 활성화된다.

침점 혹은 지압점 그리고 발통점 (Acupuncture or Acupressure Points and trigger points)

발통점과 침점은 다소 중복되어지는 반면 그들이 같지는 않다. 침점은 전자기선(경혈)을 따라 발생하는 "에너지"가 국소적으로 집중되어진 것을 말한다. 반면에 발통점은 근막조직내의 분리된 결절모양의 매듭으로, 자극될 때 특이하게 재현되는 연관통 패턴이 나타난다.

침술은 가끔씩 특별한 경락의 외부 통증 점이나 "Ashi" 점으로 인식 되고 있다. 일부 학자들은 이것을 발통점으로 믿는다. 근막 조직내에 명백하게 촉진되어지는 발통점의 존재를 "설명(explanation)"하는 것처럼 침점의 일반적인 이론을 고대 중국의료에서도 주장한다고 제안되었다(Simons 등 1998). 어떤 학자들(Chaitow 1996)은 더 나아가, 침점과 발통점 사이에 70%의 상관관계가 있다고 주장한다. 더 나아가, 발통점이 치료하는 동안 침점내에 존재할 때, 통증 감소 효과가 증가한다는 약간의 증거가 있다.

근막에 의해 생성되어지는 바이오 에너지 분야 "롤핑(Rolfing)"의 지지를 받는 "특이 에너지 분야(specific energy field)"이론에 기초하면 근막 발통점은 변경되어진 에너지 활성화의 선을 따라서 혹은 아주 적은 긴장 패턴의 변경에 의해 발생된다.

섬유근육통(Fibromyalgia)

"섬유근육통은 통증의 확대, 근골격계의 불안정성, 전신적 증후군을 특징으로 하는 복합적 증후군이다" (Starlanyl & copeland 2001). 섬유근육통은 "신체의 섬유, 결합, 힘줄 조직의 통증"을 의미하고 섬유근육통 증후군은 넓게 확산되어지는 근골격계 통증과 피로를 특징으로 한다. 하지만 원인은 아직까지 알려져 있지 않다.

근막 발통점처럼, 통증은 결합조직들, 근육들, 힘줄들, 인대들로부터 유발된다. 유사하게 섬유근육통은 관절에는 생기지 않는다. 두 가지 상태는 종종 오해를 받는다; 그렇다해도 조심스러운 상태이다. 두 가지 상태는 정신적인 우울증과 관련되어진다. 발통점의 표현과는 다르게, 섬유근육통은 전신에서 생겨서 줄기를 따라간다고 믿어진다. Starlanyl 과 Sharkey (2013)는 섬유근육통과 MTPs를 구별하는 것은 중심성 과/또는 말초성 과민성에 의한 것이라고 주장한다.

연관통의 형태로 재생되어지고 특이한 원인의 발통점과는 다르게, 섬유근육통환자들은 온몸이 쑤신다고 설명된다(비록 약간은 국소적인 점이라고 표현하기도 하지만). 섬유근육통 환자들은 기운이 쇠약해지거나 과로한 것처럼 느껴진다고 설명한다. 때때로 근육이 단일수축을 하거나 어느때는 타는 듯하다. 남성보다 여성이 섬유근육통의 영향을 더 받는다, 그러나 나이적 측면은 없다. 섬유근육통의 다른 점은, 발통점을 전자현미경을 사용하여 성공적으로 촬영을 할 수 있다는 것이다. 표 3-3 항목은 기본적인 차이에 대한 목록이다.

	통증 위치	통증 유형	촉진되는 근육의 질
발통점	특이하고 분리성	특별한 형태의 연관통	단단하고 경직되며, 따뜻함
섬유근육통	전신적	막연함, 쑤심, 화끈거림, 확산됨, 널리퍼짐	말랑거리고 부드럽다

표 3-3 섬유근육통과 발통점 사이에 차이점 (Juhan 1987).

채프만 반사점(압통점) vs. 발통점

(Chapman's Reflex Points vs. Trigger Points)

1920년 Dr. Frank Chapman이 이 점들을 소개했다. Chapman은 "타피오카의 작은 진주처럼 단단하고, 약간 고정되어 있고 심부근막의 피부 아래에 위치한 것"을 촉진으로 알아냈다. 이 지점은 특정한 병인으로 인한 내부 통증과 연관지어 진단을 보조하고, 정형도수의학(OMT)에서 진단하는데 사용한다. 채프만 반사 지점은 발통점으로부터 뚜렷한 존재이다. 채프만 지점은 항상 작고 분리되어 있고, 조직의 국소적인 감촉의 변화가 있으며, 게다가 피부 깊숙이 위치하기 때문에 발통점과 다르다. 시술자들은 내부 기능부전이나 기관계의 병인을 외부 신체로 표현한다고 한다. 최근 가설은 교감신경계의 과 자극에 의한 것이고, 이 온화된 액체의 집합물의 결과로 보지만, 아직까지 조직학의 근거가 확립되지는 않았다.

영양과 생화학적 요소

(nutritional and Biochemical Factors)

Simons 등(1999)은 발통점 형성 과/또는 영속화의 영향은 생화학적 입력의 변화라고 주장했다 (표3-4). Gerwin 등(2004)은 이것을 확장하여, 영양과 생화학적 요소는 만성 근막 통증을 촉진하고 유지하며 "반드시" 치료하는 동안 고려해야 한다고 했다.

자율신경계 관련

(Autonomic Nervous System Invovement)

발통점 활성의 다른 중요한 특징은 자율신경계 일부의 변화와 조절이다. 위에서 다양한 염증성 화학 물질이 자율신경계에 미치는 효과를 살펴보았다. Hubberd (1996)는 근 방추에서 역기능적 변화 때문에 자동적인 효과라고 하였다. Gerwin 과 Dommerholt (2006)는 운동 종판에 알파

요소	영향
알러지/과민증	강력한 효과를 가질 수 있다 (Brostoff 1992)
호르몬	에스트로겐과 갑상선 결핍은 내형질 환경에 영향을 미치고, 발통점으로 발전 과/또는 영속화를 이끈다 (Lowe 와 Honeyman-Lowe 1998).
만성 바이러스, 효모 와/또는 기생충 감염	발통점 형성 가능성을 증가 시킨다. (Ferguson 과 Gerwin 2004)
비타민 C 결핍	발통점 수명 지속
철 결핍 (페리틴)	만성 근막 통증 증후군의 10-15%는 철 결핍 (Simons 등 1999). 혈청 15-20 ng/ml 수준은 고갈, 50 ng/ml 이하 수준은 유효
비타민 B1, B6, B12 결핍	권태, 피로와 만성 발통점 형성 증가
마그네슘과 아연 결핍 마그네슘과 아연 결핍	낮은 범위의 정상 수준에 있는 사람들은 부족할 수 있음.
비타민 D 결핍	환자의 90%가 근골격계 통증과 관련됨. (Plotnikoff 2003).
산화효소	근육통 환자들은 낮은 수준. 권태, 추위, 극심한 피로, 근육통과 관련
엽산	내부 내형질 환경의 충분한 변화는 발통점의 발전 과/또는 영속화를 증가.

표 3-4 생화학적 요소.(Simons 등(1999) 과 Gerwin (2004))

와 베타 아드레날린 수용기를 포함하는 가능한 기전이라고 주장하였다.

위에서 언급한 (Shah 등 2003) 발통점 활성 주변의 변경된 화학 환경은 교감 신경 촉진과 기계적 민감성 원인이다. 이러한 화학적인 것은 증가된 혈관수축, 증가된 노르아드레날린의 교감신경 이완과 증가된 노르아드레날린 민감성으로 잘 나타난다. 게다가, 화학 잔류액에 인터루킨(IL)−8의 존재는 자율신경계 활동과 관련되었음을 나타낸다. 인터루킨(IL)−8은 베타 아드레날린 수용기 길항제에 의해 억제되는 기계적 통각을 유도하는 것으로 입증되었다.

알려진 증상:

- 타액분비항진 – 증가된 타액 생산
- 유루증 – 뺨 아래로 눈물의 비정상적인 흘림
- 결막염 – 눈의 충혈
- 안검하수증 – 눈꺼풀의 처짐
- 흐린 시야
- 증가된 코 분비물
- 소름

감별진단(differential Diagnosis)

근육 통증과 발통점 많은 다른 조건 (Dommerholt 와 Issa 2003):

- 갑상선기능부전
- 전신성 홍반성 루프스
- 라임병
- 엘리히증
- 캔디다 알비칸스 감염
- 근아데닐산 탈아미노효소 결핍증
- 저혈당
- 기생충 (간질증, 편모충, 아메바성 감염)

발통점과 근 섬유 형태

(Trigger Points and Muscle Fiber Type)

모든 근육은 1형 섬유와 2형 섬유가 섞여있다 (Janda 2005; Lewit 1999). 이것은 치료하지 않고 두면 만성 증상으로 발전하는지 직접적인 관련이 있다.

1. 1형 섬유는 짧아지거나 과 긴장되어 스트레스나 과사용에 반응하고 자세성이다. 1형 섬유가 많은 비중을 차지하는 근육의 발통점은 치료에 오랜 시간이 소요된다.

2. 2형 섬유는 폭발적, 단기간 활동과 약화, 위축, 그리고 만성 또는 지속된 지구력을 요할 때 과 긴장되는 경향이 있다. 2형 섬유가 많은 비중을 차지하는 근육의 발통점은 보다 빠르게 치료된다.

발통점 형성과 자세

(Trigger Point Formation and Posture)

나쁜 자세는 근막 발통점의 강력한 "활성자와 영속자"이고 (Simons 등 1998) 항상 만성 발통점 증후군을 고려한다. 자세근은 1형 섬유의 큰 비중을 차지한다. 이 특징은 발통점의 저항의 유형으로 이어질 수 있다. 사람은 네 발 동물로, 우리는 주위를 이동하고 먹이 사냥을 계획한다. 고릴라를 온종일 의자에 앉혀두면 나쁜 허리가 된다고 확신한다.

컴퓨터 모니터 앞에 장시간 앉아 있는 직업들이 많다. 인체 공학은 급성장 산업으로, 사람과 작업 환경의 상호작

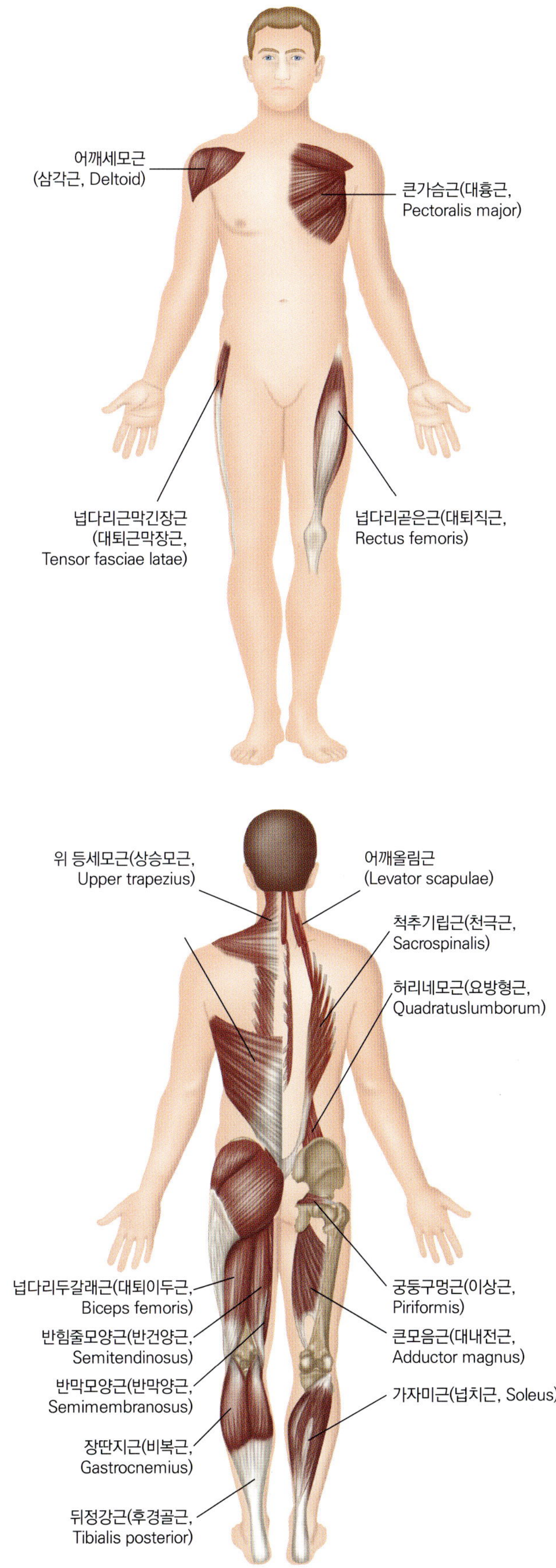

그림 3-2 신체의 자세근 (a) 앞면, (b) 뒷면.

용에 초점을 두고 있다. 하지만 모든 사업장이 적절한 인체 공학적 개입을 구현하는 여유는 없다. 많은 사람들은 만성적이고 부적절한 자세로 컴퓨터 모니터 앞에서 단조로운 날을 보낸다. 가능하다면, 자세의 이상을 확인하고 환자의 증상에 어떠한 영향을 미치는지, 그리고 인체 공학적 조언, 치료, 운동을 통해 상황을 해결하기 위해 제공하는 것이 필수적이다.

- 가장 일반적인 기계적 부적응:
- 전방 머리 자세(상부 교차 패턴, Janda)
- 둥근 어깨(상부 교차 패턴, Janda)
- 한쪽 머리–전화 자세
- 작업/인체 공학 스트레스 요인
- 구부정한 서기(하부 교차 패턴, Janda)
- 구부정한 앉기(예를들어 컴퓨터 모니터/인체 공학)
- 다리 교차하여 앉기
- 습관적인 자세
- "굽은 등" 자세(하부 교차 패턴, Janda)
- 운전 자세
- 측만증
- 관절의 과운동성
- 들기/끌기
- 선천성 짧은 다리(PSLE)

발통점은 다음과 같은 자세성 구조에서 일반적이다: 위등세모근, 어깨올림근, 목빗근, 척추세움근, 허리뼈의 근건 구조물, 중간 볼기근, 장딴지근/가자미근 복합체

자세성 발통점과 "교차 패턴"

(Postural Trigger Points and "Cross Patterns")

정형, 카이로프래틱, 다른 물리치료 모달리티들은 신체 내에서 상하 좌우의 "교차 패턴"의 연관성을 관찰한다. Janda(1996)는 가장 일반적인 "크로스오버(crossover)" 상부와 하부 패턴을 기록했다. Myers (2001)는 그의 독창적인 책 해부학 열차(Anatomy Trains) 에 자세히 설명하고 있다. 이 근막 변형 패턴은 만성 발통점 발전과 발병에 큰 영향을 준다. 발통점은 아래 근육들을 통해 확인할 수 있다.

상부 교차 패턴 증후군(Upper Crossed Pattern Syndrome)

이것은 "둥근 어깨, 내민턱, 구부정한 자세"에서 관찰되며 정상적인 호흡을 약화시킨다. 이런 경우, 목, 어깨, 가슴, 등뼈(이부위에 제한)에 통증을 보인다. 상완와 관절을 통해 사선으로 교차하여 그리고, 기능적인 "크로스오버"는 근육의 관계의 변화를 나타낸다. 그림 3–3은 상부 교차 패턴으로 손상된 근육을 보여준다.

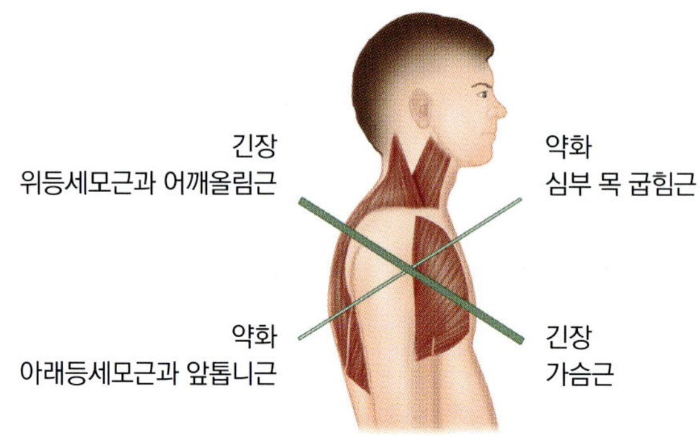

그림 3-3 상부 교차 패턴 증후군

하부 교차 패턴 증후군(Lower Crossed Pattern Syndrome)

배근과 볼기근의 약화와 척추세움근, 허리네모근, 넙다리근막긴장근, 궁둥구멍근과 큰허리근의 과 긴장으로 "굽은 등"에서 관찰할 수 있다.

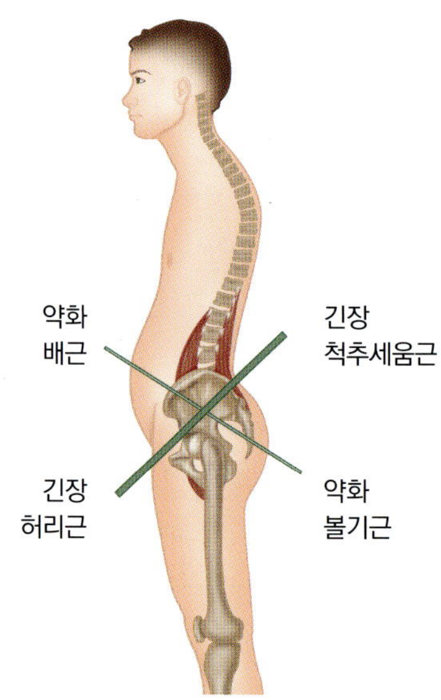

그림 3-4 하부 교차 패턴 증후군

근절 내 발통점(Trigger Points within Sarcomeres)

근수축은 근절(sarcomere)의 수준에서 발생한다. 심지어 전체 운동의 경미한 부분조차 수백만의 근절의 협조성

수축을 필요로 한다. 활주 과정에 요구되는 것들: (a) 국소의 운동신경의 충격 또는 자극의 시작; (b) 에너지; (c) 칼슘 이온.

운동 생리학(Physiology of Movement)

뇌가 근육을 움직이고 싶어 할 때, 그것은 운동신경을 통하여 메시지를 보낸다. 국소의 운동 신경 종말은 아세틸콜린(ACh)을 생산함으로써 이 충격을 화학적으로 바꾼다. 아세틸콜린은 근절 활동의 증가를 유발한다. 이 과정을 위해 필요한 에너지는 세포내 미토콘드리아(에너지 중심)에서 방출된다. 칼슘이온은 골격근의 근육세포질(sarcoplasm)에서 발견되는 근육세포질세망(sarcoplasmic reticulum)에 존재한다.

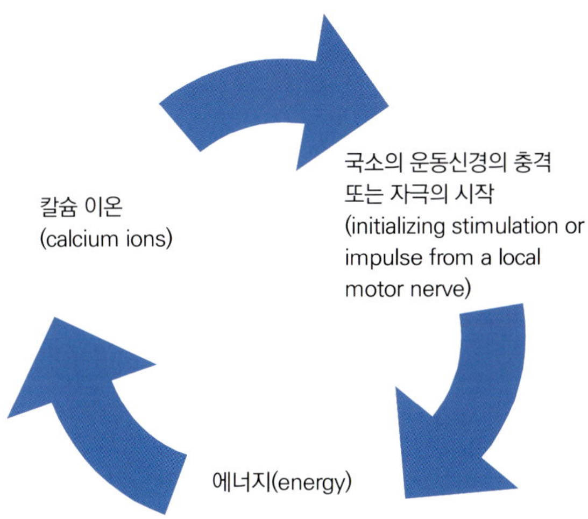

그림 3-5 근수축을 일으키는 신경 충격을 위한 순환 차트

발통점의 병리생리학
(Pathophysiology of Trigger Points)

통합 발통점 가설(The Integrated Trigger Point Hypothesis (ITPH))

통합 발통점 가설은 최신 이론/살아있는 가설이다. 이 가설은 전기진단학과 조직병리학 증거들을 기초로 대부분의 발통점 현상을 설명한다. 1981년 Travell 과 Simons가 처음 "에너지 부족 이론" (Simons 등 1998)을 소개했고, 통합 발통점 가설은 임상의 여러 분야에서 수년간 확장되었다.

발통점은 근절과 방추외 운동 종판의 활동이 지나친 곳에 발현한다. 액틴과 미오신 근원섬유(단단한 띠 안에 놓여있는)가 서로를 지나는 활주를 멈추고 꼼짝 못하는 것을 현미경으로 확인할 수 있다. Reitinger 등(1996)은 근원섬유속 미토콘드리아의 "병인적 교대(pathological alternations)"뿐 아니라 A 띠의 넓이가 증가하고 I 띠의 넓이는 감소한다고 하였다. 근절은 근수축을 이끌어 내는 "전원이 켜진(switched on)" 위치로 영구히 변화되어 "마무리 된다(wind–up)". 수축된 액틴과 미오신 필라멘트는 Z 띠에서 젤과 같은 타이틴 분자가 섬유에 붙어서 분리를 방지하기 때문에 움직이지 못한다 (Dommerholt 등 2006).

최근 전기생리학 연구에서는 근방추(이전에 생각한)보다는 방추외 운동 종판의 기능부전으로 능동 발통점의 전기적인 활성이 나타난다. 정상적인 10–1000 배의 방전 주파수는 말, 토끼와 사람의 "종판 존(endplate zone)"에서 증명된다 (Simons 등 2002, Dommerholt 등 2006).

조직학적 연구에서 발통점 부근은 비정상적인 칼슘과 ACh 수치와 ATP의 부족을 나타낸다. Grinnel 등(2003)은 칼슘의 도움 없이 과도한 ACh의 방출은 운동 신경 터미널에 인테그린 단백질 펩티드의 당김으로 근육이 스트레칭과/또는 과 긴장된다. "활성(active)" 발통점 환경에 존재하는 다른 이상 화학 물질 (Shah 등 2003):

- 프로스타글라딘
- 물질 P
- 사이토카인
- 브라디키닌(BK)
- 수소(H^+)
- 칼시토닌 유전자관련 펩티드(CGRP)
- 종양 괴사 인자(TNF–α)
- 인터뉴킨 IL–1 베타, IL–6, IL–8
- 세로토닌
- 노르에피네프린

이러한 화학물질은 많은 상호작용과 다양한 피드백 고리의 일부를 차지한다. 예를 들어, 브라디키닌은 근육 통증 섬유(통각수용기)를 민감하게 하고 활성화시키는 것으로 알려져 있다. 만성 발통점을 가지고 있는 환자는 염증성 통각과민, 민감성, 통증과 낮은 통증 역치로 보조 설명된다.

에너지 부족의 악순환(Vicious Cycle of Energy Crisis)

지속되는 기능부전과 근절 수축은 국소 세포내와 세포외의 화학 변화를 포함한다:

- 국한된 허혈/저산소증
- 증가된 신진대사 수요
- 근수축 유지에 필요한 에너지 증가
- 근육세포질세망의 칼슘 이온 재흡수 결함
- 국한된 염증 – 회복을 촉진
- 국소 혈관에 대한 압박 또는 분기점 효과
- 에너지 분리
- 국소자율신경과 조직손상을 일으키는 섬유가 민감해지는(통증) 염증성 병인 증가

만약 이 상황이 오랜 기간 동안 지속되면 위의 변화는 악순환을 이끌어낸다. 칼슘은 근절을 이끌어 내는 액틴과 미오신 근원섬유를 가져올 수 없다.

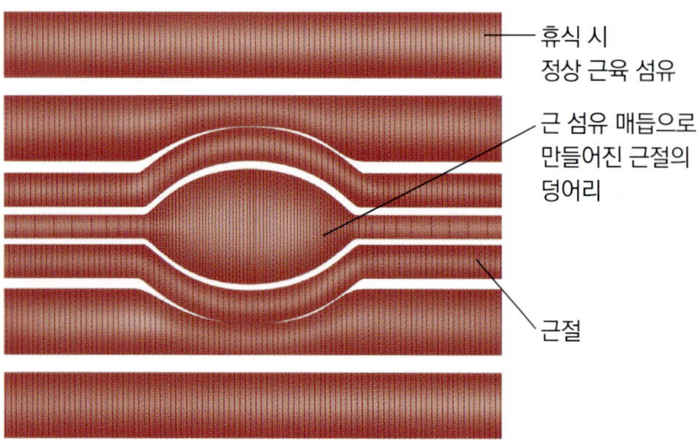

그림 3-6 신경 자극 없고 긴장된 띠와 관련된 근절의 100 단축된 발통점

Bengsson 등(1986), Hong (1996)과 Simons 등(1998)은 에너지 부족 이론의 변화를 제안했다. 이 이론은 신체는 이런 상황을 근절(혈관확장)에 혈액공급을 바꾸는 것으로 해결하려고 한다. 이런 기형 상황의 하나 이상의 결과는 국한된 급성(acute)과 만성(chronic) 염증 세포의 이동이다. 염증(Inflammation)은 폭포다; 이 폭포(cascade) 기전은 기능장애의 근절 주위에서 발생하기 시작한다. 염증은 P물질 같은, 예를 들면, 위장 평활근(gastrointestinal smooth muscle)의 수축을 증가하고, 혈관확장을 더 일으키는 원인이 되는 신경 세포에 존재하는 펩티드(peptide)와 같은 민감성 물질을 가져온다. 이것은 국소(작은) 통증 섬유와 국소의 자율 신경의 섬유를 자극하는 효과를 가진다. 이것은 증가된 아세틸콜린 생산과 악순환을 이끌어낸다.

결국 뇌는 발통점(trigger point)이 명백히 나타나는 근육에게 휴식의 신호를 보낸다. 이것은 다른 근육들의 반사 억제와 함께 또한 근육의 긴장과도(hypertonia), 약화(weaknees), 단축(shortening)과 섬유증(fibrosis)–(근육 경화((muscle stiffness))에도 기여한다. 현미경으로 보면, 이 근육들은 "불균일한 적색"으로 보인다. 따라서 치료는 이 악순환을 중단시키고, 약화시키는 것을 목표로 한다.

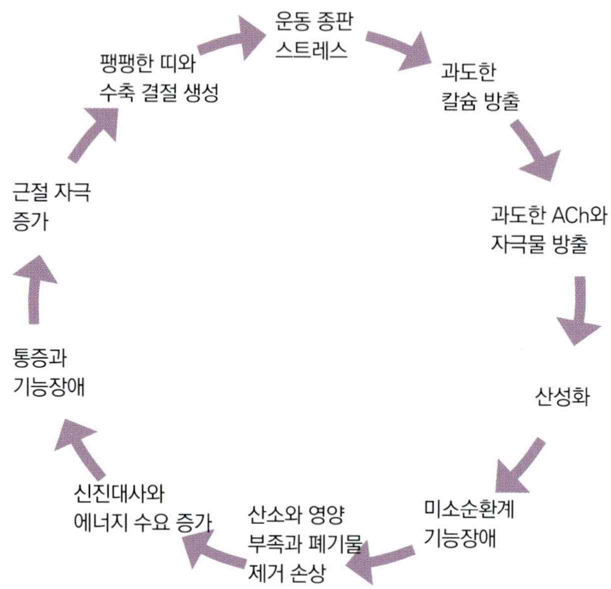

그림 3-7 고통의 순환: 발통점 형성 가설 – 사슬의 각각의 연결은 항상 이 순서대로 일어나지는 않는다. (근거: Starlanly와 Sharkey 2013.)

다른 이론들은 신경병증 이론과 다수용 이론을 포함한다.

신경병증 이론(Radiculopathic theory)

Gunn과 Quintner & Cohen(1994)는 발통점 구조에 대한 대체 기전을 언급하였다.

이 모델은 추간판질환, 신경뿌리 충돌과 척추주변 근육의 인과관계를 제안한다.

이들 신경 뿌리의 자극이 신경 혈관의 신호, 말초 근육 경련 및 발통점 협력의 원인이라고 설명한다.

다형성 이론(Polymodal theory)

Kawakita 등에 의해 제안된 이 대체 가설은 "감작 신경 구조"라고 하는 다형성 수용체(PMR)로 압통점을 설명한다.

PMR은 화학적자극, 열, 기전에 대한 반응 같은 통각수용기의 타입중 하나다.

PMR "감각종말"은 잠재적으로 "자유신경종말"로 몸 전체의 다양한 조직에 존재한다.

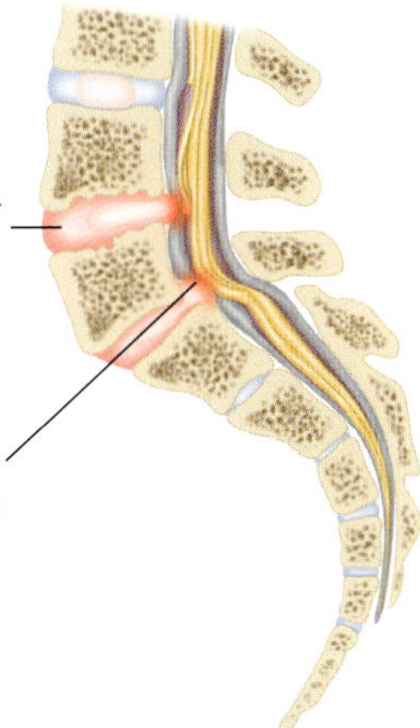

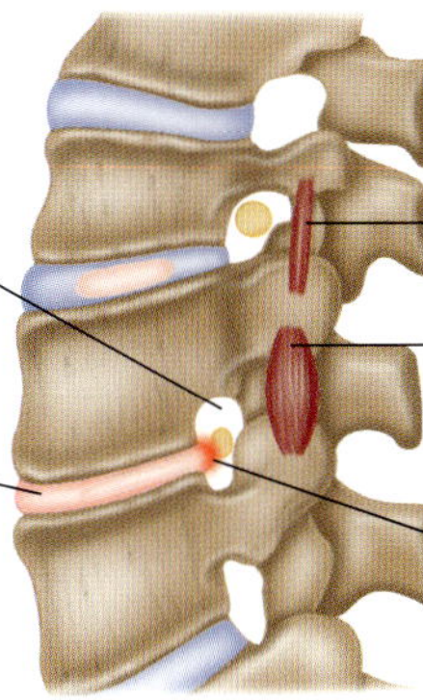

그림 3-8 신경 뿌리 자극

이 이론은 잠복해있는 PMR이 생리학적 자극에 의해 활성화 되고, 발통점이라 불려지게 된다.

비록 근본적이지만, 이 이론이 많은 발통점 결과를 설명한다.

더 나아가 Kawakita가 발통점과 침술사이의 관계를 설명 할 수 있다는 것을 제안했다.

말초와 중추감작(Pheripheral and central sensitization)

통증은 의학에서 복잡한 영역이며 최근에는 발통점 징후와 영속과 관련된 발견에 대해 연구되고 있다.

통증 시스템은 잠재적으로 유해한 자극을 감지 할 수 있을 만큼 민감해야한다.

하지만 발통점의 경우, 이 시스템은 심한 고통을 주어 결국 예민하게한다.

과민증은 우리의 통증 경로로 인해 발생하며 실제로 그들이 통증정보에 의존할 때 민감성이 증가한다. MTPs와 관련된 이 감작에 대한 메카니즘이 현재 밝혀졌다.

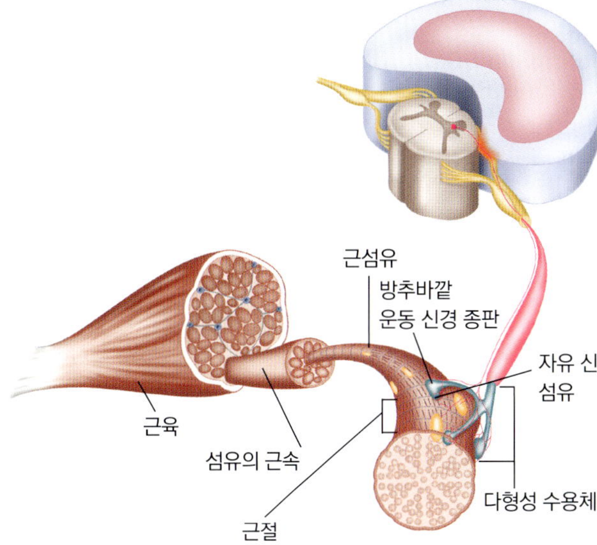

그림 3-9 통각수용 신경 섬유 축적(수형도/조직)

말초 감작(Pheripheral sensitization)

진행 48시간 이내에 치료가 되지 않는다면, MTPs는 염증과 만성적인 촉진을 일으키며 주 근육으로부터 피드백을 받아 변화하게 된다. 생리학적으로, 다형성 통각수용기(polymodal nociceptors)의 흥분 역치가 떨어짐으로써, 심지어 정상적으로 무해하거나 약간의 자극들이 그들을 활성화시킨다. "통증 섬유"의 감작 후, 보통 통증을 일으키지 않는 자극에도 통증이 일어날 수 있다. 게다가 둔감한 신경섬유는 기계 민감하게 될 수 있다. 휴면통각수용기의 동원은 척수로 들어가는 통각의 입력 자극이 의미 있게 늘어난다. 휴면의 종결은 통각수용기가 유발되거나 증가될 수 있다. 이것은 만성 활동성 발통점이 척수에 지속적으로 구심성 자극을 제공하기 때문에 일어난다.

추측되는 기전은 다음과 같다.

- Substance P가 통각수용기 말단으로부터 방출되고, 중추처리를 위해 통각신호를 전달한다. 그리고, 이 신호는 국소미세순환과 혈관 투과성으로 바뀌며, 이는 국소부종을 야기한다. 이에따라, 기계수용기와 통각수용기 모두가 활성화 되고 차후에 압통과 통증이 증가한다.
- 통증유발성 물질의 지속적인 활성화는 중추와 말초에서 통각수용기의 반응성를 변화 시킨다.

근육신경의 50%까지는 통각수용기로 이루어져 있으며, 그 통각수용기는 근육주위 결합조직을 지배하는 것으로 알려져 있다. 이것은 촉진한 근육의 심각한 통증과 압통을 설명할 수 있다. 지속적인 통각수용기 활성화는 1차 구심성 통각수용기가 자연적인 자극에 의해 강화된 민감성을 보이는 말초 감작(peripheral sensitization)을 야기할 수 있다.

중추감작(Central sensitization, 척수 과잉 민감성)

말초변화는 충분한 시간이 지나면 신경계 안으로 깊이 이동하며, 패턴은 중심으로 형성된다. 표피, 심부, 그리고 척수의 배쪽면은 그들의 반응성질에서 확연한 변화를 보인다. 이것은 신경가소성의 방식이다: 감작후에, 한 분절에서 비율이 증가된 신경세포는 염증 조직의 자극에 반응한다. 척수의 신경세포 민감성은 점점 더 강화되고, 사전에 역치 이하였던 입력자극이 현재 신경세포를 활성화시키기에 충분할 것이다. 이 효과는 다른 MTPs를 위해 낮은 역치 활성화를 야기할 수 있으며, 머리와 꼬리 모두 척수 몇몇 분절 수준이상 크게 올라갔다 내려간다.

이것은 한 지점의 만성적인 발통점이 척수 위 아래의 입력자극 수준을 따라 예민하게 한다는 증명을 보충한다. 지금까지, 이것은 CNS의 신경가소성 변화의 형태를 이끌어 왔다. 이것은 역치에 있는 또 다른 조직들의 통증을 감소시키고 본래의 발통점과 통증 지도(pain map)에 따라 있는 잠재적인 낮은 역치값의 발통점을 숨기는 역할을 한다. 중심성 감각은 자극의 만성화에 대해 수 주, 수 달, 또는 수 년동안 저항할 수 있다.

연관적인 메카니즘

- 통각 감수기 근육의 계속된 활성은 가소성의 변화와 뒤뿔신경세포(dorsal horn neuron)들의 감각을 저하시킨다.
- 골격근을 통한 통각수용성 통증의 입력은 피부를 통한 유해한 자극의 입력보다 척수에서의 신경가소성 변화를 줄임으로써 더 효과적이다.
- 일차성 구심성 통각감수기의 반복적인 자극은 잠재적으로 작용하는 discharge를 점진적으로 증가시킨다.
- 이 현상은 windup 이라 불리며 신경원의 민감성을 20배 증가시킨다.
- 중심성 감각기인 N-methyl-D-aspartate(NMDA) receptor의 활성화로 인해 척수의 dorsal horn(뒤뿔)에 있는 뉴런들의 민감성과 통증 강도의 증가를 초래한다.
- dorsal root ganglia(뒤뿌리절)에 있는 감각 뉴런들은 기계적인 자극에 민감해져 적당한 통증 자극이 더 강하게 느껴지게 된다. => 기계적인 통각과민
- 활동성 발통점들은 뒤뿔신경세포들을 민감화할뿐만 아니라 통각과민과 이질통을 초래하며 통증부위의 팽창을 유발한다.

이 현상을 위한 잠재적인 메카니즘들은 dorsal horn(뒤뿔)에서 이전의 불필요한 시냅스들의 활성과 dorsal horn(뒤뿔)에서의 광범위한 시냅스적인 연접, 그리고 연관통으로 보이는 활성된 발통점들과 함께 설명되는 새로운 척수종말(spinal terminals) 의 생성이다.

중추와 말초 감각들은 원하지 않은 효과들을 만든다. : 빠르게 이러한 과정들은 방해받게 된다. 좋은 소식은, 근막발통점(myofascial trigger point)의 이완과 건식 침기술(dry needling techniques)로 이러한 영향(원하지 않는 효과)들을 감소시킬 수 있다고 확실하게 증명되었다.

발통점 분류(Trigger Point Classification)

발통점(trigger point)은 위치, 압통(tenderness)과 만성(chronicity)에 따라 여러 가지 방법으로 기술 된다: 중앙(또는 일차(primary)); 주변(또는 이차(secondary)); 부착(attachment); 확산(diffuse); 비활동성(inactive) 잠복(latent));그리고 활동성(active).

중앙 (또는 일차) 발통점(Central (or primary) Trigger points)

발통점에 관해 이야기할 때 사람들이 일반적으로 언급하는 것은 활동성 일 때 가장 잘 증명되고 잘 나타난다. 발통점은 항상 근복의 중앙에 존재한다; 이것은 운동종판(motor end plate)이 근육에 접하는 곳이다.

주: 이점에서는 근육 형태와 섬유배열이 중요하다. 예를 들어 뭇깃근육(다우상근)(multipennate muscle)에는 여러 개의 중앙 발통점이 있을 수도 있다. 또한 근섬유가 비스듬히 놓이면 발통점 위치의 변화가 생길 수 있다.

위성 (또는 이차) 발통점(Satellite (or secondary) Trigger points)

발통점은 연관통 지역 내에 있는 주변 근육의 중앙 발통점 반응으로써 만들어 질 수 있다. 이런 경우에, 일차 발통점은 치료적인 중재의 열쇠이며 일차 발통점이 효과적으로

비활동성화 되어졌다면 주변 발통점이 종종 해결된다. 일차 중앙 초점이 약화 될 때까지 이차 발통점은 치료에 효과적이라는 것 또한 사실이다; 이와 같은 것은 척수주위근과 배(복)근이 그 예이다.

부착 발통점(Attachment Trigger points)

1장에서 논의된 것에 따라 근막은 연속체이다. 그것은 뼈에서 힘줄의 종지부위(tendino–osseous)를 예민하다고 나타낸다(Simons 등 1998; Davies 2004). 이것은 이 부위를 가로질러 다니는 현존하는 힘의 결과 일지도 모른다. 이것은 만성, 활동성 근막 발통점과 관련된 결과라고 추측된다(같은 책에). 이것은 일차 발통점이 한번 치료되어 감소된 압통이라 설명되었기 때문에; 이런 경우, 이점은 부착 발통점이라 설명한다. 게다가 일차와 부착 발통점이 치료되지 않은 곳에 만성적 상황이 발생되면 관절내의 '퇴행성 변화' (degenerative changes)가 가속화 되거나 촉진될 것이라고 추측했다(Simons 등 1998).

광범위 발통점(Diffuse Trigger Points)

다발성 중앙 발통점에 이차적인 다발성 주변 발통점이 존재하는 곳에 발통점이 때때로 발생한다. 이러한 예는 척추옆굽은증(척추측만증)(scoliosis)같이 중증 자세 변형이며, 신체 전체 사분역을 포함한다. 이 시나리오에서는 이차 발통점이 확산된 것이라고 말한다. 이 광범위 발통점은 스트레스와 / 또는 긴장 패턴으로 바뀌는 선을 따라 진행된다.

비활동성 (또는 잠복) 발통점 (Inactive (or latent) Trigger Points)

이것은 혹과 소결절처럼 느껴지는 발통점에 적용된다. 이것은 신체 어느 곳에라도 생길 수 있다; 그것들은 주로 이차 발통점이다. 이발통점은 통증을 나타내지도 않고 연관통 진로를 끌어내지 않는다. 근육내 비활동성 압통점의 존재는 근경직의 증가를 초래 할 수도 있다. 이러한 치료는 좌식 생활양식으로 사는 사람들에게 일반적임을 제시했다(Starlanyl 과 Copeland 2001). 중앙이거나, 일차 발통점이 자극 되거나, 또는 외상과 손상을 당한다면 이 점이 재활성 될 수 있다는 점은 기록할만한 가치가 있다.

활동성 발통점(Active Trigger Point)

중앙이나 위성 발통점에 적용할 수 있다. 여러 가지 흥분제는 근활동을 강화하는 것처럼 비활동성 발통점을 활성화 할 수 있다. 다발성과 광범위 발통점이 발전될 수 있었던 곳이 교통사고(RTA)후 활동이 증가되는 것은 일반적이다. 이 용어는 발통점이 촉진을 제공하고 연관통 패턴을 이끌어 내는 것을 의미한다.

발통점의 증상(Trigger Point Symptoms)

연관통 패턴(Referred Pain Patterns)

통증은 다양하고 개인적으로 경험된 다양한 증상이다. 그렇지만, 연관통은 근막 발통점의 정의된 증상이다.

당신은 내장에서 시작되는 연관통에 대해 생각할 수도 있다. 심장통증이 그 예이다. 심근 경색(심장 공격)은 짓누르는 흉통으로는 경험되지 않지만 종종 왼쪽팔과 손, 턱의 통증으로 나타난다. 통증의 이러한 형태는 잘 문서화 되어 있고, 발생학적 피부근절(dermomyotome)로 잘 알려져 있다; 이런 경우 심장 조직, 턱 조직, 팔 조직은 모두 같은 피부근절로부터 발생한다.

근막 발통점으로부터의 연관통은 다소 다르다. 이것은 뚜렷하고 신중한 형태 또는 통증의 지도이다. 이 지도는 일관되고 어떠한 인종, 성 차이도 가지고 있지 않다. 통증은 활동성 발통점의 자극에 의해 발생된다.

환자는 이 지도에서 연관통을 깊고 쑤시는 성질로 기술한다; 운동은 때로 날카로운 통증을 만드는 증상을 악화 시킬지 모른다. 두통이 그 예이다. 환자는 종종 머리와 목을 옮기는 것에 의해 날카롭거나 더 악화될지 모르는 통증 또는 아픔의 양상을 기술한다. 통증의 강도는 다음 요소에 따라 다양하게 나타난다(이 목록은 총망라한 것은 아니다).

- 위치(부착부는 더 예민하다)
- 발통점의 자극과민성의 정도
- 활동성 또는 잠복 발통점
- 일차 또는 위성 발통점
- 발통점 부위(일부 지역은 더 예민하다)
- 연관된 조직 손상

- 위치 / 원래 조직의 경화 또는 유연성
- 노화
- 발통점의 만성화

진찰 소견(Physical Findings)

감각을 설명하는 언어는 매우 복잡한 것은 아니다. 불행히도 우리는 우리 손으로 느꼈던 감각을 적당한 언어로 분류하는 것을 아직 발달시키지 못했다. 이것을 고려하여 나는 발통점(trigger point)이 어떻게 느껴지는지 분류하는 것을 시도 할 것이다.

- 핀머리 크기의 작은 소결절 (small nodules the size of a pinhead);
- 완두콩 크기의 소결절 (pea sized nodules);
- 큰 혹 (large lumps);
- 서로 옆에 있는 여러 개의 큰 혹 (several large lumps next to each other);
- 코드(cord) 같이 느끼는 반경직 근육의 팽팽한 띠에 끼워져 있는 압통이 있는 국소지점(tender spots embedded in taut bands of semi–hard muscle that feels like a cord);
- 부분적으로 요리된 스파게티처럼 나란히 놓여있는 밧줄 같은 띠(rope–like bands lying next to each other like partially cooked spaghetti);
- 발통점(trigger point)위의 피부는 증가된 대사성 / 자율신경의 활동으로 인해 주위의 피부보다 약간 따뜻하다.

검사 Examination

검사는 선 자세, 앉은 자세, 누운 자세에서 수행한다. 검사된 부위와 추측된 근섬유의 형태에 따라 선택한다. 만일 당신이 이것이 더욱 악화시키는 요인이라고 추측된다면 부하 아래에서 근육을 검사하고 싶어질 것이다. 간단하게, 이 점을 촉진하기위해, 필자는 큰가슴근(대흉근)(pectoralis major)검사와 발통점을 설명할 것이다.

큰가슴근(대흉근)(pectoralis major)의 주요한 발통점은 근육의 빗장뼈머리(쇄골두)(clavicular)에서 발견된다. 이 부위에서 발통점 조사를 위한 최고의 방법은 핀셋(pincer)을 잡는 쥐기 방법이다. 근육의 복장뼈주위(흉골연)(para-

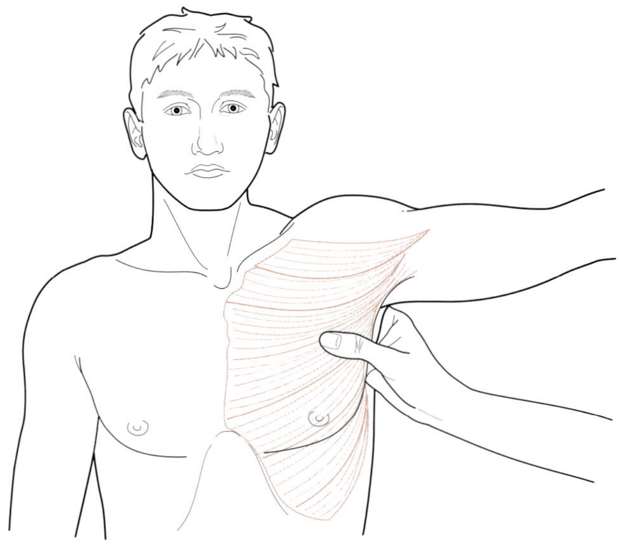

그림 3-10 큰가슴근(대흉근) 검사

sternal) 부위의 발통점은 손을 평평하게 접촉하면 촉진이 잘된다. 절차

- 환자는 앉아 있거나 서있는 자세에서 중등도 긴장을 위해 환자의 팔을 90도 외전 시킨다.
- 작은 소결절이나 팽팽한 띠를 촉진한다.
- 근 수축 반응(twitch)이나 움찔하는 몸짓을 느낀다.
- 압력은 환자가 경험했던 증상을 재현시킨다.
- 압력은 연관통 패턴을 이끌어낸다.

포함 요소(Maintaining Factors)

다음은 발통점의 포함 요소이다. 하나 또는 여러 개의 존재는 장기적인 발통점의 제거에 약간의 어려움을 제공한다.

- 노화
- 자세(일하는 자세 포함)
- 비만 (anorexia);
- 반흔 조직(외과적 수술 후)
- 스포츠, 취미, 습관
- 스트레스 또는 긴장(strain) 패턴
- 대사 장애
- 병 또는 질병
- 비타민과 미네랄 결핍(엽산, C, D, B1, B6, B12, 철분, 마그네슘과 아연)
- 선천성 (뼈의) 이상

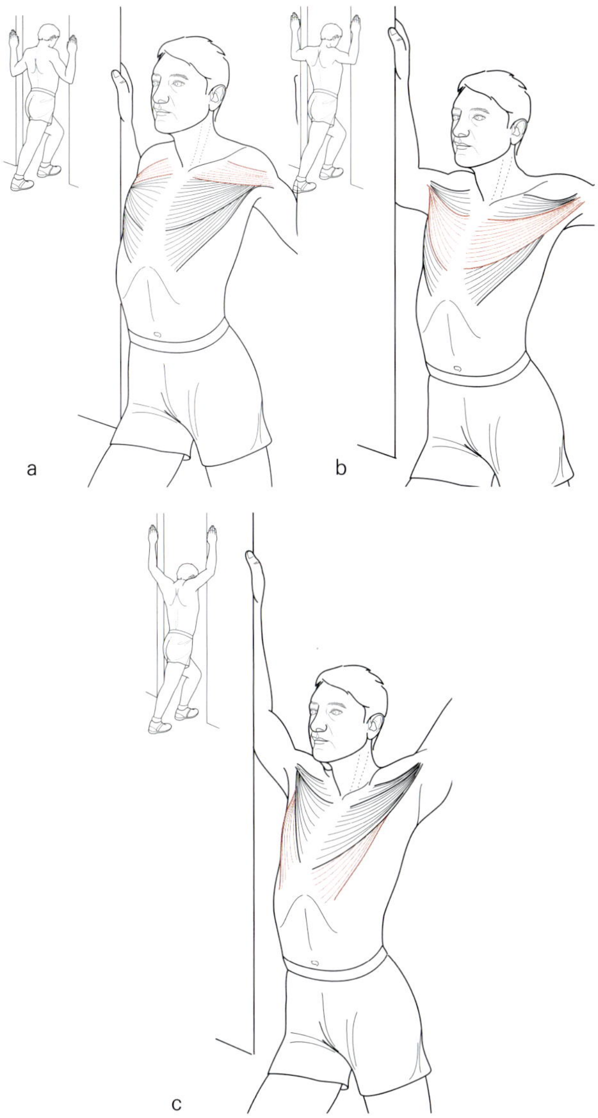

그림 3-11 큰가슴근(대흉근)의 스트레칭 기술: (a) 상부섬유, (b) 중간섬유, (c) 하부섬유

- 근섬유의 형태
- 근섬유의 정위 / 방향
- 근섬유의 모양 / 형태학(방추상의, 기타)
- 심리적인 요소–우울, 불안, 분노와 절망 느낌
- 발통점의 만성화

환자에 대한 조언(Advice to Patient)

일찍이 치료적인 중재는 시행되어져왔다. 증상관리에 몰두하는 환자를 격려하는 것은 현명한 것이다. 이 책에서 필자는 '환자에게 조언' 이라는 제목 아래 일부 특이한 조언을 제공한다. 더 일반적 개요로, 힌트, 정보, 요소나 구성성분을 사용하는 조언을 포함하고 싶어 할 것이다.

그 예로, 나는 큰가슴근(대흉근)을 다시 사용할 것이다.

강화(Strengthening)

근 약화가 있을 때 그들은 상해, 손상, 피로에 더 예민할 것이다. 약화는 근막 발통점 병인의 기여 요소이다. 이것은 근육의 스트레스와 긴장에 대한 신체의 과도한 보상 때문이다. – 운동종판에 과부하, 과자극하는 것.

하나의 근육만 격리해서 강화시켜서는 안 된다. 강화 운동 제공을 결정하면 문맥에 그것들을 넣는 것은 타당하다. 전체적인 신장 프로그램은 아마 요가의 기본을 둔 생활규제를 활용할 것을 조언한다.

신장(Stretching)

신장은 반동을 주지 말고 천천히 수행되어야 한다. 치료는 특정 근육을 신장시키기 위해 가능한 멀리 격리시켜야 한다. 대체로, 신장은 숨을 밖으로 내쉬면서 약간 깊게 3번 수행한다. 이 순서로 하루에 여러 차례 대략 15~20분 동안 시행해야 한다. 5장 참조.

조언(Advice)

치료사가 제공할 수 있는 대분분의 조언은 상식이다. 어떤 화학물이나 영양분 결핍을 제거하고 분석한다. 환자의 다른 상황을 분석하여 도움을 준다: 예를 들어, "당신의 운전 자세를 보세요", "당신의 작업 자세를 보세요". 큰가슴근(대흉근)(pectoralis major)의 예를 들어 당신은 환자에게 그들의 스트레스 또는 불안 부위 (갈비뼈 호흡기전)에 관해 질문해도 좋다. 만약 환자가 크고 무거운 가슴을 가졌다면, 당신은 적합한 브래지어 또는 지지에 관해 조언 할 것이다. 이 책에서는 개개의 근육을 위해 약간의 조언을 제시하고자 노력했다.

자세(Posture)

이것은 발통점 활동 유지 시 중요한 역할을 한다. 잘못된 앉기와 / 또는 서기 자세는 발통점 활동을 발병시키고 지속하는 요소이다. 자세를 위한 충고와 운동은 중앙과 주변 발통점을 해결하는 열쇠가 된다.

자는 자세(Sleeping Posture)

환자들은 종종 밤에 이상한 자세를 취한다! 이것은 때때

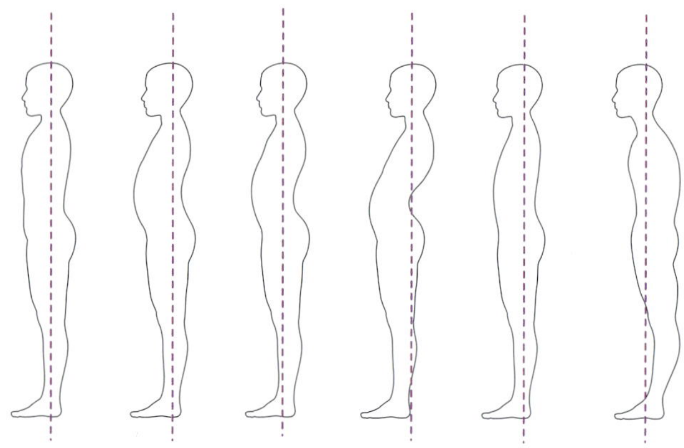

그림 3-12 자세

로, 활동적이거나 굳은 잠복성 발통점으로부터의 통증을 줄이기 위한 것이다. 이런 경우 환자들은 단축된 근육 때문에 자는 자세가 만들어진다. 예를 들어, 잘 때 손을 머리 위에 두고 자거나(가시위근(극상근)) 팔을 구부려 가슴 위에 놓는다(큰가슴근(대흉근)). 다른 경우, 자는 자세는 발병시키거나 유지하는 요소가 될 것이다.

일하는 자세(Work Posture)

몇몇 환자들은 손을 사용하거나 반복적인 일 활동을 한다. 이 활동들은 병을 발병시키거나 유지하는 발통점 역할을 한다. 많은 환자들은 일하는 동안 앉아서 그들의 시간을 보낸다. 그림 3-13은 이상적인 앉아서 일하는 자세를 그림으로 설명한 것이다.

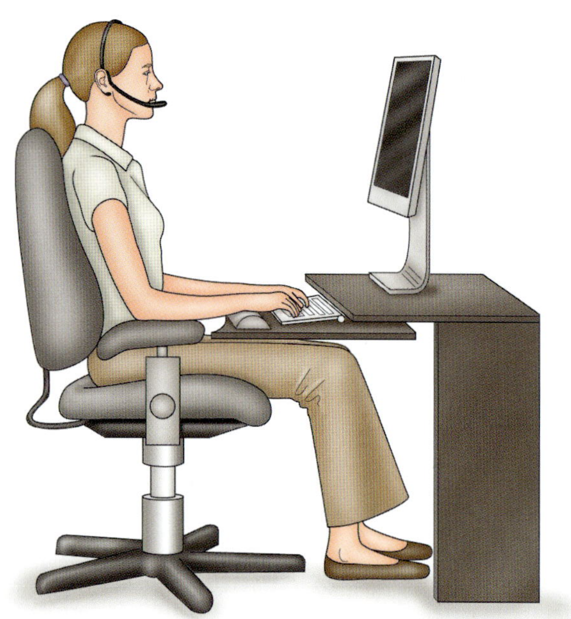

그림 3-13 이상적인 앉아서 일하는 자세

습관적 활동, 취미, 운동(Habitual Activity, Hobbies, and Sports)

유사하게, 환자에게 반복적이거나 습관적인 활동을 물어보는 것이 중요하다. 예를 들어, 한쪽 다리로 하루 종일 서 있으면 넙다리근막긴장근(대퇴근막장근)(TFL)에 더 과부하 될 것이다. 다리를 교차시키고 앉아 있으면 엉덩관절 굽힘근(고관절 굴곡근)(엉덩이허리근(장요근)), 엉덩이 근육들(볼기근(둔근)과 엉덩구멍근(이상근))과 넙다리(대퇴) 근육들(넙다리네갈래근(대퇴사두근)) 같은 근육의 범위에 영향을 받을 것이다. 심한 흡연자는 어깨(세모근(삼각근))와 팔(위팔두갈래근(상완이두근)) 근육에 발통점이 발달할 것이다.

유사하게, 확실한 취미와 운동은 발통점 발생의 빈도의 증가를 나타낼 수 있다. 이런 활동들에 대한 신중한 질문이 중요하다. 적성의 수준은 무엇인가? 환자는 준비운동과 마무리운동을 하는가? 그들은 얼마나 경쟁적인가? 그들의 나이에 대한 현실적인 활동 수준? 자세? 신체 형태? 신체적 건강? 당신은 더 많은 부분을 탐구하길 원할 것이다. 환자가 치료 과정에서 얻을 수 있는 확실한 운동 목표를 설정하고 이런 활동을 통해 계속하는 것은 유용하다.

04 치료 테크닉 프로토콜 (Therapeutic Technique Protocols)

촉진(palpation)

촉진은 예술의 한 부분이자 과학의 한 부분이다. 처음에는 통증과 상처를 유발시킬 수 있는 치료를 쉽게 할 수 있도록 환자가 충분히 이완할 수 있는 자세를 찾아야만 한다. 촉진은 많은 시간과 경험 그리고 해부학적 지식을 통해서 익숙해지고, 이것이야말로 효과적인 발통점(trigger point) 치료의 핵심이다. 사려 깊고 직접적인 질문을 통한 개별적인 환자 병력 청취는 필수적이고, 이를 통해 환자에게 매력적인 접근을 하게 된다. 환자의 불안 정도를 감소시키고, 치료 과정에 능동적으로 참여하는 것에 대해 환자에게 말로 설명하는 것은 매우 중요하다. 환자가 중요한 역할을 하는 이러한 과정을 통해서 치료사는 발통점의 정확한 위치를 환자의 피드백에 의지하여 찾게 된다.

어떻게 발통점이라는 것을 알 수 있는가?

치료사는 아래의 것을 찾아야 한다:

- 침범된/숙주된(host) 근육의 뻣뻣함(stiffness)
- 압통점(격렬한 통증)
- 촉진할 수 있는 긴장된 결절이나 밴드(band)
- 연관통(referred pain)의 존재
- 환자 증상의 정확한 재발현(reproduction)
- 주변 조직보다 따듯하거나 차가운 부위
- 주변 조직보다 습도가 많은 부위
- 사포와 같이 거칠하게 느껴지는 부위
- 발통점 부위에서 피부 탄력성이 적은 부위

STAR/TART

정골의학(osteopathic medicine)은 오래전부터 근막발통점(MTPs)의 존재와 임상적인 관련성에 대해 인지하고 있었다. 1998년에 Dowling은 근막발통점과 연관된 신체의 기능장애를 설명하기 위해서 STAR 혹은 TART 머리글자의 사용을 제안하였다.

- 민감도(Sensitivity)
- 조직 외형 변화(Tissue texture change)
- 비대칭(Asymmetry)
- 제한된 관절가동범위(Range of motion reduced)

촉진을 위해 무엇을 사용할 수 있을까?

- 손가락 패드(pads): 치료사의 손톱을 잘라야 하는 것을 기억해라(짧을수록 좋다).
- 편평한 손가락: 근육 섬유를 가로질러서 환자의 피부 주변에 손가락 끝으로 미끄러지게 사용한다.
- 집게(pincer) 촉진: 엄지와 다른 손가락 사이에 근육의 힘살(belly)을 잡고, 앞뒤로 근육 섬유를 굴린다.
- 편평한 손: 복부 부위에 유용하다(내장).
- 팔꿈치: 아주 강하거나 짧은 지렛대의 장점을 이용할 때 사용한다.

감소된 피부저항(수치 필요)을 정확히 측정하기 위해서 피부저항측정기(dermometer), 그리고 압력에 의해 유발되는 통증과 압통점을 측정하기 위해서 압통계(algometer)와 같은 도구들을 사용할 수도 있다.

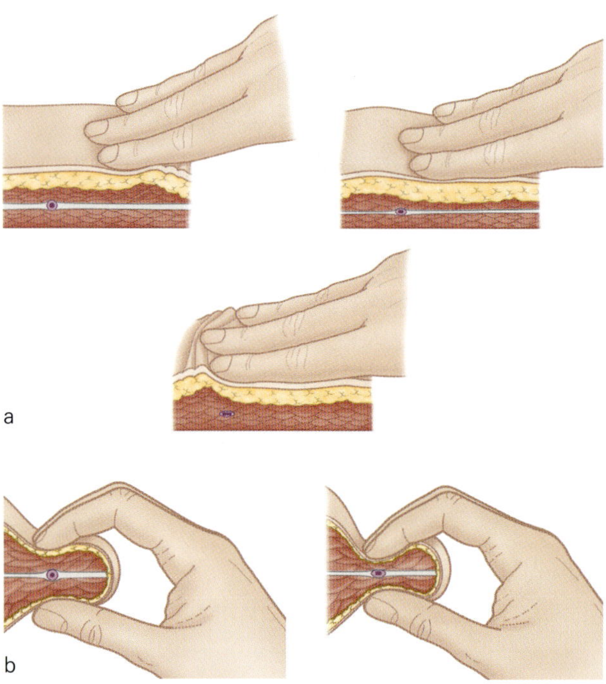

그림 4-1 (a) 편평-손가락 촉진, (b) 집게 촉진

도약 현상(jump)과 움찔 수축(twitch) 징후

이것은 1949년에 처음으로 설명되었다(Good 1950; Kraft 등. 1968). 처음에 이것은 통증 발통점의 중앙 부위에서 쉽게 발견되어졌다. 강력하게 누를 경우 아주 격렬한 통증을 보이거나 가끔은 도약 현상이 나타나기도 한다. 집게 촉진을 사용한 발통점의 빠른 딸깍 움직임(snapping) 혹은 발통점 안에 주사를 삽입하는(보다 강력한) 것은 종종 근육 안에서 국소적인 움찔 수축 반응을 사라지게 한다(Simons 등. 1998). 움찔 수축은 통증 섬유의 증가된 과민성 때문에 발생한다(3장 보기). 일반적으로 활동적인 중앙 발통점으로부터 발생된 통증은 특별한 연관통 패턴을 일으키게 되고, 이러한 연관통 패턴은 압통점을 누름에 의해서 명확하게 발현된다. 치료적인 맥락에서 연관통 패턴은 없는 것보다는 더 자주 환자가 경험하는 정확한 통증으로 발현되어져야만 한다.

7–12장에서 연관통 패턴을 찾을 수 있을 것이다.

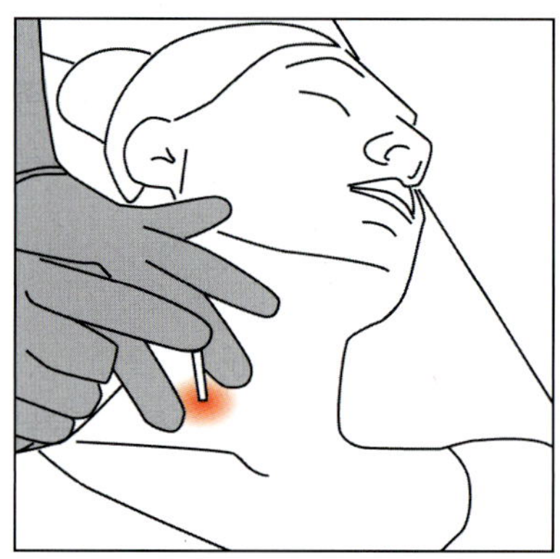

그림 4-2 치료적 테크닉들

주사(injections)와 건식 침(dry needling)

건식 침은 발통점 증상의 제거에는 주사만큼 효과적이지만, 적용 후 오랜 기간 근육통(soreness)을 초래한다. 표 4.1은 주사 혹은 도수(manual)의 방법을 결정할 때 고려해야할 몇 가지 고려할 점들을 제공한다.

주사에 대한 세 가지 다른 접근 방법이 있다(Simons 등. 1998):

1. 국소마취제 주사(홀로)
2. 보툴리늄 독소 A 주사
3. 침을 이용한 건식 침

	주사/건식 침	도수 방법들
경험이 부족한 치료사	비추천	비추천
침습	예	아니요
치료에 대한 즉각적인 반응	예	아니요
자기 관리 가능	아니요	예
발통점 접근 용이성	아니요	예
환자의 낮은 통증 역치	예	아니요
환자의 바늘 기피	아니요	예
장기간의 설정 (chronic setting)		

표 4-1 주사/건식 침 대 도수방법 결정할 때

때때로 한 번의 주사로도 충분하지만 몇 번의 주사가 필요할 수도 있다. 소량(〈1 ml)의 비근독성(non−myotoxic) 마취제가 추천된다. 국소적인 움찔 수축 반응은 주사의 정확한 위치에 대한 신뢰할만한 징조이지만 정확성과 특이성(specificity)을 높이기 위해서 근전도 모니터링이 실시한다.

다음은 주사 시 사용되는 의약품들이다:

- 프로카인 염화수소산염 1% 용해제
- 리도카인 염화수소산염(0.5%)
- 지속성 국소마취제
- 등장성 식염수
- 에피네프린
- 코르티코스테로이드(피질스테로이드)
- 보툴리늄 독소 A

건식 침

건식 침(Simons 등, 1998)은 선구적인 역할을 한 캐나다 의사인 Chan Gunn이 이름을 따서 “Gunn 테크닉” 그리고 근육내 자극(intreamuscular stimulation IMS)으로도 알려져 있다. 이것은 전통적인 중국 침으로부터 주사 테크닉응 용하여 적용된 것이지만 해부학과 신경생리학의 접목으로 발전하고 강화되었다.

비교연구에서 건식 침은 비활성 발통점에 마취제 용액(프로카인 염화수소산염 혹은 리도카인 염화수소산염)을 사용한 주사만큼 효과적인 것으로 보고되었다. 그러나 건식 침은 주사후 2−8 시간 이내에 국소 근육통을 유발시키고, 이 근육통은 마취제 용액 주사 치료법보다 근육통의 강도 혹은/그리고 기간에서 유의한 차이를 보였다.

최고의 실행을 위해서 발통점 주사를 시행하기 전에 따라야만 하는 일련의 과정이 있다. 이것은 적절한 훈련, 적절한 보험, 위생, 발통점에 대한 해부학적 지식 혹은 역학적인 위험, 그리고 환자의 동의를 포함한다.

건식 침의 합병증(Simons 등, 1998 이후)

공기가슴증(*pneumothorax*)

공기가슴증은 건식 침에서 일어날 수 있는 가장 심각한 합병증 중의 하나이다. 공기가슴증은 벽쪽가슴막과 내장쪽 가슴막 사이의 가슴막 공간 안으로 공기가 들어갈 때 발생한다. 공기가슴증은 부분적이거나 전체적으로 발생한다. 공기가슴증의 증상은 숨을 쉬거나 기침을 하는 동안 날카로운 가슴 통증, 숨 가쁨, 가슴 답답함(tightness), 그리고 자주하는 기침 등을 포함한다. 증상의 강도는 개개인에 따라 아주 다양하게 나타날 수 있다. 가능성 있는 다른 증상은 피로, 호흡수 증가(tachypnea 빠른 호흡), 그리고 빈맥(tachycardia) 등이 있다. 확진은 흉부방사선 촬영으로 내릴 수 있다. 공기가슴증이 조금이라도 의심이 되고, 특히 청진기로 호흡음이 감소되었다면 즉각적으로 바로 병원에 의뢰를 하거나 추가 검사를 해야만 한다.

공기가슴증의 발병률(incidence)

표본 편향이 있지만 한 일본의 연구에서 침의 결과로 인한 이차적인 공기가슴증이 225명의 9%에서 발견되었다고 보고하였다(Nakamura 등, 1986). 다른 연구에서는 두 명의 사상자가 보고되었다(Gee 1984). 한쪽의 공기가슴증은 심각한 합병증으로 여겨지는 반면에 양쪽의 공기가슴증은 생명을 위협할 수도 있다. 그러므로 한 번의 치료시기에 양쪽의 흉부 건식 침을 시행하는 것에 신중을 기하여야 한다.

감염

얕은 연조직염(일반적으로 A군 용혈연쇄구균에 의해 발생되는 박테리아성 피부감염의 형태) 혹은 바이러스성 감염과 같은 감염은 또 다른 심각한 합병증으로 나타난다. 추가로 주의할 점은 손상된 면역체계 환자들(후천성 면역결핍증, 발전적 당뇨병, 혹은 약물 남용)이다. 관절내 공간 혹은 관절낭 안으로의 유침을 피하여야만 한다. 림프부종 환자에게는 감염의 위험이 높기 때문에 건식 침은 피해야만 한다.

내장기관, 신경, 정맥과 동맥의 손상

건식 침으로 인한 심각한 손상은 드물다. 그러나 표피의 정맥과 동맥의 출혈은 자주 발생한다. 일반적으로 해롭지는 않지만 혈종이 발생될 수도 있다. 과도한 출혈을 막기 위해서 특히 혈액항응고제를 복용하는 환자들에게서는 출혈 부위를 직접적으로 압박을 적용해야만 한다. 신경을 자극하는 경우에 날카롭고 짜릿한(sharp shooting) 통증이 팔다리 쪽으로 혹은 사타구니(groin) 안쪽으로 전달되기도 한다. 정상적으로는 신경의 자극은 어떠한 손상을 초래하지는 않는다. 또 주의하여야 할 부위는 후두골과 경추 2번 사이의 후두하(suboccipital) 부위(큰후두구멍[foramen magnum])와 복장뼈(sternum) 부위이다.

자율신경계 증상들

가끔씩 실신, 어지러움, 현기증, 혹은 갑작스럽고 과도한 땀이 발생할 수도 있지만 보통은 일시적이다. 이러한 위험을 줄이기 위해서 환자를 바로 누운 자세, 엎드려 누운 자세, 혹은 옆으로 누운 자세(side-lying, lateral decubitus)에서 치료를 받게 해야만 한다.

부러지거나/잃어버린 침들

아주 드물게 침의 코일형 손잡이 부위가 부러지거나 침이 체강(body cavity) 안으로 빨려 들어갈 수도 있다(내 동료 중의 한명에게서 실제로 발생하였다). 이러한 경우는 심각한 결과를 초래할 수 있기 때문에, 만약을 위해서 유침된 침을 밀어 넣는 모든 동작들을 자제하고 항상 외과용 겸자(surgical forceps)를 사용하여 제거하여야 한다. 만일 한 치료시기에 많은 수의 침을 사용하는 경우에는 치료시기의 끝부분에서 침의 개수를 확인하여야만 한다.

심장부정맥

근육 내 전기치료 자극(intramuscular electrotherapy stimulation [IMES])은 심장박동조율기(cardiac pacemaker)혹은 심장세동제거기(defibrillator)를 사용하는 환자에게 사용해서는 안된다.

임산부

전통적인 침 치료에서는 임신 기간 동안에 특정부위의 경혈 자리는 피하도록 한다. 근거에 기반한 관점에서는 이것을 지지하는 연구는 없다.

위생

위생은 건강한 실행의 유지로 정의된다. 건식 침을 위한 적절한 위생 방안들은 청결(손톱을 짧고 깨끗이 유지하기 등과 같은), 손 씻기(적어도 비누칠하여 10초 이상), 그리고 소독과 보호(감염을 예방하기 위한 장갑 사용하기)를 포함한다. 어떤 관할 구역에서는 지역 보건법에 임상 위생을 위한 특별한 지침서를 포함하기도 한다.

건식 침의 금기증들

일반적인 금기증들

- 급성 감염
- 혈액희석제(blood thinning)
- 환자동의서가 없는 경우
- 고열
- 급성 응급상황(acute emergency)
- 림프부종
- 혈종
- 골접합(osteosynthesis)

연관된 금기증들

- 임신
- 어린아이
- 정신 질환
- 감염 위험성이 있는 높은 경우(후천성면역결핍증 혹은 당뇨)
- 전염성 질환

합병증

일단 금기증을 고려하고 따라야만 하지만 전문가에 의해서 실행되어지는 발통점의 건식 침 적용 동안에 어떠한 심각한 합병증은 없다. 하나의 불유쾌한 반응은 정도 차이는 있겠지만 심각한 혈종이다. 또한 환자가 치료를 받은 근육 주변 부위에 사일까지 국소 근육통을 경험할 수 있다. 치료 전에 이러한 가능한 반응들에 대한 정보를 환자에게 설명하여야만 한다.

동의서

최적의 실행을 위해서 구두 혹은 서면으로 환자 동의서를 받는 것을 추천한다.

장비(equipment)

침들

건식 침에서는 소독된 침을 사용한다. 특히 중국과 일본에 다양한 형태의 침들이 있다. 중국 침들은 원뿔형이고, 끝부분이 침의 나머지 부분에 비해서 가늘다. 일본 침들은 동일한 직경을 가지고 있다. 어떤 침을 선택하고 사용하던지 간에 침을 한번만 사용하는 것을 추천한다. 침이 꽤 빨리 무뎌지기 때문에 다른 환자들에게 다시 사용하여서는 절대로 안 된다. 저자의 경험에 의하면 대다수의 발통점은 50mm × 0.3mm 침으로 사용이 가능하지만, 보다 깊은 근육은 보다 더 긴 침(10cm 이상)이 필요할 수도 있다.

소독제

건식 침 시행 동안에 감염의 위험은 아주 미미하지만, 유침 전에 알콜 혹은 이소프로판올에 기반한 소독제로 피부를 소독하는 것을 추천한다. 소독의 효과를 극대화하기 위해서, 유침 전에 약 30초 정도를 기다리는 것을 기억해야 한다.

침 수거통/쓰레기통(needle collector/sharps bin)

사용하였던 침은 침 수거통에 폐기하는 것을 추천한다. 법령은 나라, 주, 그리고 도시마다 다양하므로 한 개 혹은 그 이상의 지역 당국에 등록을 잘해야만 한다.

장갑

침에 찔리는 경우를 대비해서 장갑(라텍스)을 착용하는 것은 임상가를 위해 꼭 필요하다. 장갑은 어떠한 체액으로부터 보호를 제공하고 감염의 위험을 감소시킨다. 최적의 실행을 위해서 적어도 촉진하는 손을 위해서 장갑을 착용하는 것을 추천한다.

면봉(swabs)과 밴드(band-aids)

때때로 피부에서 침을 제거한 후에 정맥과 동맥에 적은 출혈이 있을 수 있다. 만일 출혈이 발생한다면, 일분 이상 압박을 적용하여야만 한다. 그리고 필요하면 밴드를 사용한다. 또한 쉽게 사용할 수 있는 알콜 솜은 출혈을 막는 것에 도움이 된다.

안을 수 있는 물건

어떤 당국에서는 환자의 스트레스 정도를 감소시키고 순응을 증가시키기 위해서 봉제완구 혹은 베개를 이용하게 한다.

건식 침 테크닉(technique)

약간의 다양한 차이가 있겠지만, 건식 침은 상대적으로 간단한 테크닉이다. 침은 앉은 자세, 엎드려 누운 자세, 바로 누운 자세, 혹은 옆으로 누운 자세에서 시행할 수 있다. 일반적으로 누워있는 자세에서 침을 시행하도록 한다. 이러한 자세가 실신의 부작용을 감소시키고 좀 더 편안함을 느끼게 한다.

과정

1. 발통점을 중앙에 위치 시켜놓고 근육과 근육섬유의 방향을 확인한다.
2. 그 부위에 어떠한 기형, 신경, 신경얼기, 혹은 혈관들이 있는지 알아야 한다.
3. 근육의 형태와 기술에 따라서 잡는 손동작을 선택한다:
   a) 집게 잡기: 승모근, 대흉근, 등
   b) 편평한 손가락 스트레칭: 촉진하는 손의 엄지손가락과 집게손가락으로 침 양쪽이 서로 멀어지게(근육섬유의 방향으로) 피부를 잡아 스트레칭 한다. 이것은 시술자가 촉진하고 움찔수축 반응을 평가하는데 도움을 준다.
4. 시술자가 움찔수축 반응을 볼 때까지 침을 근육 섬유에 직각이 되게 삽입한다(항상 해부학을 점검한다).
   - 침을 즉각적으로 제거하는 것부터 26분까지 유침한 후에 제거하는 것과 같이 기술들은 다양하다. 몇분 동안 침을 유침하는 것이 작은 c 신경섬유의 활성도를 제거하여서 치료 후 근육통을 감소시킨다는 증거가 있다.
   - 침을 삽입한 후에 다양한 방향으로 침을 조작하는 것은 동일한 발통점의 다른 부위에 침 자극을 준다. 그러나 여러 연구에서 유침한 후에는 침이 통로나 홈(groove)을 형성하고 동일한 통로나 홈으로 침을 넣다 뺐다 하면서 움직인다고 설명하였다.

5. 어떤 저자들(Gerick 등.)은 이러한 것을 발통점의 "클러스터(clusters)" 라고 명명하고, 한 발통점에서 부드럽고 리드미컬하게 넣다 빼는 기술들을 제시하고, 근육에서 침을 제거한 후에 클러스터 안의 다른 발통점에 다시 침을 자극한다.
6. 연약한 근방추의 "매잡이(wind-up)"의 영향과 손상을 당할 수 있기 때문에, 침을 손가락으로 돌리기/비틀기는 일반적으로 추천되지 않는다.

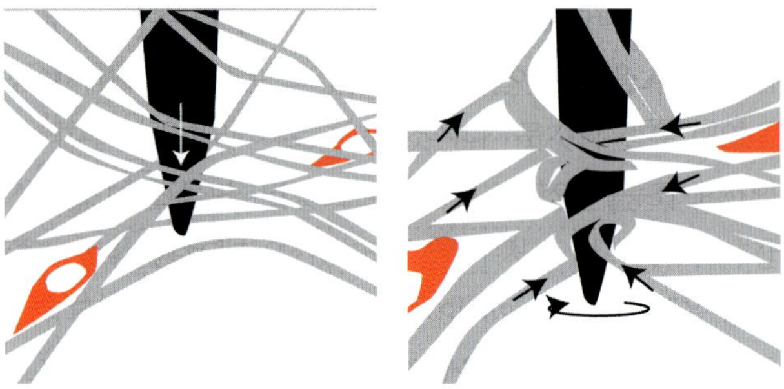

그림 4-3 침 소능로 돌리기의 "매잡이" 효과

과정

1. 주사치료를 할 때처럼 발통점의 동일한 정확한 국소부위를 필요로 하지 않는다.
2. 침범된/원인된(host) 근육에 두세 차례의 분사를 적용하는 중에, 그 근육들은 최대 신장 길이까지 부드럽게 늘어난다.
3. 분사는 약 30-50cm 정도의 거리 위에서 피부에 대해 노즐 부위를 30도 각도로 유지하면서 가느다란 분출 형태로 분사한다(한 지점만 분사하는 것이 아니다).

건식 침을 위한 수정들(modifications)

아래에 있는 수정들은 발통점의 클러스터들이 존재하는 만성적인 상태에서 유용한 방법들이다:

근막 면 활성화(myofascial plane activation)
골막 쪼기(발통점 부착점 위해서)(periosteum pecking)
두개의 침 테크닉(two-needle)
신경뿌리 자극 침 테크닉
바닥핵(basal ganglia) 테크닉

근육성 신경압박 증후군

(myogenic nerve compression syndromes)

발통점이 발생하면, 숙주 근육은 짧아지고, 두꺼워지고, 그리고 덜 효율적이게 된다. 근육은 75% 이상이 물로

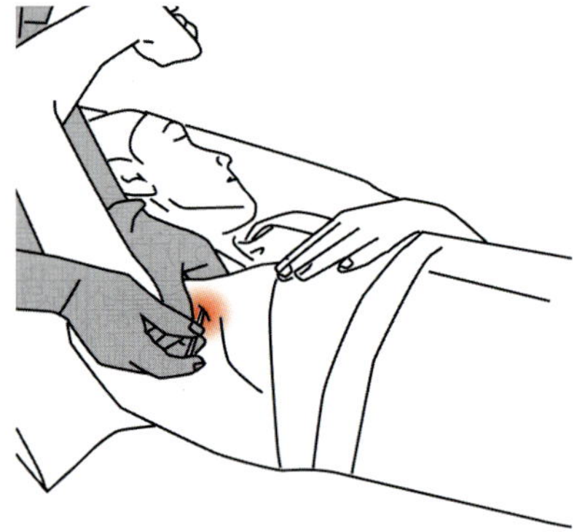

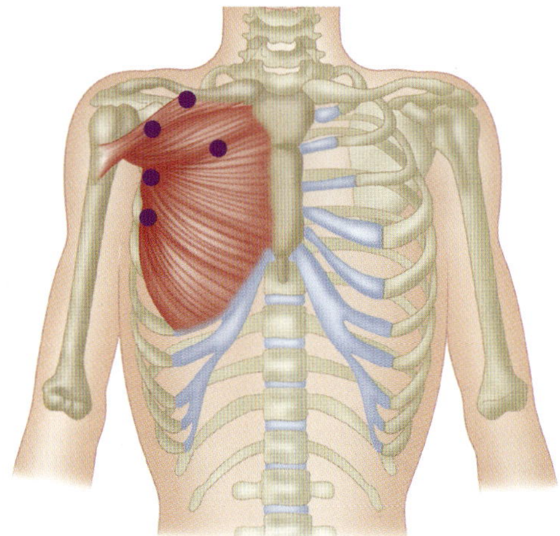

그림 4-4 건식 침 과정

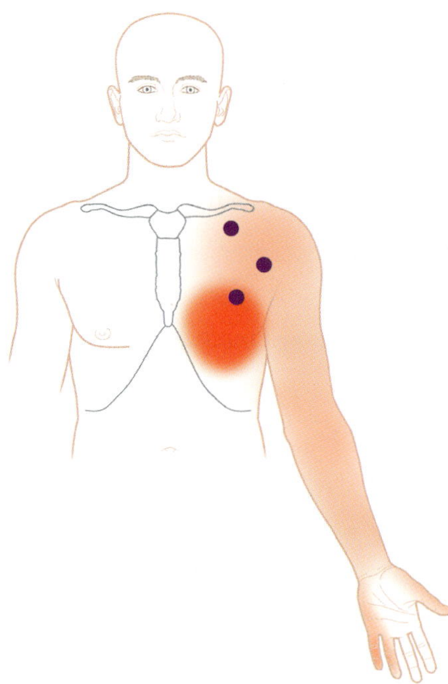

그림 4-5 큰가슴근(대흉근) 근육 건식 침

구성되어 있고, 실제로 물은 압력에 잘 견디지 못하기 때문에, 근육은 기능적으로 붓게 되고 이는 자주 팽팽한 띠(taut band)를 형성하게 하여서 주변의 다른 조직들을 압박하는 효과가 발생한다. 이것은 가슴 출구(thoracic outlet)와 같은 신경혈관 다발을 위한 공간이 이미 작은 특정 신체 부위에서 상관관계가 높다. 아래에서 소개되는 조건들은 발통점들을 많이 가지고 있을 뿐만 아니라 주사치료에 반응을 잘 하는 부위들을 보여준다.

- 큰 뒤통수 신경통(greater occipital neuralgia)
  - 머리반가시근(semispinalis capitis)
  - 위 등세모근(upper trapezius)
  - 뭇갈래근(multifidus)

- 가슴 출구 증후군
  - 앞 그리고 중간 목갈비근(anterior and middle scalene)
  - 위가시근(supraspinatus)
  - 아래가시근(infraspinatus)
  - 어깨올림근(levator scapulae)
  - 넓은등근(latissimus dorsi)
  - 큰가슴근(pectoralis major)
  - 어깨밑근(subscapularis)(손목 통증)

- 아래팔 – 자신경, 노신경, 그리고 정중신경이 포착되는 부위
  - 원엎침근(pronator teres)
  - 손뒤침근(supinator)
  - 자쪽손목폄근(extensor carpi ulnaris)
  - 손가락굽힘근(flexor digitorum)
  - 위팔노근(brachioradialis)

- 넙다리 감각이상증(Meralgia paresthetica)
  - 넙다리빗근(sartorious)(주로)
  - 넙다리근막긴장근(tensor fascia latae)(약간)

- 궁둥신경통(sciatica)(가짜)
  - 궁둥구멍근(piriformis)

증식요법(prolotherapy)

1950년대에 미국 의사인 George S Hackett에 의해 최초로 제안된 증식 요법은 "증식(proliferation) 치료" 혹은 "증식성(proliferative) 주사 치료"로도 알려져 있다. 이 치료는 발통점, 힘줄 그리고/혹은 인대 부위에 자극성 용액을 주사하는 것으로 약해진 결합조직을 강화하는데 효과가 있고 만성적이고 다루기 까다로운 근골격계 통증을 완화하는데 효과가 있다고 주장한다. 보통 증식치료는 의사들에 의해서 시행된다. 기본적인 치료적 작용은 관절과 관절 주변의 부드러운 조직을 안정화시키는 작용을 한다. 관절의 기능이상의 결과로 인해 발현된 발통점에 심오한 효과가 있다.

아래의 화합물들이 가장 많이 사용되어진다.

- 고삼투압성 포도당(당류) 용액을 사용한다.
- 글리세린
- 리도카인(일반적인 국소 마취제로 사용됨)
- 페놀 그리고
- 대구 간유(cod liver oil) 추출물에서 파생된 나트륨모루인산염(sodium morrhuate)

주사액은 뼈에 연결되는 관절 혹은 힘줄 그리고/혹은 발통점 안에 투여한다.

증식치료의 일반적인 치료 주기는 수개월 동안에 매 2주에서 6주 간격으로 시행하고, 연속적인 치료 범위는 3회에서부터 6회까지 혹은 그 이상도 받을 수 있다.

분사(spray)와 신장(stretch)

염화 에틸 분사(ethyl chloride spray)를 이용한 분사와 신장 테크닉은 Hans Kraus(1941)에 의해 처음으로 기술되었고, 레슬링 선수들의 통증과 염좌를 치료하는데 사용하였다. 그 이후로 냉각 치료는 거의 모든 발통점을 치료하면서 발전되어왔다. 이것은 적용 후 수초 이내에 근육이완 효과가 나타난다.

이 테크닉들은 '단 한번으로 가장 효과적인 비침습적인 방법'으로 발통점을 비활성화시킨다(Simons 등, 1998). 염화에틸 분사는 높은 가연성과 독성이 있고, 필요 이상으로 상당히 차갑다. 휘발성이 있어서 다수의 환자와 의사들이 사고로 사망하였다. 불소–메탄(fluori–methane)과 같

은 바포쿨란트(vapocoolents)는 오존층에 영향을 줄 수 있는 탄화불소이지만 안전한 대체재이다. 추천하는 제품은 무독성이고 비가연성인 게보이어 스프레이 및 스트레칭(Gebauer's spray and stretch) 제품이다. 또한 크라이오닉스(Cryonics CRYO+)와 같은 기계-기반(machine-based) 제품도 보다 더 예측가능하고 조절하기가 수월해서 인기를 얻고 있다.

이 제품들의 생리학적인 기반은 "열 충격(thermal shock)"의 한 형태이다. 연구에서 이러한 테크닉들이 사상하부에서 부분적으로 작용한다고 발표되었다. 급격한 피부 냉각(skin cooling)은 자율신경계 반사회로(autonomic reflex pathways)를 변화시키고 국소적인 항상성 반응을 강화시킨다. 2-5도 정도의 피부냉각은 이러한 반응을 이끌어내는데 충분하다. 이로운 효과들은 다음과 같다.

- 진통
- 항염증
- 혈관운동신경
- 근육이완

분사와 신장 금기증

- 차가운 것에 대한 알레르기
- 레이노드 증후군(Raynaud's syndrome)
- 피부 감각 질환(skin sensitivity)
- 한랭글로불린혈증(cryoglobulinanemia)

분사와 신장 테크닉

건식 침과 주사치료에서는 발통점의 동일하고 정확한 위치를 필요로 하지만, 기본적인 분사와 신장 테크닉은 단지 이완하고자 하는 근육섬유의 침범된/원인된(host) 근육의 위치를 확인하는 것만 필요하기 때문에 매우 간단하다. 그러나 촉진에 의한 발통점의 위치를 찾기를 권고한다. 이것은 환자가 치료 효능에 대해 안심하게 한다.

과정

1. 분사(spray): 이것은 보다 더 중요한 두 번째 단계를 위한 주의산만(distraction)이다. 분사는 약 20-50cm 정도의 거리 위에서 피부에 대해 노즐 부위를 30도 각도로 유지하면서 가느다란 분출 형태로 분사한다(한 지점만 분사하는 것이 아니다).
2. 신장(stretch): 이것은 이 테크닉의 치료적인 부분이다. 침범된/원인된(host) 근육에 두세 차례의 분사를 적용하는 중에, 그 근육들은 최대 신장 길이까지 부드럽게 늘어난다.

분사와 신장을 사용할 때

- 어린 아이들
- 주사 바늘을 무서워하는 환자
- 발통점 주사를 시행 후 즉각적으로
- 편마비 – 뇌졸중 환자의 재활
- 큰 외상(예: 골절 혹은 탈구) 후에 즉각적으로
- 편타 손상(whiplash injury) 후
- 근막의 발통점과 고요산혈증(과도한 요산)이 있는 환자
- 만성 혹은 억제-저항(inhibition-resistant) 발통점
- 발통범의 부착 부위
- 염좌와 화상 후

» Tip

- 확실히 연관통 패턴을 일으키는 주된 발통점을 찾는 것이 추천된다. 이는 환자에게 치료를 받게 하는 이론적인 근거를 제공한다.
- 저혈당증은 발통점을 악화시키기 때문에 음식물을 섭취하도록 한다.
- 따뜻한 수술실/치료실을 제공한다.
- 근육의 온기는 근육 이완에 더 도움이 되기 때문에 신체를 덮을 담요를 사용하여 차가워지지 않게 한다.
- 적절한 곳에서는 눈을 가려준다.
- 화상 혹은 두드러기가 생길 수 있으므로 한곳에 집중하지 말아야 한다.
- 신장을 억지로 하지 말아야 한다.
- 만일 환자가 불안해한다면 호흡에 집중하도록 한다.
- 분사와 신장 적용 전후에 관절가동범위를 검사한다.

- 치료할 근육을 충분히 이완시켜야 하고, 치료를 수행할 수 있는 앉은 자세, 옆으로 누운 자세, 엎드려 누운 자세, 혹은 바로 누운 자세를 가능하면 잘 지지해 주어야한다.
- 최대의 신장을 얻기 위해서, 근육의 한쪽 부위를 잘 고정해야만 하고, 다른 부위를 움직인다(수동적으로).

과정

1. 주사치료를 할 때처럼 발통점의 정확한 국소부위를 확인할 필요는 없다.
2. 침범된/원인된(host) 근육에 두세 차례의 분사를 적용하는 중에, 그 근육들은 최대 신장 길이까지 부드럽게 늘어난다.
3. 분사는 약 30-50cm 정도의 거리 위에서 피부에 대해 노즐 부위를 30도 각도로 유지하면서 가느다란 분출 형태로 분사한다(한 지점만 분사하는 것이 아니다).

발통점 이완(trigger point release, TPR)을 위한 도수치료 프로토콜

Niel-Asher 테크닉(NAT)

NAT는 1999년에 남자 정골의사인 Niel-Asher에 의해서 개발된 진보된 발통점 기술이다. 이것은 어깨의 돌림근띠 기능이상(rotator cuff dysfunction) 그리고 굳은 어깨 증후군(frozen shoulder)/유착성 관절낭염(adhesive capsulitis)과 같은 복잡한 어깨의 문제들을 치료하기 위해서 개발되었다. NAT는 특별하게 반복적이고 의도적인 신경근과 발통점의 마사지와 압박 알고리즘을 포함한다. NAT의 견해 안에서는 발통점의 자극은 뇌와 주고 받는 피드백에 변화를 증진시키는 신경 입력(neural input)으로 간주한다. NAT에서 이러한 신경 입력은 주동근과 길항근 안의 발통점과 관절 주변의 거대한 발통점(super trigger points)(70쪽 보기)에 대한 의도적이고 반복적인 알고리즘에 의해서 실시된다. NAT의 목적은 최소구조(structured minimum)에 대한 이러한 신경 입력의 수를 감소시키는 것이다. NAT는 의도적으로 다음과 같은 자율신경계 반사를 이용한다.

- 동시 협응(co-coordination)
- 상호교대적 억제(reciprocal inhibition)
- 등척성 수축 후 이완(post-isometric relaxation)

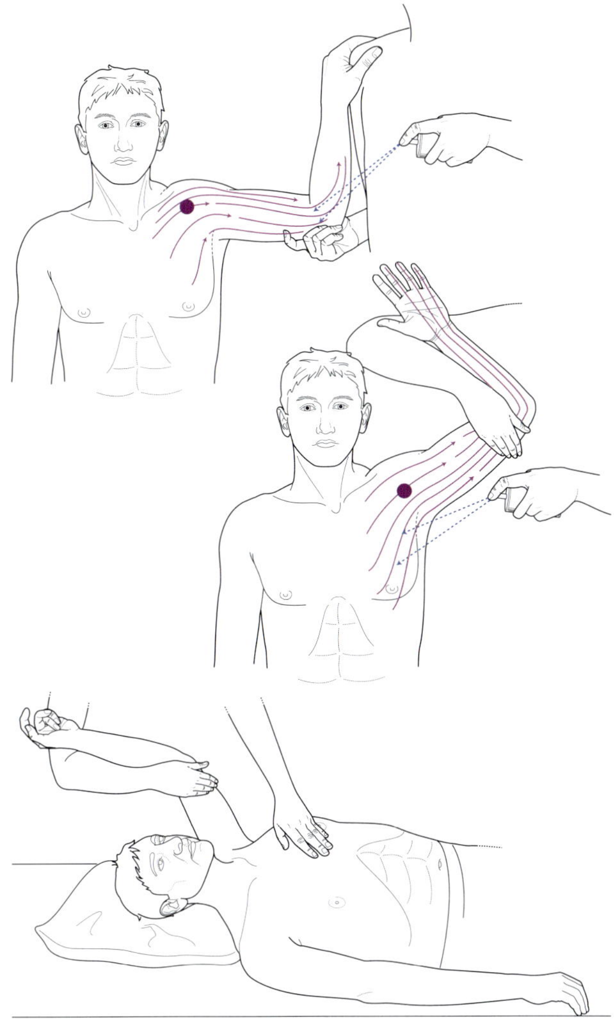

그림 4-6 큰가슴근을 위한 분사와 신장 테크닉

- 활성화 후 억제(post-activation depression)
- 순수 촉진(pure facilitation)
- 동시 촉진(co-facilitation)
- 자율신경계 반응들
- "통증 관문조절론(pain gate)"
- 척수반사 반응(spinal cord reflex responses)
- 신경가역성(neuroplasticity)

NAT는 빠르고, 효과적이고, 그리고 근거에 기반한다. 영국 캠브리지 Addenbrooke's 병원에서 무작위 위약 대조군 연구에서 유효하다는 것이 증명되었다(Weis 등, 2003). 현재 이 기술은 광범위한 범위의 근골격계 질환들을 치료하기 위해서 전 세계에서 수천 명의 치료사들이 사용되고 있다(6장 보기). 더 자세한 정보는 www.nielasher.com 사이트를 방문해 보세요.

신경근 테크닉(Neuromuscular Technique, NMT)

유럽에서는 1930년대에 선구자 역할을 한 정골의사인 Stanley Lief에 의해서 신경근 테크닉이 개발되었고 조정되어졌다. 미국에서는 1920년대에 카이로프락터인 Raymond Nimmo에 의해서 개발되었다. 이는 "수용기 긴장 방법(receptor tonus method)"으로 알려졌다. 신경근 테크닉은 국소적으로 그리고 반사 활동(reflex activity)을 통해 발통점을 조절하거나 혹은 비활성화 시키는 테크닉의 범위를 폭 넓게 제공한다.

신경근 테크닉은 발통점을 치료하는 다차원의 접근법 중의 한 부분이다. 통증 완화는 다음의 여섯 가지 생리학적인 요인들의 치료에 의해서 해결된다(Chaitow와 Delany 2000).

- 허혈
- 발통점
- 신경압박/포착(nerve compression/entrapment)
- 자세적 변형(생체역학적으로)
- 영양학적 웰빙(wellbeing)
- 감정적인 웰빙

근육치료(myotherapy)

근육치료는 미국에서 운동교사인 Bonnie Pruddent에 의해서 개발되었다. 그녀는 Travell과 Simons, Gunn, 그리고 Nimmo의 연구와 작업을 기반으로 도수치료를 체계를 만들었다.

근육치료는 역학적으로 올바르지 않게 기능함으로써 발생하는 신경근육골격계 질환에 대해 포괄적으로 평가하고, 치료하며, 관리하는 것으로 정의된다. 근육치료사는 환자를 치료할 때 건강과 보건의 많은 측면(개인의 신체적, 정신적, 직업적 측면)을 고려하여야 한다. 근육치료는 단일 치료형태로 적용될 수도 있으며, 혹은 의료진이나 다른 건강전문가들이 시행하는 치료와 함께 적용될 수도 있다.

치료 테크닉(Hands-On Techniques) : 세부 내용

억제(Inhibition) 압박테크닉(Compression Technique)

이것은 활성화된 중심 발통점(active central trigger point)의 치료를 위해 사용할 수 있는 가장 좋은 방법이다. 우선 특정 연관통(환자의 증상을 발현시킴) 야기하는 발통점을 찾아야 하며, 그런 후 발통점에 억제성 압박(inhibitory pressure)을 직접 적용한다. 허혈적인 방법(ischemic)으로 설명되고 있지만, 반드시 발통점을 허혈 지점으로 선택하여 압박할 필요는 없으며, 상황에 따라 다르게 적용할 수도 있다. 이 테크닉이 매우 효과적이긴 하지만, 신장 및 이완테크닉 등과 함께 사용하면 더 좋은 결과를 가져올 수 있다. 현재의 치료방법과 함께 사용하는 프로토콜이 소개되고 있다.

개인적으로, 발통점을 밀거나 누루는 방법이 아닌 살짝 기대는 방법이 더 쉬운 것처럼 보인다. 말 그대로, 이것은 발통점이 발견되었을 때 발통점을 밀거나 누르기 보다는 몸을 기울여 손가락을 통해 체중이 주어지도록 하는 것이다. 이러한 방법이 치료사와 환자에게 모두 더욱 편하게 느껴질 것이다.

과정

1. 발통점을 확인한다.
2. 발통점 부위의 근육들이 완전히 신장될 수 있도록 환자를 편안하게 위치시킨다.
3. 발통점이 있는 근육을 최대한 신장시킨 상태에서, 발통점을 부드럽게 압박하며, 점진적으로 압박력을 증가시켜라. 이 경우에, 환자는 통증이 아니라 약간의 불편함 정도로 느껴야 한다.
4. 발통점이 다소 부드럽게 느껴질 때까지 압박력을 지속적으로 유지하라. 이러한 상태는 몇 초에서 몇 분가량 소요될 수도 있다.
5. 이완이 더 잘 될 수 있도록 압박력을 증가시키는 것을 반복한다.
6. 압박을 반복하는 동안 압박 방향을 바꾸어서 시행하면, 더 좋은 결과를 얻을 수도 있다.

» Tip

압박력을 너무 빠르게 제거하면 발통점을 자극할 수 있기 때문에, 증상이 악화될 수 있다. 느끼고 생각하면서 적용하라.

심부 마사지(Deep Stroking Massage)

이것은 스프레이와 스트레칭 방법(spray and stretch technique)보다 더욱 직접적으로 적용되는 매우 특정적인 방법이다. 심부 강찰 마사지는 또한 가장 안전하고 가장 효과적인 도수적용 방법(hands-on method)으로 고려된다(Simons 등, 1998).

» **Tip**

쓰다듬기를 너무 빨리 혹은 너무 깊게 시행하면 발통점을 자극하고 근절(sarcomere)를 파열시킬 수 있기 때문에, 증상이 악화될 수 있다.

과정

1. 발통점 부위의 근육들이 완전히 신장될 수 있도록 환자를 편안하게 위치시킨라.
2. 필요하다면 피부에 크림을 바른다.
3. 발통점 혹은 팽팽한 근섬유띠(taut bands)를 찾고 위치를 확인한다.
4. 엄지손가락을 팽팽한 근섬유띠 부분에 두고 다른 손으로 이를 감싸 쥔다.
5. 발통점이 다소 부드럽게 느껴질 때까지 압박력을 지속적으로 유지하며, 팽팽한 근섬유띠의 부착부 방향으로 쓰다듬기(stroking)를 계속한다. 이 경우에, 환자는 통증이 아니라 약간의 불편함 정도로 느껴야 한다.
6. 반대방향으로 쓰다듬기를 반복한다.

심부 강찰 마사지 방법을 변형하여, 팽팽한 근섬유띠를 가로질러 수직방향으로 끌어주는 튕기기(strumming)를 시행할 수도 있다. 이것은 가볍게 접촉하는 동안 발통점이 만져지면 발통점에서 멈추면서 천천히 율동적으로 시행하는 것이다. 이 방법은 특히 안쪽날개근(medial pterygoid)과 깨물근(masseter muscles)의 치료에 효과적이다.

도수림프배액(Manual Lymphatic Drainage [MLD])

MLD 테크닉이 발통점을 완화시키는데 매우 효과적이라고 설명되고 있지만, 이에 대한 증거는 충분하지 않다. 이 테크닉은 매우 미세하게 접근해야한 것으로, 림프계의 형태에 대한 지식을 충분히 가지고 있어야 한다. 강하게 압박하면 림프 시스템으로 혈액이 유입될 수 있으므로, 림프액의 흐름을 촉진시키기 위해서는 매우 가벼운 압박을 사용하여야 한다. 특히, MLD는 채찍질손상(whiplash injury)의 급성 단계에서 목갈비근(scalenes), 앞쪽 목근육들(anterior cervical musculature), 그리고 빗장가슴막(clavipectoral fascia)에 있는 발통점을 완화시키는데 효과적으로 사용될 수 있다.

발통점의 활동은 다음과 같은 방법으로 림프액의 흐름을 감소시키는 것으로 알려져 있다(Simons 등, 1998):

- 목갈비근의 발통점(특히, 앞목갈비근)으로 인해 유발된 긴장(tension)은 가슴림프관(thoracic duct)으로 배액을 저해시킨다.
- 이것은 첫 번째 갈비뼈의 움직임 제한(종종 중간목갈비근과 뒤목갈비근의 발통점에 대한 이차적인 증상임)으로 인해 악화된다.
- 림프의 꿈틀운동(peristaltic movement)은 목갈비근의 발통점에 의해 방해받는다.
- 팔과 가슴에서 림프액의 흐름은 어깨밑근(subscapularis), 큰원근(teres major), 그리고 넓은등근(latissimus dorsi)의 발통점으로 인해 방해받을 수 있다.
- 가슴쪽으로의 림프액 흐름은 앞쪽 겨드랑이 주름(anterior axillary fold)(특히, 작은가슴근[pectoralis minor])에 위치한 발통점에 의해 방해받을 수 있다. 일반적으로, 이것은 만성적인 내밀어진 둥근어깨 자세(protracted, chronically round-shouldered posture)로부터 초래된다(Zinc 1981).

MLD는 조직으로부터 해로운 독소나 노폐물을 제거하는데 도움이 되도록 심한 운동을 수행하기 이전이나 이후에 사용될 수 있다(Chaitow & DeLany 2000).

과정(Harris & Piller [2004])

1. 쓰다듬을 때 가볍고, 율동적인 압박을 번갈아 적용한다.
2. 피부를 부드럽게 신장시키고 세로방향과 대각선방향으로 살짝 회전시킨다.
3. 원하는 방향으로 림프액이 흐를 수 있도록 압박하고 신장시킨다(항상 림프액이 흐르는 방향으로 적용하지 않을 수도 있음).
4. 해면부종부위(spongy, edematous areas)에서는 가벼운 압박을 적용하며, 섬유성 조직(fibrotic tissue)에서는 약간 더 견고한 압박을 적용한다.
5. 압박력은 32 mmHg을 초과하지 않는다.

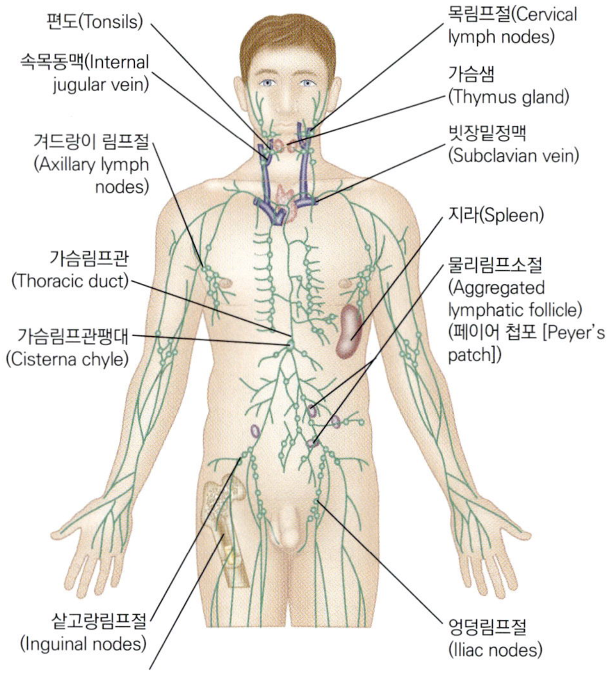

그림 4-7 림프 시스템(The lymphatic system)

신장과 이완 테크닉(Stretch and Release Techniques)

이 방법은 환자들이 직접 참여하여 이환된 근육을 능동적으로 수축하고 그런 후 근육을 이완시키는 것이다. 이 테크닉은 몇몇 억제 테크닉과 함께 적용된다:

- 등척성 수축 후 이완(post-isometric relaxation [PIR])
- 상호 억제(reciprocal inhibition [RI])
- 수축과 이완/멈춤과 이완(contract and relax/hold and relax [CRHR])
- 수축 이완/ 길항근 수축(contract relax/antagonist contract [CRAC])
- 근에너지 테크닉(muscle energy technique [MET])
- 자세이완 테크닉(positional release technique [PRT])
- 테이핑(taping)

제2장에서 설명된 것처럼, 과자극된 운동종말판(motor endplate)의 개념을 고려한다면 이 테크닉들은 효과적으로 사용될 수 있다. 발통점을 치료하면서 수축과 이완 테크닉을 사용하는 것은 근절(sarcomere)의 길이를 정상화시키는 방법이 될 수 있다. 이러한 방법을 통해 이환된 근육의 액틴(actin)과 마이오신(myosin)을 이완시키고 에너지 소모를 감소시킬 수 있다. 이러한 경우에, 발통점을 억제시키는 동안 느슨한 자세를 취하는 것(자세 이완 테크닉에서 처럼)은 특히 효과적일 것이다.

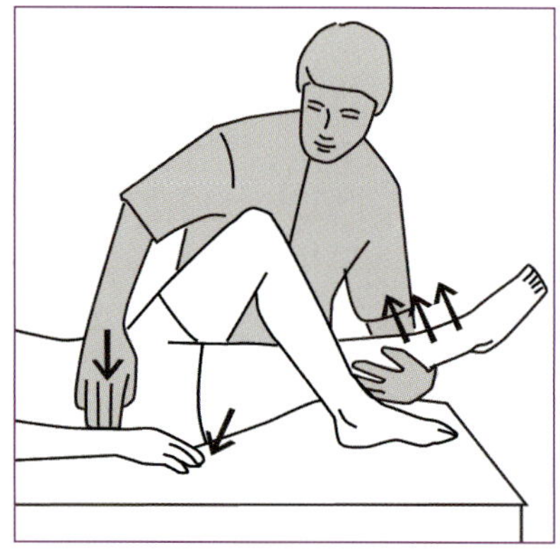

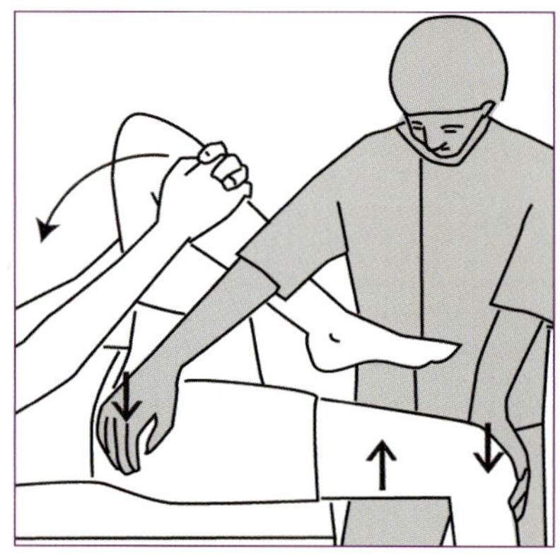

그림 4-8 신장과 이완 테크닉들(Stretch and release techniques).

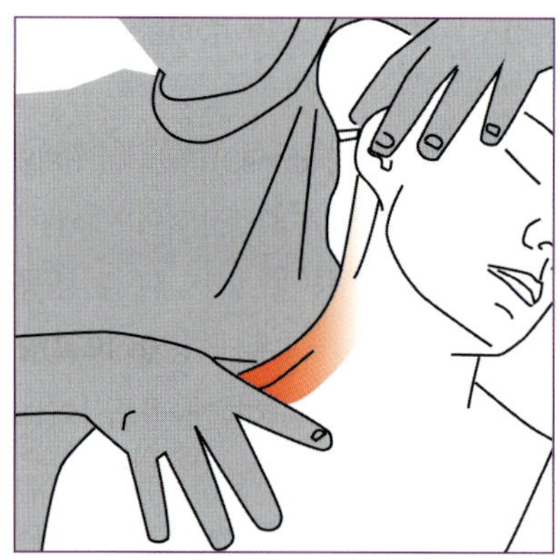

그림 4-9 위등세모근(upper trapezius)의 등척성 수축 후 이완 테크닉(post-isometric relaxation technique).

등척성수축 후 이완 테크닉(Post-Isometric Relaxation [PIR] Technique)

이 테크닉은 Karel Lewit(1981)에 의해 소개되었다. 이 테크닉은 눈과 호흡의 협응 운동과 함께 사용될 수 있다(반사 증진[reflex augmentation]).

과정

1. 발통점을 확인한다.
2. 이환된 근육이 완전히 신장되도록 환자를 편안한 자세로 위치시킨다.
3. 이환된 근육 힘의 10~25%을 사용하여, 불편감이 없는 최대 길이에서 근육을 수축하도록 지시한다. 이때 3-10초 동안 등척성 저항을 적용하며, 근육이 짧아지지 않도록 신체 부위를 안정적으로 고정시킨다.
4. 환자에게 근육을 이완시키라고 요구한다.
5. 이완 단계 동안, 저항지점에 대해 느슨한 자세를 취하는 것을 통해 부드럽게 근육을 늘린다(수동적으로)-근육 길이의 변화를 주목한다.
6. 이러한 방법을 몇 차례 반복하라(대개 3회 가량).

상호 억제 테크닉(Reciprocal Inhibition [RI] Technique)

이 방법은 주동근-길항근 신경반사(agonist - antagonist neurological reflex)를 사용하는 간접적인 테크닉이다. 종종 "마무리 접촉(finishing touch)"을 더함으로써, 다른 테크닉들의 효과를 높이기 위해 사용된다.

과정

1. 이환된 근육이 어느 것인지 찾은 후 이완시킨다.
2. 35~45%의 등척성 저항에 대해 길항근을 수축하도록 환자에게 요구한다.
3. 길항근에 대한 도수치료는 상호 억제 효과를 유발할 것이다.

수축과 이완/멈춤과 이완 테크닉

(Contract and Relax/Hold and Relax [CRHR] Technique)

정골의사인 Knott와 Voss(1968)에 위해 설명된 것으로, CRHR 테크닉은 뻣뻣한 관절의 수동 운동범위(passive range of motion)을 증가시키기 위하여 고안된 것이다. 이 테크닉의 기본 원리는 근막 발통점 치료(myofascial trigger point therapy)와 직접적인 관련성을 갖으며, 이는, 미리 설명된 것처럼, 근육의 팽팽함(muscle tightness)이 종종 활성(active) 혹은 잠재(latent) 발통점의 징후가 되기 때문이다.

과정

1. 발통점을 확인한다.
2. 이환된 근육이 완전히 신장되도록 환자를 편안한 자세로 위치시킨다.
3. 뻣뻣한 관절을 편하게 위치시키고 운동범위의 끝지점(end-point) 가까이 가져간 후, 이환된 근육을 능동적으로 수축하도록 환자에게 요구한다.
4. 수의적인 수축(voluntary contraction) 동안 부드러운 저항을 준다.
5. 이완시킨다.
6. 이완 과정 동안 새로운(증가된) 끝지점으로 천천히 수동적으로 관절을 신장시킨다.

수축 이완/길항근 수축 테크닉

(Contract Relax/Antagonist Contract [CRAC] Technique)

CRAC는 등척성 수축 후 이완 및 상호 억제에 대한 신경조절 입력(neuromodulatory inputs)을 함께 사용하는 혼합 테크닉이다. 이 테크닉은 만성적인 관절 움직임의 제한을 완화시킬 수 있는 효과적인 방법이며, 치료에 잘 반응하지 않는 발통점을 치료하는 데에도 유용하게 사용될 수 있다. 특히, 통증과 불편감이 있는 부위에 쉽게 사용될 수 있다.

과정

1. 관절과 연부조직이 제한된 지점을 확인한다.
2. 주동근을 수축한다. 이완한다(주동근).
3. 길항근을 수축한다. 주동근을 신장시킨다.
4. 신장된 위치에서 15-30초 동안 멈춘다.
5. 3회 반복한다.

근에너지 테크닉(Muscle Energy Technique [MET])

MET는 근뼈대계 기능을 향상시키고 통증을 감소시키기 위한 도수치료 방법의 폭넓은 분류에 속한다. 역사적으로, MET 개념은 정확히 조절된 자세에서 특정 방향으로, 그리고 의사로부터 주어지는 반대 힘(counterforce)에 대해 환자가 능동적으로 근육을 사용하는 정골도수 진단(osteopathic manipulative diagnosis)과 치료의 한 형태로 설명되었다. 이것은 1948년에 정골의사인 Fred Mitchell에 의해 처음 설명되었다. METs는 신체 기능장애를 치료하는데 사용되며, 특히, 운동범위의 감소, 근육 과긴장도, 통증 등을 해결하는데 효과적일 수 있다.

이 테크닉들은 다음의 상해 형태를 치료하는데 적합할 것이다:

• 근육 강직(muscular spasticity)으로 인해 이차적으로 나타나는 운동범위의 감소
• 경직(rigidity)
• 과긴장도(hypertonicity) 호근 저긴장도(hypotonicity)

과긴장도는 종종 과사용(overuse)으로 나타나며, 관절 위치의 변화(altered joint position), 자극성 증진(increased irritability), 탄력성 감소(decreased elasticity)를 초래할 수 있다. 이러한 상해 형태는 종종 상해 부위에서 비특이적 근육 통증을 동반한다.

사이신경 상해(interneuronal injury)가 있을 경우, 기능장애가 한 관절 혹은 한 구역에서 발생할 때 관련된 주동근이 또한 영향 받는다. 만약 적절히 치료되지 않는다면, 결국 길항근도 이환되며, 두 근육군의 기능장애가 발생한다. 이것은 운동범위를 감소시키고, 통증과 압통(tenderness)을 유발할 것이다.

근에너지테크닉은 제한장벽(restrictive barrier)을 포함하고 환자의 참여를 요구함으로써 최대 효과를 유발시키는 직접적이고 능동적인 방법이다. 환자가 등척성 수축을 수행함에 따라 다음과 같은 생리학적 변화를 발생시킨다:

• 골지힘줄기관(Golgi tendon organ)을 활성화시키는 것은 주동근의 직접적인 억제를 초래한다.
• 반사적인 상호 억제(reflexive reciprocal inhibition)는 길항근에서 발생한다.
• 환자가 이완됨에 따라, 주동근과 길항근은 억제되며, 관절은 제한된 운동범위로 더 많이 움직이게 된다.

이 테크닉의 효과에 대해 많은 이견들이 있음에도 불구하고, 동료-평가된(peer-reviewed) 두 연구는 요통과 같은 질환을 가진 환자들에게 METs가 기능장애(disability)를 감소시키고 기능성(functionality)을 향상시키는데 효과적으로 사용될 수 있는 것으로 보고하였다.

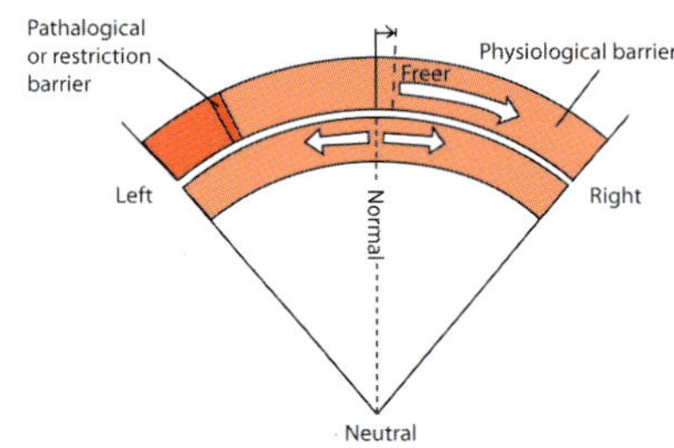

그림 4-10 팽팽한 근육 혹은 '운동성이 떨어진(stuck)' 관절을 평가할 때, 생리학적 혹은 보호적일 수 있는 제한 장벽까지 움직인다. 이 그림은 제한 장벽의 끝느낌(end feel)을 찾는 방법이다.

METs는 신체 대부분 영역에 적용될 수 있다. 각 테크닉은 중요한 8단계가 필요하다:

1. 구조적으로 정확한 진단을 내리라.
2. 가능한 많은 움직임 면에서의 제한 장벽을 포함하라.
3. 의사와 환자는 상호 힘의 균형을 이루도록 지속적으로 반대힘을 준다.
4. 환자의 등척성 수축은 적절한 힘 정도, 올바른 힘 방향(제한 장벽으로부터 먼 방향으로), 적합한 기간(3–5초)을 통해 이루어진다.
5. 완전한 이완은 근육수축 노력 후에 나타난다.
6. 환자는 가능한 많이 움직인 면에서 새로운 제한 장벽으로 재위치된다.
7. 3–6단계를 대략 3–5회 반복하거나, 운동범위가 더 이상 향상되지 않을 때 까지 반복한다.
8. 기능장애가 회복되는지 평가할 수 있도록 구조적인 진단을 반복해서 시행한다.

이 테크닉은 세 가지 분명한 접근법으로 나누어질 수 있다(Kuchera와 Kuchera, 1994).

등척성 수축 테크닉(Isometric Contraction Technique)

과정

1. 이환된 근육의 발통점을 고정시킨다.
2. 최소 저항을 적용하며, 환자에게 능동적으로 근육을 수축하도록 요청한다.
3. 발통점 촉진 시 부드러운 느낌이 날 때까지 멈추고 유지한다.
4. 능동적으로 그리고 수동적으로 근육을 신장시킨다.

등장성 수축 테크닉(*Isotonic Contraction Technique*)

과정

1. 중간범위로 근육을 편안하게 위치시킨다.
2. 약 35~45%의 가벼운 저항에 대해 7-15초 동안 능동적으로 근육을 수축하도록 환자에게 요구하여 동심성 수축(concentric contraction)을 유발한다.
3. 숨을 내쉬면서 5초 동안 휴식을 취한 후, 근육을 새로운 제한 장벽으로 위치시켜 30초 동안 유지한다.
4. 3회 반복한다.

등분성 수축 테크닉(*Isolytic Contraction Technique*)

과정

1. 근육을 제한 방벽으로 위치시킨다.
2. 약 10-25%의 저항을 준 상태에서 2-4초 동안 능동적으로 근육을 수축하도록 환자에게 요구한다.
3. 이 저항에 힘을 주고 있는 동안, 편심성 수축(eccentric contraction)을 유발할 수 있도록 생리학적인 장벽(physiological barrier)을 향하여 15-30초 동안 천천히 근육을 밀어준다.
4. 3-5회 반복한다.

자세이완 테크닉(Positional Release Technique [PRT])

PRTs는 정골의사인 Harold Hoover, Charles H. Bowles, 그리고 William L. Johnston에 의해 최초로 설명되었다. PRTs는 강제 효과를 이끌기보다는 자연스럽게 변화를 가져오는 치료방법 중의 하나로, "변화를 위한 기회(opportunity for change)"를 제공하는 방법을 찾는 것이다. 이 테크닉은 다른 테크닉들과 번갈아 사용할 수 있다.

세 가지 주요 자세이완 접근법은 다음과 같다:

- 스트레인-카운터스트레인 테크닉(strain - counterstrain technique)
- 기능적 테크닉(functional technique)
- 자세이완 촉진(facilitated positional release)

스트레인-카운터스트레인 테크닉(*Strain - Counterstrain [SCS] Technique*)

1960년대 초에 정골의사인 Lawrence Jones에 의해 처음 만들어진, SCS는 90초 동안 특정 치료 자세에서 유지하는 것이다(신경계 질환이 있는 환자들은 특정 자세에서 3분 이상 유지한다). 치료 절차를 수행하는 동안, 이환된 조직은 "완화되고(slackened)", 이로 인해 "연축(spasm)"이 이완되어 통증성 조직 내에서 국소 부위의 염증은 사라진다. 이러한 "이완(release)"이 있은 후, 이환된 조직에서 통증과 긴장(tension)은 즉시 감소된다.

허리 부위의 압통점에서 압통 역치에 대한 스트레인-카운터스트레인 테크닉의 단기 효과를 연구하였던 대조군 연구(Lewis 등, 2010)에서, 스트레인-카운터스트레인 치료를 통해 압통점에서 압통 정도를 즉각적으로 감소시킬 수 있는 것으로 나타났다. 그러나 이러한 효과의 일부는 치료 중 도수-접촉(manual-contact) 요소로 인해 나타나는 것이었다. 운동 프로토콜과 스트레인-카운터스트레인 절차를 함께 시행하는 것이 운동 만 시행하는 것보다 요통과 기능장애 수준을 감소시키는데 더 효과적인 것으로 보고되지는 않았다(Lewis 등, 2011).

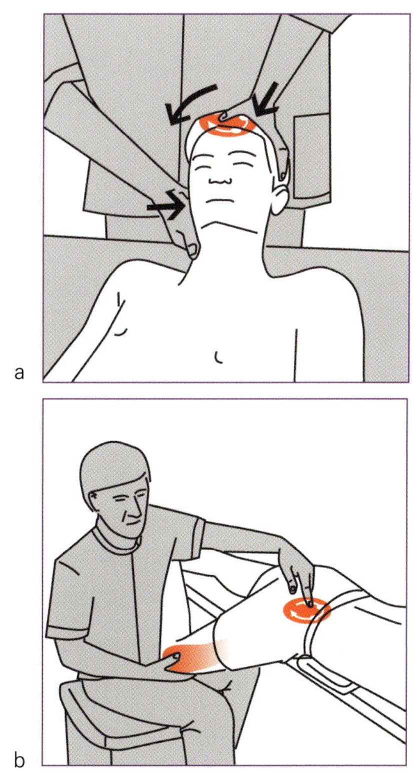

그림 4-11 (a) 자세이완 테크닉(Positional release technique), (b) 자세이완 촉진 테크닉(facilitated positional release technique).

기능적 테크닉 및 자세이완 촉진테크닉(Functional and Facilitated Positional Release Techniques)

과정

1. 한 손으로는 움직임을 점검하고 다른 손으로는 움직임을 유도하면서, 모든 가용한 방향에서 가장 편하게 느낄 수 있는 위치에 조직을 위치시킨다. 이는 동적 중립 지점(a point of dynamic neutral)으로 설명되며, 다른 위치에 "포개지는(stacked)" 편한 위치로 정의된다.
2. 이전 평가에서 나타난 지점에서 시작하여 다른 움직임 방향에서 편하게 느끼는지 재평가한다. 필요하다면, 이 단계를 반복한다.
3. 열감 혹은 맥박(pulsation) 느낌이 있거나 더 편하게 느껴질 때까지 동적 중립 지점에서 멈춘다(최소 90초 정도)
4. 최소한 한 번 이상 전체 절차를 반복한다(편한 위치에서의 변화는 이전 "치료"로부터 초래되는 변화의 결과로 나타날 것이다).

테이핑(Taping)

테이핑은 도수치료의 일부로 점점 더 많이 사용되고 있다. 발통점의 치료를 위해 테이핑은 유용하게 적용되고 있다. 스포츠의학 저널(Journal of Sports Medicine)(2013년 2월 호)에서는 키네지오 테이프(kinesio tape)의 스포츠 상해 예방 효과에 관한 10개의 논문을 고찰하였고 아래와 같은 결론을 도출하였다:

- 테이핑이 임상적으로 통증 완화에 중요한 효과가 있는 것처럼 보이지 않는다.
- 운동범위에 대한 테이핑의 효과에 대해서는 논문들에서 일관된 결론을 보이지 않았다.
- 근력을 측정한 7편의 논문 결과는 테이핑이 유용한 것으로 나타났다.
- 테이프는 근활성도를 유의하게 증가시키는 것으로 나타났으나, 이러한 변화가 유익한 것인지 해로운 것인지는 분명하지 않았다.
- 이 고찰 논문의 결론은 스포츠 상해를 관리하거나 예방하는데 있어서 키네지오 테이핑이 다른 형태의 탄력 테이핑보다 효과적이라고 것에 대해서는 낮은 수준의 증거가 있다는 것이었다.

테이핑 테크닉은 종종 이환된 근육의 스트레스를 줄이고 림프 배액(lymphatic drainage)을 향상시키기 위하여 도수치료 혹은 건식 침(dry needling)치료 후에 수행된다. 키네지오 테이프가 보다 광범위하게 사용되면서, 다양한 테이프(징크 옥사이드(zinc oxide) 등)가 사용되고 있다. 테이핑이 통증 감소에 효과적이라는 것에 대해서는 약간의 증거가 있다(Thelen 등, 2008).

스트레스를 감소시키는 테이핑 테크닉(Unloading Taping Technique)

과정

1. 편한 위치에서 이환된 근육에 대한 테이핑을 시행한다.
2. 몇 시간에서 며칠 동안 테이프를 붙여 놓는다.
3. 테이핑은 유해수용기 활동(nociceptor activity)을 감소시킬 것이다.
4. 테이핑은 또한 산화과정(oxygenation)을 향상시키고 허혈-관련 문제(ischemia-related issues)를 감소시킬 것이다.

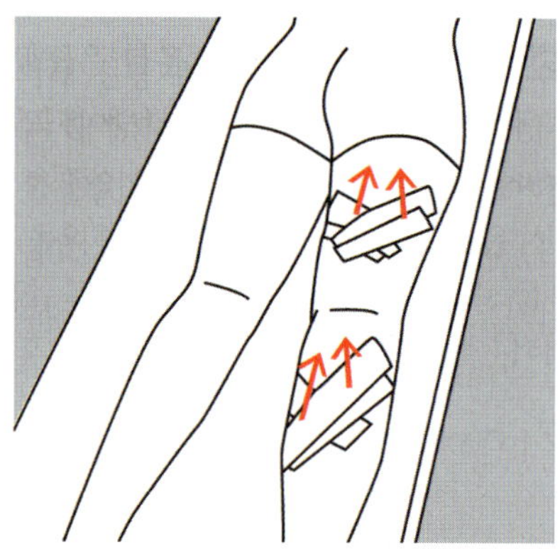

그림 4-12 스트레스를 감소시키는 테이핑 테크닉(Unloading taping technique).

별 테크닉(Star Technique)

과정

1. 테이프를 미리 얇게 6가닥으로 잘라 놓는다.
2. 테이프 가닥은 근육에 따라 15cm 이상이어야 한다.
3. 발통점을 중심으로 별 모양으로 테이프를 붙인다.
4. 테이프의 중간 부위를 30% 가량 신장시키고 끝 부분은 최소 신장시켜 붙여야 한다.
5. 배액(drainage), 타박(bruising), 혹은 혈종(hematoma)을 회복시키기 위해서 테이프는 작은 틈이 있게 잘려 있어야 한다.

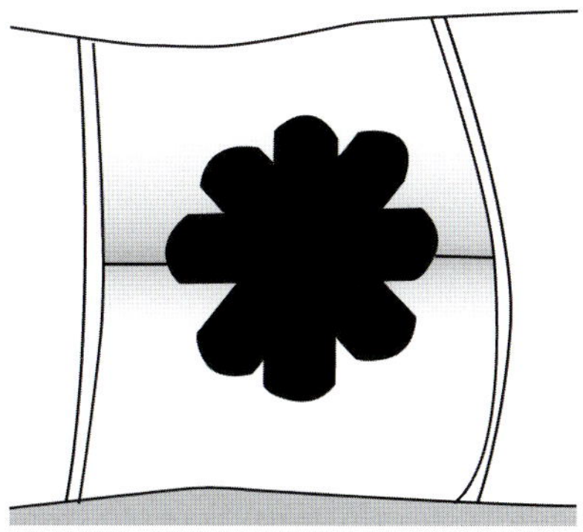

그림 4-13 별 테크닉(star technique)

복합 발통점 테이핑(Multiple Trigger Point Taping)

이것은 넓은 부위에 매우 유용하게 사용될 수 있다. 테이프 가닥은 치료 부위나 최대 발통점 활동 부위에 붙여질 것이다. 테이프는 3일 이상 붙여놓아야 한다. 몇몇 연구에서는 이 테이핑 테크닉이 타박과 연부조직 부종(soft tissue swelling)을 증가시킬 것이며, 넓은 부위의 발통점을 비활성화시키는데 도움이 될 것이라고 보고하였다.

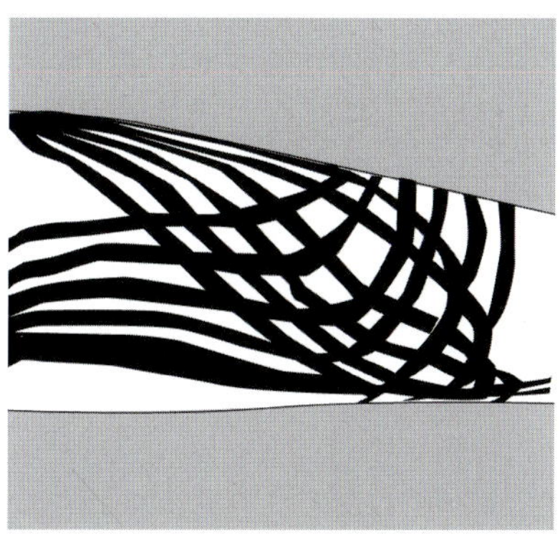

그림 4-14 복합 발통점 테이핑(Multiple trigger point taping)

치료사들로 부터의 빈번한 질문들

(Practitioners' Frequently Asked Questions [FAQs])

압박을 어느 정도 강하게 주어야 하나?

이것은 경험에 근거되어야 하지만, 엄지손가락을 사용하여 통증이 심한 조직일수록 더 천천히, 더 깊게 압박을 가한다. 모든 경우에, 핵심은 "천천히 적용하고(work slowly)" 그리고 "완전히(thoroughly)" 하는 것이다.

근육 종류(적색섬유/백색섬유)와 환자의 형태(morphology)에 따라서도 압력의 적용 정도를 다르게 하여야 한다. 이 요소들은 치료의 깊이에 영향을 미칠 것이다. 만약 다부진 체격의 환자라면, 보다 강하게 압박하여야 한다. 특히, 뒤관절주머니(posterior capsule)에서는 더욱 그러하다. 만약 환자의 체격이 가냘프다면, 조직의 변화를 유발하기 위하여 많은 압박을 강하게 할 필요는 없을 것이다.

압박/힘을 어느 방향으로 적용하는가?

이 질문은 치료를 하였음에도 발통점이 비활성화되지 않은 환자들에게 매우 중요하게 생각될 것이다. 여기에서는 근막 발통점 압박 테크닉(myofascial trigger point compression technique)을 설명할 것이다. 발통점이 있는 결절(nodule)에 대해 꾸준히 주어지는 깊고 직접적인 압박을 적용한다. 이것은 "핵심 부위(hot zone)"의 개념으로 설명될 수 있으며, 발통점은 이 부위의 특정 지점에 위치되어 있을 것이다. 치료사들은 환자들이 느끼는 정확한 통증을 재현하는 압력방향을 찾으려고 노력한다. 놀랍게도, 압력 방향에 약간의 차이가 있더라도 환자가 느끼는 전체적인 통증 형태는 달라질 수 있다. 다시 말해, 치료사는 이 특별한 부위에서 환자의 통증을 재현할 필요가 있으며, 환자에게 통증이 나타나는 지점과 방향을 말하도록 요청한다.

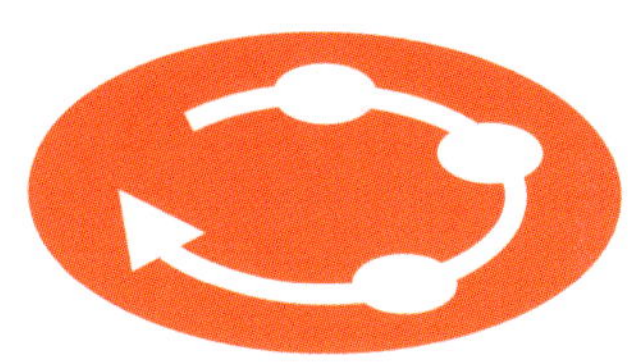

그림 4-15 핵심 부위(Hot zones)

충분히 압박하고 있다는 것을 어떻게 알 수 있나?

압박을 통해 환자의 통증이 크게 감소하던지, 발통점이 부드러워지거나 사라질 때까지 발통점에 대한 압박을 유지해야 한다. 신경근 테크닉을 통해 발통점이 6–10초 내에 사라지지 않는다면, 압박을 제거하고 마사지를 시행한다. 이를 3회 이상 반복한다.

일반적인 경찰마사지(generalized effleurage massage)를 천천히 깊게 시행한다. 심부 마사지 부위에서 여전히 불편감을 느낄 수 있지만, 마사지 절차를 계속 수행하여야 한다. 이 방법은 통증–유발 독소(pain–inducing toxins)를 제거하고 근막(fascia)을 회복시키는데 도움이 될 것이다.

모든 사람들에게 발통점과 연관통(referred pain) 형태가 유사하게 나타나는가?

아래의 조건으로 인해 영향 받을 수 있겠지만, 일반적으로 유사하게 나타난다:

- 노화(Ageing)
- 자세(Posture)
- 비만(Obesity)
- 식욕부진(Anorexia)
- 상처 조직(Scar tissue)
- 근막 긴장 형태(Myofascial strain patterns)
- 선천성 이상(Congenital anomaly)
- 근섬유 유형(Type of muscle fiber)
- 근육 섬유의 방향/지향성(Direction/orientation of muscle fiber)
- 근육 형태의 유형(Type of muscle morphology)(방추형 등[fusiform, etc.])
- 발통점의 만성도(Chronicity of trigger point)

비만, 식욕부진, 상처 조직이 발통점에 어떤 영향을 미치는가?

이러한 요소들은 지방/근육 비를 변화시킬 것이며, 발통점의 위치 파악에 어려움을 초래할 수 있다. 또한 막의 면(planes)에 영향을 미쳐 발통점의 위치를 찾는 것을 어렵게 만들 수 있다. 유사하게, 상처 조직 혹은 켈로이드(keloid)도 근막 긴장 형태(myofascial strain pattern)를 변화시키고, 발통점의 위치에 대한 정확한 인식을 힘들게 만든다.

근육 섬유의 유형과 지향성(orientation)은 무엇을 의미하는 것인가?

근육의 위치와 기능에 따라서, 근육 섬유들은 다양한 구조로 배열되어 있다. 이것은 근육들이 더 많은 힘 혹은 더 특별한 힘을 발생시키는데 기여한다. 그러므로 중심 발통점(central trigger point)의 위치는 근육 내에서 근육 섬유들의 배열에 따라서 다양하게 나타난다. 예를 들어, 뭇깃섬유(multipennate fiber) 배열에서, 일부 발통점은 각 기능적 요소의 중간부에 존재한다.

멍(bruising)이 나타날 수 있는가?

환자가 혈전제(blood-thinning medication)를 복용하고 있다면, 멍(bruising)이 나타날 수도 있다. 치료사의 경험이 많아지면, 멍이 덜 나타난다. 경험에 비추어 봤을 때, 피부를 멍들게 하는 것은 치료의 깊이(힘)가 아니라 치료를 너무 빨리 시행하는 것(속도) 때문이다. 이러한 관점에서, 치료를 시행할 때 치료 조직의 상태를 지속적으로 관찰하는 것이 도움이 될 것이다.

» **Tip**

환자의 근육을 느끼면서 피부아래 근육 결절(nodules)을 없애고 압박을 천천히 주려고 노력하는 것이 중요하다. 압박을 너무 빨리 제거하지 않는다. 아니카 크림과 약제(Arnica creams and tablets)를 사용하면 멍의 정도와 빈도를 감소시킬 수 있다.

어떤 크림 혹은 로션을 사용할 수 있나?

일반적으로, 압박을 적용할 때 압박 지점으로부터 미끄러질 수 있으므로 오일을 바르지 않는 것이 좋다. 피부 윤활제는 사용할 수 있다–나의 경우에는 푸른색 니베아 크림(Nivea Creme)을 사용한다. 대신에, 아니카 크림 혹은 비타민 E 오일이 포함된 수분 크림(aqueous cream)을 사용할 수도 있다. 또한 페트롤리움 젤(petroleum gel), 탤컴 파우더(talcum powder), 혹은 마사지 오일도 사용될 수 있지만, 피부 알레르기 혹은 라놀린 알레르기(lanolin allergy)가 있는 환자들의 경우에는 주의하여야 한다.

어느 정도의 빈도로 치료를 시행하는가?

경험적으로 보았을 때, 손을 사용한 치료는 일주일 간격으로 세 번의 치료 회기를 수행하며, 또 다른 치료회기는 4주 이후에 시행하고, 마지막 치료 회기는 12주 후에 시행하는 것이 좋다. 이것은 막의 기계적인 회복(mechanical repair)에 근거된 것이다. 치료 후 환자들의 상태를 다시 점검해 보아야 할 것이다. 주사 요법(injections)과 단순 자입법(dry needling)을 시행하면 더욱 빠른 효과를 볼 수 있다.

어떤 자세에서 단순 자입법을 시행하는 것이 가장 좋은가?

침(자입법)은 앉은 자세, 엎드린 자세, 바로 누운 자세, 혹은 옆으로 누운 자세에서 수행될 수 있다. 건식 침을 시행한 경험이 많지 않다면, 일반적으로 누운 자세 중의 하나에서 자입법을 수행하는 것이 좋다. 이것은 실신(syncope)(기절[fainting])과 같은 부작용을 감소시킬 수 있으며, 더욱 편하게 치료를 시행할 수 있는 장점이 있다.

침(자입법) 시행 시 바늘이 움직이지 않는다면 어떻게 되는가?

환자가 참을 수 있다면 몇 분 정도 그대로 둔다. 그렇지 않으면, 종종 다른 바늘을 삽입하여 이전 바늘을 이완시킬 수 있다. 차례대로 바늘을 빼낸다.

침(자입법) 중 동맥 혹은 신경을 건드리게 되면 어떻게 되는가?

안전은 최우선적으로 고려되어야 한다! 그러므로 치료사는 해부학에 대한 깊은 식견이 있어야 하고 표면해부학적 표식(surface anatomical landmarks)에 대해 잘 알고 있어야 한다. 자입법을 시행하기 전에 부드럽게 발통점 부위를 촉진하여야 하고, 팽팽한 섬유띠(taut band)를 잘 관찰하여야 한다. 동맥은 두터운 둥근 벽을 가지고 있으므로, 대부분의 경우 바늘은 동맥의 모서리 쪽으로 빗겨간다. 그러나 바늘이 동맥의 한 가운데(artery dead−center)를 찔렀다면, 강한 맥박을 느끼게 될 것이며, 더 이상 바늘을 집어넣어서는 안 된다. 만약 동맥 출혈이 발생한다면, 2분 이상 출혈 부위를 압박한다. 이와 유사하게, 드물지만, 신경을 건드리게 되는 경우에는, 날카롭게 찢기는 통증(sharp lacerating pain)을 느끼게 될 것이며, 삽입된 바늘을 빼면 이러한 통증은 사라진다. 침술용 바늘(acupuncture needle)을 사용했을 경우, 신경의 영구적인 손상은 매우 드물다.

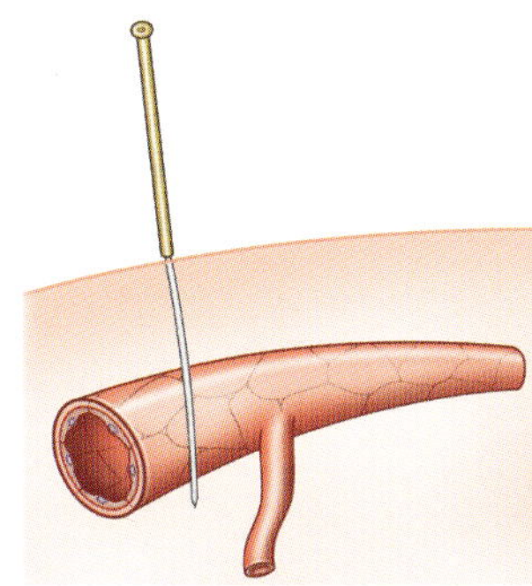

그림 4-16 두터운 둥근 벽을 보여주고 있는 동맥의 구조

05 신장과 운동
(Stretching and Exercise)

건강과 유연성(Fitness and Flexibility)

한 개인의 체력은 수많은 요소들에 의해 결정되고 유연성은 이들 중 하나이다.

비록 유연성이 체력의 필수적인 한 파트일지라도 건강이라는 바퀴안에 하나의 바큇살처럼 중요하다고 볼 수 있다. 나머지 요소들은 근력, 힘, 속도, 지구력, 균형, 협응, 민첩 그리고 기술을 포함한다.

비록 특정한 스포츠들은 각각 다른 수준들의 운동 구성 요소들이 요구되긴 하지만 규칙적인 운동 혹은 모든 체력 요소가 다루어진 트레이닝 프로그램을 계획하기 위해 필요하다. 럭비와 미국 풋볼을 예를 들면, 근력과 힘을 많이 필요로 한다; 그러나 기술훈련과 유연성 훈련을 제외하고는 심각한 손상과 좋지 않은 움직임을 야기할 수 있다. 체조선수는 주로 근력, 유연성과 관련이 있지만 음악훈련프로그램은 또한 힘, 속도 그리고 지구력을 향상시킬 수 있다.

각 개인에게도 마찬가지이다; 어떤 사람들은 저절로 튼튼하고 유연하게 되어 보이지만 그것은 체력의 다른 요소들을 완전히 무시해버리는 어리석은 일이 될 것이다.

그리고 단지 한 관절 또는 근육그룹에 대한 좋은 유연성을 보이기 때문에 그것은 전체적으로 유연하다는 의미는 아니다.

좋지 않은 유연성에 대한 위험과 한계들
(The Dangers and Limitations of Poor Flexibility)

타이트하고(tight) 뻣뻣한 근육들은 우리의 정상 관절가동범위를 제한한다. 경우에 따라서 유연성의 부족은 근육과 관절에 통증을 일으키는 주요한 요소가 될 수 있다. 극단적으로 유연성의 부족은 몸을 구부리거나 어깨를 살펴보는 것의 어려움을 뜻 할 수 있다.

타이트하고 뻣뻣한 근육들은 또한 적절한 근육움직임을 방해한다. 만약 근육들이 효율적으로 수축/이완할 수 없다면 그 결과 근육 움직임 통제의 부족와 움직임이 감소할 것이다. 더욱이 짧아지고 타이트한 근육들은 근력, 힘 그리고 신체활동 동안의 효율성을 극적으로 감소하게 만든다.

매우 낮은 비율의 경우에는 타이트하고 뻣뻣한 근육들은 혈액순환조차 제한시킬 수있다. 좋은 혈액순환은 근육에 적절한 양의 산소와 영양분을 제공하는 도움을 주므로 정말 중요하다. 좋지 않은 혈액순환은 근육피로를 증가시키는 원인이 될 수 있고, 궁극적으로 근육재생과 격렬한 운동 후 회복하는 능력을 방해시킨다.

이러한 요소들중 어느 하나는 손상되는 변화들을 크게 증가시킬 수 있다. 그러한 요소들이 나타나면 근육의 불안정과 움직임의 손실, 증가된 손상 위험 그리고 반복된 손상의 높은 가능성을 포함한다.

제한된 유연성 원인들(Causes of Restricted Flexibility)

근육시스템은 최대 움직임을 얻기 위해 유연함이 필요하고 유연한 근육과 힘줄들로 만들 수 있는 최상의 효과적인 방법은 신장이다. 그러나 많은 다른 요소들이 또한 유연성을 감소하게 한다.

유연성 혹은 관절가동범위는 내부적, 외부적 요소들에 의해 제한될 수 있다. 뼈, 인대, 근육 부피, 근육 길이, 힘줄 그리고 모든 피부와 같은 내부적 요소들은 어느 특정 관절에 많은 움직임을 제한한다. 한 예로서, 인간의 다리는 직립위치에서 무릎관절을 구성하는 뼈와 인대들의 구조때문에 앞으로 구부릴 수 없다.

나이, 성별, 온도, 제한적인 의복 그리고 어떤 손상 혹은 장애와 같은 외부적 요소들은 또한 그들의 유연성에 영향을 미칠 것이다.

유연성과 노화현상(Flexibility and the Ageing Process)

시간이 흘러 근육과 관절은 더 뻣뻣해지고 타이트해지는 것은 누구나 다 아는 사실이다. 이것은 노화현상의 일부이고 육체퇴화와 비활동의 결합은 노화현상을 초래한다. 비록 우리가 나이를 들어가는 것에 대한 도움을 줄 수는 없지만 우리는 우리의 유연성을 향상시키는 것을 포기해서는 안된다.

나이가 건강하고 활동적인 라이프스타일의 장애가 되어서는 안되며 나이가 들어가며 주의해야 할 점들이 있다. 그들은 단지 일하는 시간이 오래 걸리며 조금 더 많은 인내와 도움이 필요하다.

신장과 근력운동

운동은 의사의 처방에 따라 같은 방법으로 여겨야한다; 그것은 최대 효과를 위해 적절한 복용량을 가져야 하고 목표에 따라 필요하다(운동의 양과 종류). chapter 7-12에 제공된 약간의 특정 운동 중, 최상의 결과를 얻기 위해 처방하는 사람은 당신의 적절한 치료사일 것이다.

신장(Stretching)

신장은 여러 가지 좋은 점들을 가지고 있다.

- 관절가동범위가 향상된다.
- 힘이 세진다.
- 치료 후 통증이 줄어든다.
- 피로가 감소한다.

발통점(trigger point)이 있는 근육의 신장이나 근육 강화는 오래 유지하고 있었던 패턴을 없애고 관절가동범위를 회복시키고 손상을 예방하는 것이 중요하다.

발통점 치료세션 후 부드러운 신장이나 근력 강화 운동 후 근육 통증을 줄이고 당신의 근육 길이를 길고 유연하게 유지하는 데 도움이 된다.

신장의 종류들(Types of Stretching)

신장하는 방법은 많고 다양하며 각각의 장단점을 가지고 있다.

2가지의 가장 추천되는 기술이다; (1) 수동적/ 정적 신장, 집이나 치료 후 가장 이용하기 적절하다.; 그리고 (2) 고유수용성 신경근 촉진법(PNF), 파트너와 가장 좋은 방법이다. 이는 좋거나 나쁜 신장이 없고 사람마다 다양한 다른 기술들의 효과를 가진다. 신장 전 10분동안 약간의 심혈관 운동이나 따뜻한/뜨거운 샤워의 준비운동을 하는 것이 추천된다.

수동적/정적 신장 기술(Passive/Static Stretching Technique)

초보자를 위한 이 기술은 안전하고 효과적이다.

과정

1. 당신이 원하는 신장을 하기 위해 긴장상태를 풀고 몸을 위치시켜라
2. 천천히 주의깊게 신장 하여라
3. 통증이 나타날때까지 신장을 하지 말아라
   - 불편함이 예상되면 신중하게 신장에 힘을 주지 말아라
4. 최소 20초동안 유지해라(45-60초가 가장 좋다.) 그리고 근육을 늘려라
5. 숨을 쉬고 이완해라
6. 부드럽게 털어내고 45-60초동안 휴식해라
7. 2-3번 신장을 반복해라
8. 매일 2-3번 반복해라
9. 더 효과적으로 만들기 위해 길항근을 신장해라

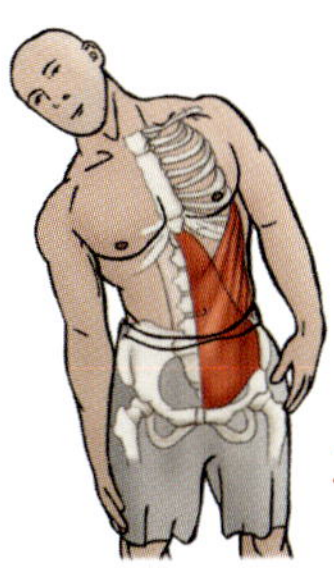

그림 5-1 수동/정적 신장 운동: 옆쪽의 신장

폼 롤러 신장(Foam Roller Stretching)

폼 롤러는 1950년이후부터 신장을 쉽고 근육긴장상태를 재조정하기 위해 사용되어오고 있다. Dr. Moshe Feldenkrais는 치료목적으로 첫 번째 사람에게 적용했었다. 폼 롤러는 다양한 모양과 크기, 강도로 구성된다. 그것은 값이 싸고 사용하기 쉽다. 가장 좋은 롤러를 고르는 것은 개인적인 선택에 의해서이다; 그것은 당신의 키, 몸무게 그리고 신장 부위에 따라 결정된다.

롤러는 핸들링 기술과 침술 후 발통점을 비활성시키는데 매우 효과적이다. 폼 롤러를 사용하는 것은 간단하다.; 효과적인 사용을 위해 적절하게 사용할 수 있다.;

- 균형
- 유연성
- 협응
- 이완
- 관절가동범위

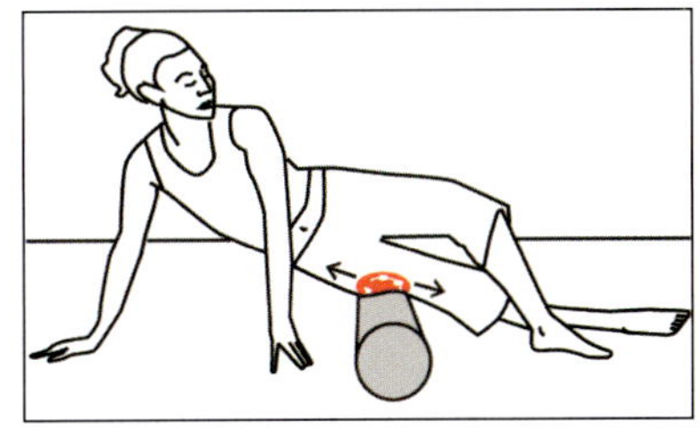

그림 5-2 허벅지 바깥부분의 폼 롤링

셀프마사지(Self-massage)

혼자 폼 롤링으로 특정 부분을 특정 시간동안 유지하며 압력의 양을 결정할 수 있다. 그것을 상대적으로 안전하고 쉽게 사용하기 위해 의사나 치료사에게 가장 좋은 사용방법에 대한 조언을 들어라. 발통점 마사지를 위한 약간의 고려사항이 있다.

- 타이트한 둥근 롤러가 추천된다.
- 롤링전 항상 근육 구조에 대해 공부해라
- 압력을 줄 때 뼈나 관절이 아닌 근육과 연부조직에 시도하여라
- 몸과 롤을 가까이하여 시작하고 당신이 발통점/부위를 건드릴때까지 롤 위/아래로 팽팽하게 시도하여라
- 통증부위/발통점은 5분까지만하고 중단하거나 통증이 차츰 사라질때까지 하여라 필요시에는 반복하여라
- 롤링할 때 몸의 자세를 알고 있어라
- 발통점으로부터 위/아래로 천천히 주의깊게 움직여라
- 폼 롤러는 하루에 6번까지 사용해라

경고(Warning)

기억해라 통증은 알람벨이다.

당신이 느끼기에 과한 통증으로 느낀다면 멈춰라(부위에 부드럽고 정중해야 한다.)

고유수용성신경근촉진법

(Proprioceptive Neuromuscular Facilitation, PNF)

이것은 좀더 발전된 기술이고 좀더 영구적 결과들을 취득하는데 사용된다.

여러 가지 형태의 PNF 스트레칭, hold relax stretch, contract relax stretch를 포함한다. 또다른 변수는 post-isometric relaxation(후등척성 이완, PIR)이다.

과정

1. 긴장상태에서 유지하기 위해 근육그룹을 위치시켜라
2. 파트너는 당신이 움직인 관절에 저항을 주는 동안 신장된 근육을 5-6초간 수축한다.
3. 근육을 대략 30초간 다시 신장한다.
4. 30초간 휴식/회복한다.
5. 2-4번 위 과정을 반복한다.(10분까지)
6. 매일 2-3번 반복한다.

신장을 위한 프로토콜(Protocol for Stretching)

당신의 의사, 물리치료사에 의해 신장 프로그램의 규칙이 구체적으로 명시되지 않았다면 4-6주 동안은 계속되어져야 한다. 회복 후 일생동안 유지 프로그램들을 보호와 건강을 위해 계속 실시할 수 있다. 운동을 일주일에 2-3일 수행하는 것은 근력과 관절가동범위를 유지시킬 것이다. 집에서 매일 규칙적인 시간에 전체관절가동범위를 위한 affected muscles 신장 하는 것이 하나의 목표로 만들어야 한다. 이것은 또한 매 하루씩 약간의 신장을 유지하기 위해 당신의 발통점 증상들에 대해 조언되어진다.

신장전에 준비하는 것을 기억해라: 5-10분 사이 걷기나 고정식 자전거타기와 같은 영향의 낮은 활동을 수행하라

주의사항 : 통증을 무시하지 말아라. 지나친 신장을 하는 것은 잠재된 발통점을 다시 일으키게 할 수 있음을 중요하게 알게 한다. 충고는 한가지에서 또다른 신장과 당신의 몸을 듣는 것으로부터 점차 발전하기 위함이다; 다른 스트레치들은 다른 종류의 섬유와 뇌에 스스로 좀 더 나은 감각을 준다. 당신은 신장을 하는 동안이나 신장 후 심각한 통증을 느껴서는 안되며 만약 신장 발통점 통증이 나타난다면 신장을 멈춰야 한다.

휴식동안에 통증은 발통점이 매우 활동적임을 가리킨다. 여기에 조언은 따뜻한 물에서 영향을 받는 영역을 리드미컬하게 이동 시키거나 습열과 부드럽게 마사지를 적용시키는 것이다.

스트레칭 동안에 어떤 통증을 느끼면 진료의, 의사, 물리치료사에게 말한다.

강화(Strengthening)

근육을 강화시키는 것은 운동의 내성과 지구력이 향상된다. 근육을 강하게 유지하면 통증은 완화되고, 발통점이 있는 근육의 기능을 개선하며 더 많은 부상을 예방할 수 있다. 원칙적으로 근력 강화는 5~10 초 동안 최대 근육 수축을 유지할 때 발생한다.

강화의 유형(Types of Strengthening)

여기서 우리는 다른 운동들도 있지만 두 가지 유형의 강화 운동, 등척성 및 등속성 운동에 대해 이야기한다.

등척성 강화(Isometric Strengthening)

등척성 운동은 같은 위치에서 관절을 유지하고 외상을 주지 않는다. 상대적으로 단순한 수행을 하며 매우 작은 장비를 요구하고, 이전의 어떤 피트니스 경험을 요구하지 않는다. 등척성 운동은 강화 프로그램을 시작하기에 가장 좋다. 등척성 강화는 고정된 위치에서 가변하는 힘을 가할 때 발생한다: 예를 들어, 등척성 부하를 많이 요구하는 요가 또는 필라테스가 해당된다. 등척성 운동의 단순한 예로는 “plank” 이다.

- 바닥이나 요가 매트에 얼굴을 대고, 손을 어깨 바로 아래에 둔다.
- 손으로 눌러 몸통을 바닥에서 들어 올린다.
- 등을 바르게 유지하고 복근을 구부린다.
- 몸은 길고 직선을 만들어야한다.

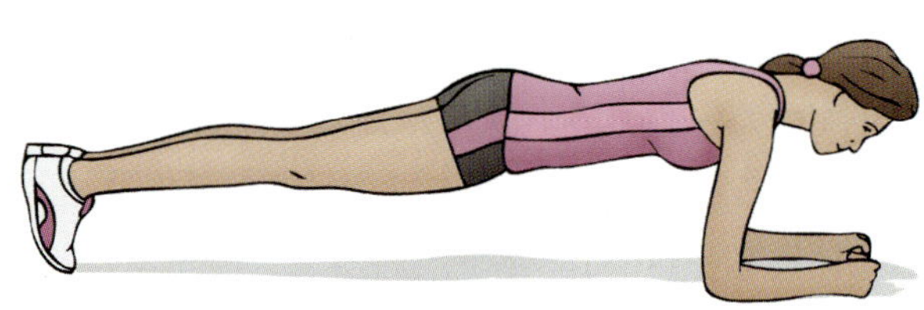

그림 5-3 등척성 강화 운동: 플랭크(“plank”)

» **Tip**

- 등척성 운동은 관절 각도에 따라 달라진다: 각도가 클수록 지렛대가 길어지고 위치를 유지하는데 필요한 힘이 커집니다.
- 어려움을 증가 시키려면 가동 범위 전체에서 15-20 도마다 등척성 자세를 반복할 수 있다.
- 대부분의 수축을 약 6-30 초 동안 유지하고, 효과를

높이려면 반복한다.

- 어지러움증을 느끼거나 약간 어지럽더라도 멈춰야 한다.

등장성 강화(Isotonic Strengthening)

일정한 힘에 대한 저항할 때 발생한다.

이에 해당한다 :

- 웨이트기구 – 예) 바벨(barbells), 덤벨(dumbbells), 또는 저항성 기구
- 몸 저항 – 예) 프레스업(press–ups)
- 저항 밴드
- 케틀 벨(Kettle bells)

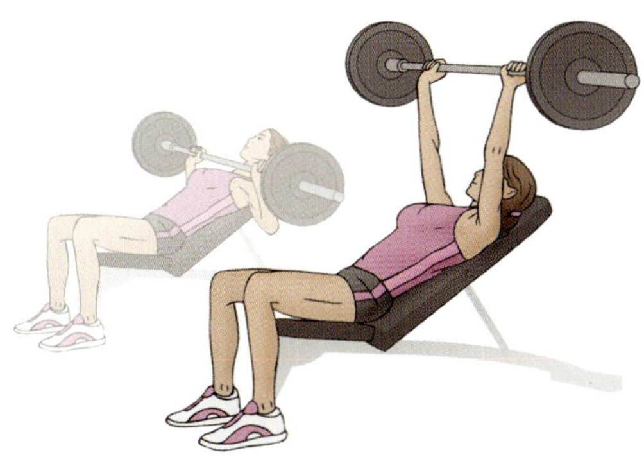

그림 5-4 등장성 강화 운동 : 인클라인 바벨 프레스(incline barbell press)

» Tip

- 일주일에 두 번 이상 각 근육 그룹을 운동한다.
- 운동 세션 사이에 충분한 휴식을 가지는 것이 중요하다-48 시간 이상. 등장성 운동은 작은 열상들을 만들고 치유함으로써 근육을 강화 한다. 운동 후에 휴식으로 근육을 치유하고 더 강하게 된다.
- 항상 운동 전에 워밍업 하고 이후에 진정시킨다.
- 모든 운동 세션 끝에는 스트레칭을 한다.

강화를 위한 프로토콜(Protocol for Strengthening)

강화 운동을 하기 전에, 5~10분 조깅과 로잉(rowing) 등의 낮은 부하 운동으로 워밍업을 한다.

주의사항 : 통증을 무시하지 말라. 운동 중이나 후에 심각한 통증을 느끼면 안 된다: 일반적으로, 운동중 발통점이 활성화 된다면 운동은 중지 되어야 한다.

운동하는 동안에 어떤 통증을 느낀다면 진료의, 의사, 물리치료사에게 말한다.

06 발통점을 넘어
(Beyond the Trigger Point)

"근막에서 병의 원인을 찾아야 하고, 근막에 대하여 상담하고 또한, 근막은 모든 질환에서 치료 활동을 시작하는 곳이다."

"정골의사들이 휴먼 메커니즘과 건강 그리고 자연의 진리와 법칙에까지 관심을 확대하여 과학적인 사실을 지속적으로 탐구해 나가기를 원한다."

Dr, Andrew Taylor Still – Founder of osteopathic medicine, Kirksville, Missouri

스스로 연구를 하다(Putting it all together)

근막발통점을 식별하고 치료하는 것은 독특하며, 치료적으로 효과적일 수 있다: 그러나 발통점에서 원인과 해결책을 찾는 것은 쉬운 일이 아니다. 우리가 경험한 것처럼 오래된 발통점은 신경계에서 두 번째(심지어 세 번째) 변화를 가져올 수 있다. 그리고 기존의 문제가 있는 곳에서 멀리 떨어진 곳에 발통점이 형성되기도 한다. 발통점은 외상, 상해 또는 과사용의 결과로 발전하기도 하며, 다른 기전으로 인해 형성될 수도 있다.

사실 발통점은 인구전체 연령대(아기부터 노인까지)에서 볼 수 있다. 지금까지 모델들은 "why"가 아닌 "where"와 "how"에 집중해 왔다. 우리의 역학적 시스템은 자가인식, 자가치유, 자가조절에 집중되어 있다. 그래서 우리 몸은 무엇을 그리고 왜 이루려고 하는가? 나는 이러한 것이 어떠한 이유로 다른 관련된 모델을 개발해야 하는 건지 생각하고 이해할 수 있도록 해줄 것이라고 믿는다.

보호(Protection)

우리는 신경시스템과 사전에 연결되어 있는 많은 보호기전을 가지고 태어난다. 우리가 뭔가 뜨거운 물체에 접촉할 때, 빠르게 손을 뗀다: 우리는 뭔가 불쾌한 냄새 맡을 때 그것에서 피하게 된다. 하나의 규칙으로서 몸은 "관심을 끄다(switching off)" 하거나 스트레스 요인을 멀리함으로써 유해자극에 반응한다. 역학적인 통증은 많은 기계적 수용기를 통해 뇌로 중계된다: 그 다음 뇌는 최대 효율성으로 운동을 시작함으로써 반응한다. 근육집단은 주동근, 길항근, 고정근, 협력근으로 역할이 나누어져있다.

근막 기능장애에서 "관심을 끄다" 기전은 유해 자극을 피하기 위해 작동한다. 우리는 종종 일상적 과제를 수행할 때, 덜 효율적인 방법으로 협력근, 고정근, 길항근을 통합하여 사용할 수밖에 없다. 이것은 단기적으로 좋을 수 있지만, 시간이 지날수록 척수와 뇌의 신경가소성(neuroplastic) 변화를 야기할 수 있다(sensitization, 감작). 이러한 기전은 가끔 척수에 위치하거나 뇌의 중앙에 위치한 반사 신경을 포함한다.

근육 문제는 이러한 보호 메커니즘의 결과로써 통증이 나타나는 주변에서 촉진될 수 있다. 우리의 복잡한 삶을 계속해 나가게 위해서 가끔 이러한 장애물을 밀어낸다. "관심을 끄다" 기전은 몸 구석구석에 보편화되어 있다. 세포 수준에서 "관심을 끄다" 현상은 다양한 질환과 조건에서 발견되고 있다. 예를 들어 암에서는 최근 면역-신경 피질과 면역 종양학 분야를 중심으로 관심이 모여지고 있다. 이 분야들에서 암세포는 그들 주위에 면역억제 미세환경을 만들어냄으로써 면역 감시기전을 억제하거나 "관심을 끄다" 하는 것이 발견되고 있다: 그들은 우리의 "면역 검문"과 자가인내 시스템을 속인다. 간염 같은 만성 바이러스 감염질환은 면역 체계에서 유사한 효과를 가지고 있다. 예를 들어 최근 인체 HIV(면역 결핍 바이러스)연구에서는 바이러스가 만성적 유해 자극으로 활동한다고 제안한다. 이것은 면역 감시기전을 장시간 "관심을 끄다" 할 뿐만 아니라, T-세포를 과잉 활동시키거나 무활동시킬 수도 있다. 신경과 면역 시스템은 연속성을 갖고 운영되고 있다. 근골격계 시스템에서 우리는 말초(척수)와 체성감각, 운동 피질에서 "관심을 끄다"와 과활성화를 관찰할 수 있다.

통증은 거대한 자극이다(Pain is a big stimulus)

근막 발통점에 관하여, 스트레스 요인은 관절 또는 근막의 배열에서의 급성 또는 만성 통증이다. 두 가지 경우에서 몸은 자극에 "관심을 끄다"상태가 된다; 이 관심은 국소적 그리고 중심적으로 유지된다. 이 현상은 골절부위 근처의 근육, 돌출된 디스크, 동결견에서 관찰된다. 통증같은 자극은 종종 염증과 유해 삼출물들에 의해 중계되며, 이는 잘 입증된 부분이다. 우리의 피드백 기전이 변할 때 뇌는 적응하고 보상해야 한다. 통증은 신경계에 크게 동기부여하는 증상이다: 그것은 무언가 잘못되었다는 신호이다. 중심 증감에 대한 연구에서 "다양상 수용기(polymodal receptors)"의 개념이 소개되었다. 가와기타 등(2002)은 "감작 신경 구조물(sensitized neural structures)"가 "프로토 발통점(proto-trigger points)" 또는 "trigger points in stiu"일 것이라고 하였다. 이 시나리오로 뇌는 근막 보호기전의 일환으로 필요한 지점인 "요구에 따른 발통점"에서 전환된다.

요구에 따른 발통점 Trigger points on demand - TODs

"Video on Demend"를 들어본 적이 있는가? 발통점은 주된 근육들을 약하게 만들기 때문에 그들은 부상 주변 근육파워를 빠르게 "관심을 끄다"하기 위한 유용한 기전이다. 예를 들어 이것은 골절이 있으면 필수적이다; 이것은 우리의 방어, 보호 그리고 회복 기전의 중요한 한 부분이다. 신경계의 피드백을 달성하기 위한 한 부분으로써 근막 유발점을 사용한다. 이것은 급성 부상이나 골절에 대한 근육에서의 국소적이고 신속한 신경학적 반응을 설명하는데 도움이 될 것이다.

상호 억제(Reciprocal inhibition)

상호 억제는 우리의 신경계 내에서 중요한 반사이고 자발적인 운동 조절에서 중요한 역할을 한다. 그것은 관절의 어느 한쪽 근육이 관절의 반대편 수축에 대한 반사를 일으키는 "자동화(automatic)"과정을 설명한다.

2장에서 논의한 바와 같이, 관절은 부드러운 움직임을 위해 동시에 작동해야 하는 반대편의 근육, 신전근, 굴근에 의해 주로 조절된다. 근방추가 신장되고 신장반사가 활성화될 때 반대 근육군은 동측 근육의 수축에 대한 것을 보호하기 위해 억제되어야 된다. 억제는 척수 안에 있는 억제성 사이신경세포의 작용에 의해 달성된다.

근방추의 일차성 구심성섬유(Ia)는 척수의 두갈래로 나뉜다. 하나의 가지는 동측근육의 수축과 반사를 일으키는 알파운동신경세포에 신경지배한다. 다른 가지는 억제성 사이신경세포의 억제에 신경지배한다. 그리고 반대근육에 분포하는 알파운동신경세포에 신경지배한다. 사이신경세포가 억제성이기 때문에 그것은 반대편 알파운동신경세포가 활성화를 방지하여 반대편 근육의 수축을 감소시킨다. 이것은 우리의 보호기전의 한 부분이다: 이러한 상호 억제 없이, 두 그룹의 근육은 동시에 서로 수축하고 상호간에 작동할 것이다.

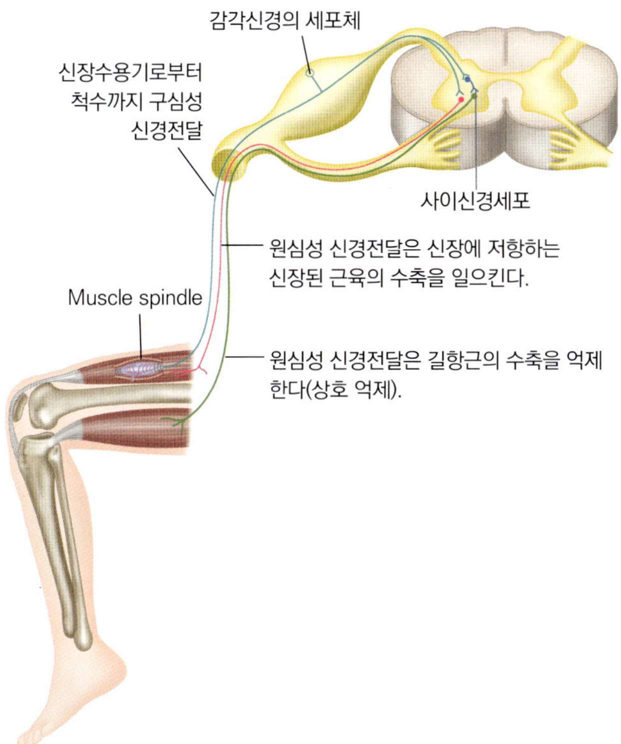

그림 6-1 신장반사와 상호 억제

이것에 대한 의미는 명확하다: 발통점은 주된 근육의 효율성을 방해할 뿐만 아니라 길항 근육에 상호 효과(reciprocal effect)를 미친다. 이 효과는 상태의 만성화에 의해 증가되고, 치료하는 동안 인지되고 제기된다. 또한, 이 반사는 치료사에게 길항근을 통해 급성 근막유발점을 치료 할 수 있는 기회를 제공한다.

선회 패턴(Holding patterns)

몇 년전 나는 거의 한 시간동안 착륙하기를 바라며 히드로 공항 상공에서 선회하고 있었다. 비행기조정사는 우리에게 선회 중이며 곧 착륙할 것이라고 알렸다. 난 이후 이 구절에 대해 많이 생각했다. 환자가 치료적 환경에 있는 때 유사한 경험을 한 적이 있다. 환자는 급성 또는 만성 증상을 가지고 올 수 있다. 그러나, 원인이 어떻든 간에 몸의 근막 체계는 보호적인 "선회 패턴"안에서 적응하고 변화한다. 시간이 지남에 따라 정상적으로 근육이 기능하는데 실패하고, 종종 다수의 발통점을 초래한다. 문제가 지속 되면, 점점 더 강직 패턴이 발생할 수 있다. 근절(sarcomere)의 연결이 실패하고 다루기 힘든 상태의 만성적 유발점이 형성된다. 말초성과 중추성 감작(sensitization)이 이"선회 패턴"을 유지하는데 중요한 역할을 담당한다. 그러나 그것은 근막의 기초적 적응이다.

이 맥락에서 발통점을 참조하는 것이 중요하다. 몸이 무엇을 달성하기 위해 노력하는가? 왜 그것의 인내/보상 기능이 고장났는가? 중점 또는 핵심 문제는 어디이고 무엇인가? 나는 나의 학생들에게 탐정같이 생각하라고 한다: "증상을 일으키는 조직"을 발견, 반영하고 시간이 지남에 따라 몸이 보상하기 위해 어떻게 적응하는지 관찰하라. 이것은 환자의 몸, 장기, 뼈, 그리고 지지하는 조직뿐만 아니라 자세, 영양, 직업, 심리 상태 및 일반적 웰빙에 대한 전체적인 관점을 요구한다.

복잡성(Complexity)

복잡성 이론은 유발점에 관한 논의에서 중요한 한 부분일 수 있다. 혼돈 이론과 그 파생물의 복잡성 이론은 과학적 사고의 새로운 패러다임을 제시한다. 복잡성 이론은 경제학, 의학, 인류학, 역사, 정치, 컴퓨터 과학 등과 관련된 광범위한 학문적 범위(pan-disciplinary)를 갖는다. 그것은 복잡한 시스템에서 발생하는 오래되고 근본적인 많은 철학적 질문을 해결하기위한 하나의 틀을 제공한다.

복잡성 이론은 부분의 합보다 연결성 여부를 검사하고 근본적인 질문에 대한 답변을 얻으려는 시도를 한다. 또한, 발통점의 "왜"에 대한 모델을 개념화하는데 도움을 준다. 복잡성은 결정적이다: 다른 말로 복잡성은 실제적이고 측정가능한 수학, 계산, 정리 및 증거에 근거한다.

이 주제에 대한 복잡성 이론의 관련된 측면 중 일부는 다음과 같다.

1. 복잡한 시스템에서 다른 종류의 당김력(attractor types)의 개념
2. 복잡한 시스템에서 긍정적인 피드백의 개념
3. 출현(emergence)의 개념
4. "혼돈의 가장자리"에서 존재하는 생각, 창조의 영역

그리고 자가 유사성

혼돈이론은 1880년대 henri poincare같은 과학자들이 비주기적 궤도에 있어서 세가지 신체의 문제점에 대해 연구하는 동안 이전 연구에서 등장했다. 1980년대에 날씨와 같은 비선형 시스템을 모델링하고 설명하였다. 매우 간단한 동적 규칙이 어떻게 매우 복잡한 행동을 야기할 수 있는지 보여주는 것 같은 깊은 의미가 있다: 도형의 끝없이 세밀한 아름다움 또는 강물에서 난류의 형태를 목격하는 것 같은. 혼란은 임의성과 동일하지 않다. 예를 들어 당신이 30층 건물에서 바쁜 도시를 내려다 볼 때, 차, 버스, 사람들이 무작위로 주위를 움직이는 것같이 보인다. 진실은 모든 사람이 어딘가에 가고 있다는 것이다: 사람들은 각자의 벡터를 가진다. 임의성 같이 보이는 것은 실제로는 수학적으로 예측 가능한 현상이다.

계속 증가하는 컴퓨터 능력으로 실제 상황에서 혼돈이론 모델을 탐구하는데 큰 도움이 되고 있다. 그 결과 다른 분야의 많은 연구원들이 과학적 개척을 경험하고 있다. 모든 양식은 독립적이게 우연히 발견했지만 매우 중요한 원리이다: 순서, 복잡성, 그리고 구조가 혼돈의 가장자리에서 좁은 층으로 존재한다. 이 연구의 결과는 복잡성 이론에서 결론지어졌다. 이 이론은 주식시장, 소셜네트워크 및 근골격계시스템 같은 복잡한 시스템을 구축하는데 간단한 규칙을 제공한다.

이상한 끌개(Strange attractors)

우리 행성에는 "골디락 구역(goldilock's zone)"이라고 불리는 "knife's edge"가 존재한다. 지구의 궤도는 태양 가까이에 있고 수증기가 끓어오르고 있고, 생명은 시작되지 않았다. 지구가 화성처럼 더 멀었다면, 얼어있거나 정체되어 있었을 것이다. 수소원자가 산소와의 안정적인 결합을 허락하지 않았다면 우리는 여기에 존재하지 못했을 것이다. 계속해서 거의 모든 시스템에서 이 패턴이 나온다. 경계면 한쪽의 혼란은 비선형 차원의 격변과 변화를 일으킨다: 다른 측면에서는 강직, 구조, 순서가 있다. "cellular automata"같은 컴퓨터 모델을 사용하려면 이 원리는 더욱 탐구되어져야 한다.

stephen wolfram(12살에 그는 물리학 사전을 저술했다)은 물리학 및 컴퓨터에서 1987년에 획기적인 실험을 수행했다. 그는 그의 컴퓨터에 "세포 자동장치(cellular automama)"라 불리는 세포를 연구하였다. 그는 변수를 조작하여 자신의 컴퓨터 화면에 계속해서 특정 패턴(음식, 햇빛과 같은)이 나타난 것을 알아차렸다. 놀랍게도 이 문제는 매우 사실적인 모습이었다.

이 행동은 조직의 기본적인 유형을 지적했다. wolfram의 천재성은 작동 시 특정 원칙이 있다고 인식했다. 그는 나타나고 사리지고 그리고 때때로 머무는 당김력(attractor)의 특정 유형을 관찰했다.

- 1단계 (class 1) : 점 당김력(point attractor)
- 2단계 (class 2) : 주기적 당김력(Periodic attractor)
- 3단계 (class 3) : 이상한 당김력(strange attractor)

자동장치에서, 1단계 당김력은 세포가 지나가게 되고 덩어리의 하단에 합체된 그릇에 대리석을 압연한 것 같이 침체와 정체를 이끈다. 2단계 당김력은 자동장치가 합체되거나 자유롭게 서로 간에 흐르는 두 개의 극을 가진 것 같았다(쌍성처럼). 오직 3단계 당김력에서만 사실적인 결과를 보였다. 복잡한 시스템의 규칙은 3단계 당김력의 출현에만 오직 작동한다: 특히 이상한 당김력(stranges attrators) (see complexity by Mitchell Waldrop(1992))

복잡하고 동적인 시스템에서 나타날 수 있는 "조직 촉매"와 같이 이상한 끌개는 작동하는 것처럼 보인다. wolfram에 의한 세포 자동장치(cellular automama) 실험은 보편적으로 추정되어왔다. 계속해서 모든 복잡하고 동적인 시스템에서는 끌개가 나타날 것이다. 그들은 시스템 자체에서 필요로 일시적으로 나타날 것이다. 그들은 회오리 바람에서 중심의 정지되어있는 것 같은 조직과 구조와 유사하다.

복잡한 인체 시스템내의 당김력

(Attractors within complex human systems)

인체는 복잡한 끌개의 작동범위 내에서 다양한 동적 시스템으로 보일 수 있고, 전체 그리고 부분적으로 작동 할 수 있다. 아래의 시스템은 어떤 방법으로 원리를 설명하고 있다(이 목록만 표시한다).

- 심장, 점(point), 주기적(periodic), and 이상한 당김력(stange attractors)가 작동하고 있는 (Mills 2005)

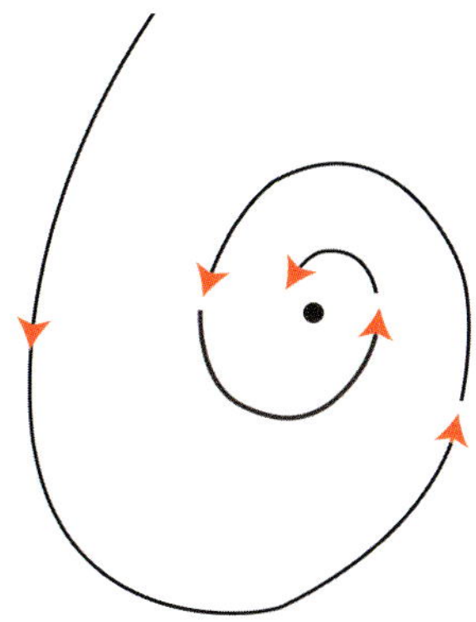

그림 6-2 point attractor

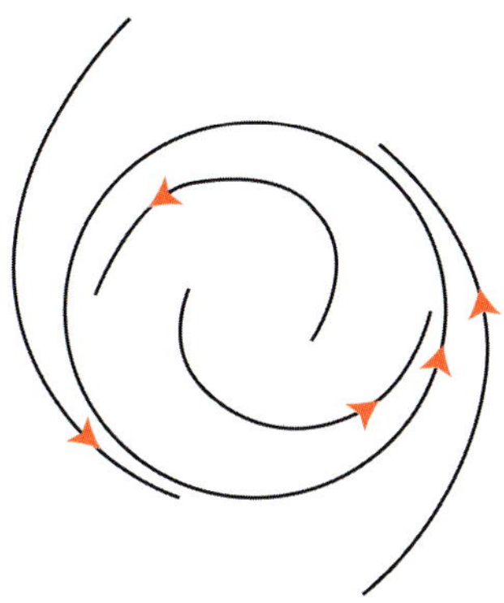

그림 6-3 주기적 당김력(strange attractors)

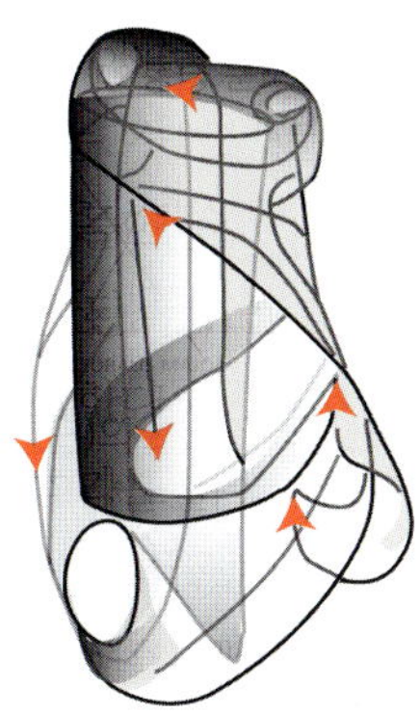

그림 6-4 이상한 당김력(strange attractor)

- 항상성(동적) 기능, 체온 또는 정신주기와 같은
- 발생학적 측면에서의 근방추 형성
- 간 – 거대 그리고 미세 기능
- 세망 – 림프계
- 골 형성과 근막 확산

근골격계는 복잡하기 때문에 점(point), 주기적(periodic), and 이상한 당김력(strange attractors) 들이 그 안에서 나타나야 한다. 이 끌개는 특정상황에서 근막발통점이 될 수 있는 "다양상 수용기"가 될 것이다.

발통점과 이상한 당김력(Trigger points are strange attractors)

가와기타 등(2002)은 발통점이 다양상 수용기(PMRs)라 불리는 감각 신경구조물에서 올 수 있다고 하였다. 그것은 PMRs는 기계적, 열, 그리고 또는 화학적 자극에 반응하는 통각수용기의 한 종류라고 주장하였다. "감각 종말"인 PMR은 잠재적으로 "자유 신경 종말"로서 몸 전체의 다양한 조직에 존재한다. 그 잠재적인 다양상 수용기는 갑작스런 생리학적 자극에 "관심을 두다" 상태가 되고 호출되며, 우리는 이를 발통점이라 부른다. 이 이론은 일부 말초와 중앙 감각에 관한 연구를 이론적으로 지지한다.

나는 더 나아가 특정 다양상 수용기가 복잡한 근막의 망 안에 있는 3단계 당김력(또는 strange attractors)이라고 주장하고 싶다; 그들은 필요에 따라 나타나고 활성화된다. 다양상 수용기는 거기에 있어야 되기 때문에 존재한다. 그들은 특정 생리학적 상황과 환경에 따라 복잡성에서 등장하고 발통점에 의해 "관심을 두다"가 된다. 다양상 수용기는 유해자극에 대한 신경 시스템의 부정적인 피드백의 일부이다.

특정 발통점은 지속적으로 "관심을 두다"되는 것 같다: 나는 이 발통점들이 "이상한 끌개"이며, 그들을 "거대한 발통점(super trigger points)"이라고 명명할 것을 제안한다(STPs).

거대한 발통점(Super trigger points[STPs])

거대한 발통점은 언제든 모든 사람에서 활성화되는 것 같다: 마치 거대한 발통점이 그곳에 있어야만 하는 것 같이. 거대한 발통점은 근막에 있는 이상한 끌개이다. 이러한 근육에서 발통점을 완화하면 항상 깊은 생리적 효과를 포함한 예상보다도 큰 전신적 효과가 나타난다. 이들 효과는 "정상적인(normal)" 발통점의 반응을 넘어 더욱 좋을 것이며, 바로 "거대한(super)" 발통점이다.

나는 치료 프로토콜에 "거대한(super)" 발통점을 이용하여 빠른 시간 내에 만성통증증후군을 이완하는 것을 관찰해왔다. 각 장의 끝에 나는 STPs을 포함한 기본적인 NAT 프로토콜을 제안한다. 생리학적 또는 "거대한(super)" 발통점의 예는 다음과 같다.

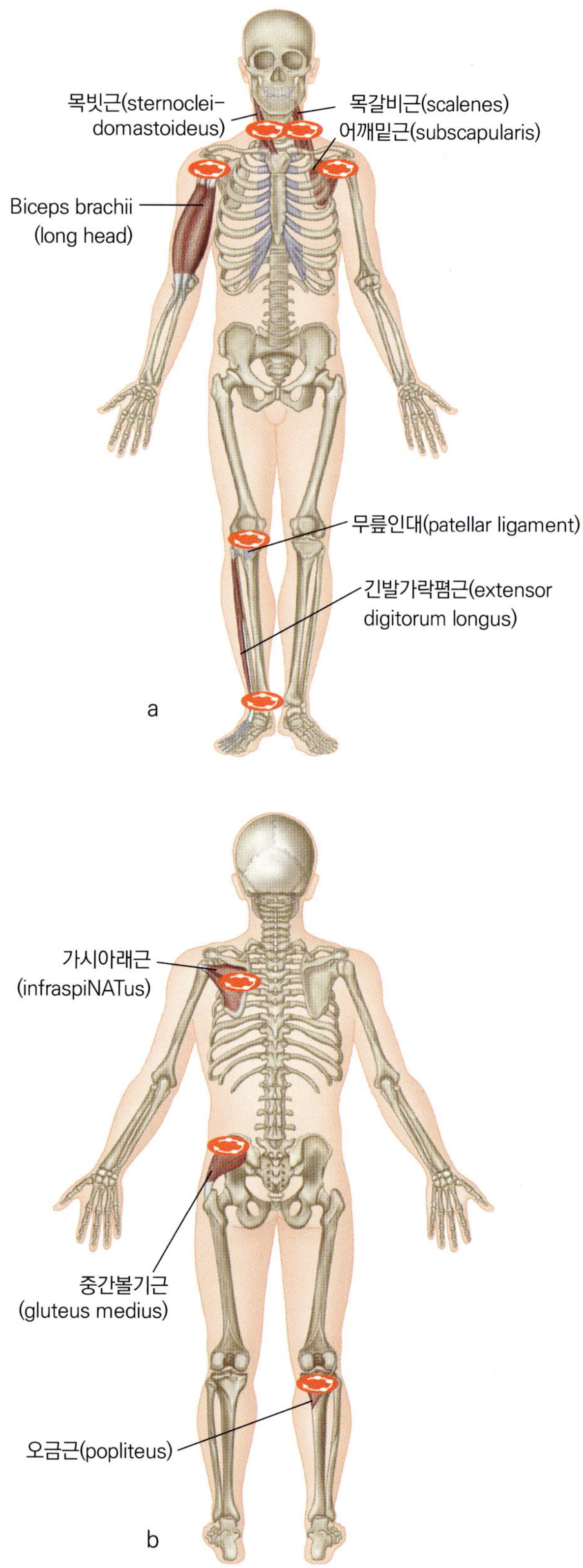

그림 6-5 거대 발통점: (a) 앞쪽 모습 (b) 뒤쪽 모습

- 목빗근(흉쇄유돌근): 두통
- 목갈비근(사각근): 손과 손목의 통증과 복합부위통증증후군1형(CRPS I)같은 신경혈관 관련 문제
- 어깨뼈 안쪽주변 가시아래근: 어깨밑근과 윗팔두갈래근의 긴갈래: 어깨통증
- 중간볼기근(중둔근): 허리통증
- 무릎뼈인대(patellar ligament): 무릎뼈 붙는곳: 무릎통증
- 오금: 무릎통증
- 긴발가락폄근(장지신근)(at junction of talocrural joint): 발목 균형(골절 후 재활)과 발목 통증

근막경선(Myofascial meridians)

발통점과 함께 발생(trigger point tend to develop along) "근막경선"

임상적으로, 발통점은 특정 힘 또는 경선을 따라 근막의 날실(warp)과 씨실(weft)에 의해 나타나는 경향이 있다. 그 이유는 Thomas Myers(2001)에 의해 제안 되었으며, Ida Rolf 초기 연구에 근거한다. "근막 채널(myofascial channels)" 또는 사슬(chains)의 개념은 신체가 오른쪽에서 왼쪽으로, 아래에서 위로, 그리고 심부에서 표면으로 힘을 분산시키고 분배하는 방식을 설명 하는데 도움이 된다. 그러므로 이러한 근막경선의 흐름을 이해하고 시각화 하는데 유용하다.

근육은 고립(isolation)되어 작동하지 않지만 몸 전체에 이어지는 근섬유 연속체 내의 수축 요소로 생각 할 수 있다. 경선지도(meridian maps)는 신체의 한 영역인 일차적(primary), 중심(central) 발통점이 2차 또는 위성 발통점인 먼 거리로 어떻게, 왜 발달하는지 설명하는데 도움이 될 수 있다. 또한 이 지도는 3장에서 논의된 "교차" 패턴을 설명할 수도 있다. 경선이라는 용어는 침술과 중국 전통 의학(TCM)에서 파생되었다. 생체 에너지 라인이나 채널은 몸 전체에 흐르는 것이라고 설명한다.

근운동 사슬과 하위 링크(myokinetic chains and sublinks)

뇌/몸은 근육 수축을 조정(coordiNATe)하기 위해 다양한 신경근 전략을 사용하고 안정성과 공간 방향(spatial orientation)을 가능하게 한다. 우리의 모든 시스템과 구조는 상호 의존적이고 연결된 방식으로 함께 작동한다. My-

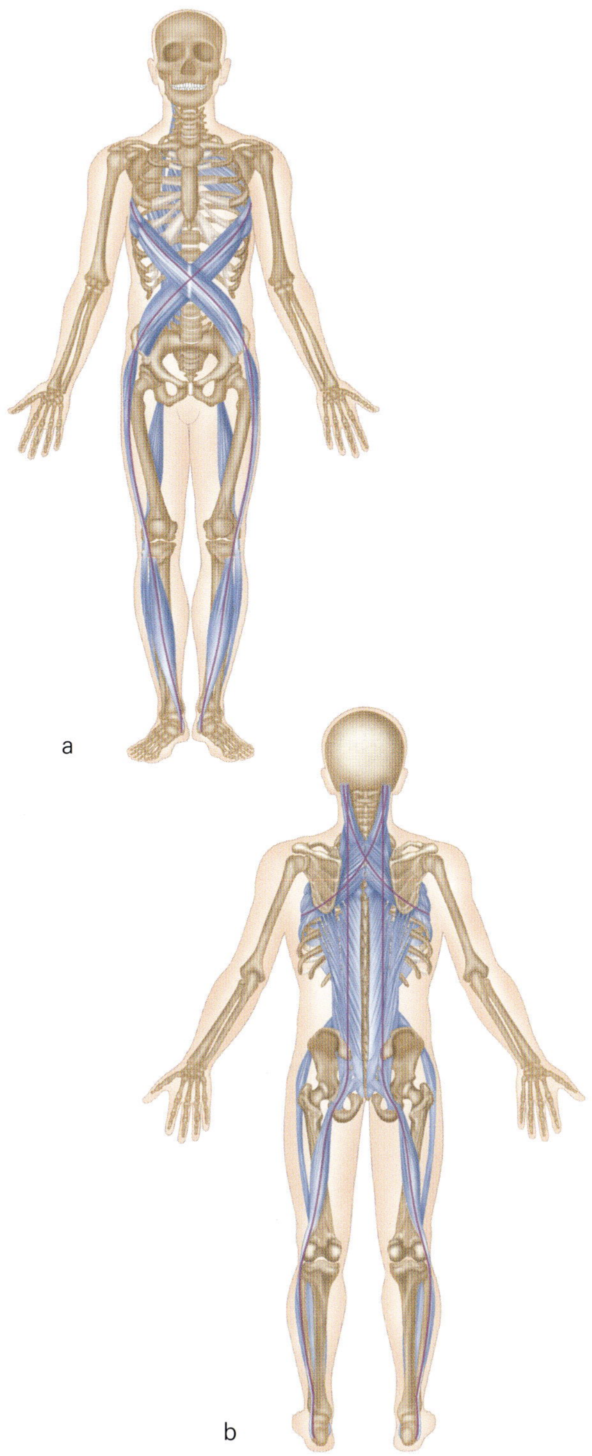

그림 6-6 척추(사선) 사슬(The Spinal(oblique) Chain, S/OC): (a) 앞쪽 모습 (b) 뒤쪽 모습

ers(2001)는 그의 중대한 작업인 근막 경선 해부학(ANATomy Trains)에서 이러한 연결의 근섬유 구성 요소에 대한 몇가지 아이디어를 발표하였고, "근막경선"(myofascial meridians)이라고 표시 했다. Sharkey은 이 이 개념을 더욱 발전 시켰다. 그는 경선을 "기능적 운동 사슬"(functional kinetic chains)의 연속이라고 소개하였다. Sharkey은 몸의 운동력(kinetic forces)은 "척추/사선(spinal/oblique) 사슬, 측면 사슬, 후방 사슬, 그리고 전방 시상 사슬"을 통해 상쇄 된다고 제안했다. 몇몇 다른 2차 사슬 및/또는 연결 또한 공존한고, 모두 심부와 표면에 존재한다.

척추(사선) 사슬(The Spinal(oblique [Chain, S/OC])

척추(사선)사슬은 바깥빗근(external oblique), 속내빗근(internal oblique), 모음근(adductor), 장경인대(iliotibial band, IT), 앞정강근(tibialis anterior), 그리고 긴 종아리근/짧은 종아리근(peroneus longus/brevise)을 포함 한다. 이 사슬에 다음 링크가 포함 될 수 있다: 앞톱니근(serratus anterior) 동측의 마름근(rhomboid), 반대측의 머리널판근(splenius capitis)

가쪽 사슬(The lateral chain, LC)

가쪽 사슬은 종아리근(peroneal), 엉덩정강근막띠(iliotibial band), 넙다리근막긴장근(tensor fasciae latea, TFL), 볼기근(gluteals) 바깥빗근과 속빗근, 동측 모음근, 반대측 허리네모근(quadratus lumborum)을 포함 한다. 이 사슬에 다음 링크

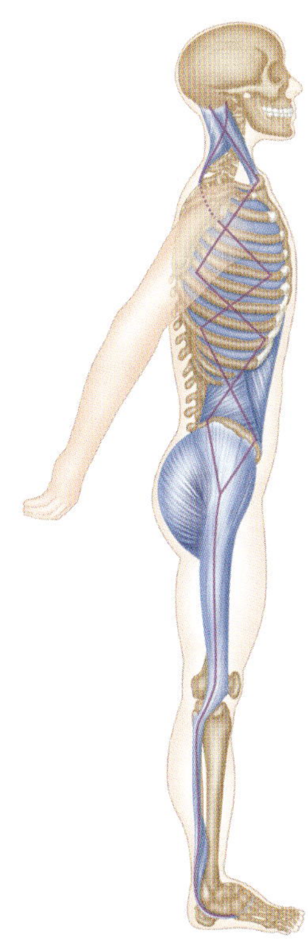

그림 6-7 가쪽 사슬(The lateral chain, LC)

가 포함 될 수 있다: 갈비사이근(intercostals), 머리/목 널판근(splenius capitis/cervicis), 목갈비근(scalenes).

뒤쪽 시상 사슬(posterior sagittal chain, PSC)

후방시상사슬은 등허리근막(thoracolumbar fascia)과 위와 아래 근육 링크를 포함하여, 관절 주변뿐만 아니라 척추 관절에도 움직임과 지지를 제공한다. 중간 부분에서, 하위 링크는 배가로근(transversus abdominis)과 속내빗근의 후방 섬유를 포함 한다. 골반 바닥(pelvic floor)근육은 배세모근(pyramidalis), 뭇갈래근(multifidi),과 가장긴근(longissimus)의 허리 후방, 엉덩갈비근(iliocostalis),그리고 가로막(diaphragm)을 포함하여, 코어 근육으로 집합되어 일반적으로 알려져 있다. 물론, 이 관절 지지 시스템은 어깨관절(glenohumeral)과 허리골반-엉덩 복합체(lumbopelvic-hip complex)에도 존재 한다.

심부 후방 또는 시상면 사슬은 분절 또는 관절의 움직임에 국소적 지지를 제공하는 국소적, 심부, 부분적으로 관련된 근육을 포함한다.(긴장성,thonic 또는 Ⅱ형 섬유)

표층 사선 후방(superficial oblique posterior) 사슬은 초기 움직임이나 대근육을 포함 한다. 이름에서 알 수 있듯이, 주로 표면에 있다. 이 근육은 주로 위상성(phasic)이며, 피로에 대한 저항력이 높은 I 형 섬유가 많이 분포 한다.

후방 시상 사슬은 뒤통수이마근(occipitofrontalis), 척추세움근(erector spinae), 등허리근막, 뭇갈래근, 엉치결절인대(sacrotuberous ligament), 넙다리두갈래근(short head of biceps femoris)을 포함한다. 이 링크는 장딴지근(gastrocnemius)과 발바닥근막(plantar fascia)을 포함하여 연속 될 수 있다. 뒤쪽 사선 연결(POL)는 넓은등근(latissimus dorsi), 동측의 큰볼기근(gluteus maximus), 등허리근막을 포함한다. 이 사슬에 다음 링크가 포함 되어 연속 될 수 있다: 장경인대, 앞 정강근, 종아리근.

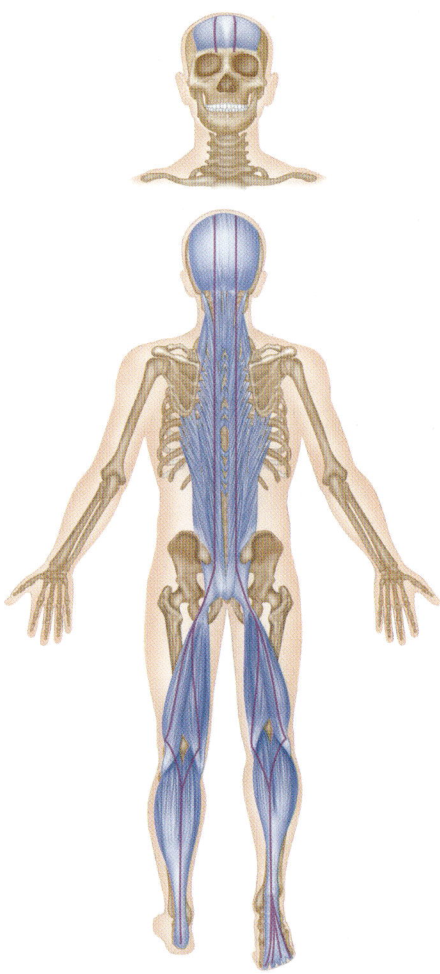

그림 6-8 뒤쪽 시상 사슬(posterior sagittal chain, PSC)

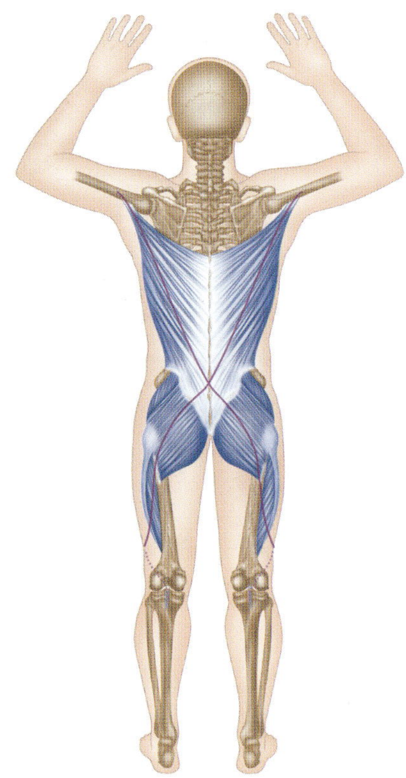

그림 6-9 뒤쪽 사선 링크(posterior oblique link, POL)

앞쪽 시상 사슬(the anterior sagittal chain, ASC)

전방 시상 사슬은 발등(dorsal surface of foot), 정강이뼈막(tibial periosteum), 넙다리 곧은근(rectus femoris), 아

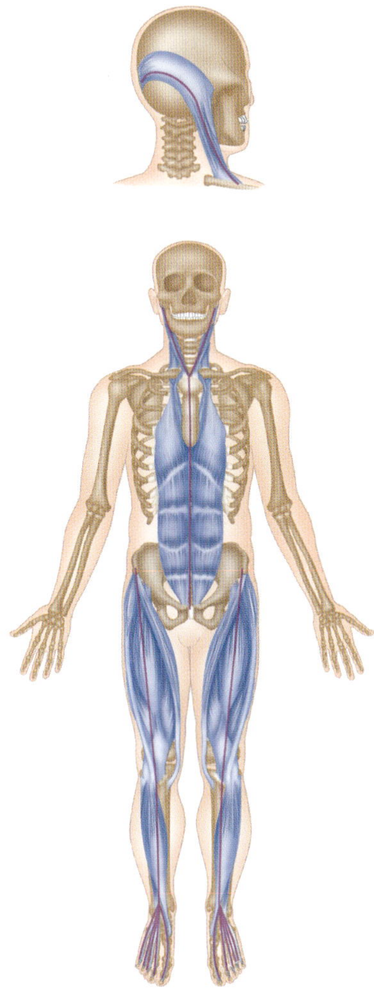

그림 6-10 앞쪽 시상 사슬(the anterior sagittal chain, ASC)

래앞엉덩뼈가시(anterior inferior iliac spine, AIIS), 두덩뼈 결절(pubic tubercle), 배곧은근(rectus abdominis), 복판의 뼈막(sternal periosteum), 목빗근(sternocleidomastoideus), 꼭지돌기(Mastoid process)의 뼈막을 포함한다.

깊은 앞쪽 사슬(The deep anterior chain, DAC)

깊은 앞쪽 사슬은 발바닥 표면의 안쪽 아치(1번째 쐐기뼈, first cuneiform),뒷정강근(tibialis posterior), 안쪽 정강이 뼈막(medial tibial periosteum), 모음근, 거친선(linea aspera), 궁둥뼈와 두덩뼈가지(ramus of the ischium and pubis), 작은돌기(lesser trochanter), 엉덩근(iliacus), 앞세로인대(anterior longitudinal ligament), 큰허리근(psoas major), 횡경막의 중심널힘줄(central tendon of the diaphragm), 가슴세로칸(mediastinum), 심장막(pericardium), 가슴막 근막(pleural fascia), 척추앞 근막(prevertebralis fascia), 목갈비근 근막(fascia scalenus), 긴머리근(longus

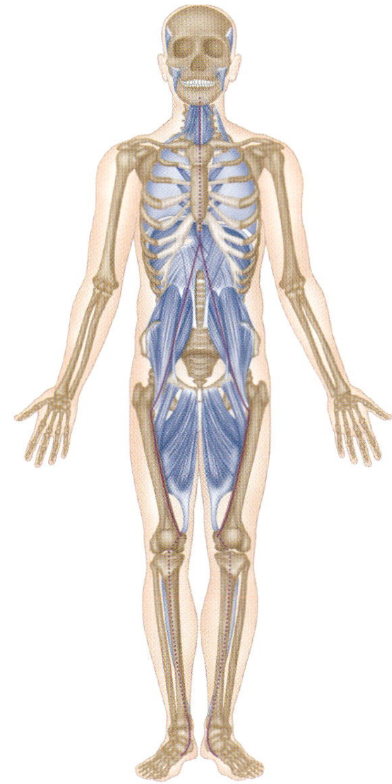

그림 6-11 깊은 앞쪽 사슬(The deep anterior chain, DAC)

capitis), 목뿔(hyoid)과 관련된 근막, 아래턱뼈(mandible), 뒤통수(occiput), 머리덮개널힘줄(galea aponeurotica)이 포함된다.

NAT 니엘 에셔 테크닉 (Niel-Asher Technique) (NAT)

Niel Asher Technique

NAT(니엘 에셔 테크닉 (Niel–Asher Technique))는 발전된 발통점 기법이다 – 발전되었다 말하는 이유는 NAT는 신경생리학적으로 근육근막 뒤에 발통점을 새롭고 신중한 방법으로 활용한 방법이기 때문이다. NAT는 마사지(deep stroking massage)와 압박–억제(compression–inhibition) 기법을 함께 섞어 연출된 알고리즘으로 사용한다. NAT에서 발통점은 근육의 기능이상(dysfuction)과 관련된 것들과는 관련이 없다고 생각되지만 척추와 중추신경계에는 관련이 된 것으로 본다. 왜냐하면 발통점은 많은 통증이 있다고 말해지고, 위에서 언급한 것과 같이, 통증 경로를 자극하는 것은 신경계 말초와 중추신경계의 쇠약을 포함하는 많은 부정적 효과를 일으키기 때문이다.

신체의 불능을 치료하는 이 한 가지 방식을 강력히 반대하는 치료사들에게; 우리는 각각의 치료방식을 환자의 케이스와 전후 상황의 맞게 실행했다. 그러므로 치료 프로토콜은 다르다. 내가 말할 수 있는 것은 스스로 NAT를 매 시간마다 시행해 보라는 것이다.

나는 NAT를 오십견 증상의 치료를 위해 1999년 개발했다. 어깨는 가장 신체의 복잡한 구조이고, 4개의 관절과 18개의 근육을 가진다. 오십견은 다른 많은 어깨의 가장 좋지 않은 문제들을 가지고 있다고 여겨진다. 거기에는 많은 그리고 비슷한 수수께끼들이 있고 그 수수께끼를 해결하는 것은 우리에게 신경계 내부의 움직임에 대한 많은 진실과 이해를 얻게 할 것이다. 나는 특정한 발통점에서 같은 증상을 나타내는 환자를 거의 매일 관찰했다.

놀라운 것은 도수교정을 환자에게 적용하는 과정에서 환자의 장기간의 만성 오십견이 한두가지 방법으로 해결되는 것을 보았다. 이런 빠른 해결은 오직 신경적인 과정으로 설명이 가능하고 이것이 현재의 모델을 만들어냈다. NAT를 이용하여 수많은 오십견 환자들을 완벽하게 치료할 수 있으며, 이 기법은 근거에 기초하고 있고 현재 광범위하게 근골격계 분야에서 사용되고 있다.

NAT 이론(NAT theory)

의도적인 자극으로 발통점(그리고 관절)의 내부와 주변을 바꾼 기계적수용기는 새로운 신경적인 특징을 발생시킨다. 그것은 척추와 신체감각피질에 영향을 미치며 NAT는 의도적으로 발통점과 연관되어 있는 아래와 같은 자율신경계 반사들을 이용한다.

- 상호 협응(co–coordination)
- 상호 억제(reciprocal inhibition)
- 후등척성 이완(post–isometic relaxation)
- 후활성화 억제(post–activation depression)
- 퓨어 촉진(pure facilitaion)
- 상호 촉진(co–facilitation)
- 자율신경계 반응들(automatic(ANS) responses)
- 통증 이론(pain gate)
- 척수반사 반응들(spinal cord reflex responses)
- 신경가소성(neuropasticity)

신경계는 입력 과정들을 선회 패턴(holidng pattern)을 이완시키고 운동단위의 출력을 정상화하고 상호협응(co–coordination)을 향상시킴으로써 이러한 입력과정에 반응한다. 의학적으로 NAT를 받은 환자들은 관절의 안쪽에 기름칠한 것 같다 또는 근육이 다시 멀쩡해진 것 같다는 묘사를 하곤 한다. 신체의 불능에 관하여 NAT는 이미 새로운 힘을 불어 넣었고 방어적인 관절자세(예로 척추미끄럼증, spondylolisthesis)와 문제가 있는 관절부위에서 나타나는 방어적인 경련(protective spasm)(예로 엉덩관절에서의 관절염, arthritic hip)을 이완시킨다.

더 나아가 NAT의 과정은 관절 주위의 근육들을 자율신경계 반응으로써 재활성화 시키거나 적절한 긴장(tone)을 만든다. 또한 근력과 파워 측면에서도 향상을 보인다. 이점이 캐나다와 호주팀이 2012년 런던 올림픽에서 NAT를 사용했던 이유 중 한가지 이다. 이에 대한 증거는 영국의 캠브리지에 위치한 에든브룩 병원(Addenbrooke's hospital)에서 이루어진 연구에 근거한다(Weis et al. 2003). 장기간의 만성 어깨 통증과 약화를 가진 환자를 대상으로 NAT를 적용했을 때 능동 운동범위(P〈0.002)와 근력(P〈0.046)에서의 큰 증가가 효과를 입증했다.

3D 이완술(Three-Dimensional [3-D] release)

뇌는 피질에 세밀하게 연결되어 있는 3–D 감각과 운동 신경이 위치하고 있다. 우리의 뇌(운동 피질)는 움직임의 요구에 운동단위들의 복잡한 순서와 협응함으로써 반응한다. 이러한 운동단위는 단독으로 또는 모여서 수축할 수 있고, 더 많은 힘이 요구될 때는 여러 그룹들이 결합하기도 한다. 운동체계(motor system)가 부드럽고 협응된 움직임을 만드는 주요 방법 중 한가지는 길항작용(antagonism)이라고 알려진 3요소 조절방식을 활용하는 것이다. 3요소는 주동근(agonist), 길항근(antagonist), 고정근(fixator)(관절을 고정하여 주동근과 길항근이 효과적으로 작용하도록 돕는 것)으로 이루어져 있다. 발통점이 이 3가지 요소 중의 한군데서 나타난다면 다른 요소들은 이에 보상작용을 한다. 따라서 주동근 뿐만 아니라 길항근에서 나타나는 발통점을 치료해야 하는 한다. 이것을 다른 말로 3–D 이완술(3–D release)이라고 한다. 많은 요소들이 효과적으로 사용되어져 왔고, 이 요소에는 상호 억제(reciprocal inhibition)(길항근이 부분적 또는 전체적으로 억제시키는), 퓨어촉진(pure facilitation)(길항근을 더 강하게 만드는), 상호–촉진

(co-facilitation)(2차 근육들의 힘도 강하게 하는)

길항작용(antogonism)을 증명하는 많은 경험적 자료들이 있지만 주로 건강한 사람을 대상으로 한 것이다. 따라서 나는 병적인 상황에 적용할 것을 제안한다(예로 오십견). 전형적인 주동근과 길항근의 관계가 같은 형태로 작용하지 않을 수도 있고 신경가소성의 발생 때문이다.

예를 들어 오십견은 유해한 자극(반응적 건염이나 통증)을 피하기 위한 신경계에서 흔히 보이는 보호적 반응 중 하나일 수 있다. 매시간 당신은 오십견을 한쪽방향으로 밀기 위한 노력을 해야 하고 그것은 대항하여 너를 밀것이다. 뇌는 위협받는 것들에 저항하기 위해 끊임없이 작동한다. 이것은 많은 근육에 다양한 발통점을 가지고 있는 뻣뻣하고 통증을 보이는 오십견에서 나타난다(우리는 이런 방어적 반응을 모든 어깨 통증을 호소하는 환자에서 볼 수 있다). 뇌는 마치 고통스런 어깨가 슬링같은 자세와 그것을 유지하도록 몇 달 또는 몇 년을 해야 하는듯한 자세를 취하도록 통증 자극을 계속 보낸다. 이것은 말초와 중추신경의 예민성 때문에 일어날 수 있는 일이다.

3-D NAT 시행순서(3-D NAT Sequences)

나는 몇 가지 3-D NAT 이완기법을 포함시켰고 더욱 자세한 내용은 www.nielasher.com을 참고하세요. 아래에 엉덩관절에 중정도의 골관절염을 갖고 있는 환자에게 적용하는 NAT기법의 한 예가 서술되어 있다.

1. 관절가동범위(ROM)를 측정한다.
2. 근육과 발통점을 평가하고 기술한다.
3. 엉덩관절 모음근에 있는 발통점들을 치료한다(with patient in a lateral decubitus position on the affected side). 이때 마사지(deep stroking massage)를 무릎에서 사타구니 방향으로 진행한다.
4. 억제 압박 기법을 사용하고 엉덩관절 모음근의 부착점의 발통점에서 멈춘다.
5. 환자를 반대편 쪽으로 돌리고 넙다리근막에 있는 발통점들을 치료한다(마사지는 오직 엉덩부위에서 발목부위로 실시). 엉덩작은볼기근/중간볼기근(gluteus minimus/medius)에 있는 발통점에서 멈추고 억제 압박 기법을 실시한다.
6. 엉덩관절을 수동적으로 회전시킨다.
7. 4번 ~ 5번을 반복합니다.
8. 환자를 바로누운자세(supine)로 돌리고 치골근과 작은 엉덩관절의 내회전근들을 치료한다.
9. 관절가동범위를 다시 확인한다.

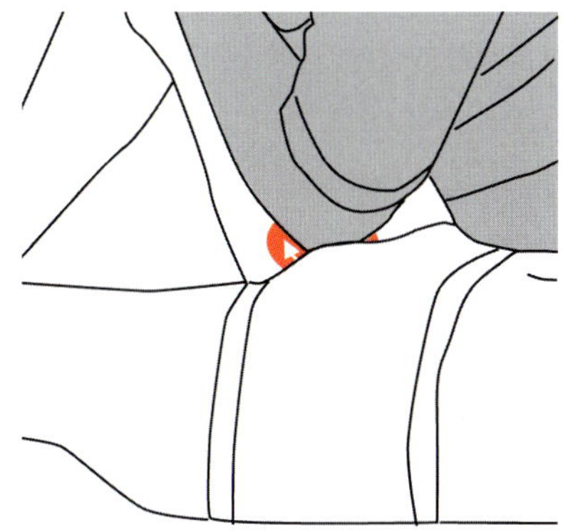

그림 6-12 팔꿈치를 사용한 치골근에 대한 바로 누운자세에서의 억제

변화된 길항작용(altered antagonism)

수천명의 급성기 오십견환자가 위팔두갈래근과 위팔세갈래근에 통증을 호소하는 환자를 관찰했다. 위팔두갈래근과 가시아래근이 짝힘작용하고 위팔세갈래근과 작은가슴근도 짝힘작용하는 기능적인 관계에서의 변화가 관찰된다. NAT는 이러한 기능적인 길항작용에 변화를 보인다. 치료가 진행되는 도중에 당신은 관찰할 수 있다. 만약 바로누운 자세에서 가시아래근과 어깨뼈의 외측에서 발통점을 자극한다. 이때 앞쪽 어깨세모근과 위팔두갈래근의 긴 갈래부분에서 연관통을 느낄 수 있다.

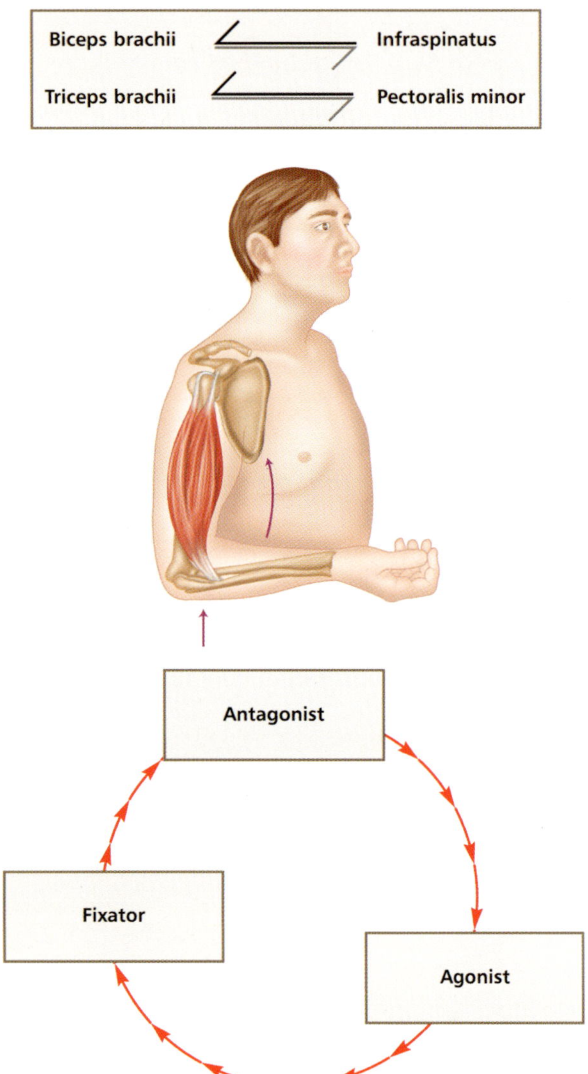

그림 6-13

반대로 발통점을 치료하라(Treat Trigger Points in Reverse)

기능적인 관계의 유형은 만성적인 발통점을 가진 근육에 적절하게 적용한다. 이런 경우에 길항작용하는 '선회패턴(holding pattern)'이 주 조직에 만들어진다. 저자는 이차적인 증상을 보이는 근막과 잠재적인 발통점, 중심근막의 발통점을 치료하였고 더욱 지속적인 효과를 보였다. 체계적이고 단계별로 기법을 적용하여야 선회패턴을 운동피질이 자동적으로 이완시키게 할 수 있다. 따라서 이차적인 패턴(선회패턴)과 주된 문제를 적절히 치료해야 한다.

07 얼굴, 고개 그리고 목 근육
(Muscles of the Face, Head, and Neck)

머리, 목 통증과 관련된 발통점
(Regional Trigger Points for Head and Neck Pain)

근육 참고 페이지(MUSCLE PAGE REFERENCE)

관자놀이 통증(Temple headache)
등세모근(승모근, Trapezius)
목빗근(흉쇄유돌근, Sternocleidomastoid)
머리반가시근(두반극근, Semispianalis capitis)
목널판근(경판상근, Splenius cervicis)
관자근(측두근, Temporalis)

머리 앞쪽 통증(Headache [front of head])
이마근(전두근, Frontalis)
머리반가시근(두반극근, Semispianalis capitis)
목빗근(흉쇄유돌근, Sternocleidomastoid)
눈둘레근(안륜근, Orbicularis oculi)

머리 뒤쪽 통증(Headache [back of head])
목빗근(흉쇄유돌근, Sternocleidomastoid)
두힘살근(이복근, Digastricus)
등세모근(승모근, Trapezius)
머리반가시근(두반극근, Semispianalis capitis)
목반가시근(경반극근, Semispinalis cervicis)
뒤통수근(후두근, Occipitalis)
관자근(측두근, Temporalis)
목널판근(경판상근, Splenius cervicis)

정수리 통증(Headache [top of head])
머리널판근(두판상근, Splenius capitis)
목빗근(흉쇄유돌근, Sternocleidomastoid)

부비강 통증(Sinus area pain)
가쪽날개근(외측익돌근, Pterigoideus lateralis)
눈둘레근(안륜근, Orbicularis oculi)
이마와 후두부를 구성하는 머리덮개근육근육
(이마근, epicranius [frontalis])
깨물근(교근, Masseter)
관자근(측두근, Temporalis)
목빗근(흉쇄유돌근, Sternocleidomastoid)

치통(Toothache)
깨물근(교근, Masseter)
두힘살근(이복근, Digastricus)
관자근(측두근, Temporalis)

눈 주위 통증(Eye region pain)
눈둘레근(안륜근, Orbicularis oculi)
깨물근(교근, Masseter)
뒤통수밑근(후두하근, Suboccipitalis)
등세모근(승모근, Trapezius)
관자근(측두근, Temporalis)
뒤통수근(후두근, Occipitalis)
목널판근(경판상근, Splenius cervicis)

볼과 턱 통증(Cheek and jaw pain)
목빗근(흉쇄유돌근, Sternocleidomastoid)
깨물근(교근, Masseter)
가쪽날개근(외측익돌근, Pterigoideus lateralis)
안쪽날개근(내측익돌근, Pterigoideus medialis)
등세모근(승모근, Trapezius)
두힘살근(이복근, Digastricus)
볼근(협근, Buccinator)
눈둘레근(안륜근, Orbicularis oculi)

턱관절과 귀통증(TMJ and ear pain)
깨물근(교근, Masseter)
가쪽날개근(외측익돌근, Pterigoideus lateralis)
안쪽날개근(내측익돌근, Pterigoideus medialis)
목빗근(흉쇄유돌근, Sternocleidomastoid)

(front of) **neck pain**
목빗근(흉쇄유돌근, Sternocleidomastoid)
두힘살근(이복근, Digastricus)
안쪽날개근(내측익돌근, Pterigoideus medialis)

(Back of) **neck pain**
등세모근(승모근, Trapezius)
어깨올림근(견갑거근, Levator scalpulae)
뭇갈래근(다열근, Multifidus)
목널판근(경판상근, Splenius cervicis)
가시아래근 – Infraspinatus

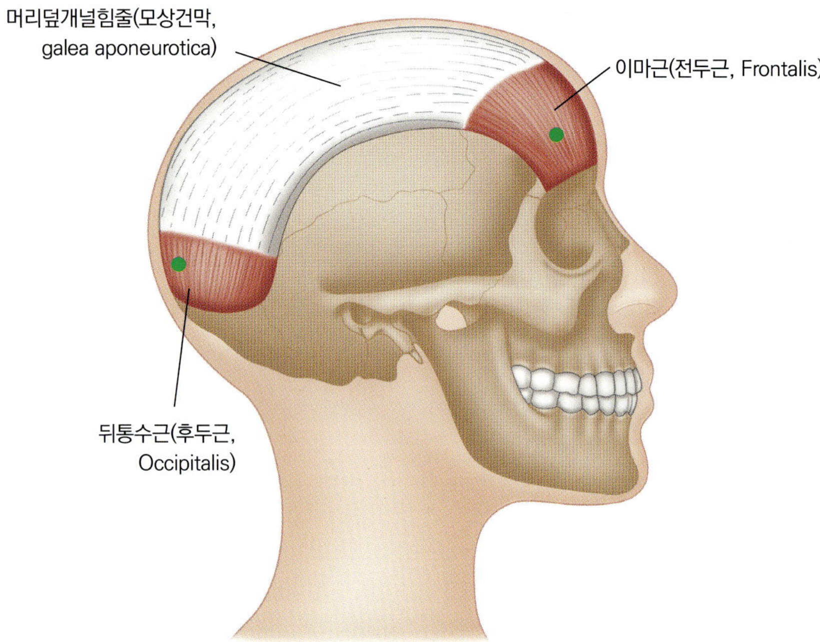

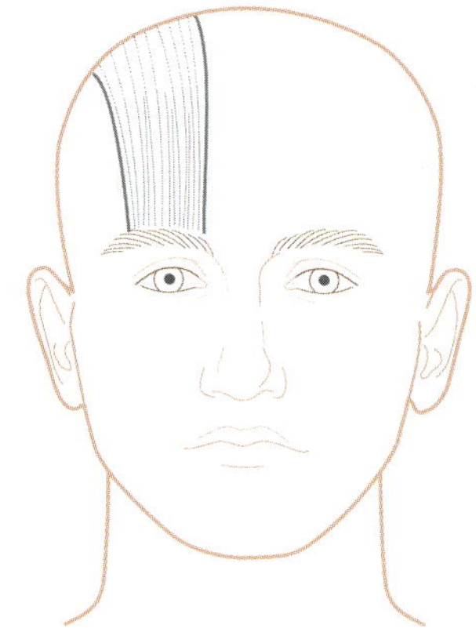

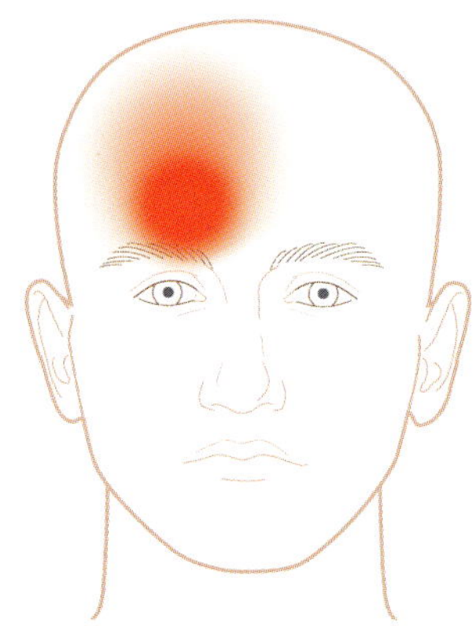

이마근

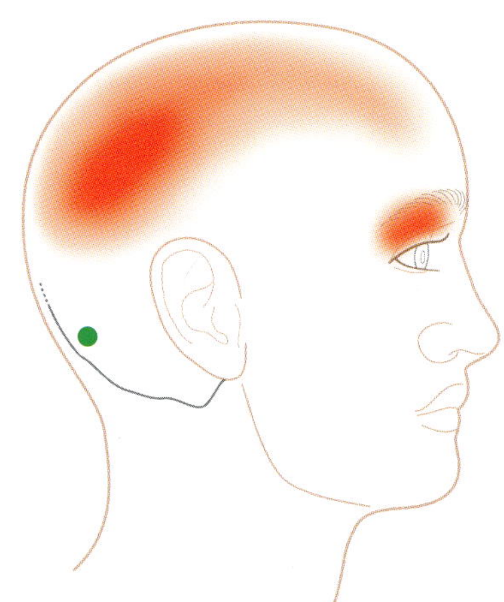

뒤통수근

그리스어, epi, 위의(above, upon); 라틴어, cranium, 두개골머리뼈(skull).

이 근육은 머리덮개널힘줄(모상건막, galea aponeurotica)이라 불리는 건막에 의해 두 개의 근육(뒤통수근, 이마근; occipitalis and frontalis)으로 효과적으로 연결되어져 있으며, 두개골 위에 씌워진 헬멧과 비슷하여 이름이 지어졌다.

기시부(Origin)
뒤통수근: 뒤통수뼈 상부 목선의 외측 2/3, 관자뼈의 꼭지돌기.
이마근: 머리덮개널힘줄.

종지부(Insertion)
뒤통수근: 머리덮개널힘줄(이마근의 근복까지 이어지는 얇은 막 모양의 힘줄).
이마근: 눈과 코 위의 근막과 피부.

작용(Action)
뒤통수근: 두피를 뒤쪽으로 당김. 눈썹과 이마의 주름을 위로 올리는 것을 도움.
이마근: 두피를 앞쪽으로 당김. 눈썹과 이마의 주름을 수평하게 위로 올림.

신경(Nerve)
안면얼굴신경(VII 뇌신경).

기본적인 기능적 동작
(Basic functional movement)
예: 눈썹을 위로 올림(이마의 주름을 수평하게).

연관통 패턴(Referred pain patterns)
뒤통수근: 두피 전, 외측에 통증; 후두부와 눈확(Orbit)안쪽으로 확산.
이마근: 같은 쪽 이마 위쪽과 전체에 약간의 연관통과 함께 국소적인 통증.

개요

적응증(Indications)
두통, 통증(뒤통수부), 엎드려 자거나 베개배지 않기, 귀앓이, 눈, 눈썹, 눈꺼풀 후방에 통증, 눈물나는 병, 흑백글자를 읽을 때 건너띄어 읽음, 눈을 가늘게 뜨고 봄, 주름있는 이마, 두통 긴장, 눈위로의 통증.

원인(Cause)
분노, 과도한 업무, 라이프스타일, 컴퓨터 사용, 찌푸른 얼굴, 잘못된 안경.

감별 진단(Differential diagnosis)
얼얼한 두피, 큰뒤통수신경(Greater occipital nerve) 협착.

관련성(Connections)
뒤통수밑근(후두하근, Suboccipital muscles), 목빗근의 쇄골지, 머리반가시근, 큰광대근(대관골근, zygomaticus major muscle), 넓은목근(광경근, platysma), 목갈비근, 목 뒤쪽 근육들, 눈 근육들.

전문가의 손 테크닉들

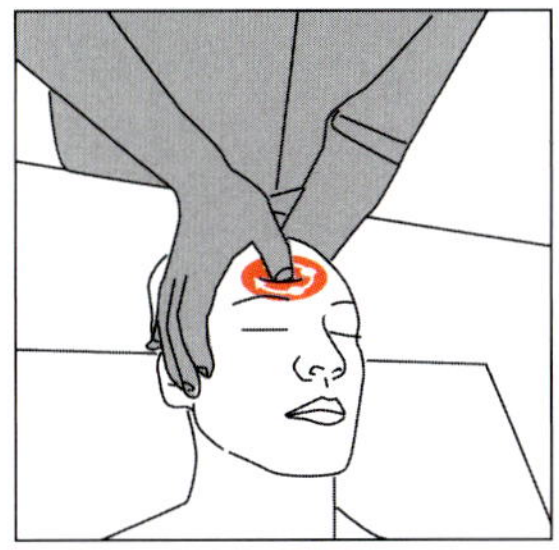

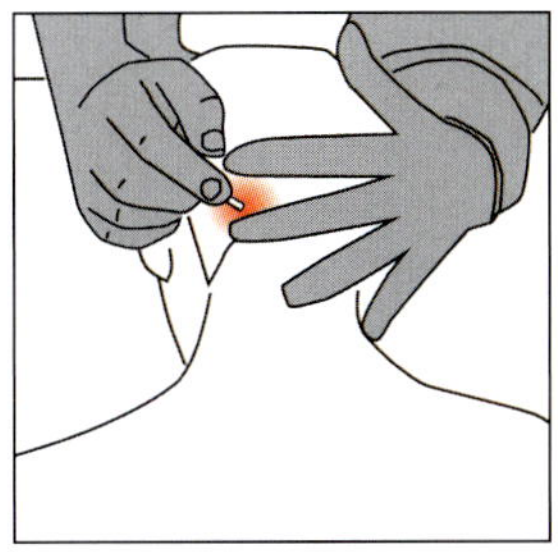

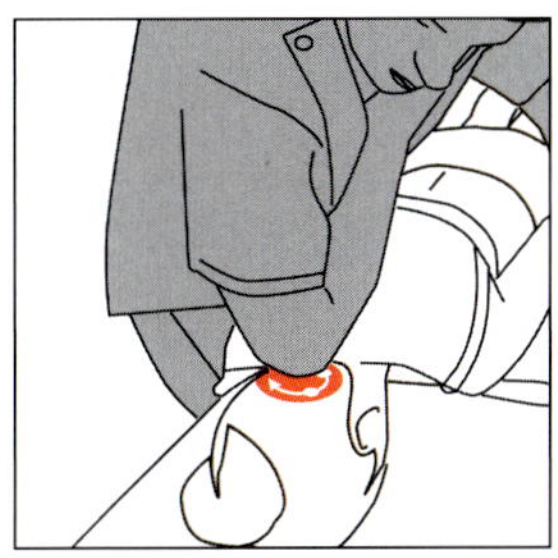

- ✓ 분사와 신장
- ✓ 건식 침
- ✓ 심부 마사지
- ✓✓ 압박
- ✓✓ 근육 에너지
- ✓✓ 자세 이완
- ✓ 습식 침

후등척성(PIR) 테크닉

적응증: 아급성기에서 만성에 적용
1. 발통점을 확인함.
2. 환자의 병변이 있는 근육이 최대로 신장 되는 편안한 자세로 둔다.
3. 근력의 10-25%를 사용하여, 병변이 있는 근육의 통증이 없는 최대한 근수축을 하도록 하며, 이때 등척성 수축의 형태로 3-10초 정도 적용한다; 몸은 잘 고정하여 근육이 짧아지는 것을 막는다.
4. 환자에게 이완하도록 하거나 또는 "놔주세요" 라고 이야기 한다.
5. 이 이완단계에서, 부드럽게 늘어난 근육 부분만큼만 저항(수동적으로)을 가해서 늘려준다. 이때 근육의 길이는 변화가 없다.
6. 몇회 반복한다(일반적으로 3회).

자가 치료

이 근육은 종종 많은 종류의 두통과 현실적인 테크닉범위를 사용하여 치료된다.
간단하다:

자가치료(self help) **테크닉**
1. 해부 구조를 공부해라.
2. 발통점을 만지고 위치시켜라.
   – 보통 머리뒤에 있다.
3. 머리 뒤/발통점을 통증이 편안해질 때까지 10분동안 압박 이완해라.

사실과 근거(A true story)
정골요법의사들은 이 테크닉을 자주 사용한다. 창립자 Andr대 Taylor-Still에 의해 첫 번째 정골 테크닉으로 만들어졌다. 그는 어릴적 의자 2개 다리 사이 밧줄 한토막을 묶어서 두통에서 벗어나도록 사용하였다. 그는 잠든 사이 밧줄에서 그의 목이 떨어져 스스로 발견하며 알게 되었다.

조언(Advice)
이마가 찌푸려져서 주름 짓는 것을 예방.

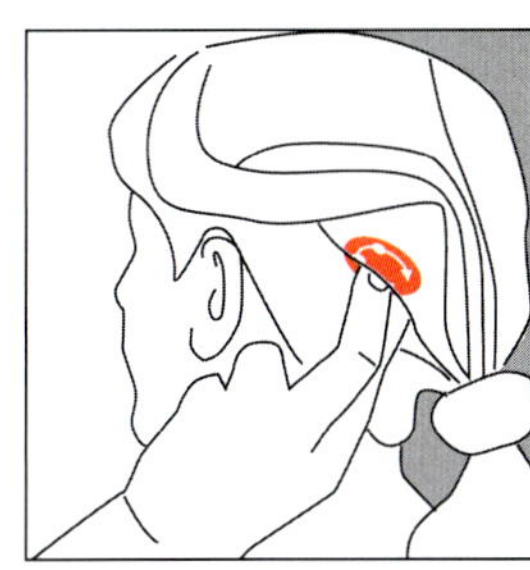

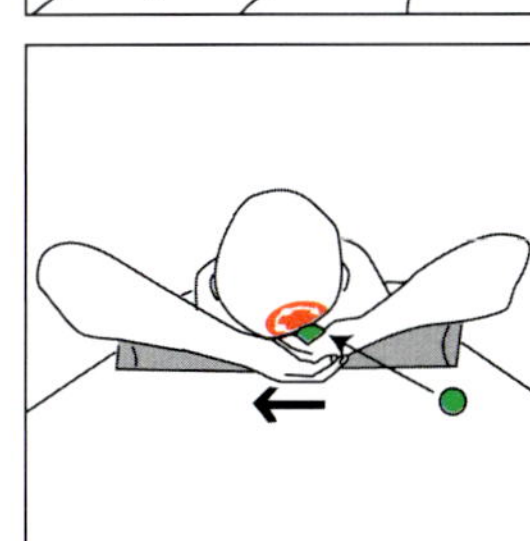

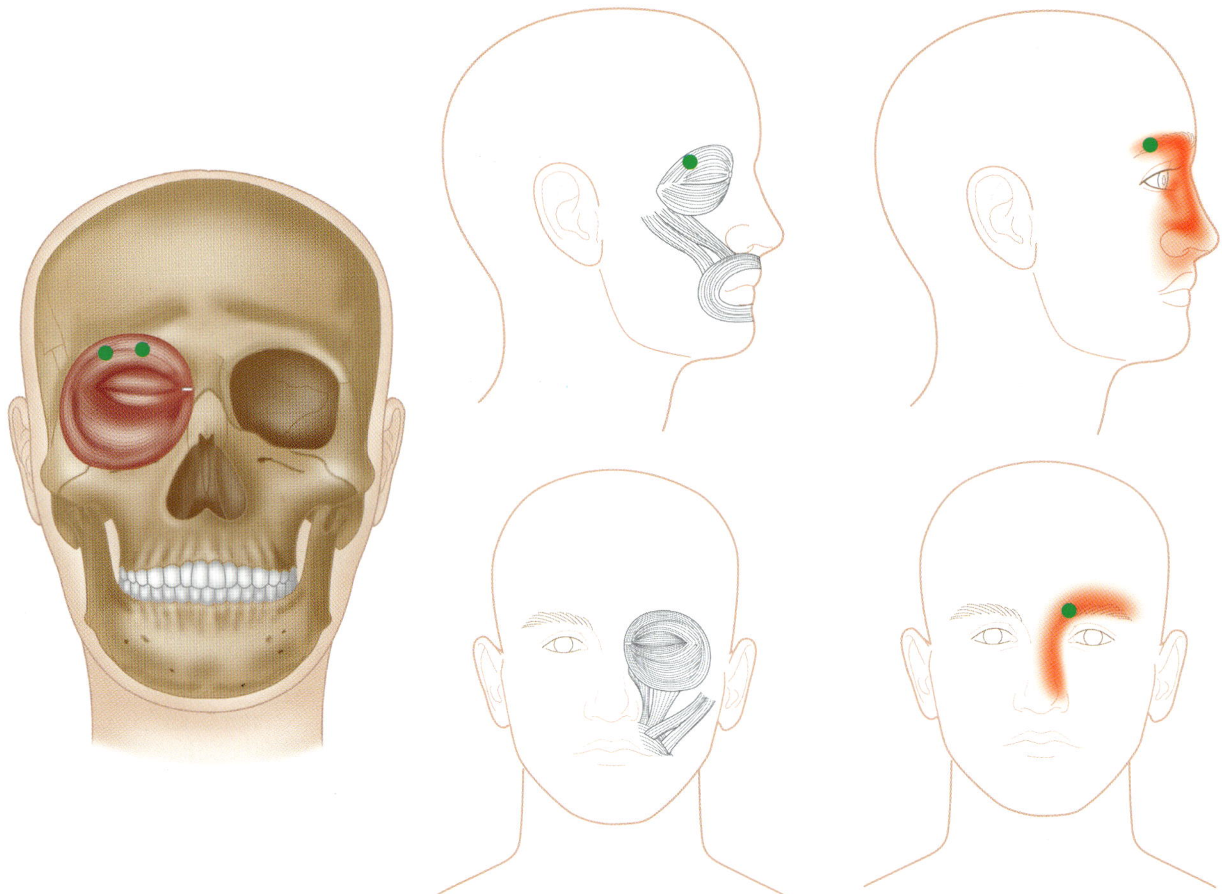

라틴어, orbis, 구, 원; oculi, 눈의.

눈둘레근은 복잡하고 중요한 3개의 부분으로 구성되며, 눈 주위 보호기전의 형태를 띤다.

눈확부(Orbital part)

기시부(Origin)
이마뼈(전두골, frontal bone). 안와 내측벽(위턱뼈, 상악골, maxilla).

종지부(Insertion)
눈확(안와, orbit) 주위를 둥글게 돌아 다시 기시부로 돌아옴.

작용(Action)
눈을 꼭 감음(눈을 단단하게 바짝 감다)
길항근: 위눈꺼풀올림근(상안검거근, levator palpebrae superioris).

신경(Nerve)
VII 얼굴신경(관자 및 광대뼈 갈래)

눈꺼풀부(Palpebral part [in eyelids])
라틴어, 눈꺼풀과 관련된

기시부(Origin)
안쪽 눈꺼풀인대

종지부(Insertion)
광대뼈로 향하는 가쪽눈꺼풀인대.

작용(Action)
부드럽게 눈을 감음(눈을 깜박일 때처럼 불수의적으로 눈을 감음).

신경(Nerve)
VII 얼굴신경(관자 및 광대뼈 갈래).

눈물부(Lacrimal part)
(안쪽 눈꺼풀인대와 눈물샘)
라틴어, 눈물과 관련된.

기시부(Origin)
눈물뼈.

종지부(Insertion)
가쪽눈꺼풀솔기.

작용(Action)
눈물주머니을 확장시키고 눈표면으로 가져옴.

신경(Nerve)
VII 얼굴신경(관자 및 광대뼈 갈래).

연관통 패턴
(Referred pain patterns)
눈꺼풀: 타는 듯한 통증이 눈 위쪽과 동측성의 콧방울에 집중된다.
눈물샘: 눈 안쪽으로, 동통증굴통(Sinus pain), 콧대 통증. 아이스크림이 종종 눈통증이나 두통을 발생한다.

개요

적응증(Indication)
두통, 편두통, 삼차신경통(Trigeminal neuralgia), 눈의 피로, 눈의 경련, 나쁜 시력, 늘어진 눈꺼풀, 동통증굴통(Sinus pain), 눈썹 통증, 눈 건조.

원인(Cause)
시력 문제, 화, 찡그린 얼굴, 긴장, 컴퓨터 스크린의 과도한 사용

감별진단(Differential diagnosis)
안검 하수증- 호너 증후군(Honer's syndrome).

관련성(Connections)
두힘살근(이복근, Digastric), 관자근(측두근, Tempralis), 등세모근(승모근, Trapezius), 널판근(판상근, Spleneii), 뒤쪽목근(후경근, Post cervical muscles), 대게 못빗근(흉쇄유돌근, Sternocleidomastoid)과 조합되어 있다.

전문가의 손 테크닉들

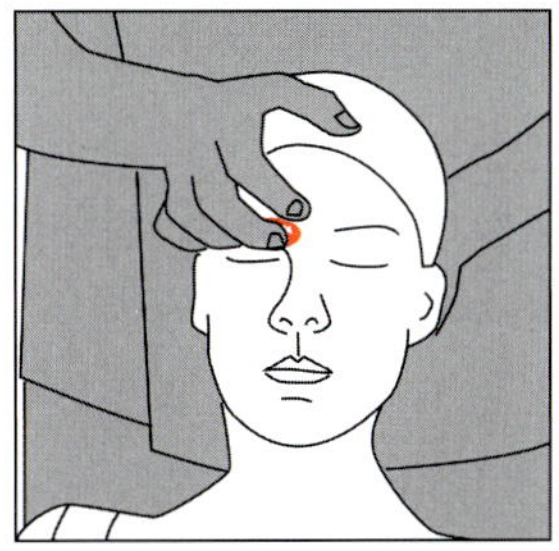

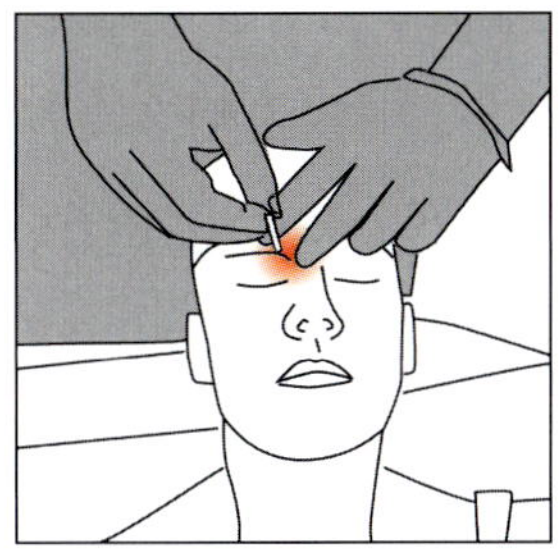

		분사와 신장
✓		건식 침
✓		심부 마사지
✓	✓	압박
		근육 에너지
		자세 이완
✓		습식 침

(억제)압박 테크닉
1. 발통점을 확인한다.
2. 발통점 부위의 근육들이 완전히 신장될 수 있도록 환자를 편안하게 위치시킨다.
3. 발통점이 있는 근육을 최대한 신장시킨 상태에서, 발통점을 부드럽게 압박하며, 점진적으로 압박력을 증가시켜라. 이 경우에, 환자는 통증이 아니라 약간의 불편함 정도로 느껴야 한다.
4. 발통점이 다소 부드럽게 느껴질 때까지 압박력을 지속적으로 유지하라. 이러한 상태는 몇 초에서 몇 분가량 소요될 수도 있다.
5. 이완이 더 잘 될 수 있도록 압박력을 증가시키는 것을 반복한다.
6. 압박을 반복하는 동안 압박 방향을 바꾸어서 시행하면, 더 좋은 결과를 얻을 수도 있다.

자가 치료

이 근육은 종종 많은 종류의 두통과 현실적인 테크닉범위를 사용하여 치료된다. 간단하다:

자가치료(self help)**치료 테크닉**
1. 해부 구조를 공부해라
2. 발통점을 만지고 위치시켜라. 보통 눈썹 가장자리 밑에 잇다.
3. 통증일때까지 허혈적 압박 테크닉(ICT)를 엄지를 이용하여 압박하라.
4. 또다른 지시와 압박을 다시 발통점 주위로 이동시켜라.
5. 모든 압통(tenderness)이 사라질 때까지 반복한다.

주의점
이 부분의 통증은 매우 타는 듯한 통증으로 좋지 않을 수 있다.

통증 시 호흡과 이완을 하고 이완할 수 있도록 집중해라
이것은 놀랍게도 컴퓨터와 관련된 눈의 피로와 부비강통증과 전두엽두통에 효과적인 테크닉이다. 때때로 당신의 두 분의 포인트를 엄지를 이용해 동시에 누를 수 있다.

조언(Advice)
정기적으로 시력을 검사. 수면시간과 휴식시간 늘이기. 운전이나 비디오 디스플레이 시청 중 규칙적인 휴식. 안경이 콧대를 너무 조이지 않는가?

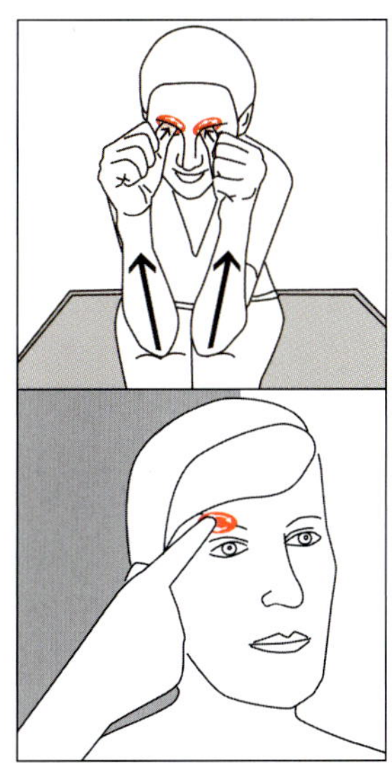

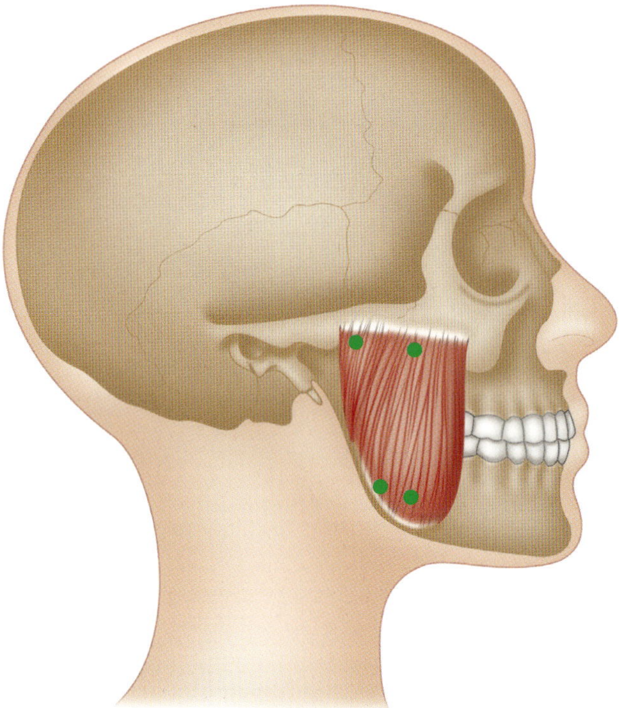

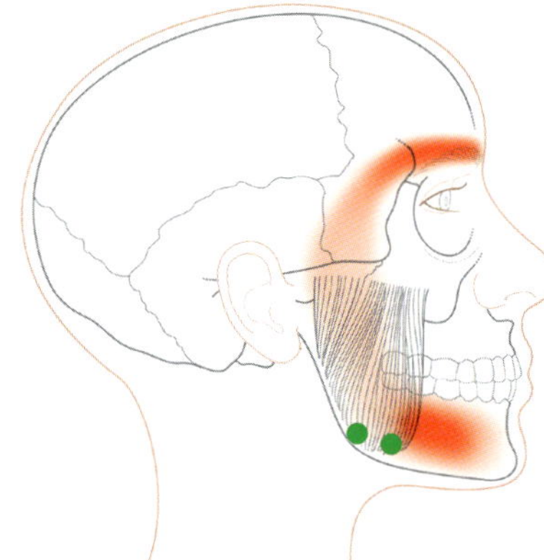

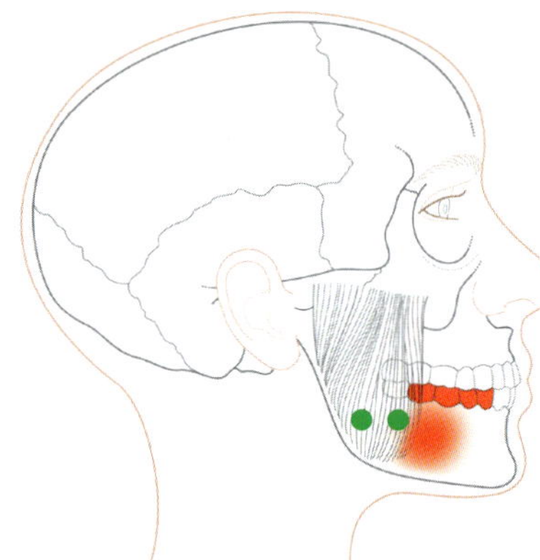

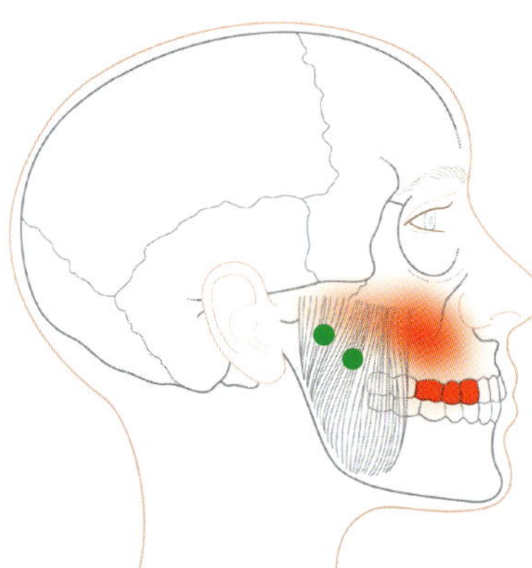

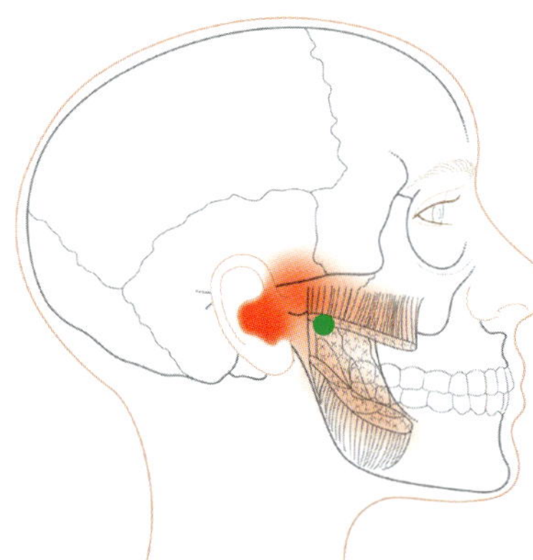

그리스어, maseter, 씹는 근육(chewer).

깨물근은 씹는 근육 중 가장 표면부(superficial muscle)에 위치하며, 이를 꽉 물고 있을 때 가장 쉽게 느껴진다.

기시부(Origin)
위턱뼈의 협골돌기. 협골궁의 중하부.

종지부(Insertion)
아래턱뼈의 턱뼈가지. 아래턱뼈의 근육 돌기.

작용(Action)
턱을 닫음, 이를 꽉 깨묾, 아래턱뼈을 옆으로 움직이는 것을 보조.

신경(Nerve)
삼차신경(V 뇌신경; 하악분지).

기본적인 기능적 동작
(Basic functional movement)
음식물 씹기.

연관통 패턴(Referred pain patterns)
표층: 눈썹, 위턱뼈(상악골, Maxilla)과 아래턱뼈(하악골, Mandible) (전방의). 위아래의 어금니.
심부: 귀와 턱관절.

개요

적응증(Indications)
입벌림장애(Trismus) (심하게 제한된 턱). 턱관절 통증. 긴장성 또는 스트레스 두통. 귀 통증. 동측성 이명. 치통, 이갈기, 부비강염 통증, 눈아래 부음(가수들에게 자주 나타난다.)

원인(Casue)
껌씹음, 이갈음, 장기적 치과치료, 스트레스, 정서 긴장, 머리를 앞으로 숙인 자세들, 작업

감별진단(Differential diagnosis)
턱관절 통증이나 증후군. 이명. 입벌림 장애.

관련성(Connections)
동측 관자근(측두근, Temporalis). 안쪽 날개근(내측익돌근, Medial pterygoid). 반대측 깨물근(교근, Masseter). 목빗근(흉쇄유돌근, Sternocleidomastoid).

전문가의 손 테크닉들

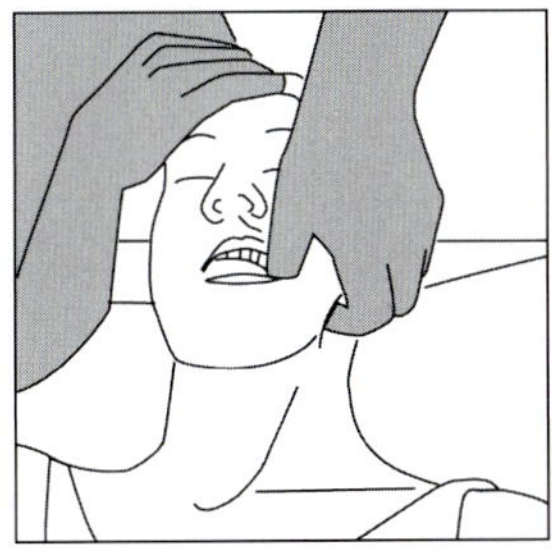

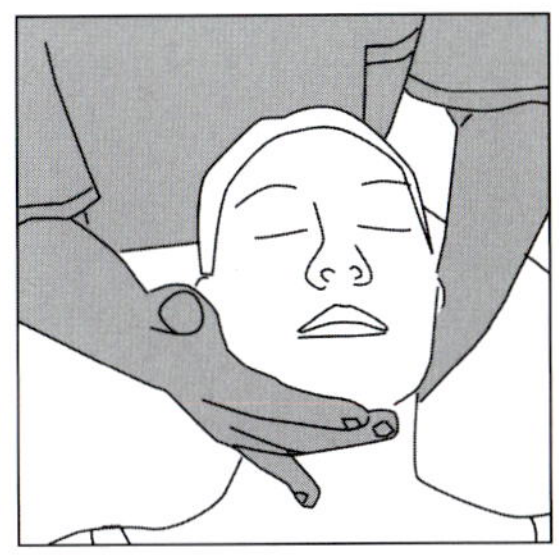

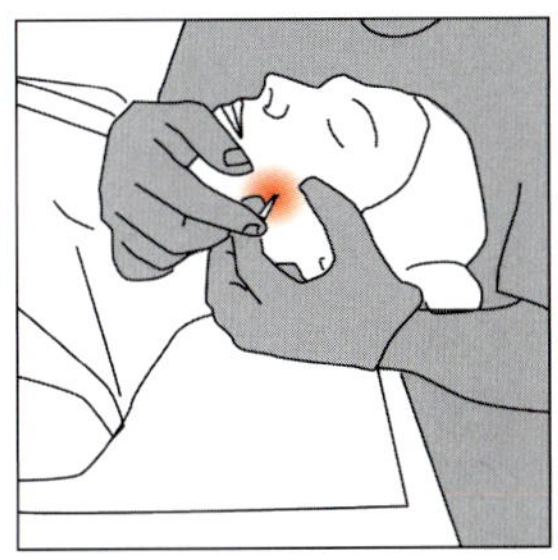

✓		분사와 신장
✓	✓	건식 침
✓		심부 마사지
✓	✓	압박
✓	✓	근육 에너지
✓	✓	자세 이완
✓		습식 침

수축이완, 길항군 수축 테크닉

1. 후등척성과 RI의 결합이다.
2. 주동근 수축
3. 이완
4. 길항근 수축
5. 신장
6. 구심성 주동근 수축과 원심성 길항근 수축
7. 등척성 수축을 특히 통증이나 불편감이 있을 때 수월하게 할 수 있다.
8. 15-30초 동안 신장을 유지해라.
9. 3번 반복한다.

자가 치료

교합판/교합장치
효험, 종류, 교합장치 사용기간에 따라 의견이 달라진다.
기본적 근거는 이를 통해 이롭게 할 수 있다는 것을 제시한다.

호흡과 스트레스 통제테크닉
스트레스, 긴장, 좋지 않은 호흡메카닉이 요소일 수 있다. 자연 발생적 호흡방법을 연구할 가치가 있다.

자세
고개가 앞으로 혹은 upper crossover는 치료사의 매뉴얼과 발통점 범위에 의해 치료되어질 수 있다.

조언(Advice)
이갈기 금지(의치 깨물기). 작업자세(전화받는). 머리와 목과 혀의 자세. 껌 / 얼음 / 손톱 씹지 않기.

자가치료(self help) **테크닉**
pincer grip을 이용하여 입안에 엄지를 위치시켜라.

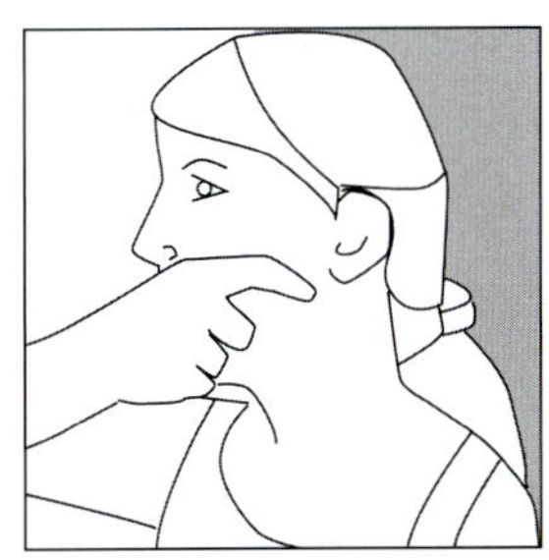

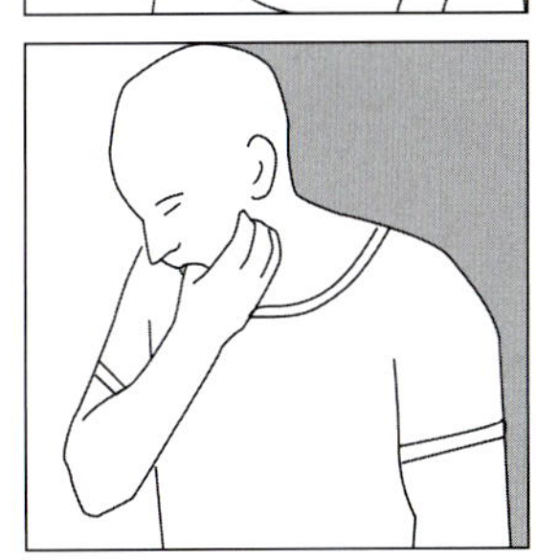

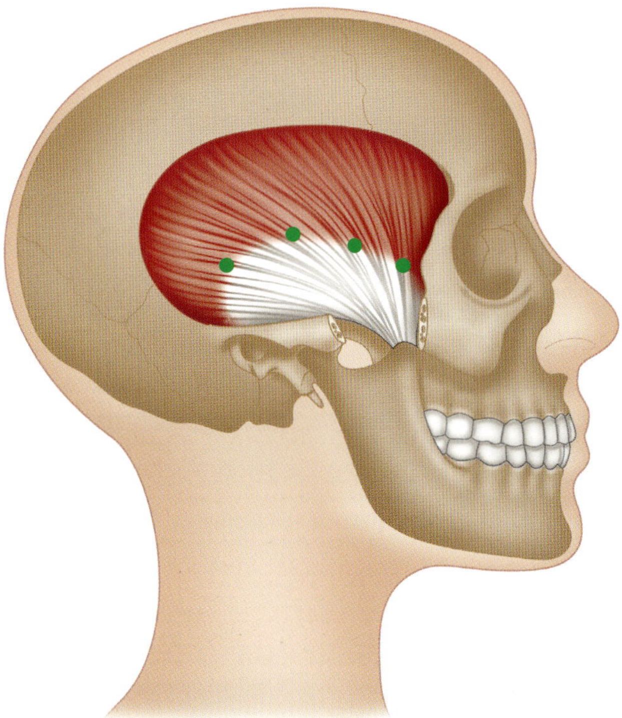

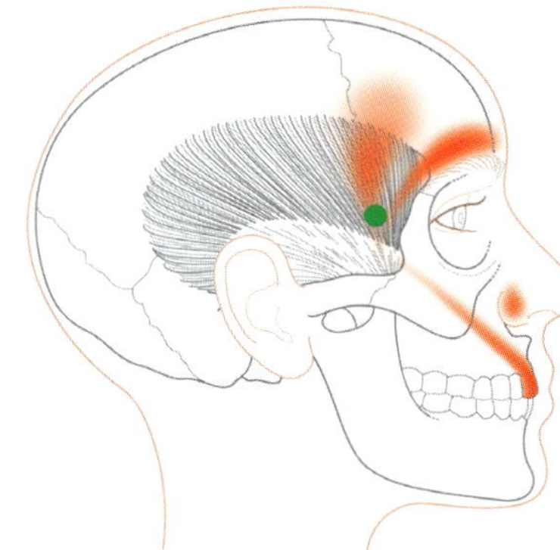

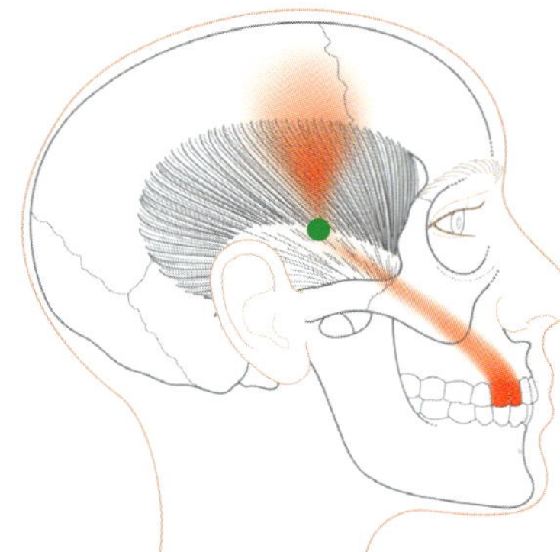

라틴어, 머리의 외측부와 관련된, 시간(time).

기시부(Origin)
이마뼈, 마루뼈 및 관자뼈을 포함하는 관자오목. 관자 널힘줄.

종지부(Insertion)
아래턱뼈의 근육돌기. 아래턱가지의 전면부.

작용(Action)
턱을 닫음. 이를 꽉 깨뭄. 아래턱뼈의 측면 동작을 보조.

신경(Nerve)
삼차신경으로부터 나오는 전 · 후 심부 측두 앞, 뒤 깊은 관자신경(V 뇌신경; 하악분지).

기본적인 기능적 동작
(Basic functional movement)
음식물 씹기.

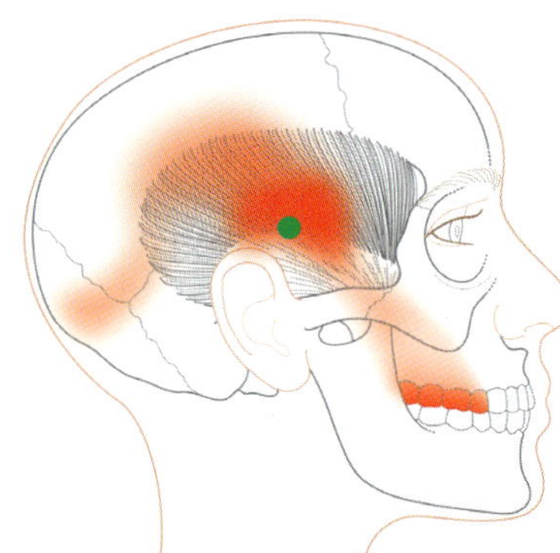

연관통 패턴(Referred pain patterns)
윗니와 눈확위능선(안와융기, supraorbital ridge). 위턱뼈(상악골) 치아와 중간 관자놀이 통증. 턱관절과 중간 관자놀이 통증. 국소통증(뒤쪽과 위쪽).

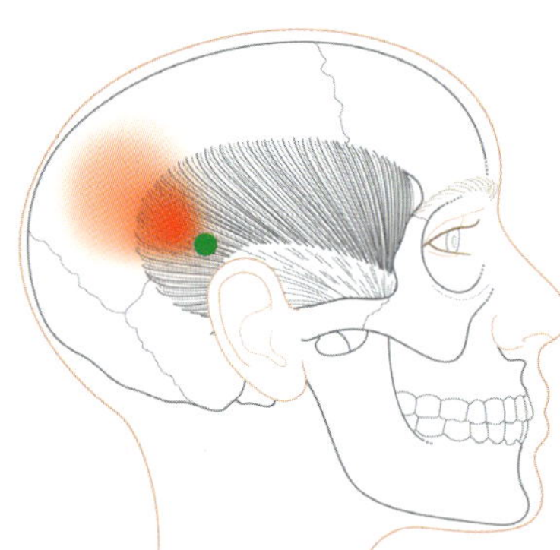

개요

적응증(Indications)
두통, 치통, 턱관절 증후군, 치아과민증, 장기의 치과작업, 눈썹 통증, 이갈기, 부기강염 통증, 개구장애, 뺨부분의 저림.

원인(cause)
껌씹음, 이갈기, 장기간의 치과치료, 스트레스, 정서긴장, 턱/씹기 정렬, 손톱뜯기, 엄지빨기

감별 진단(Differential diagnosis)
관자근(측두근)힘줄염, 류마티스성 다발성 근육통(Polymyalgia rheumatica), 관자(측두)동맥염(Temporal arteritis), 또는 거대세포 동맥염(giant cell arteritis).

관련성(Connections)
상부 위등세모근(승모근), 목빗근(흉쇄유돌근), 깨물근(교근).

전문가의 손 테크닉들

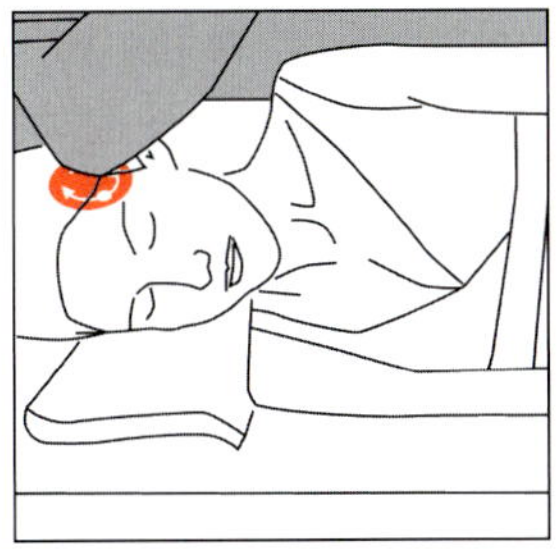

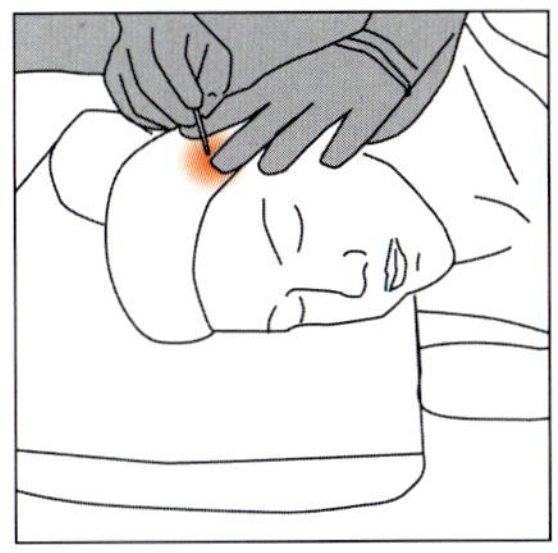

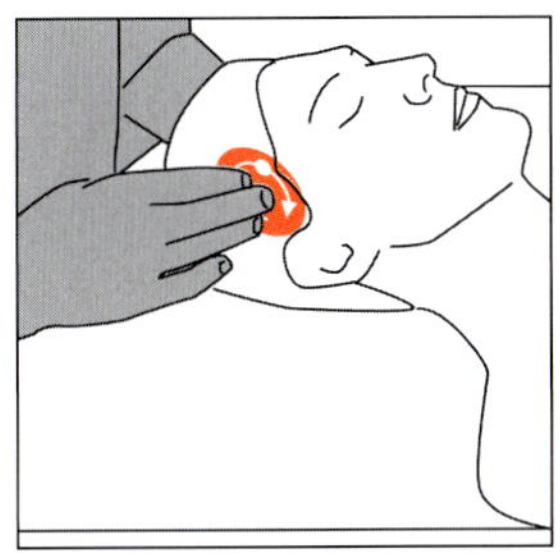

		분사와 신장
✓		건식 침
✓		심부 마사지
✓	✓	압박
✓	✓	근육 에너지
✓	✓	자세 이완
✓		습식 침

(억제)압박 테크닉

1. 발통점을 찾아라.
2. 환자가치료(self help) affected/host muscle을 전체 스트레칭할 수 있게 편안한 자세를 취하게 하라.
3. 당신이 감지할 수 있는 barrier가 느껴질 때까지 affected/host muscle을 길게 하는 동안 발통점을 부드럽고 점차적으로 압박하는 것을 증가시켜라. 이는 환자에 의해 통증이 아닌 불편해할 때가 경험되어져야 한다.
4. 당신이 발통점이 부드럽게 느껴질 때까지 압박을 유지해라. 몇 초에서 몇 분정도가 될 수 있다.
5. 반복해라. 당신이 다른 barrier를 만날 때 까지 발통점의 압력을 증가시켜라.
6. 좀 더 나은 결과를 얻기 위해 당신은 이러한 반복들 중 직접적 압박으로 변화하여 시도할 수 있다.

자가 치료

교합 판/블록(block)**/교합 장치**
사용기간에 따라 의견이 달라진다. 기본적 근거는 이를 통해 이롭게 할 수 있다는 것을 제시한다.

자세
고개가 앞으로 혹은 upper crossover는 치료사의 매뉴얼과 발통점 범위에 의해 치료되어질 수 있다.

조언(Advice)
껌이나 딱딱한 물질 씹지 않기, 혀 위치, 차안에서나 작업장의 공기조절, 머리가 앞으로 돌출된 자세 교정, 신장.

자가치료(self help) **테크닉**
고개/두피 옆에 평평한 손가락으로 압력 테크닉을 이용해라.

1. 해부 구조를 공부하고 발통점을 찾아라.
2. 근육 위 발통점을 찾고 위에서 부드럽게 압박하라; 이는 종종 치아의 심부 통증의 원인이 된다.
3. 통증이 사라질 때까지 압박을 유지해라.
4. 부드럽게 마사지 하고 다음 발통점을 찾고 만약 발통점이 하나라면 반복해라.

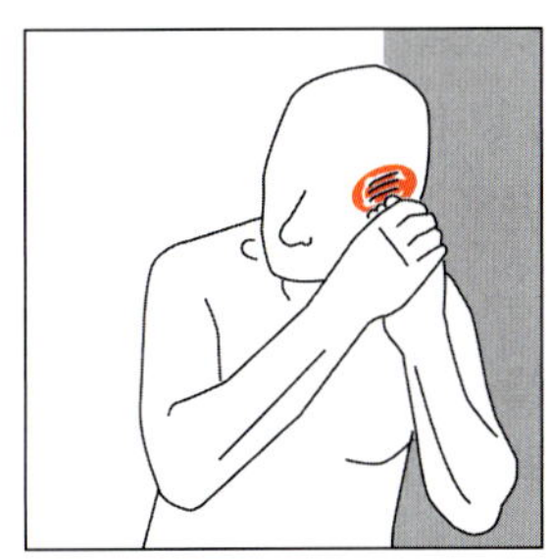

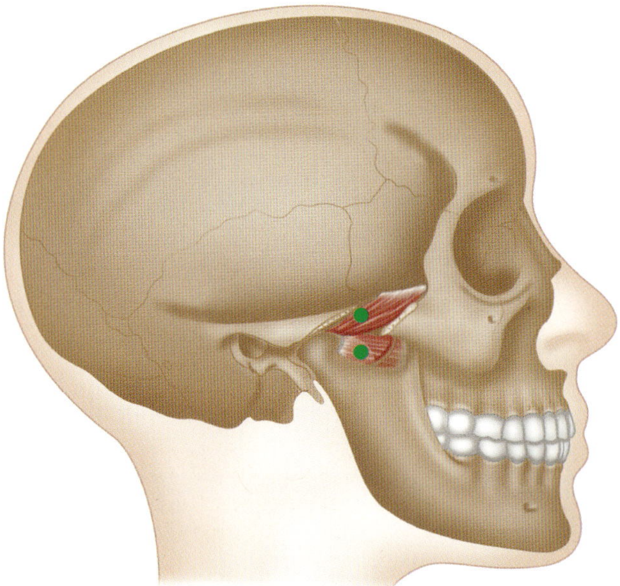

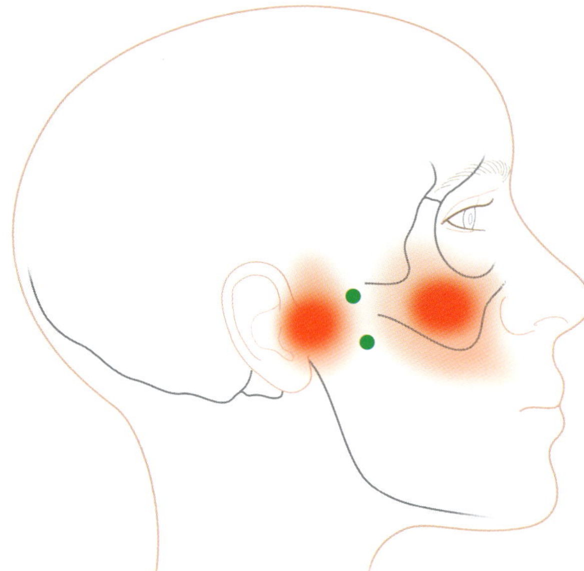

그리스어, 익상의(pterygodes), 날개 모양의; 라틴어, 외측의, 측면.

이 근육의 상두부는 종종 나비반달판(접형반월판, sphenomeniscus)이라 불리우는데, 근육이 아래턱뼈 관절 추간판척추사이원반 안으로 종지하기 때문이다.

기시부(Origin)
상두: 나비뼈 큰날개의 외측면가쪽면.
하두: 나비뼈 가쪽날개판 외측면가쪽면.

종지부(Insertion)
상두위갈래: 아래턱뼈 추간판척추사이원반과 낭주머니.
하두아래갈래: 아래턱뼈의 목.

작용(Action)
아래턱뼈을 돌출시킴. 입을 벌림. 아래턱뼈을 양 측면으로 움직임(씹는 것처럼).

신경(Nerve)
삼차신경(V 뇌신경; 하악분지아래턱가지).

기본적인 기능적 동작
(Basic functional movement)
음식물 씹기.

연관통 패턴(Referred pain patterns)
통증이 두 부위; 1) 턱관절안 1 cm 국소부위; 2) 광대뼈의 아치 안쪽 3~4 cm 부위.

개요

적응증(Indications)
턱관절 증후군, 두개하악관절(Cranio-mandibular) 통증, 저작씹기문제, 이명, 부비강염, 턱 벌리기가 줄어듬, 두통, 이갈기, 부비강염 통증, 개구장애, 뺨부분이 저림.

원인(Cause)
껌씹음, 이갈기, 장기간의 치과치료, 스트레스, 정서긴장, 턱/씹기 정렬, 손톱 뜯기, 엄지빨기

감별 진단(Differential diagnosis)
턱관절 관절염, 턱관절의 해부학적 변화들, 얼굴경련(삼차신경통(Trigeminal neuralgia)), 대상포진.

관련성(Connections)
턱관절, 환추후두관절, 목 근육, 깨물근(교근), 안쪽날개근(내측익돌근), 관자근(측두근, 전방의).

전문가의 손 테크닉들

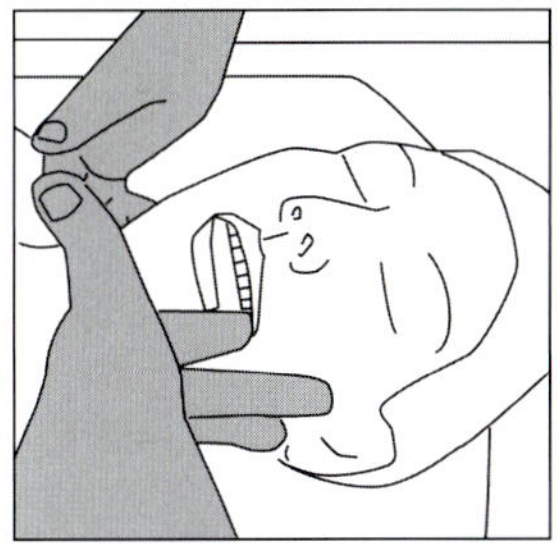

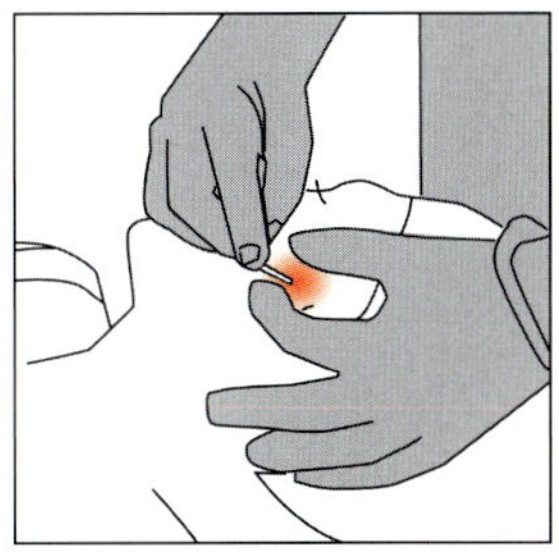

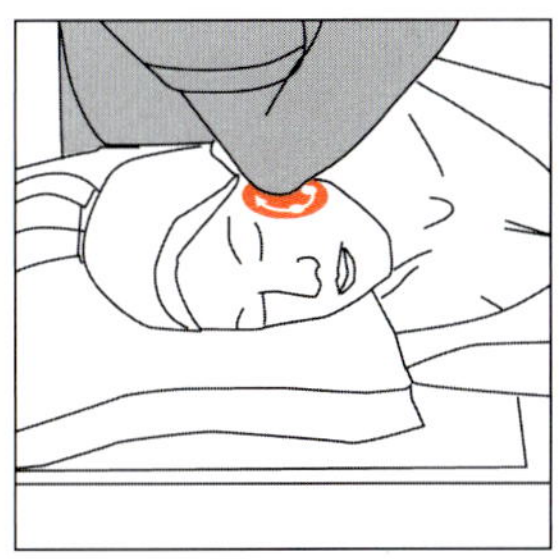

- [ ] [ ] 분사와 신장
- [x] [ ] 건식 침
- [x] [ ] 심부 마사지
- [x] [x] 압박
- [x] [x] 근육 에너지
- [x] [x] 자세 이완
- [x] [ ] 습식 침

(억제)압박 테크닉

1. 발통점을 찾아라.
2. 환자가 치료 affected/host muscle을 전체 스트레칭 할 수 있게 편안한 자세를 취하게 하라.
3. 당신이 감지할 수 있는 barrier가 느껴질 때까지 affected/host muscle을 길게 하는 동안 발통점을 부드럽고 점차적으로 압박하는 것을 증가시켜라 이는 환자에 의해 통증이 아닌 불편해할 때가 경험되어져야 한다.
4. 당신이 발통점이 부드럽게 느껴질 때까지 압박을 유지해라. 몇 초에서 몇 분정도가 될 수 있다.
5. 반복해라. 당신이 다른 barrier를 만날 때까지 발통점의 압력을 증가시켜라.
6. 좀 더 나은 결과를 얻기 위해 당신은 이러한 반복들중 직접적 압박으로 변화하여 시도할 수 있다.

자가 치료

교합 판/블록(block)/교합 장치
사용기간에 따라 의견이 달라진다.
기본적 근거는 이를 통해 이롭게 할 수 있다는 것을 제시한다.

자세
고개가 앞으로 혹은 upper crossover는 치료사의 매뉴얼과 발통점 범위에 의해 치료되어질 수 있다.

조언(Advice)
치아의 양쪽으로 씹기. 껌 씹는 것과 손톱 물어뜯기 피함. Bite-guard과 Phone-in-neck 자세 방지.

자가치료(self help) **테크닉**
입안의 고랑쪽을 picer grasp 압박을 이용하여 뒤쪽 뒤어금니(혹은 어금니)에 맞게; 안쪽, 위쪽을 뺨 위쪽으로 향하게 눌러라

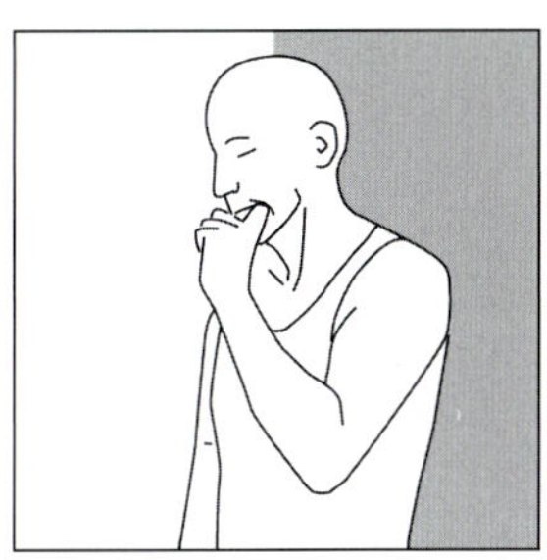

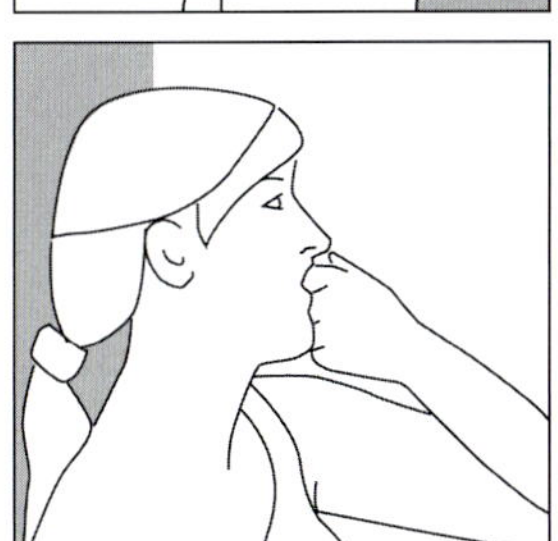

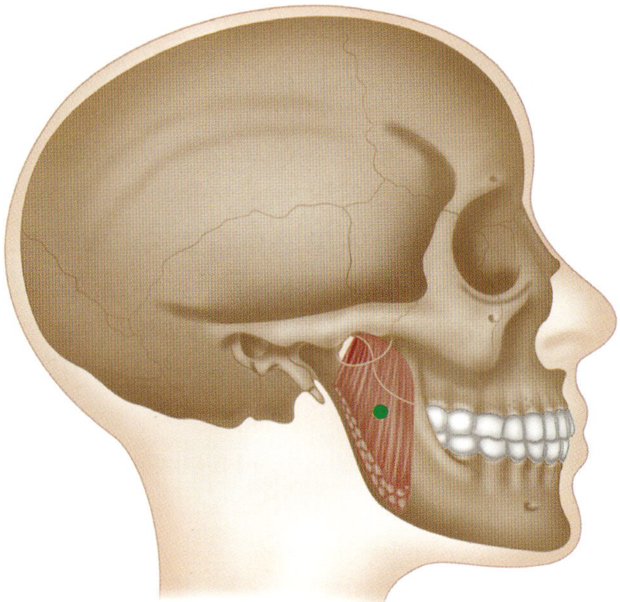

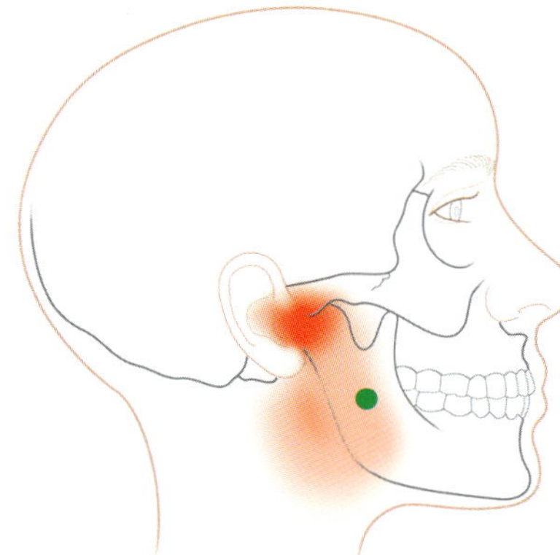

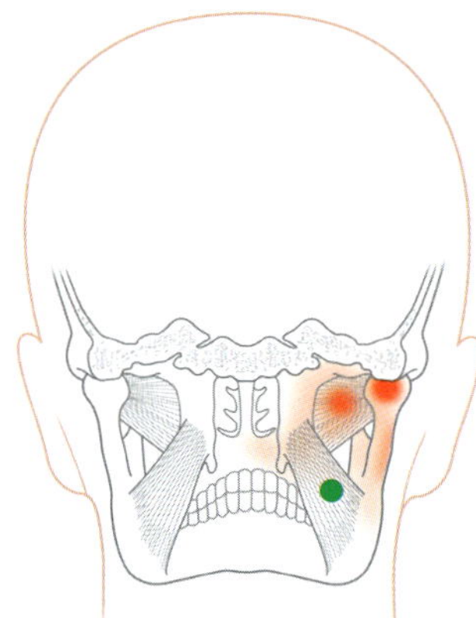

그리스어, 익상의(pterygodes), 날개 모양의; 라틴어, medius, 가운데(middle).

이 근육은 위치와 작용에 있어 깨물근(교근)과 흡사하며, 아래턱가지(하악지)는 두 근육 사이에 위치한다.

기시부(Origin)
나비뼈(접형골, sphenoid bone) 가쪽 날개판 안쪽면. 입천장뼈(구개골, palatine bone)의 추체돌기. 위턱뼈의 돌기.

종지부(Insertion)
아래턱가지, 아래턱뼈각의 안쪽면.

작용(Action)
아래턱뼈 올림과 내밈시킴. 턱을 닫는 것과 씹는 것처럼 아래턱뼈 측면 동작을 보조.

신경(Nerve)
삼차신경(V 뇌신경; 아래턱가지).

기본적인 기능적 동작
(Basic functional movement)
음식물 씹기.

연관통 패턴(Referred pain patterns)
목구멍과 입 그리고 인두의 통증. 턱관절에 널리 방사되어 턱의 아래 가지와 빗장뼈(쇄골, clavicle)을 향해 집중된 부위.

개요

적응증(Indications)
목구멍 통증. 연하통(Odynophagia). 턱관절 증후군. 턱 잠김. 턱이 완전히 열리지 않음. 이비인후과 통증. 지나친 치과 치료.

원인(Cause)
껌씹음, 이갈기, 장기간의 치과치료, 스트레스, 정서긴장, 턱/씹기 정렬, 손톱 뜯기, 엄지빨기, 맞지 않은 베개

감별 진단(Differential diagnosis)
턱관절 증후군. 이비인후과 병리학. 소화기 내과, 예를 들면 바렛증후군(Barrett's syndrome) (식도). 이갈기.

관련성(Connections)
깨물근(교근). 관자근(측두근). 가쪽날개근(외측익상근). 혀. 목빗근(흉쇄유돌근). 두힘살근(이복근). 긴머리근(두장근). 긴목근(경장근). 넓은목근(광경근). 빗장가슴근막(쇄골흉근근막).

전문가의 손 테크닉들

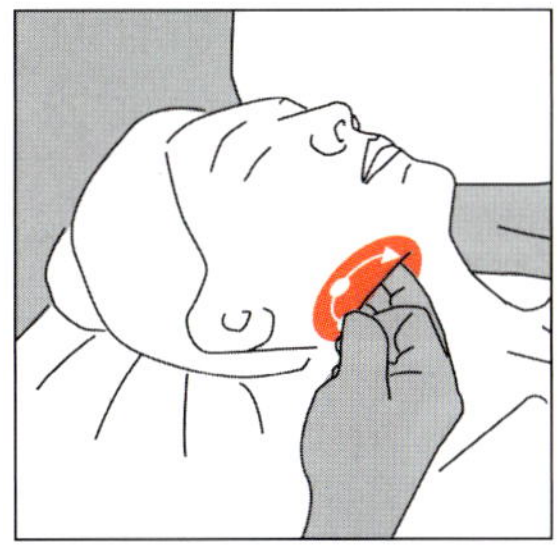

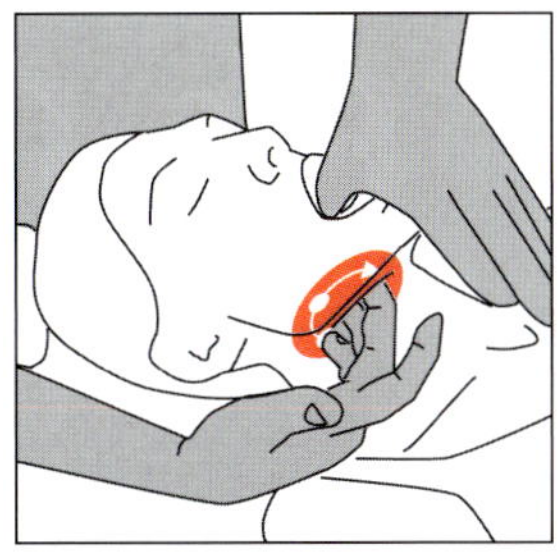

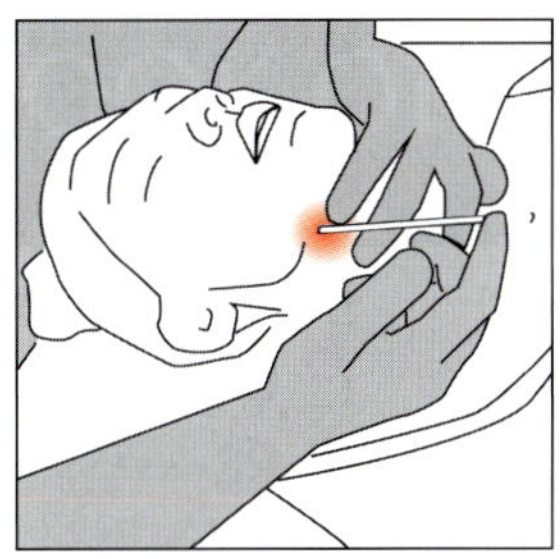

- [ ] 분사와 신장
- [x] 건식 침
- [ ] 심부 마사지
- [x] 압박
- [x] 근육 에너지
- [x] 자세 이완
- [x] 습식 침

(억제)압박 테크닉

1. 발통점을 찾아라.
2. 환자가 치료 affected/host muscle을 전체 스트레칭 할 수 있게 편안한 자세를 취하게 하라.
3. 당신이 감지할 수 있는 barrier가 느껴질 때까지 affected/host muscle을 길게 하는 동안 발통점을 부드럽고 점차적으로 압박하는 것을 증가시켜라 이는 환자에 의해 통증이 아닌 불편해할 때가 경험되어져야 한다.
4. 당신이 발통점이 부드럽게 느껴질 때까지 압박을 유지해라. 몇 초에서 몇 분정도가 될 수 있다.
5. 반복해라. 당신이 다른 barrier를 만날 때까지 발통점의 압력을 증가시켜라.
6. 좀 더 나은 결과를 얻기 위해 당신은 이러한 반복들중 직접적 압박으로 변화하여 시도할 수 있다.

자가 치료

교합 판/ 블록(block)/ 교합 장치
사용기간에 따라 의견이 달라진다. 기본적 근거는 이를 통해 이롭게 할 수 있다는 것을 제시한다.

조언(Advice)
머리 자세. 치아의 양쪽으로 씹기. 물기 방지(부드러운). 껌이나 손톱 씹는 것 피하기.

자세
고개가 앞으로 혹은 upper crossover는 치료사의 매뉴얼과 발통점 범위에 의해 치료되어질 수 있다.

자가치료(self help)**테크닉**

1. 뺨과 입 안쪽을 평평한 손가락 압박 테크닉을 이용해라; 이 뒤쪽부터 시작하고 입 밑을 향해 아래로 쓸어내려라 만약 구역반사가 나온다면 깊은 호흡을 하여라.
2. 턱뼈바깥각도아래를 엄지를 이용해 누르고 아픈 지점을 찾아라. 살살해라, 그러면 부드러워질 것이다.

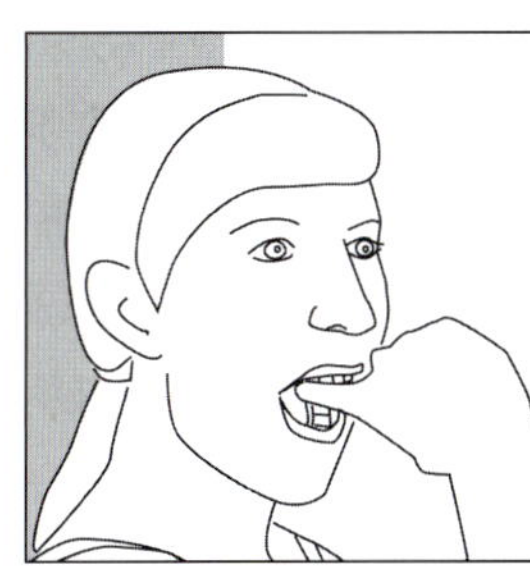

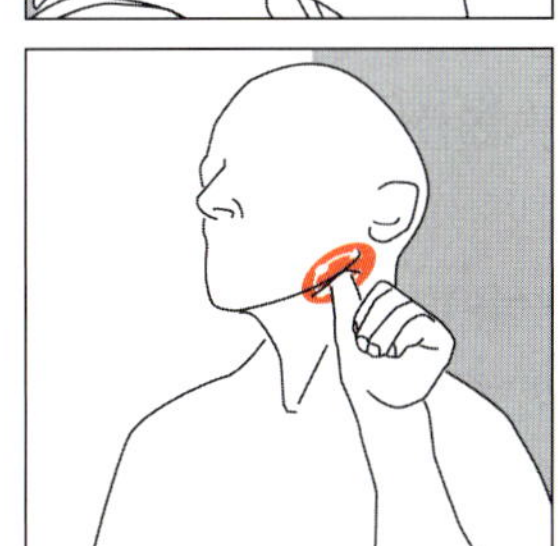

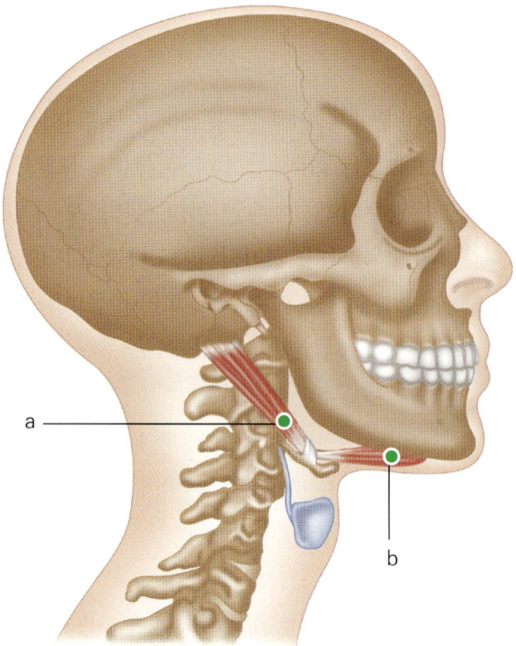

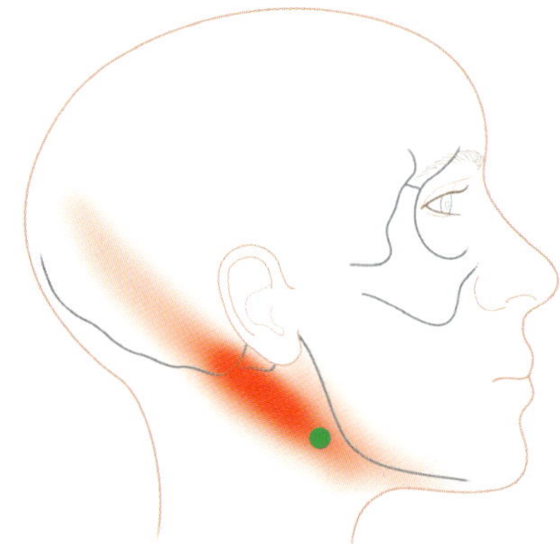

a) 뒤쪽 발통점

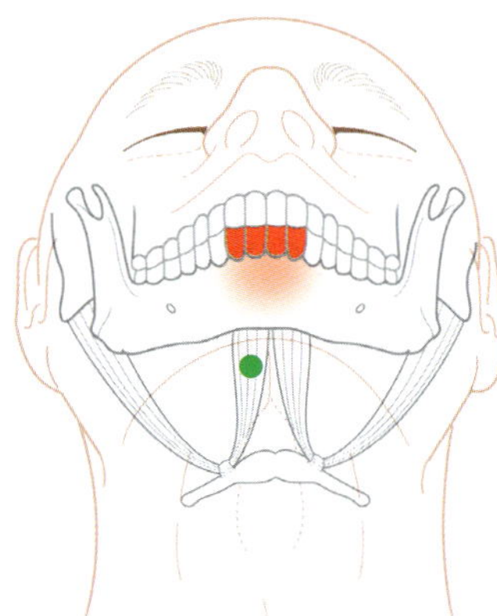

b) 앞쪽 발통점

라틴어, 두 개의 근복을 가진.

기시부(Origin)
전복: 아래턱뼈(하악골) 하부 안쪽면의 두힘살근오목(이복와), 치골결합 근처.
후복: 관자뼈(측두골)의 유양꼭지 절흔 패임.

종지부(Insertion)
목뿔뼈체(설골체)를 경유 중간 힘줄을 넘어 얼굴에 걸림.

작용(Action)
목뿔뼈(설골, hyoid bone)을 올림. 입을 벌리는 것처럼 아래턱뼈을 아래로 당김.

신경(Nerve)
전복: 삼차신경(V 뇌신경)으로부터 나오는(하악분지) 악설골턱목뿔신경.
후복: 안면얼굴신경(VII 뇌신경).

연관통 패턴(Referred pain patterns)
전방의:아래의 4개의 앞니, 혀와 입술 때때로 아래턱 까지.
후방의:유양돌기꼭지돌기를 둘러싼 2cm범위와 모호하게 아래턱과 목구멍, 때때로 두피까지.

개요

적응증(Indications)
목구멍 통증. 치아의 통증(아래의 4개 앞니). 두통. 턱 통증. 신장부 기관의 산성증. 장기간 / 지나친 치과 치료(흐릿한 시력과 현기증). 아랫니 열림.

원인(Cause)
고개가 앞으로 된 자세, upper crossed 패턴, 좋지 않은 씹기 메카니즘과 혹은 이갈기, 턱으로 핸드폰받기, 목뼈 손상, 악기 사용(바이올린 혹은 불기 악기)

감별 진단(Differential diagnosis)
치과의 문제 – 부정교합. 설골목뿔뼈. 갑상선의 문제. 흉선. 부비강염. 경동맥.

관련성(connections)
목빗근. 흉골갑상근(복장방패근, sternothyroid). 턱목뿔근(악설골근, mylohyoid). 붓목뿔근(경돌설골근, stylhyoideus). 긴목근. 긴머리. 턱끝목뿔근(이설골근, geniohyoid). 경추목뼈. 관자근. 깨물근.

전문가의 손 테크닉들

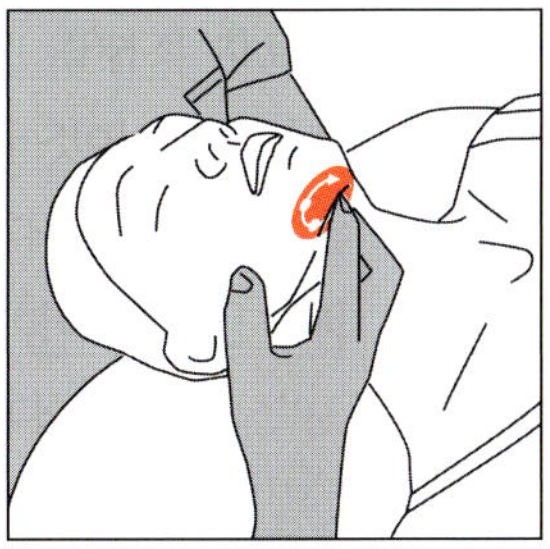

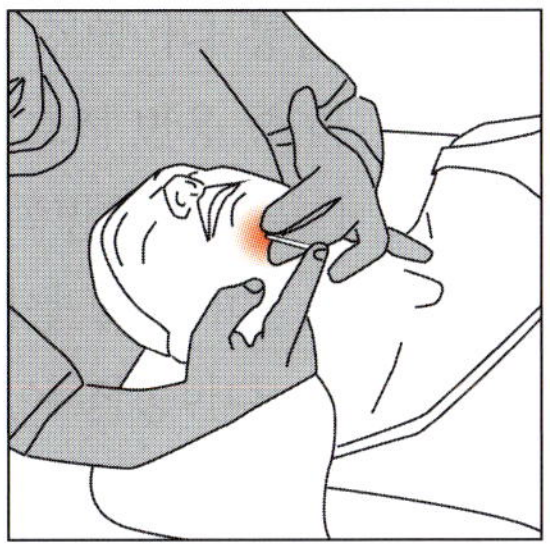

		분사와 신장
✓		건식 침
✓		심부 마사지
✓	✓	압박
✓	✓	근육 에너지
✓		자세 이완
✓		습식 침

(억제)압박 테크닉

1. 발통점을 찾아라.
2. 환자가 치료 affected/host muscle을 전체 스트레칭 할 수 있게 편안한 자세를 취하게 하라.
3. 당신이 감지할 수 있는 barrier가 느껴질 때까지 affected/host muscle을 길게 하는 동안 발통점을 부드럽고 점차적으로 압박하는 것을 증가시켜라 이는 환자에 의해 통증이 아닌 불편해할 때가 경험되어져야 한다.
4. 당신이 발통점이 부드럽게 느껴질 때까지 압박을 유지해라. 몇 초에서 몇 분정도가 될 수 있다.
5. 반복해라. 당신이 다른 barrier를 만날 때까지 발통점의 압력을 증가시켜라.
6. 좀 더 나은 결과를 얻기 위해 당신은 이러한 반복들중 직접적 압박으로 변화하여 시도할 수 있다.

자가 치료

교합 판/ 블록(block)**/ 교합 장치**
사용기간에 따라 의견이 달라진다.
기본적 근거는 이를 통해 이롭게 할 수 있다는 것을 제시한다.

조언(Advice)
호흡 패턴. 이갈이. 머리 자세.

자세
고개가 앞으로 혹은 upper crossover는 치료사의 매뉴얼과 발통점 범위에 의해 치료되어질 수 있다.

자가치료(self help) **테크닉**
1. 턱아래와 귀뒤에 평평한 두 손가락을 사용하여 압박 테크닉을 시도해라.
2. 깊은 호흡을 이용해서 부드럽게 할 수 있고 종종 실수로 림프절에 하기도 한다.
3. 부드러워질 때 살살해라.

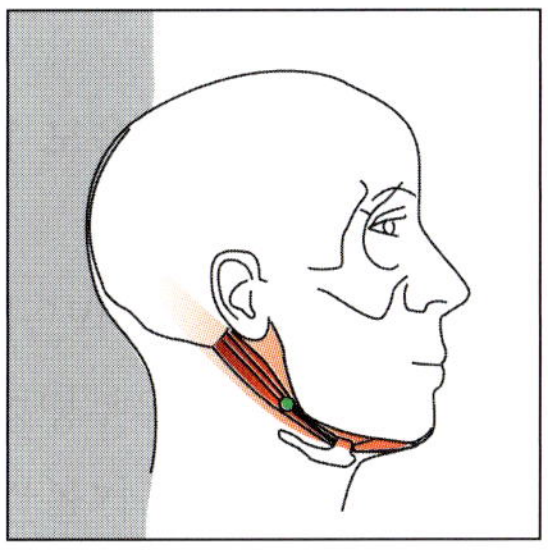

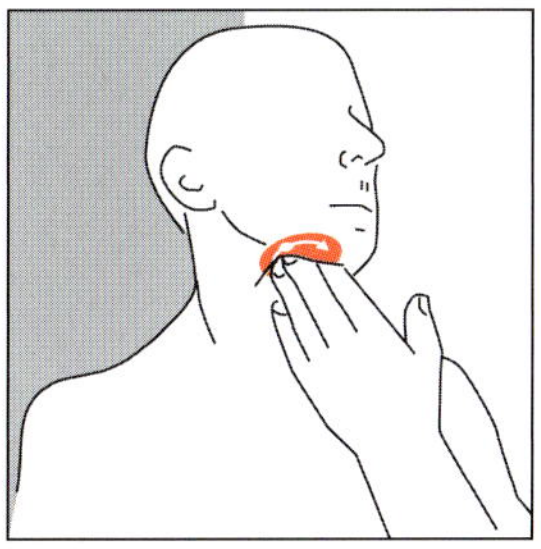

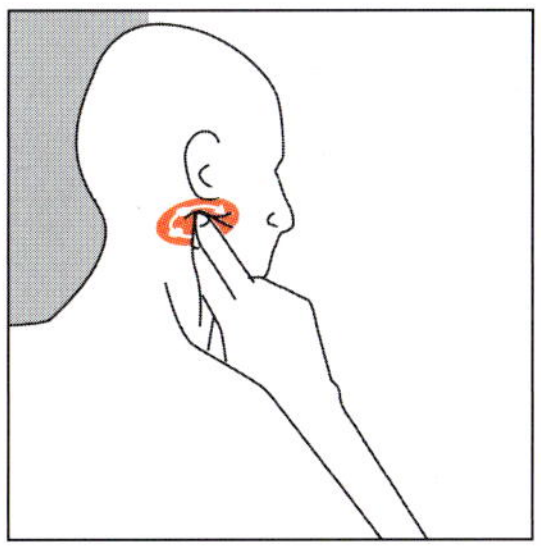

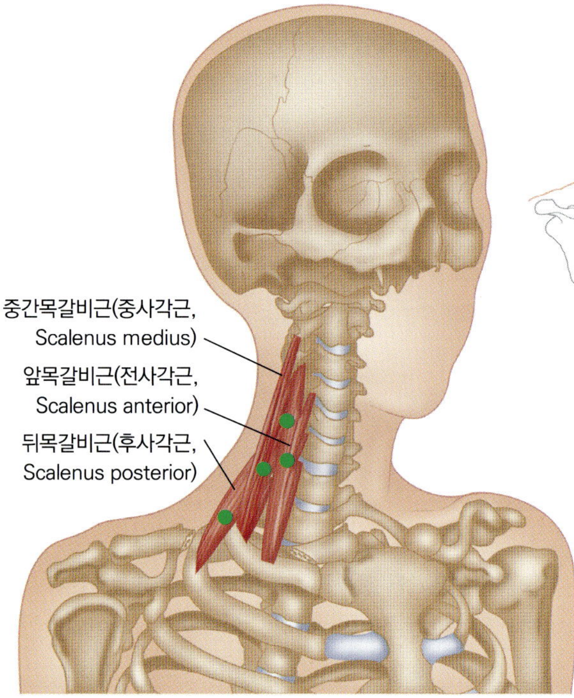

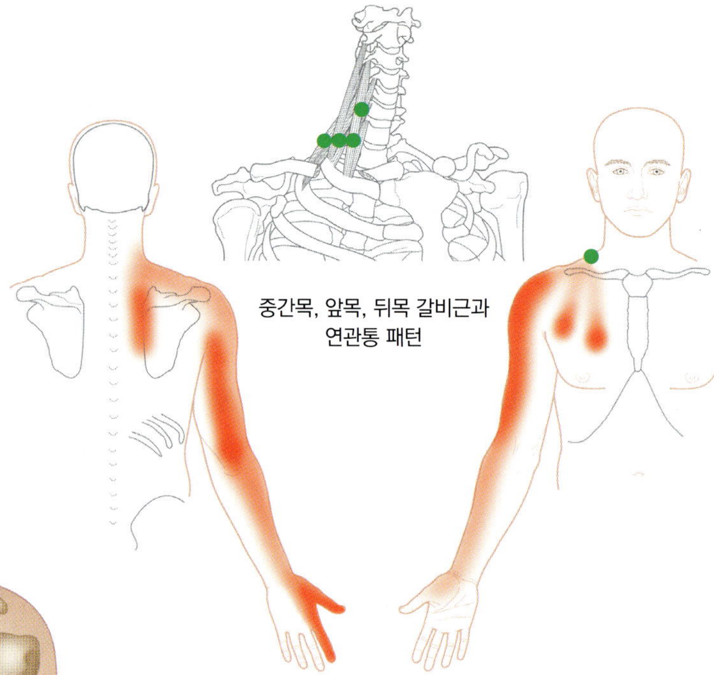
중간목, 앞목, 뒤목 갈비근과
연관통 패턴

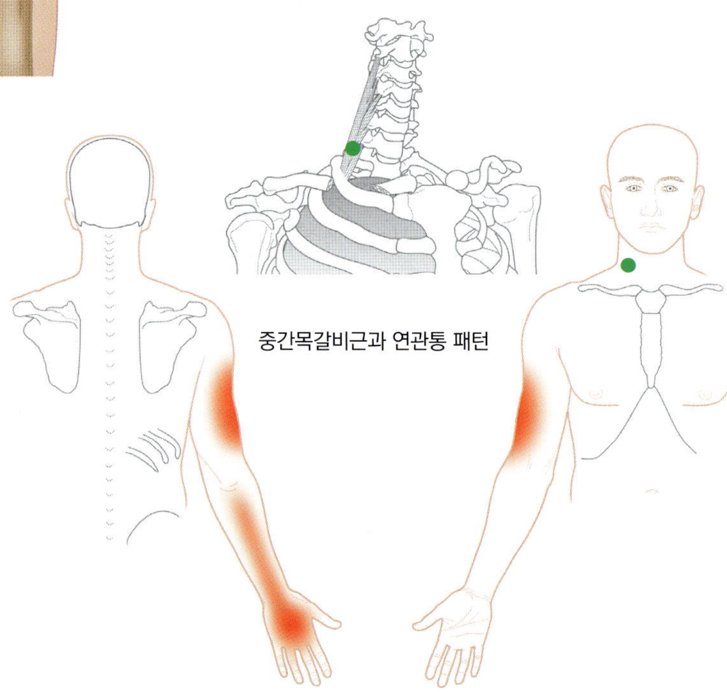
중간목갈비근과 연관통 패턴

그리스어, scalene, 울퉁불퉁한(uneven); 라틴어, anterior, 이전의; medius, 가운데(middle); posterior, 뒤쪽의(behind).

기시부(Origin)
경추목뼈의 가로돌기.

종지부(Insertion)
앞목갈비근(전사각근)과 중간목갈비근(중사각근): 제 1 늑골갈비뼈.
뒤목갈비근(후사각근): 제 2 늑골갈비뼈.

작용(Action)
협동작용: 목의 굽힘, 강한 흡기 시 제 1 갈비뼈을 위로 상승시킴.
개별적으로: 목의 옆굽힘과 회전돌림.

신경(Nerve)
경추목신경근의 복측앞쪽신경지, 제 3~8 경추목신경근.

기본적인 기능적 동작
(Basic functional movement)
들숨(흡기)의 기본적인 근육.

연관통 패턴(Referred pain patterns)
전방: 끊임없이 쑤시는, 흉근의 유두.
후방: 견갑골의 상내측부.
외측의: 전방과 뒤쪽의 팔에서 엄지손가락과 집게손가락까지.

개요

적응증(Indications)
뒤쪽 어깨와 팔 통증. 흉곽출구탈출증후군(Thoracic outlet syndrome). 목갈비근증후군(Scalene syndrome). 손의 부종. 환지통(Phantom limb pain). 천식, 만성적 폐병. 편타성 손상(Whiplash). '들떠있는목'. 흥분성, 과환기 증후군, 공황 발작.

원인(Cause)
분노, 스트레스, 높은 베개, 만성 폐문제, 흡연, 무거운 것 들기/버팀, 알러지, 악기불기, 도로교통사고

감별 진단(Differential diagnosis)
팔신경얼기(상완신경총, Brachial plexus). 빗장밑혈관(쇄골하, Subclavian vessels). 경부 추간판척추사이원반(C5-C6). 흉곽출구탈출증후군(Thoracic outlet syndrome). 가슴조임증(협심증, Angina). 손목굴증후군(수근관증후군, Carpal tunnel syndrome). 위쪽 등세모근(상부 승모근, Upper trapezius). 목빗근(흉쇄유돌근, Sternocleidomastoid). 머리널판근(두판상근, Splenius capitis).

관련성(connections)
목빗근(흉쇄유돌근), 어깨 올림근, 넓은 목근

전문가의 손 테크닉들

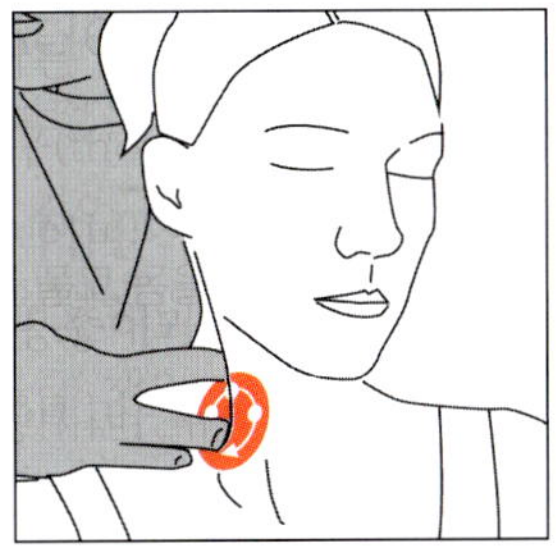

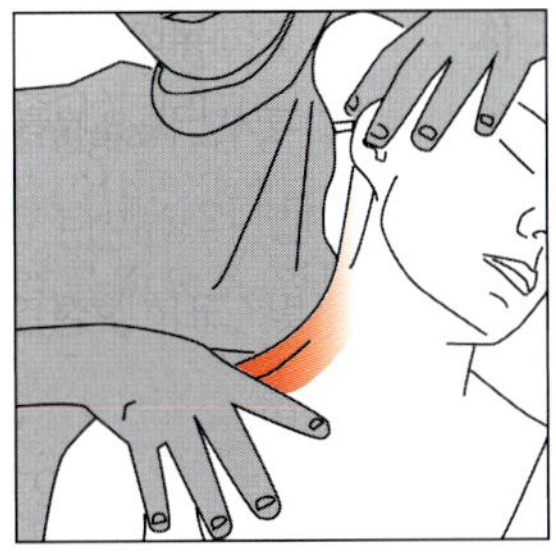

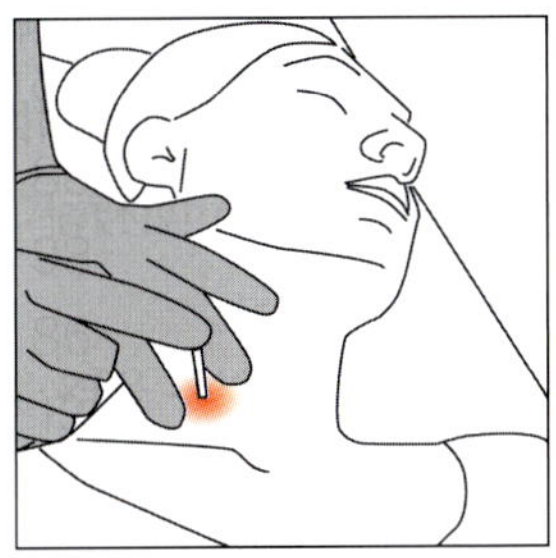

✓	✓	분사와 신장
✓	✓	건식 침
✓	✓	심부 마사지
✓	✓	압박
✓	✓	근육 에너지
✓	✓	자세 이완
✓		습식 침

(억제)압박 테크닉
지시사항: 타이트한 섬유증의 근육들/만성 환경
1. barrier 제한 근육을 위치시켜라.
2. 당신이 10-25%의 저항을 주는 동안, 2-4초간 활발한 근육수축을 위해 환자에게 물어라.
3. 이 저항을 극복하면, 15-30초동안 근육에 대항하여 생리적인 barrier를 향해 원심성 수축으로 활발히 눌러라.
4. 3-5번 반복해라.

자가 치료

호흡
과환기 증후군은 사각증후군과 매우 밀접하게 관련이 있다. 호흡 테크닉은 요가와 부테이코 방법을 연구할 필요가 있다.

조언(Advice)
베게 사용. 수영. 짐 나르기. 무거운 가슴. 따뜻한 스카프. 온기. 습열. 끌어당기고 들어올리기.

자세
고개가 앞으로 혹은 upper crossover는 치료사의 매뉴얼과 발통점 범위에 의해 치료되어질 수 있다.

자가치료(self help)**테크닉**
1. 평평한 손가락 테크닉을 이용하여 목구멍 옆과 척추를 향하여 발통점을 뒤로 밀어 압박해라.
2. 손이 예민한 통증의 원인이 되면 깊은 호흡을 해라 종종 누르는 지점이 실수로 림프절이 될 수 있다.
3. 살살하여 부드럽게 한다.
4. 만약 정확하지 않거나 새로운 발통점을 작용한다면 신장을 이용해라.

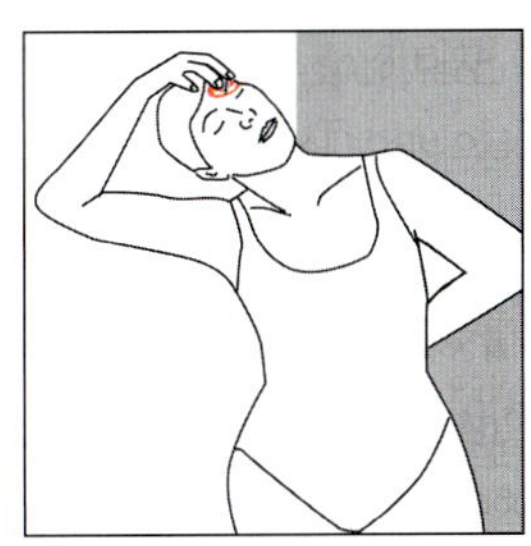

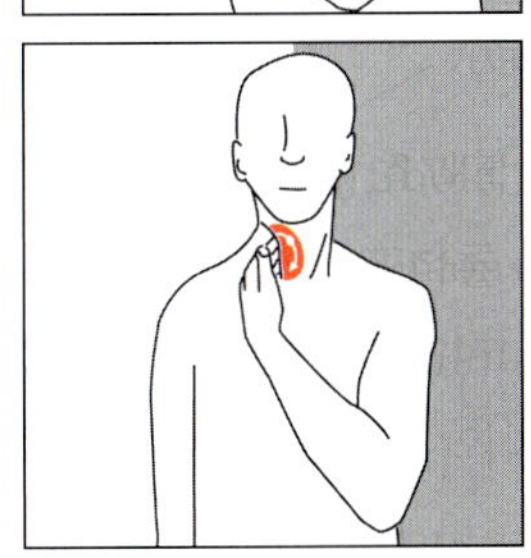

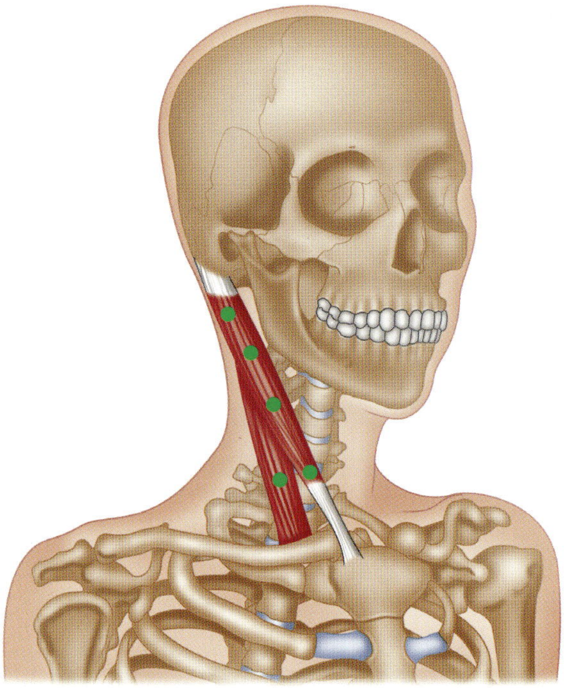

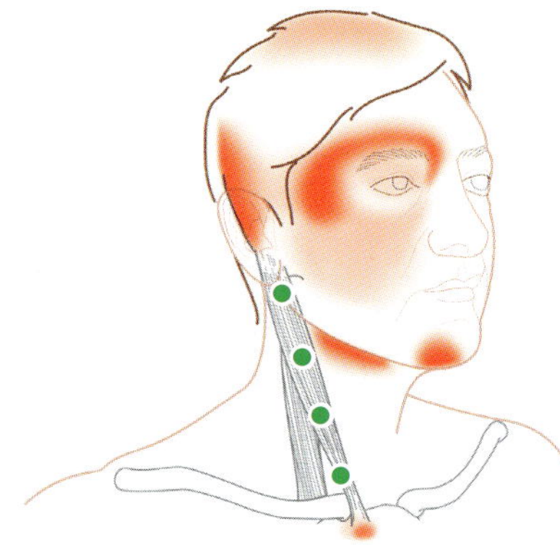

흉골두

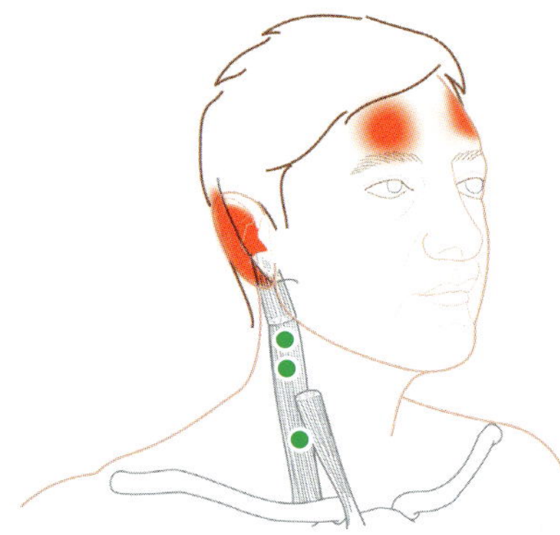

쇄골두

그리스어, sternon, 복장뼈(흉골, sternum); kleidos, 열쇠, 빗장뼈(쇄골, clavicle); mastoid, 가슴모양(breast–shaped), 유양돌기꼭지돌기.

이 근육은 두 개의 머리를 갖는 긴 띠 형태의 근육이다. 종종 출생 시에 손상되는데 섬유조직으로 일부 교체될 수도 있고, 이로 인해 수축되면 사경(torticollis)이 된다(비틀린 목, wry neck).

기시부(Origin)
흉골두: 상부 복장뼈자루의 전면부.
쇄골두: 내측 빗장뼈 안쪽 1/3.

종지부(Insertion)
관자뼈(측두골)의 유양돌기꼭지돌기 출구면. 뒤통수뼈(후두골)의 상부위 목선의 외측가쪽 3/1.

작용(Action)
동시수축: 목을 굽힘(머리를 앞으로 당김). 깊은날숨 동안 복장뼈을 위로 올림으로서 갈비뼈도 역시 올려지게 된다.
한 쪽만 수축: 동측으로 머리가 기울어짐. 머리를 얼굴 반대쪽으로 회전시킴 돌림(마찬가지로 머리를 상방으로 향함).

신경(Nerve)
더부신경(XI 뇌신경); 제 2, 3 목신경근으로부터 고유수용감각을 제공.

기본적인 기능적 동작
(Basic functional movement)
예; 머리를 돌려 어깨를 보는 것. 베개에서 머리를 들어 올리는 것.

연관통 패턴(Referred pain patterns)
복장부분: 후두부뒤통수쪽에서 방사되는 전방의 눈썹, 볼과 목구멍(눈과 두)의 통증.
빗장부분: 전방앞쪽 두통, 귀앓이, 유양돌기꼭지돌기 통증(현기증과 공간인식).

개요

적응증(Indications)

긴장성 두통, 편타성 손상(Whiplash), 뻣뻣한 목, 비전형적 안면신경통(Atypical facial neuralgia), 숙취성 두통, 자세성 현기증, 변화(편측안면얼굴 교감신경계 Hemifacial sympathetics), 공간인식력 저하, 안검하수증(Ptosis), 지속적인 건조와 관련이 있고 목이 간질거리면서 나는 기침, 부비강염과 만성 목아픔, 증가된 눈물과 적색화, 귀 한쪽에 펑 소리가 남, 균형 문제, 그리고 운전시 한쪽으로 방향 바꿈.

원인(cause)

분노, 스트레스, 체중들기, 베개 높이, 알러지, 체중들기, 도로교통사고, 차멀미, 트라우마, 옳지 않은 수영 스타일, 타이트한 셔츠, 작업자세 그리고 인체 공학.

감별 진단(Differential diagnosis)

삼차신경통(Trigeminal neuralgia), 안면얼굴신경통, 청신경문제, 림프절종대(Lymphadenopathy), 어깨올림근(견갑거근, Levator scapulae), 위쪽 등세모근(상부 승모근, Upper trapezius), 머리널판근(두판상근, Splenius capitis).

관련성(connections)

등세모근(승모근, Trapezius), 깨물근(교근, Masster), 넓은 목근(광경근, Platysma), 목갈비근(사각근, Scalenus), 견갑거근(어깨올림근, levator scapulae), 관자근(측두근, Temporalis), 큰가슴근(대흉근, Pectoralis major), 복장근(흉골근, Sternalis)

전문가의 손 테크닉들

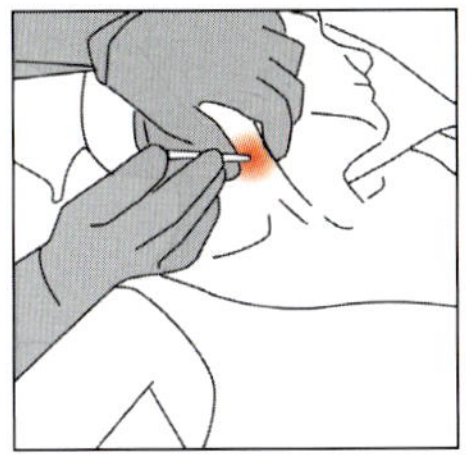

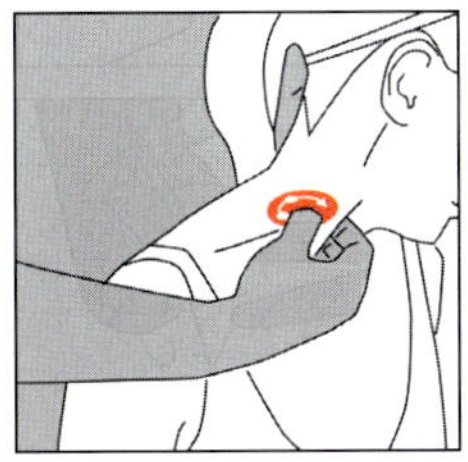

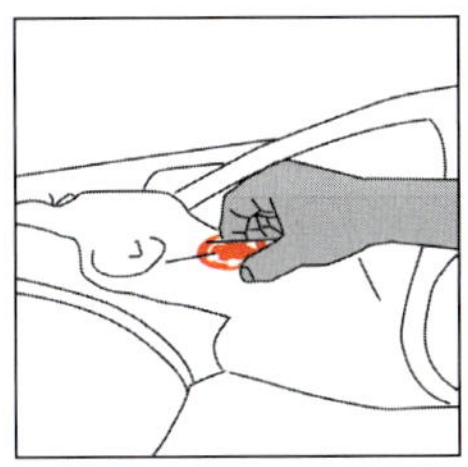

✓	✓	분사와 신장
✓	✓	건식 침
✓		심부 마사지
✓	✓	압박
✓	✓	근육 에너지
✓	✓	자세 이완
✓		습식 침

후등척성(PIR) 테크닉

지시사항: 아급성기에서 만성기의 환경

1. 발통점을 확인함.
2. 환자의 병변이 있는 근육이 최대로 신장 되는 편안한 자세로 둔다.
3. 근력의 10-25%를 사용하여, 병변이 있는 근육의 통증이 없는 최대한 근수축을 하도록 하며, 이때 등척성 수축의 형태로 3-10초 정도 적용한다; 몸은 잘 고정하여 근육이 짧아지는 것을 막는다.
4. 환자에게 이완하도록 하거나 또는 "놔주세요" 라고 이야기 한다.
5. 이 이완단계에서, 부드럽게 늘어난 근육 부분만큼만 저항(수동적으로)을 가해서 늘려준다. 이때 근육의 길이는 변화가 없다.
6. 몇회 반복한다(일반적으로 3회).

(억제)압박 테크닉

1. 발통점을 확인한다.
2. 발통점 부위의 근육들이 완전히 신장될 수 있도록 환자를 편안하게 위치시킨다.
3. 발통점이 있는 근육을 최대한 신장시킨 상태에서, 발통점을 부드럽게 압박하며, 점진적으로 압박력을 증가시켜라. 이 경우에, 환자는 통증이 아니라 약간의 불편함 정도로 느껴야 한다.
4. 발통점이 다소 부드럽게 느껴질 때까지 압박력을 지속적으로 유지하라. 이러한 상태는 몇 초에서 몇 분가량 소요될 수도 있다.
5. 이완이 더 잘 될 수 있도록 압박력을 증가시키는 것을 반복한다.
6. 압박을 반복하는 동안 압박 방향을 바꾸어서 시행하면, 더 좋은 결과를 얻을 수도 있다.

자가 치료

호흡

과환기 증후군은 흉쇄유돌근목빗근의 문제와 매우 밀접하게 관련이 있다. 호흡 테크닉은 요가와 부테이코 방법을 연구할 필요가 있다.

조언(Advice)

호흡 효능, 몇 개의 베개 사용, 작업 자세, 머리 자세, TV 자세.

자세

고개가 앞으로 혹은 upper crossover는 치료사의 매뉴얼과 발통점 범위에 의해 치료되어질 수 있다.

자가치료(self help)**테크닉**

1. 목 앞쪽 발통점은 엄지 손끝 잡기 테크닉을 이용하여 누르고 부드러운 부분을 유지시키며 천천히 시도해라(Mr. Spock의 견해).
2. 손에 의한 예민한 통증이 야기될 때, 깊은 호흡을 하여라.

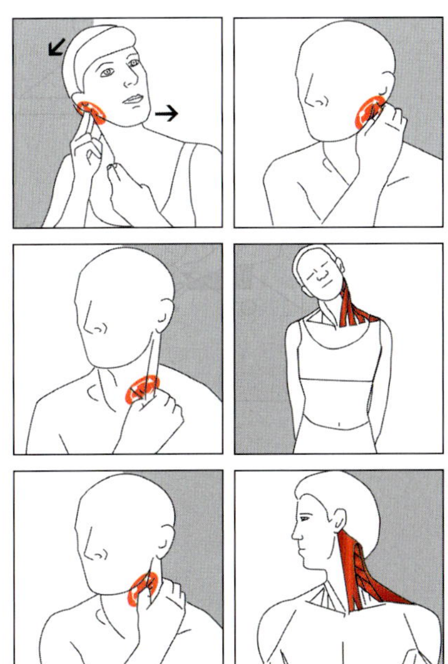

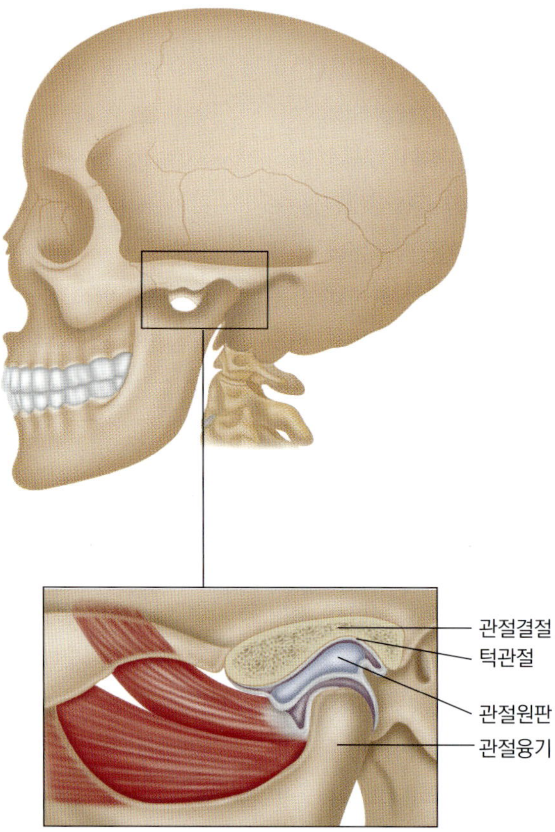

턱관절을 움직이고 안정하는 근육에 주로 발통점을 찾게 된다. 사람들은 주로 스트레스, 분노, 긴장에 의해 턱관절을 꽉 문다. 턱관절 증후군은 만성 통증과 혹은 턱관절과 근육의 기능장애라 정의된다. 대부분 주로 받아들여진 이론은 감소 유무에 따른 일시적인 전방치환이다; 이는 근육들의 반복적인 크고 작은 외상과 관절막에 만성적 염증으로 이끈다. 발통점은 종종 관절주변의 근육에 발전되기도 한다. 주요 증상은 안면통증이고 특히 귀주변의 뻥하는 소리와 두통이 있지만 메스꺼움과 이명을 포함할 수 있다.

턱관절증후군은 다양한 요소와 약간의 공통된 다른 진단 기준을 다룬다.

- 아래, 많은 옆으로 물기나 부정교합
- 하품 시 이탈, 그리고 혹은 탁탁 소리
- 귀 통증
- 경추 문제
- 윤활 관절의 모양/ 종류: 심한 해부학적 변위 발생
- 껌 씹음
- 일방적인 음식 저작
- 만성적인 치아 문제들
- 지치 문제
- 이갈기
- 스트레츠/분노에 대한 꽉물기
- 우울증과 양극 장애
- 관절염
- 의치

직접적으로 턱관절과 연관된 주요 근육들은 관자근, 깨물근, 안쪽. 가쪽날개근이다. 이차적 근육은 턱목뿔근과 앞쪽 두힘살근이다. 만성 발통점은 어떤 근육이든 근육의 뻣뻣함과 피로, 기능장애를 일으킬 수 있다. 증상들은 편측이나 양측 그리고 드물게 20세 이하에서 드물게 보여진다. 더욱이 위성 발통점은 위승모근, 위반가시근, 후두하근 그리고 목빗근에 위치한다.

지시사항(Indications)

아픈 상태로는 통증, 뻣뻣함, 턱 근육과 특히 귀부분이 아프다. 이례적인 턱이나 턱을 문 형태로 부정 교합 혹은 턱 관절의 구조 변화처럼 주로 나타날 수 있다; 혹은 그것은 이차적인 상태의 변화로 이 악물기나 이갈기와 같이 나타날 수 있다.

그것은 항상 치과의사들로부터 적절한 의견과 진단을 받아야 한다. 그러나 다음 치료들은 아마도 턱관절의 만성 통증과 심한 경우를 줄이는 데 도움이 될 것이다.

STEP 1 근육섬유들의 방향과 해부학적 구조를 공부해라.

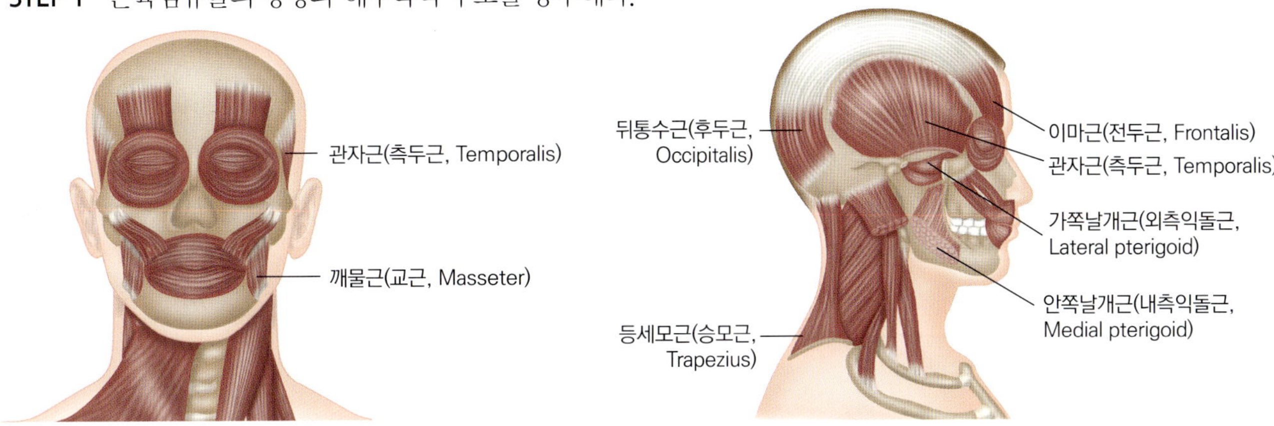

STEP 2 앉아서 허혈적 압박테크닉(ICT)

STEP 3 마사지 부위를 풍부하게

위승모근

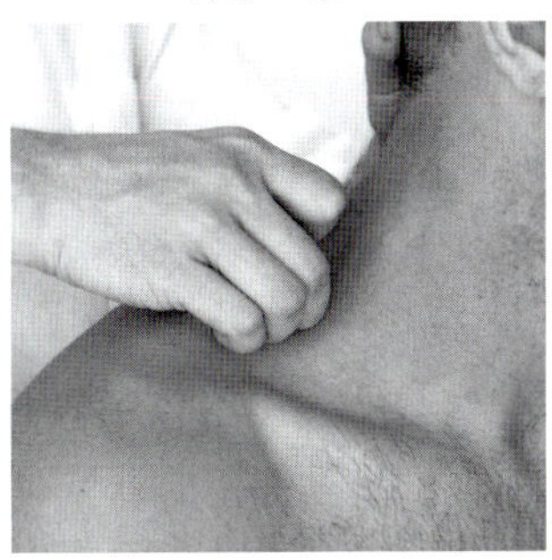

경추뒤 근육들

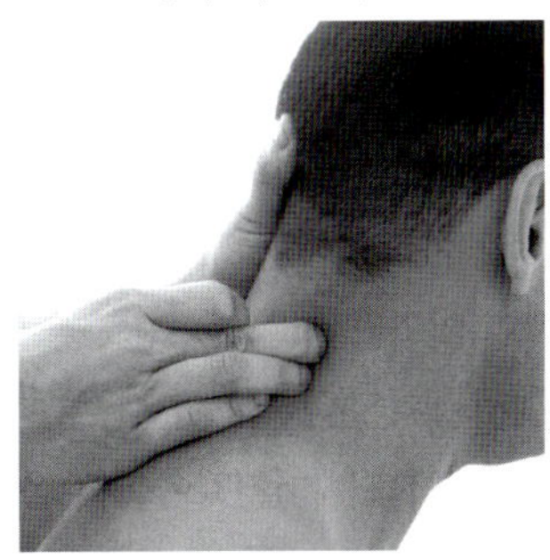

목널판근에

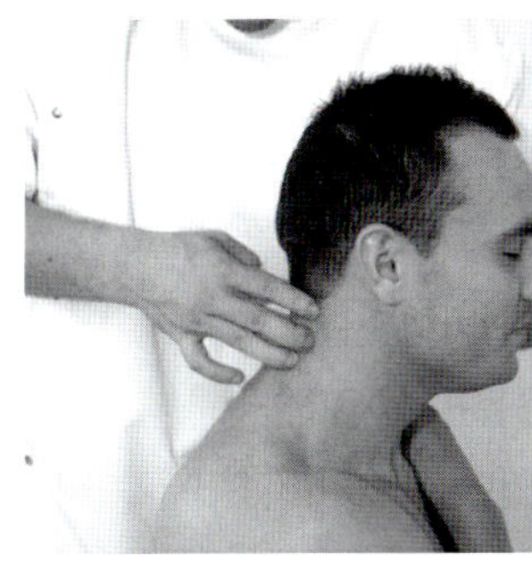

STEP 4 바로 누워서 허혈적 압박테크닉(ICT)

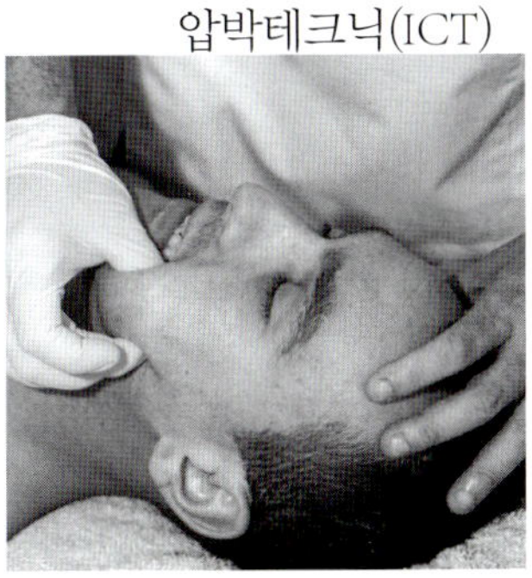

측두근 (특히 근육-힘줄 접합점)STP, 가쪽,

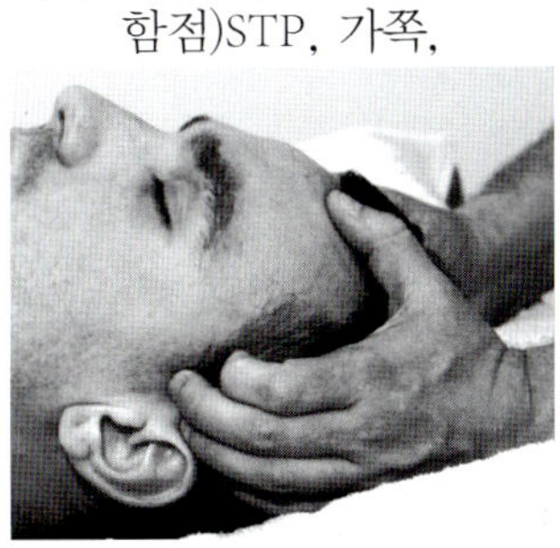

안쪽 날개근

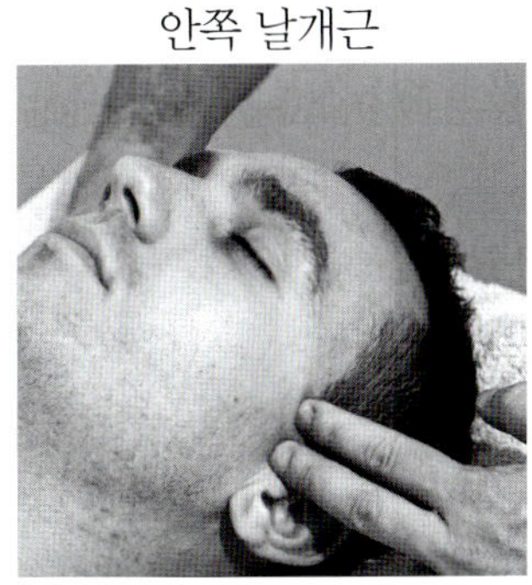

두힘살근

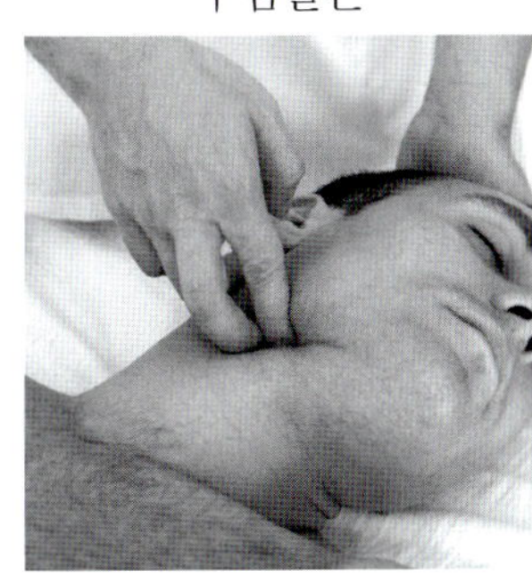

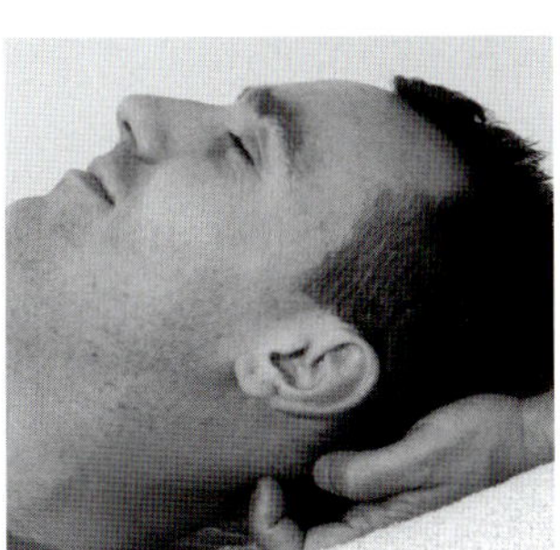

머리덮개근; 뒤통수이마근 (Epicranius; occipitofrontalis)

지시사항(Indication)

두통은 다양한 이유들로 발생하고 많은 다른 방법들에 의해 나타날 수 있다. 만약 당신이 심하거나 끊임없는 두통을 가지고 있다면 의사에게 항상 상담해야 할 필요가 있다. 대부분의 두통은 근육 긴장요소들과 관련이 있고 발통점 치료로부터 좋아질 수 있다.

STEP 1 근육섬유들의 방향과 해부학적 구조를 공부해라.

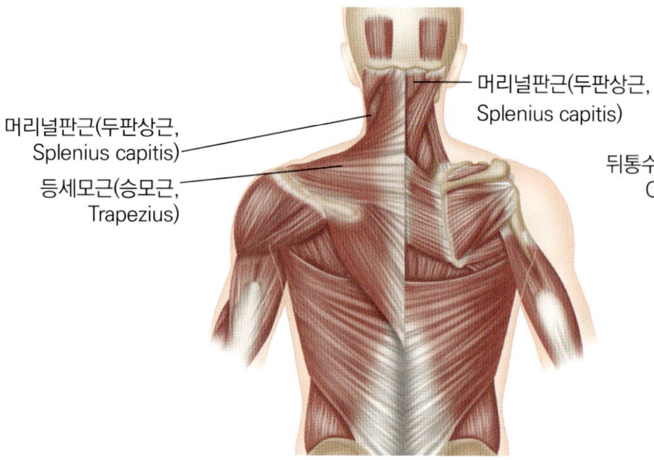

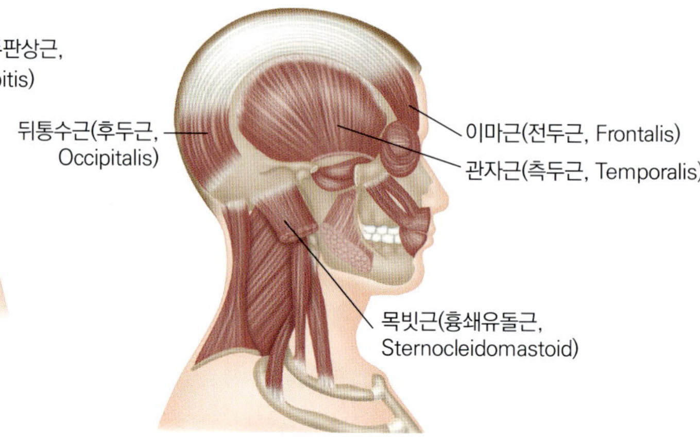

STEP 2

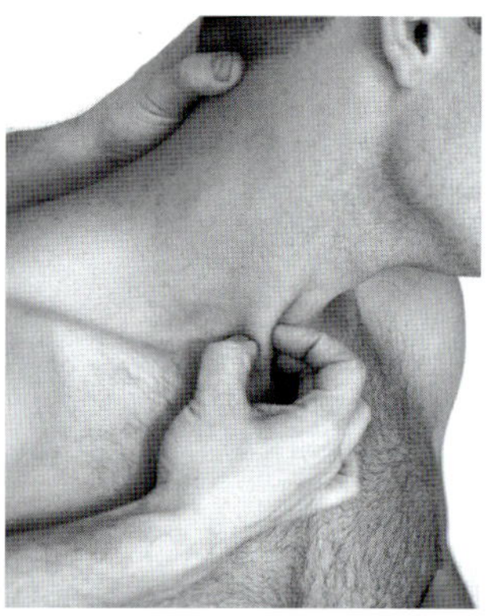

앉아서 허혈적압박테크닉(ICT)를 흉쇄유돌근목빗근(섬세하게 발통점을 찾아 눌러라).
고개를 앞으로 끄덕이는 자세를 해야하고 압박하는 쪽을 향해 회전한다.
그곳에는 목부분의 구조와 수많은 혈관이 있다는 것을 기억해라.

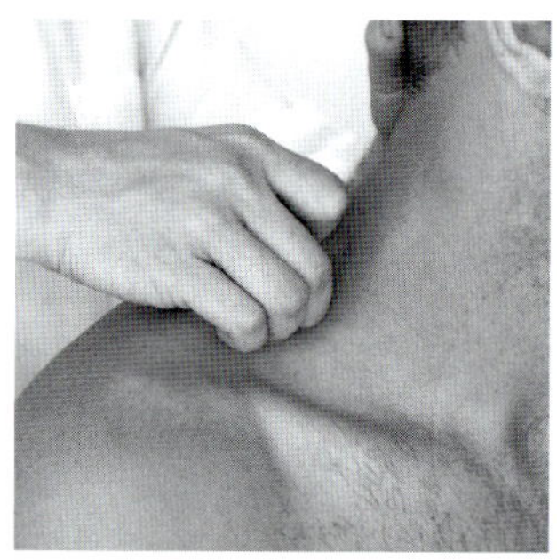

앉아서 허혈적압박테크닉(ICT) 위승모근안의 발통점.

STEP 3 마사지 부위를 풍부하게 하라.

STEP 4 바로누운 자세에서 허혈적압박테크닉(ICT)(경추기립근 Cervical erector spinae, 과 측두근 Temporalis).

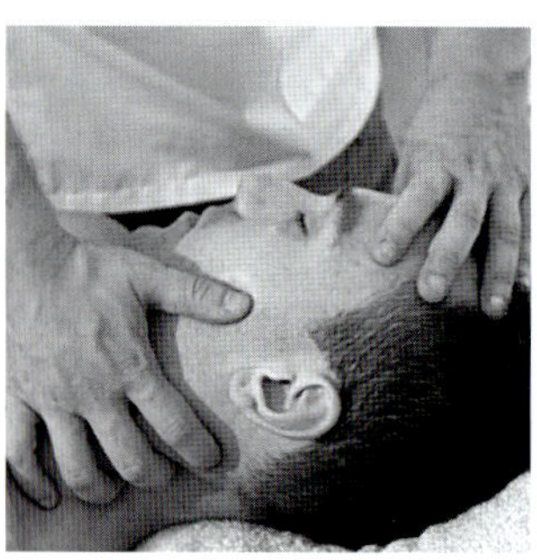

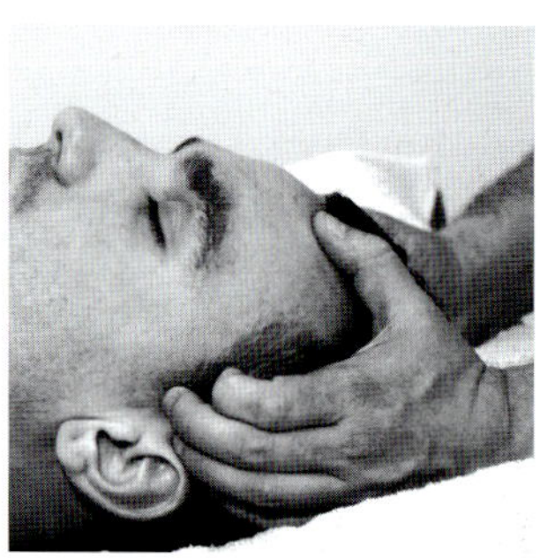

STEP 5 환자는 여전히 바로 누워 허혈적압박테크닉(ICT)(머리덮개근, 근뒤통수이마근의 뒤부분을 허혈적압박테크닉(ICT)로 끝내라).

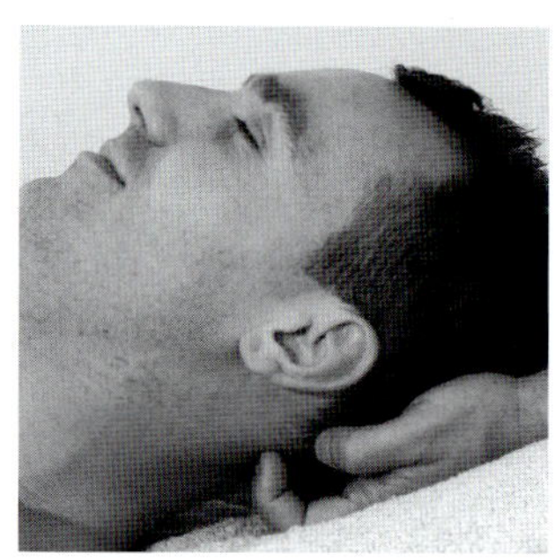

지시사항(indications)

만성긴장과 묵 아치, 스트레치 두통, 경추 통증, 목뼈 부상, 발통점 치료는 이부위에 매우 효과적이다. 이러한 근육은 종종 다양한 발통점을 가지고 필수적으로 찾아내는 것이 올바르다.

STEP 1 근육섬유들의 방향과 해부학적 구조를 공부해라.

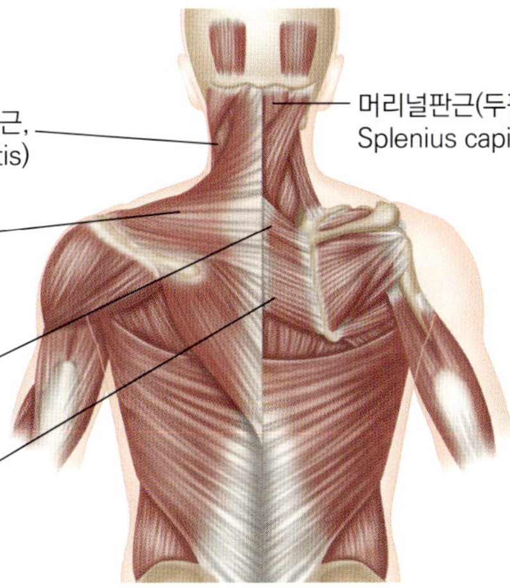

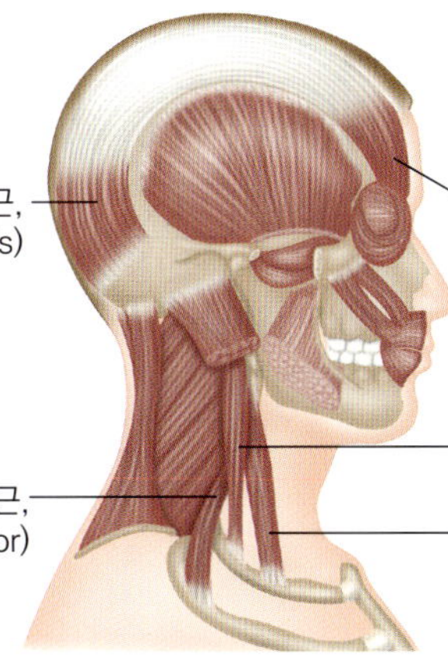

STEP 2

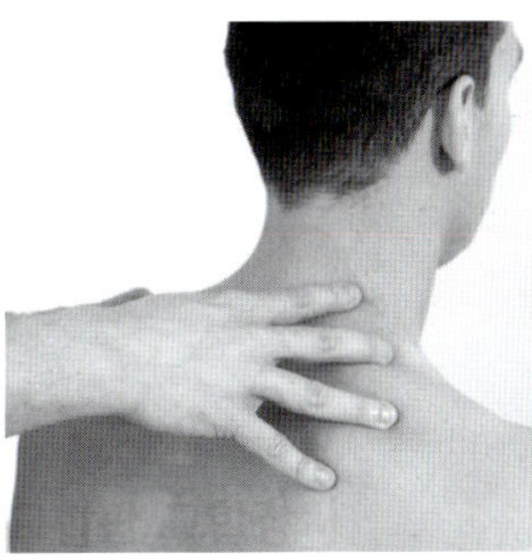
앉아서 허혈적압박테크닉(ICT)를 위/중간 승모근

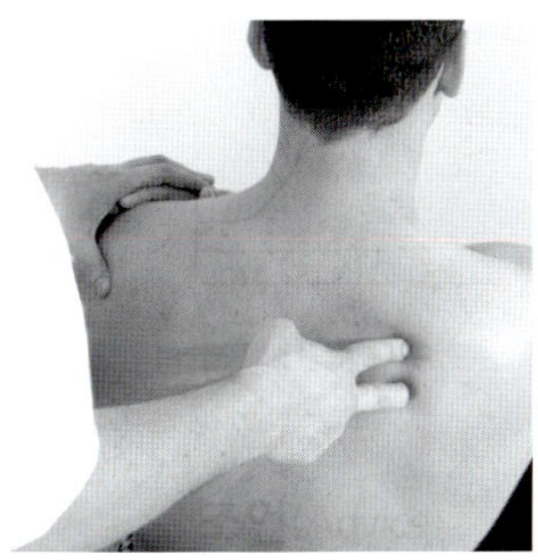
마름근(rhomoids)을 아래로 내리면서 발통점 위에서 중지

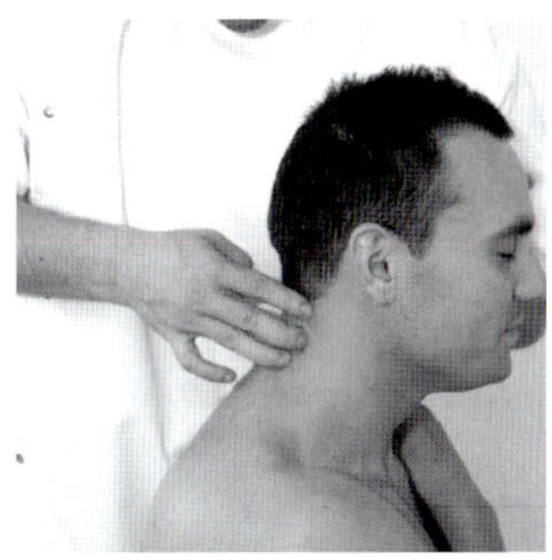
머리널판근안의 발통점까지 이동

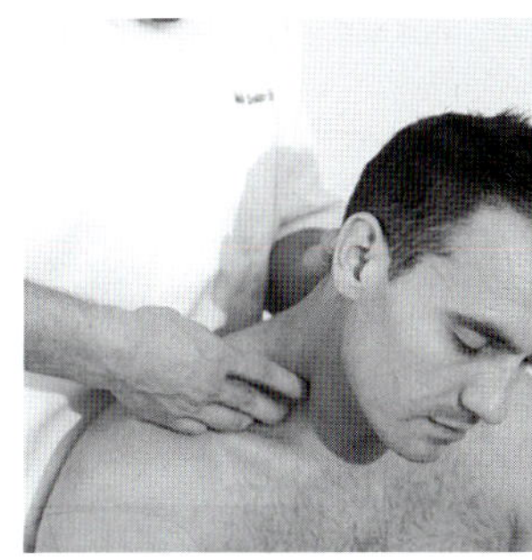
마지막으로 사각근 그룹(scalenes group)안의 발통점을 위치와 억제.

STEP 3 마사지 부위를 풍부하게 하라

STEP 4 경추 기립근의 Dragging massage 테크닉

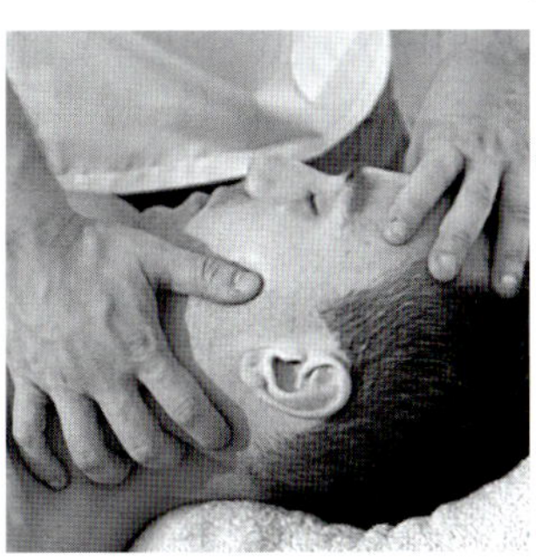
환자를 바로 누운 자세에서 마주보고 서라.
반대쪽 목근육 아래에 손끝을 위치시켜라.
그들의 고개를 당신을 향하게 요청하는 동안 천천히 당신을 향해 환자를 감아 올린다.
다른쪽도 반복한다.

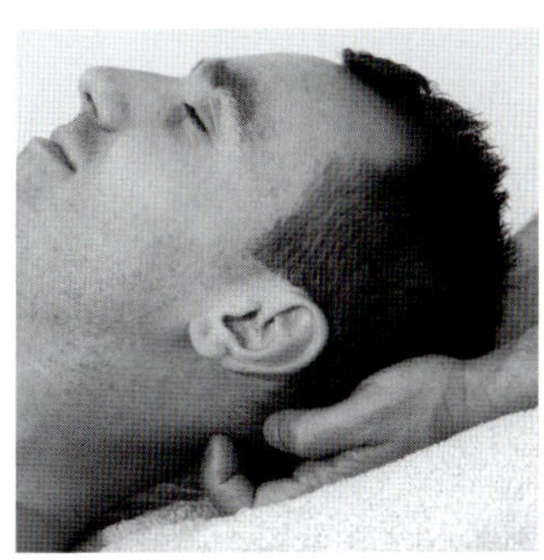
STEP 5 환자는 바로 누운 자세에서 머리덮개근, 뒤통수이마근 뒤쪽 부분의 허혈적압박테크닉(ICT)를 끝내고 당신의 손 안에서 그들의 고개의 체중을 떨어지게 하기 위해 요청해라.

08 몸통과 척추의 근육
(Muscles of the Trunk and Spine)

배, 가슴, 그리고 허리 통증과 관련된 발통점
(Regional Trigger Points for Abdominal, Chest, and Back Pain)

근육 참고 페이지(MUSCLE PAGE REFERENCE)

배 통증(Abdominal pain)
배곧은근(복직근, Rectus abdominis)
배바깥빗근(외복사근, External oblique)
배가로근(복횡근, Transversus abdominis)
등엉덩허리근(흉장늑근, Iliocostalis thoracis)
뭇갈래근(다열근, Multifidus)
허리네모근(요방형근, Quadratus lumborum)

가슴 통증(앞)([Front of] chest pain)
큰가슴근(대흉근, Pectoralis major)
목갈비근(사각근, Scalenes)
목빗근(흉쇄유돌근, Sternocleidomastoid [가슴뼈 머리부, sternal head])
목엉덩갈비근(경장늑근, Iliocostalis cervicis)
배바깥빗근(외복사근, External oblique)
가로막(횡격막, Diaphragm)

가슴 통증(옆)([Side of] chest pain)
앞톱니근(전거근, Serratus anterior)
넓은등근(광배근, Latissimus dorsi)
가로막(횡격막, Diaphragm)

윗 등 통증(Upper back pain)
목갈비근(사각근, Scalenes)
어깨올림근(견갑거근, Levator scapulae)
위가시근(극상근, Supraspinatus)
등세모근(승모근, Trapezius)
뭇갈래근(다열근, Multifidus)
마름근(능형근, Rhomboids)
목널판근(경판상근, Splenius cervicis)
위팔세갈래근(상완삼두근, Triceps brachii)
위팔두갈래근(상완이두근, Biceps brachii)

중간 등 통증(Middle back pain)
엉덩허리근(상완이두근, Iliopsoas)
넓은등근(광배근, Latissimus dorsi)
등엉덩갈비근(흉장늑근, Iliocostalis thoracis)
뭇갈래근(다열근, Multifidus)
배곧은근(복직근, Rectus abdominis)

아래 등 통증(Low back pain)
중간볼기근(중둔근, Gluteus medius)
엉덩허리근(장요근, Iliopsoas)
등가장긴근(흉최장근, Longissimus thoracis)
등엉덩갈비근(흉장늑근, Iliocostalis thoracis)
허리엉덩허리근(요장늑근, Iliocostalis lumborum)
뭇갈래근(다열근, Multifidus)
배곧은근(복직근, Rectus abdominis)

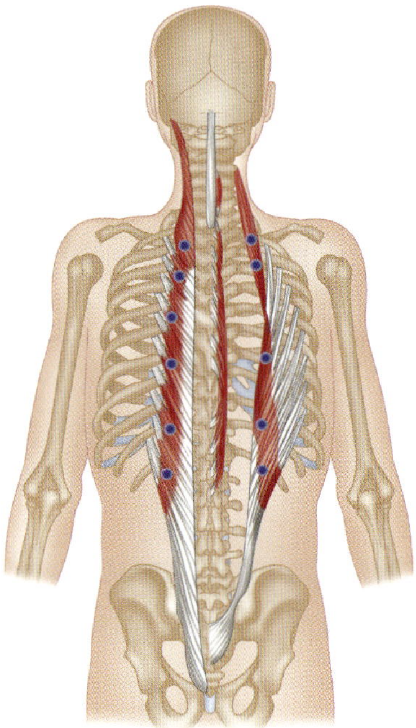

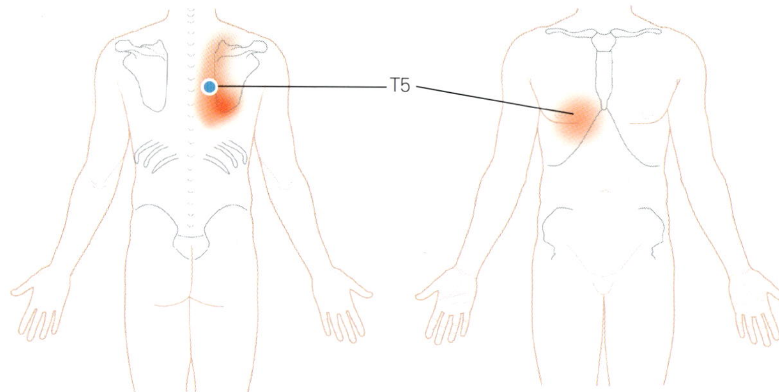

등엉덩갈비근

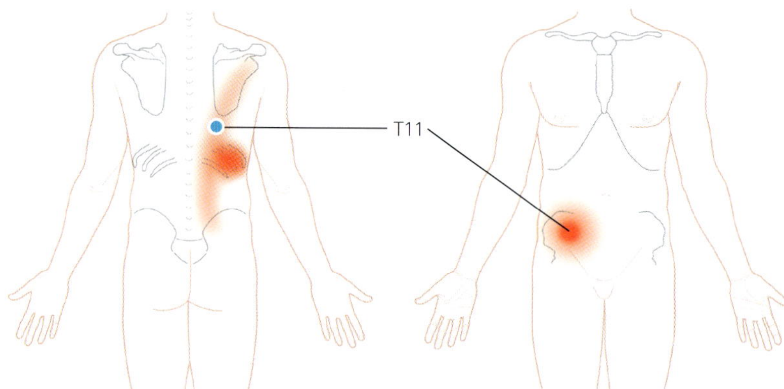

등엉덩갈비근

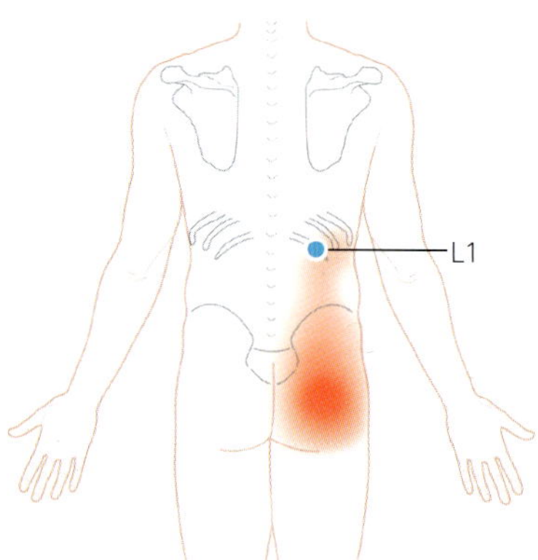

허리엉덩갈비근

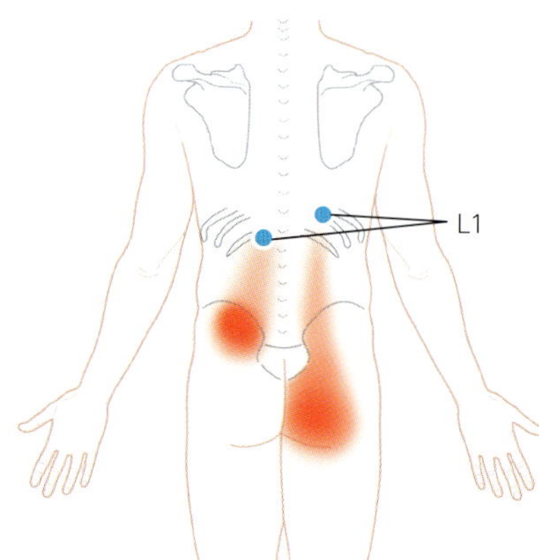

등가장긴근

라틴어, sacrum, 신성한(sacred); spinalis, 척추의(spinal).

척추세움근은 또한 엉치척추근이라고 불리며, 평행하게 형성된 근육의 3개 부분으로 구성된다. 가쪽에서부터 안쪽으로 : 엉덩갈비근(장늑근, iliocostalis), 가장긴근(최장근, longissimus)과 가시근(극근, spinalis).

기시부(Origin)
엉치뼈(천골, sacrum)에서 생겨난 근육 조각. 엉덩뼈능선(장골능, iliac crest). 척추의 가시돌기(극돌기, spinous process)와 가로돌기(횡돌기, transverse process). 갈비뼈(늑골, rib).

종지부(Insertion)
갈비뼈. 척추의 가로돌기와 가시돌기. 뒤통수뼈(후두골, occipital bone).

작용(Action)
척추의 폄(신전, extension)과 옆 굽힘(측굴, lateral flexion)(즉, 뒤쪽과 옆쪽으로 구부리기).
똑바로 서거나 앉은 자세에서 척추의 만곡을 올바르게 유지하는 것을 보조.
걷는 동안 골반에 대해 척추 기둥(척주, vertebral column)을 안정화시킴.
갈항근(antagonist) : 배곧은근(복직근, rectus abdominis)

신경(Nerve)
목신경뿌리, 가슴신경뿌리, 허리신경뿌리의 뒤신경가지(dorsal rami).

기본적인 기능적 동작
(Basic functional movement)
등을 곧게 유지(올바른 만곡과 함께). 자세 유지.

연관통 패턴(Referred pain patterns)
등뼈(thoracic spine)–엉덩갈비근 : 척추의 안쪽과 배의 앞.
허리뼈(lumbar spine)–엉덩갈비근 : 중간볼기.
등뼈–엉덩갈비근 : 볼기와 엉치엉덩 부위.

개요

적응증(Indications)
허리 통증, 특히 물건을 들은 후에 발생되는 허리 통증. 척추의 움직임 범위 감소. 앉기, 서기 또는 계단 오를 때 발생되는 허리 통증. 하루의 마무리 시점에서 악화되는 낮은 정도의 허리 통증.

원인(Causes)
자세불량, 악기 연주, 머리를 손으로 받히고 엎드려 누운 자세, 좋지 않은 안경 착용, 위교차패턴(upper crossed patterns), 척추뒤굽음증(척추후만증, kyphosis), 척추옆굽음증(척추측만증, scoliosis), 염증(wear and tear), 찬바람(cold drafts), 에어콘(air conditioning), 척추 정렬의 문제, 특정 스포츠 종목(양궁), 팽팽한 셔츠/타이, 우울증(depression)

감별 진단(Differential diagnosis)
가슴조임증(협심증, angina). 내장 통증(Visceral pain). 신경뿌리병(신경뿌리병, radiculopathy). 인대, 척추사이원반탓(discogenic). 엉치엉덩뼈(천장, sacroiliac). 궁둥구멍근(이상근, piriformis).
병리적인 문제 : 대동맥류(aortic aneurysm). 내장 병리. 공간을 차지하는 병변. 골반의 염증성 질환.

관련성(Connections)
큰가슴근(대흉근, pectoralis major)

전문가의 손 테크닉들

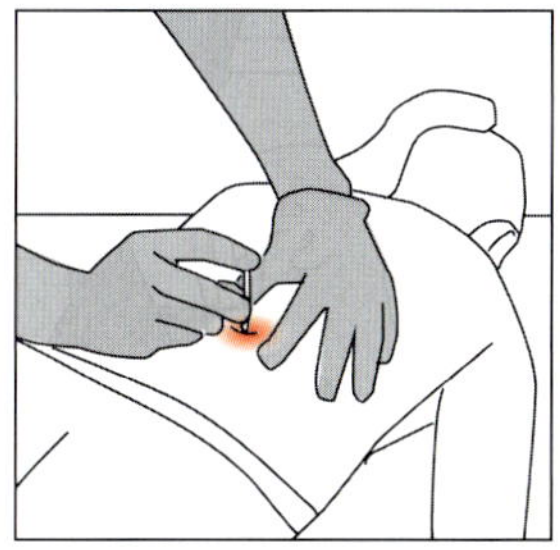

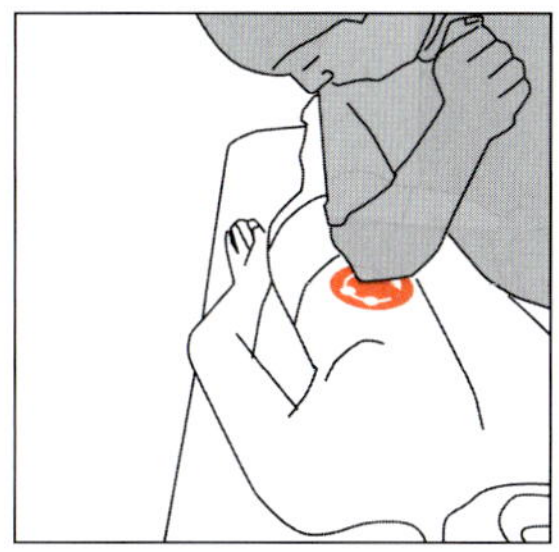

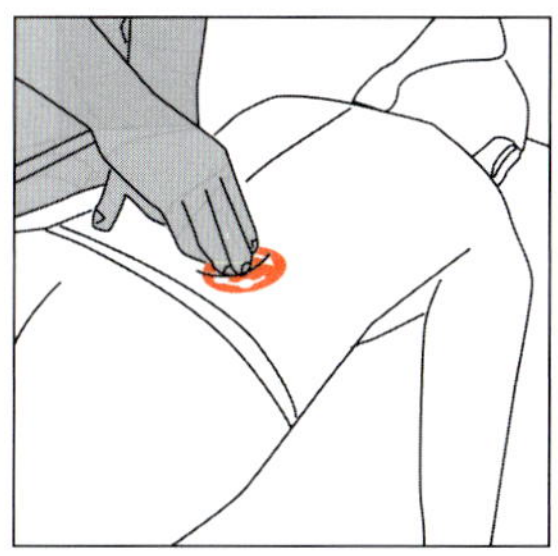

- ✓✓ 분사와 신장
- ✓✓ 건식 침
- ✓✓ 심부 마사지
- ✓✓ 압박
- ✓✓ 근육 에너지
- ✓✓ 자세 이완
- ✓✓ 습식 침

심부 마사지법

1. 치료 근육이 최대한 신장될 수 있도록 환자를 편안한 위치에 두라.
2. 필요할 시 피부를 문질러준다.
3. 발통점(trigger point) 혹은 팽팽한 띠(taut band)의 위치를 정확히 파악하라.
4. 팽팽한 띠 위에 엄지손가락을 위치시키고 다른 손으로 함께 지지해준다.
5. 발통점이 이완된 것처럼 느껴질 때까지 계속 압박하며, 팽팽한 띠의 부착부를 향해 같은 방향으로 강찰(stroking)을 계속한다. 환자는 통증 정도까지는 아니지만 다소 불편한 느낌을 받을 수 있다.
6. 반대 방향으로 이러한 강찰법을 반복한다.

자가 치료

조언(Advice)
갑작스럽게 큰 힘을 써서 물건을 들지 않도록 하라. 피곤한 상태에서는 물건을 들지 말라.
자세를 올바르게 하라. 열/고온욕 시행.

자가치료(self help) **테크닉**

1. 해부학적인 근섬유 방향을 관찰하라.
2. 머리뼈로부터 아래쪽으로 촉진하면서 통증 지점을 정확히 파악하라.
3. 머리뼈를 향해 반대 방향으로 관찰한다.
4. 엄지손가락을 사용하여 밀어 펴 올리는(scooping) 작은 움직임을 만든다.
5. 통증이 완화될 때까지 통증지점에 멈추고 유지한다.

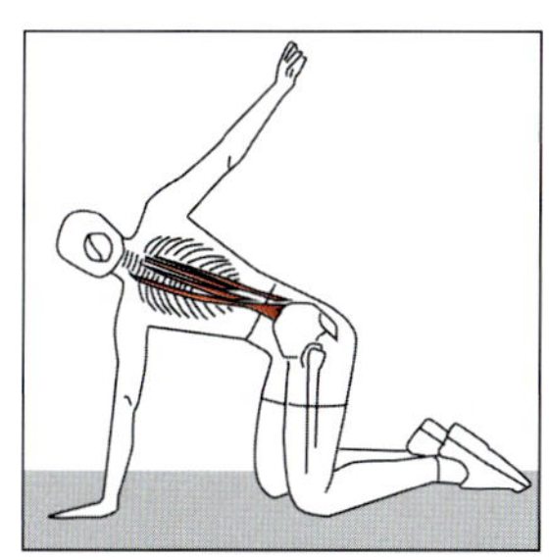

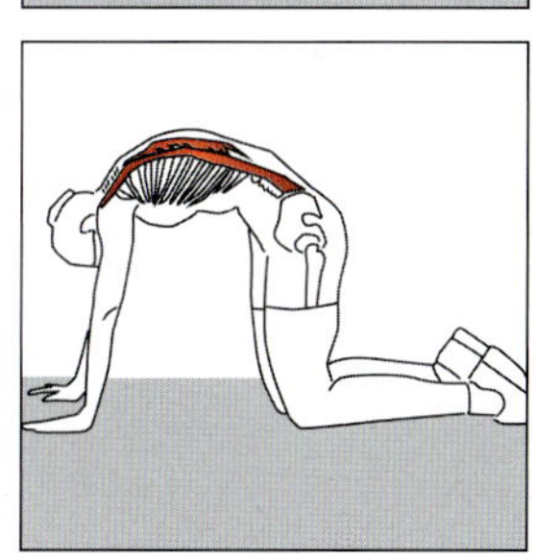

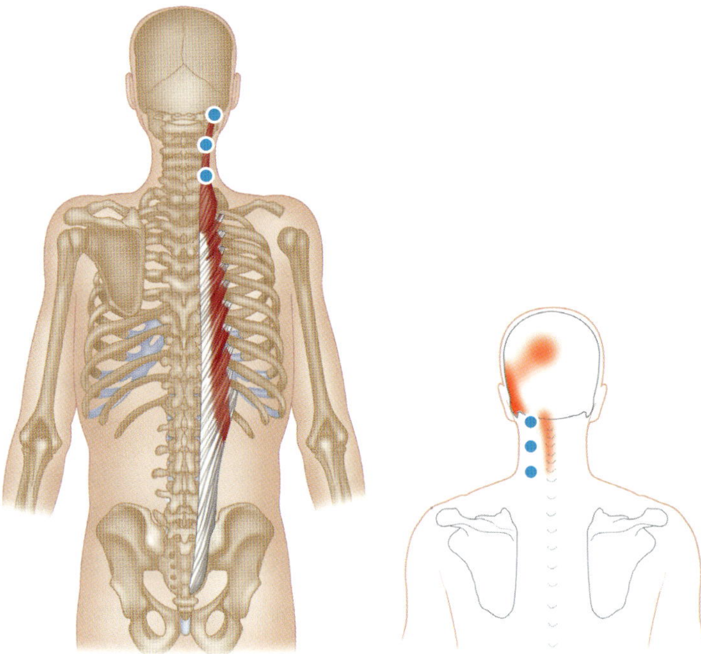
머리가장긴근

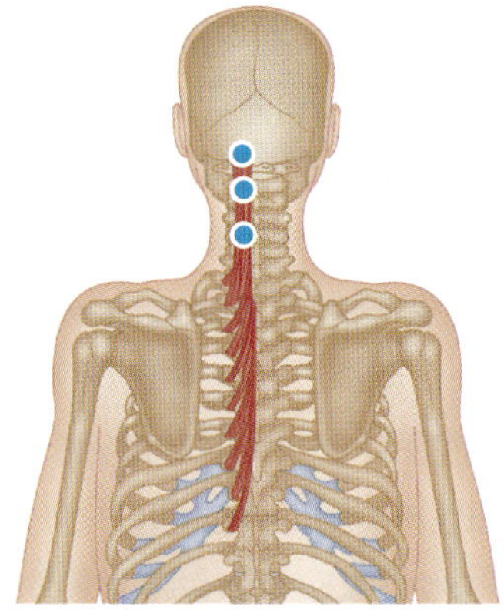
머리/목반가시근

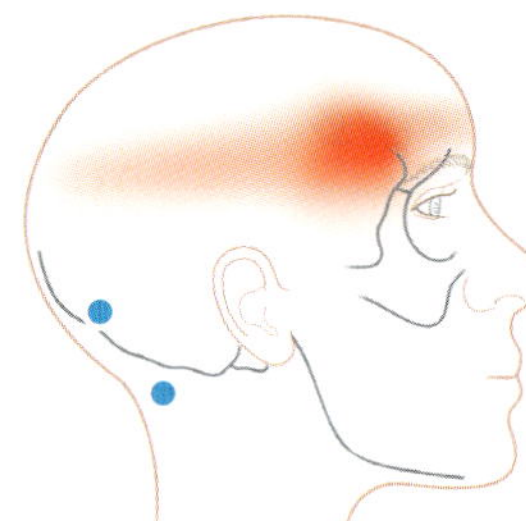
머리반가시근(위)

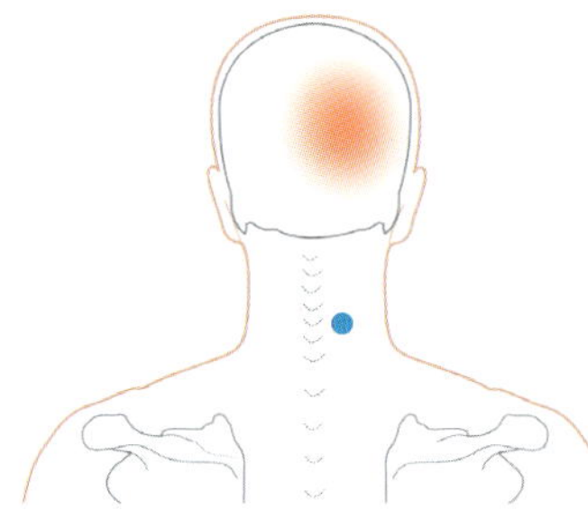
머리반가시근(중간)과 목반가시근

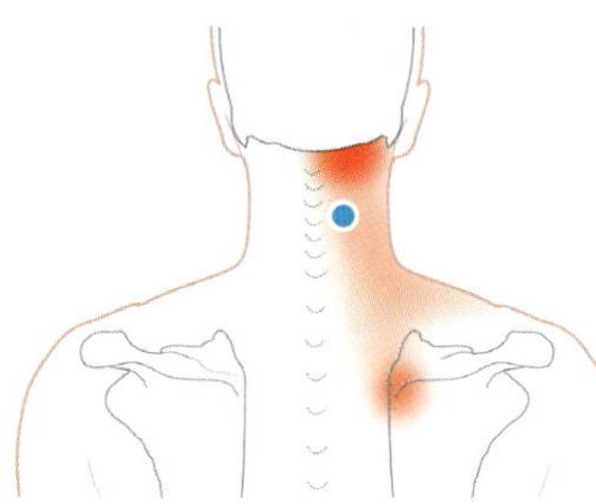
뭇갈래근(중간 목)

여기에서 설명되지는 않지만(106 페이지 참고), 이 근육은 척추세움근(erector spinae)의 일부분으로 척추를 따라 위쪽으로 달리며, 뒤목 근육들과 부분적으로 관련된다.

라틴어, logissimus, 가장 긴; capitis, 머리; semispinalis, 극동기의 절반; cervicis, 목.

머리가장긴근(두최장근, longissimus capitis), 머리반가시근(두반극근, semispinalis capitis), 그리고 목반가시근(경반극근, semispinalis cervicis) 등이 포함된다.

기시부(Origin)

머리가장긴근 : 상위 다섯 등뼈(T1–T5)의 가로돌기, 하위 세 목뼈(C5–C7)의 관절돌기.
목반가시근 : 상위 다섯 또는 여섯 등뼈(T1–T6)의 가로돌기.
머리반가시근 : 하위 네 목뼈와 일곱 등뼈(C4–T7)의 가로돌기.

종지부(Insertion)

머리가장긴근 : 관자뼈(측두골, temporal bone) 꼭지돌기(유양돌기, mastoid process)의 뒤쪽 부분.
목반가시근 : 제 2~5번째 목뼈의 가시돌기.
머리반가시근 : 뒤통수뼈(후두골, occipital bone) 위목덜미선(상항선, superior nuchal line)과 아랫목덜미선(하항선, inferior nuchal line) 사이.

작용(Action)

머리가장긴근 : 머리의 폄(신전, extension) 및 돌림(회전, rotation). 기립 자세와 앉은 자세에서 등뼈와 목뼈의 만곡을 올바로 유지하도록 돕는다.
목반가시근 : 등뼈와 목뼈부의 폄. 등뼈와 목뼈의 돌림을 보조.
머리반가시근 : 머리의 가장 강력한 폄근. 머리의 돌림을 보조.

신경(Nerve)

머리가장긴근 : 중간 및 하부 목신경뿌리들의 뒤신경가지.
목반가시근 : 가슴신경뿌리과 목신경뿌리들의 뒤신경가지.
머리반가시근 : 목신경뿌리들의 뒤신경가지.

기본적인 기능적 동작
(Basic functional movement)

머리가장긴근 : 만곡을 올바르게 하면서 윗 등을 곧게 유지한다.
목반가시근과 머리반가시근. 예 : 고개를 들어 앞을 보거나 또는 뒤를 돌아보기 위하여 머리를 돌린다.

연관통 패턴(Referred pain patterns)

근섬유를 따라 몇몇 부위가 있다. 모두 머리와 머리뼈를 향해 위쪽으로, 그리고 이마 부위 쪽으로 방사된다(radiating).

개요

적응증(Indications)
두통. 경부목 동통과 뻣뻣함. 경추목뼈 굽힘 감소. 후두하뒤머리아래 통증(Suboccipital pain). 오래 동안의 직업과 관련된 자세로 인한 목의 돌림 제한. 편타성 상해(Whiplash injury). 베개를 베고 잘 때 느끼는 통증. 두피에서 느껴지는 타는 듯한 감각.

원인(Causes)
자세불량, 악기 연주, 머리를 손으로 받히고 엎드려 누운 자세, 좋지 않은 안경 착용, 위교차패턴(upper crossed patterns), 척추뒤굽음증(척추후만증, kyphosis), 척추옆굽음증(척추측만증, scoliosis), 염증(wear and tear), 찬바람(cold drafts), 에어콘(air conditioning), 척추 정렬의 문제, 특정 스포츠 종목(양궁), 팽팽한 셔츠/타이, 우울증(depression).

감별 진단(Differential diagnosis)
경추목뼈의 역학적인 기능장애. 척추관절들에서 발생되는 척추관절 병변(spondyloarthropathy). 추골척추뼈 동맥 증후군. 척추사이원반 병변. 경늑골목갈비뼈(cervical rib) 기능장애. 류마티스성 다발성 근통(polymyalgia rheumatica). 류마티스 관절염. 골관절염. 강직성 척추염. 파제트병. 건선성 관절병증(psoriatic arthrosis).

관련성(Connections)
어깨세모근(승모근, trapezius), 척추세움근(척추기립근, erector spinae), 관자근(측두근, temporalis), 두힘살근(이복근, digastricus), 가시아래근(극하근, infraspinatus), 어깨올림근(견갑거상근, levator scapulae), 목빗근(흉쇄유돌근, SCM), 머리/목널판근(두/경판상근, splenius capitis/cervicis), 뒤통수밑근(후두하근, suboccipital muscles), 뒤통수근(후두근, occipitalis), 큰가슴근(대흉근, pectoralis major)

전문가의 손 테크닉들

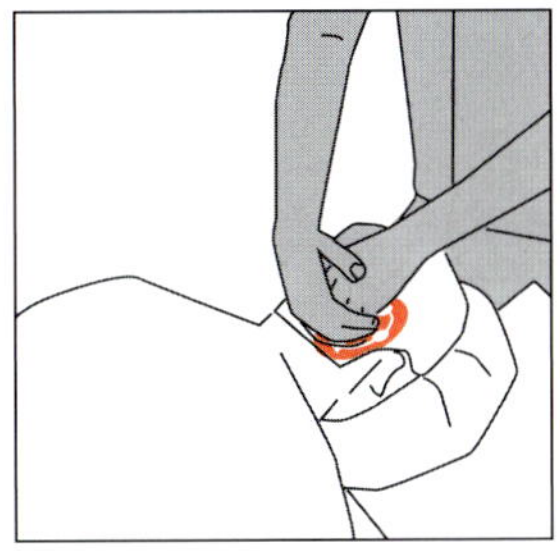

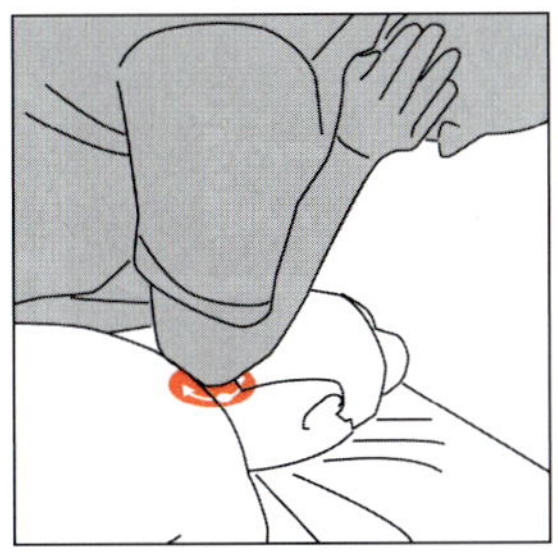

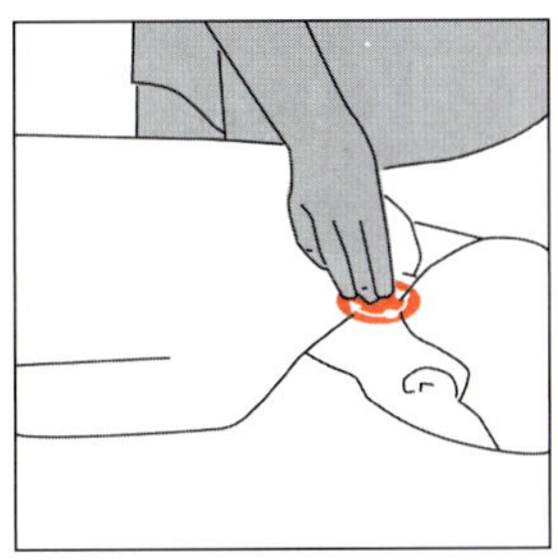

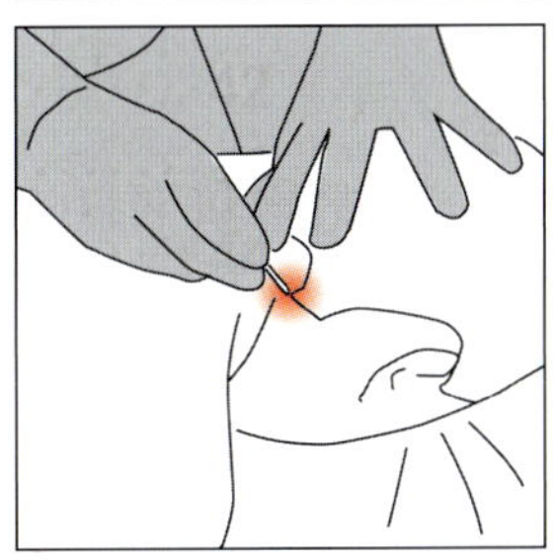

- ✓ ✓ 분사와 신장
- ✓ ✓ 건식 침
- ✓ ✓ 심부 마사지
- ✓ ✓ 압박
- ✓ ✓ 근육 에너지
- ✓ ✓ 자세 이완
- ✓ ✓ 습식 침

후등척성(PIR) 테크닉

적응증 : 아급성 혹은 급성 상태(sub-acute to chronic settings)

1. 발통점을 구체적으로 파악하라.
2. 치료 근육이 최대한 신장될 수 있도록 환자를 편안한 위치에 두라.
3. 통증이 없는 최대 길이에서, 3-10초 동안 등척성 저항을 적용하며, 최대 힘의 10-25%만 사용하여 치료 근육을 수축하게 한다. 근육이 단축되는 것을 예방하기 위하여 신체 부위를 안정화시킨다.
4. 근육을 이완시킨다.
5. 이완 과정 동안 저항점에 대해 이완된 근육을 부드럽게 연장시킨다-길이에 변화가 있는지 점검하라.
6. 이러한 절차를 몇 차례 반복한다(대개 세 차례).

자가 치료

조언(Advice)
직업과 관계된 인체 공학을 고려. 자세를 올바르게 유지. 목에 무리가 가지 않도록 안경을 적절한 것으로 선택. 인체 공학적으로 설계된 베개를 사용. 열치료를 적용하고 스트레칭을 시행. 몸에 맞는 침구류와 베개를 사용.

자가치료 테크닉(Techniques)
1. 해부학적인 근섬유 방향을 관찰하라.
2. 머리뼈로부터 아래쪽으로 촉진하면서 통증 지점을 정확히 파악하라.
3. 머리뼈를 향해 반대 방향으로 관찰한다.
4. 엄지손가락을 사용하여 밀어 퍼 올리는(scooping) 작은 움직임을 만든다.
5. 통증이 완화될 때까지 통증지점에 멈추고 유지한다.

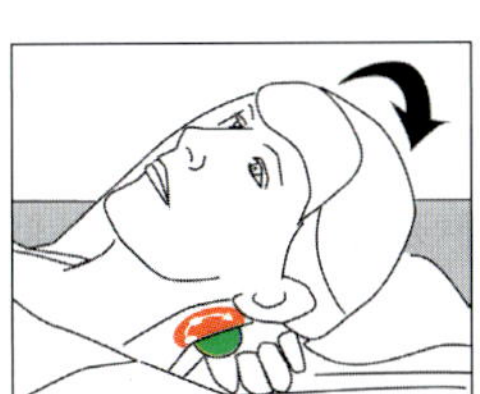

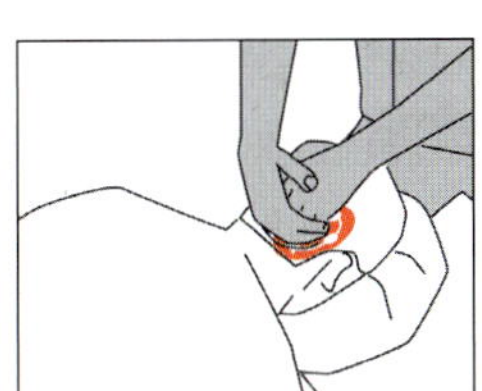

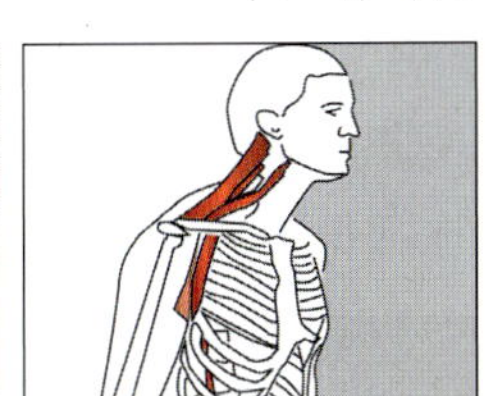

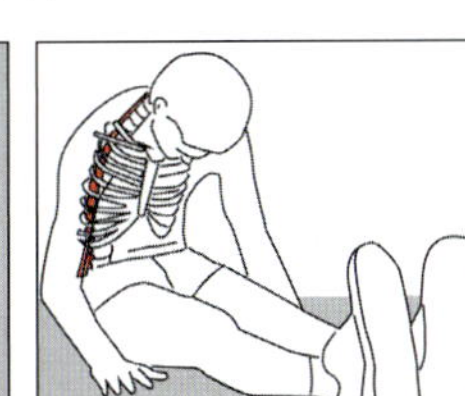

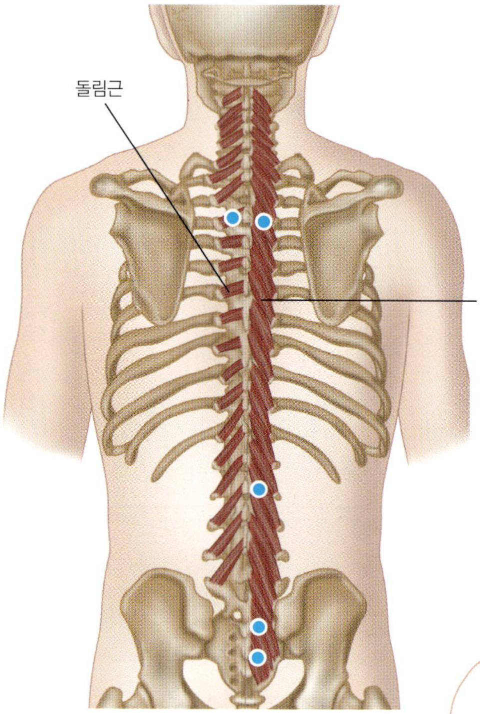

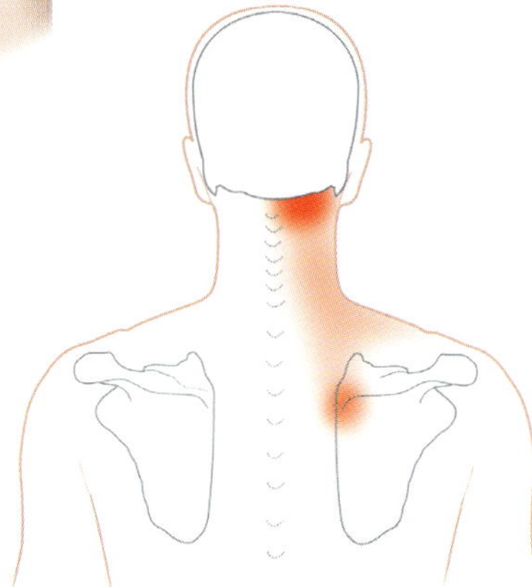

목뭇갈래근

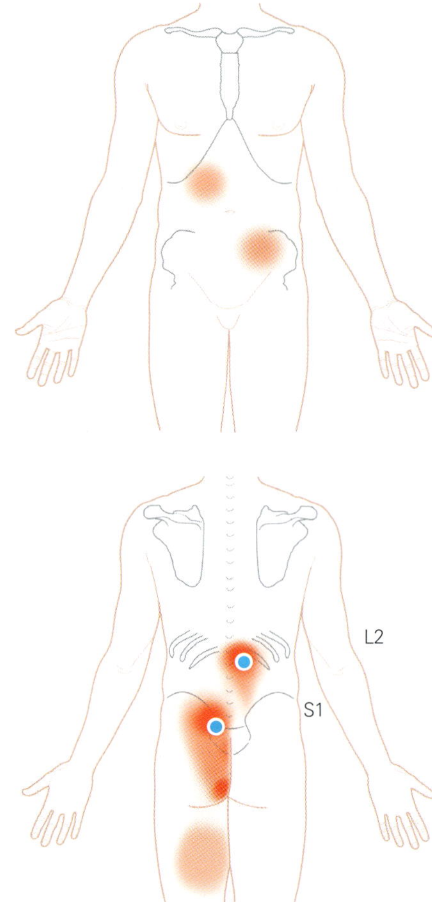

뭇갈래근

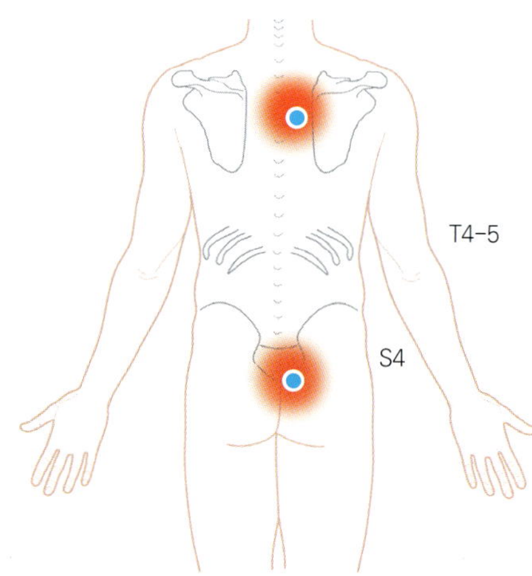

뭇갈래근과 돌림근

라틴어, multi, 많은; fidere, 나누다(to split); rot, 회전.

뭇갈래근은 척추의 가시(spines)와 그들의 가로돌기 사이의 홈(furrow)에 위치한 가로가시근군(횡극근군, transversospinalis group)의 부분이다. 그것은 반가시근(반극근, semispinalis)과 척추세움근보다 깊게 위치한다. 돌림근은 가로가시근군 중에서 가장 깊은 층에 놓여 있다.

기시부(Origin)

뭇갈래근 : 엉치뼈의 뒤, 엉치뼈구멍(sacral foramina)과 위뒤엉덩뼈가시(후상장골극, posterior superior iliac spine) 사이. 모든 허리뼈의 꼭지돌기(mamillary process)(위관절돌기의 뒤 가장자리). 모든 등뼈의 가로돌기. 아래 4개 목뼈의 관절돌기.
돌림근 : 각 척추들의 가로돌기.

종지부(Insertion)

뭇갈래근 : 기시부에 대해 2~4개 상위 척추의 가시돌기에 끝난다; 제 5 허리뼈에서 위쪽으로 중쇠뼈(축추, axis)(L5–C2)까지 모든 척추들의 가시돌기를 포함한다.
돌림근 : 인접하고 있는 바로 위의 가시돌기의 바닥쪽.

작용(Action)

뭇갈래근 : 표층부의 강력한 근육들에 의해 발생되는 움직임으로부터 척추뼈사이 관절들(facet joints)을 보호한다. 척주(vertebral column)의 폄, 옆굽힘 그리고 돌림.
돌림근 : 척주를 돌림시키고 폄을 돕는다.

신경(Nerve)

척추신경뿌리의 뒤신경가지.

기본적인 기능적 동작
(Basic functional movement)

서 있거나 앉아있거나 모든 움직임을 하는 동안 좋은 자세와 척추의 안정성을 유지하도록 돕는다.

연관통 패턴(referred pain pattern)

뭇갈래근 : 배 앞쪽으로 국소화된다. S1은 꼬리 통증(coccydynia)을 유발한다.
돌림근 : 국소적으로 나타나는 안쪽 통증.

개요

적응증(Indications)
깊고 지속적인 허리 통증. 척추 정렬 문제. 돌출되어 보이는 척추 분절 – 국소 척추옆 홍조(paraspinal erythema). 꼬리 통증(coccydynia).

원인(Causes)
자세불량, 악기 연주, 머리를 손으로 받히고 엎드려 누운 자세, 좋지 않은 안경 착용, 위교차패턴(upper crossed patterns), 척추뒤굽음증(척추후만증, kyphosis), 척추옆굽음증(척추측만증, scoliosis), 염증(wear and tear), 찬바람(cold drafts), 에어콘, 척추 정렬의 문제, 특정 스포츠 종목(양궁), 팽팽한 셔츠/타이, 우울증(depression).

감별 진단(Differential diagnosis)
가슴조임증(협심증, angina). 내장 통증(Visceral pain). 신경뿌리병(Radiculopathy). 인대. 척추사이원반탓(discogenic). 엉치엉덩뼈. 궁둥구멍근 병변. 병리적인 문제 : 대동맥류(aortic aneurysm). 내장 병리. 공간을 차지하는 병변. 골반의 염증성 질환.

관련성(Connections)
큰가슴근(대흉근, pectoralis major)

전문가의 손 테크닉들

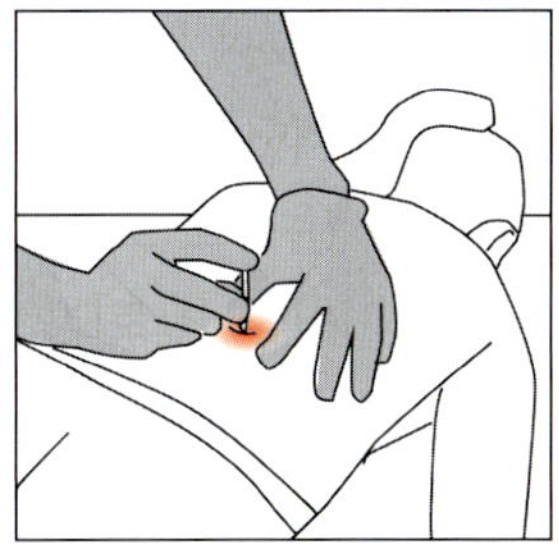

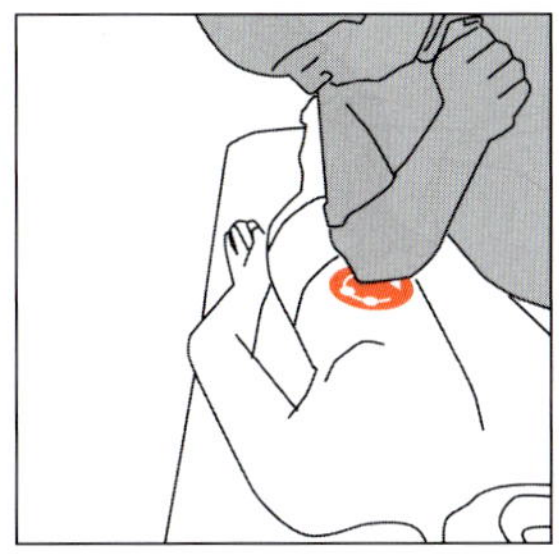

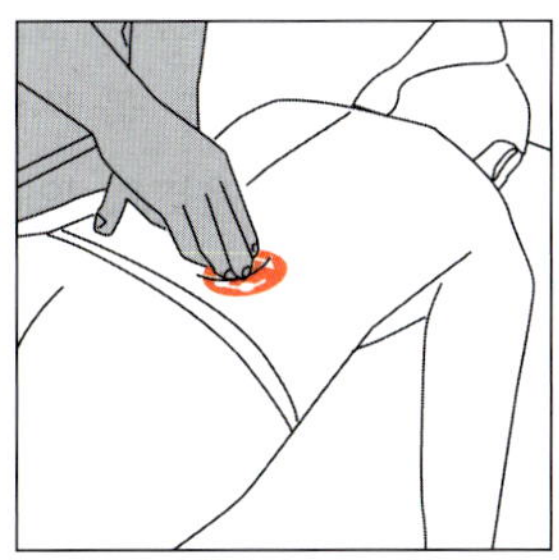

- ✓✓ 분사와 신장
- ✓✓ 건식 침
- ✓✓ 심부 마사지
- ✓✓ 압박
- ✓✓ 근육 에너지
- ✓✓ 자세 이완
- ✓✓ 습식 침

심부 마사지법

1. 치료 근육이 최대한 신장될 수 있도록 환자를 편안한 위치에 두라.
2. 필요할 시 피부를 문질러준다.
3. 발통점(trigger point) 혹은 팽팽한 띠(taut band)의 위치를 정확히 파악하라.
4. 팽팽한 띠 위에 엄지손가락을 위치시키고 다른 손으로 함께 지지해준다.
5. 발통점이 부드러워진 것으로 느껴질 때까지 계속 압박하며, 팽팽한 띠의 부착부를 향해 같은 방향으로 강찰(stroking)을 계속한다. 환자는 통증 정도까지는 아니지만 다소 불편한 느낌을 받을 수 있다.
6. 반대 방향으로 이러한 강찰법을 반복한다.

자가 치료

조언(Advice)
자세를 올바르게 유지. 구부정한 자세로 일하지 말라. 몸에 맞는 베개 종류를 선택하고 부분적으로 몸을 지지할 수 있도록 여러 개의 베개를 사용. 직업적인 부분에서의 고려사항들을 참고.

자가치료(self help) **테크닉**
1. 해부학적인 근섬유 방향을 관찰하라.
2. 머리뼈로부터 아래쪽으로 촉진하면서 통증 지점을 정확히 파악하라.
3. 머리뼈를 향해 반대 방향으로 관찰한다.
4. 엄지손가락을 사용하여 밀어 퍼 올리는(scooping)작은 움직임을 만든다.
5. 통증이 완화될 때까지 통증지점에 멈추고 유지한다.

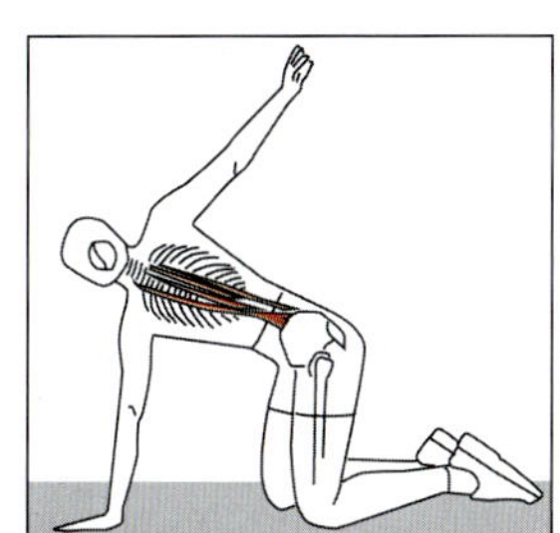

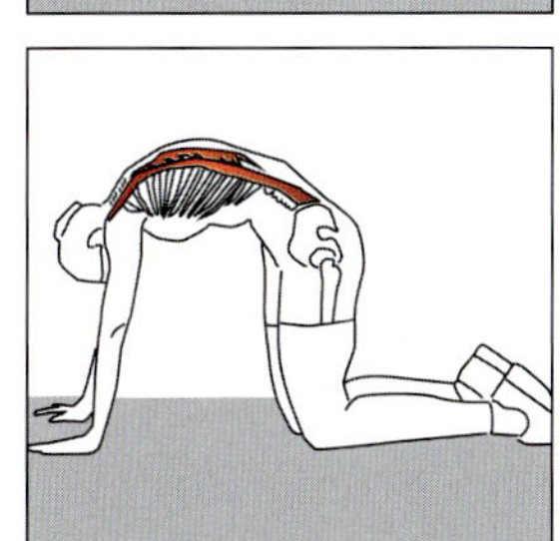

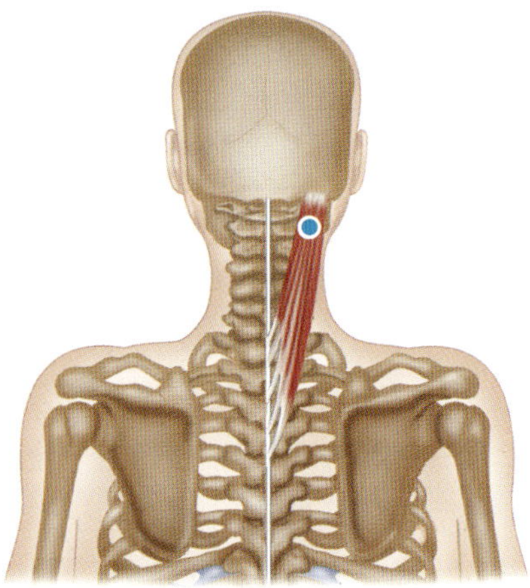

머리널판근

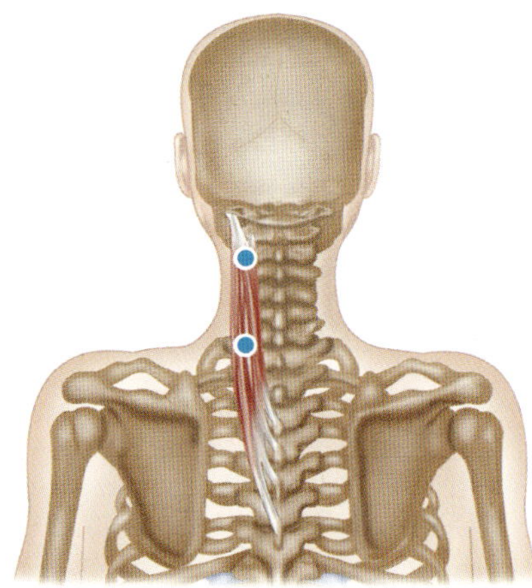

목널판근

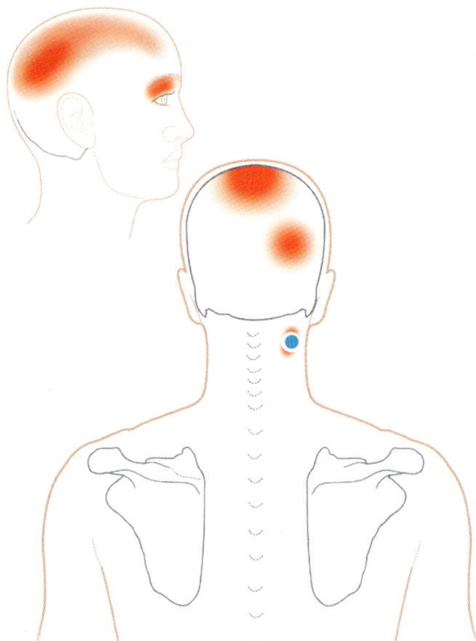

머리널판근

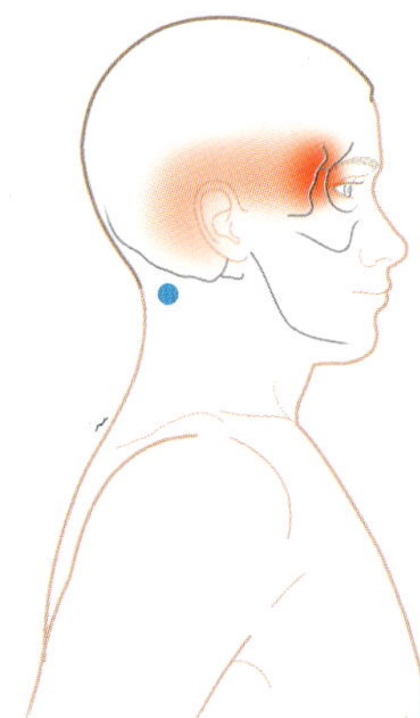

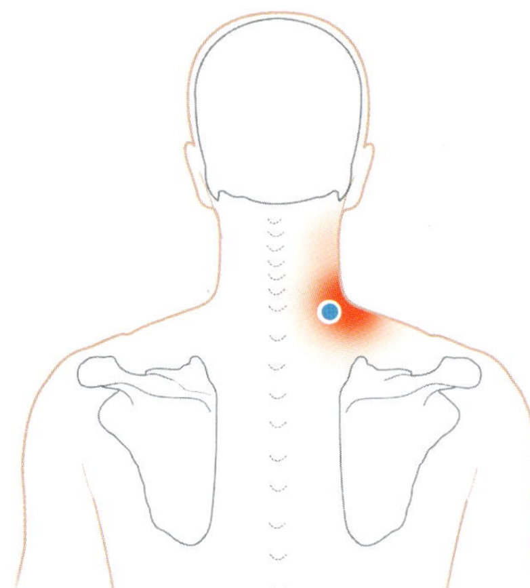

목널판근

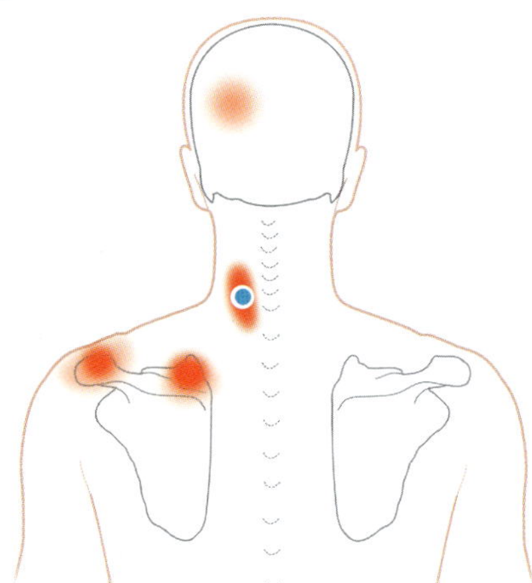

목널판근

그리스어, splenion, 붕대(bandage); 라틴어, capitis, 머리; cervicis, 목.

기시부(Origin)

머리널판근(두판상근, splenius capitis) : 목덜미인대(항인대, ligamentum nuchae)의 아래 부분. 제 7 목뼈(C7)와 위 3 또는 4개 등뼈(T1–T4).

목널판근(경판상근, splenius cervicis) : 제 3~6 등뼈(T3–6)의 가시돌기.

종지부(Insertion)

머리널판근(두판상근, splenius capitis) : 관자뼈 꼭지돌기의 뒤쪽 부분. 위목덜미선(상항선, superior nuchal line)의 가쪽에 부착되어 있으며 목빗근 부착부의 깊은 부위에 끝난다.

목널판근(경판상근, splenius cervicis) : 위 2 또는 3개 목뼈의 가로돌기 뒤결절(후결절, posterior tubercle).

작용(Action)

양쪽의 근육이 함께 작용할 때 : 머리와 목의 폄.

양쪽의 근육이 따로 작용할 때 : 목의 옆 굽힘. 수축하는 근육 쪽으로 머리를 돌림시킨다.

신경(Nerve)

중간 및 아래 경추목신경뿌리들의 뒤신경가지.

기본적인 기능적 동작

(Basic functional movement)

예 : 고개 들어 쳐다볼 때, 또는 뒤를 보기 위하여 머리를 돌릴 때.

연관통 패턴(Referred pain patterns)

머리널판근 : 머리뼈의 머리마루점(두정, vertex)의 가운데 부위에서 3~5 cm 가량의 통증 영역이 있음.

목널판근 : a) 상부위 : 관자뼈를 지나 동측 안구까지 방사되는 광범위한 뒤통수뼈의 통증; b) 아래 : 동측 목덜미의 통증.

개요

적응증(Indications)
두통. 경부 동통. 눈 통증. 흐릿한 시야(드뭄). 편타성 상해. 견인으로 인한 통증. 자세성 경부 통증(직업적인 요인). 머리뼈의 내부 통증. 목의 뻣뻣함. 동측 돌림 감소.

원인(Causes)
자세불량, 악기 연주, 머리를 손으로 받히고 엎드려 누운 자세, 좋지 않은 안경 착용, 위교차패턴(upper crossed patterns), 척추뒤굽음증(척추후만증, kyphosis), 척추옆굽음증(척추측만증, scoliosis), 염증(wear and tear), 찬바람(cold drafts), 에어콘(air conditioning), 척추 정렬의 문제, 특정 스포츠 종목(양궁), 팽팽한 셔츠/타이, 우울증(depression).

감별 진단(Differential diagnosis)
다른 유형의 두통. 제 1 늑골갈비뼈 기능장애. 사경. 시각의 문제(눈 피로). 신경학적인 원인. 스트레스.

관련성(Connections)
등세모근(승모근, trapezius). 목빗근(흉쇄유돌근, SCM). 깨물근(교근, masseter). 관자근(측두근, temporalis). 뭇갈래근(다열근, multifidus). 머리반가시근(두반극근, Semispinalis capitis). 뒤통수밑근(후두하근, suboccipitals). 뒷머리앞근(후두전두근, occipitofrontalis). 어깨올림근(견갑거근, levator scapulae).

전문가의 손 테크닉들

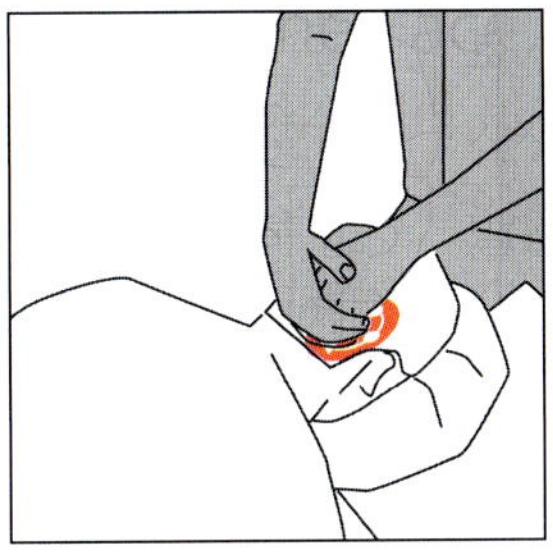
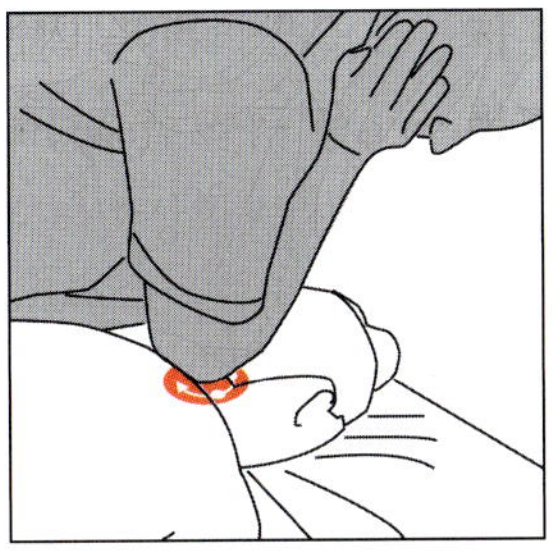
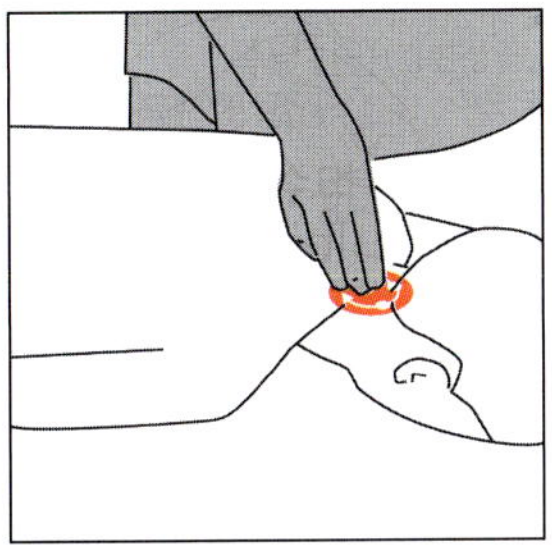
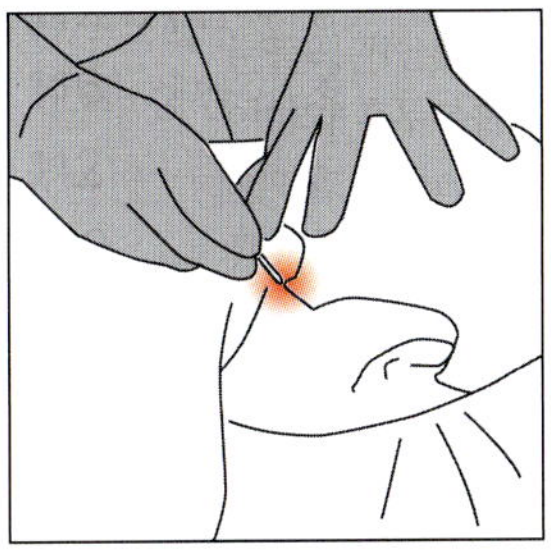

- ✓✓ 분사와 신장
- ✓✓ 건식 침
- ✓✓ 심부 마사지
- ✓✓ 압박
- ✓✓ 근육 에너지
- ✓✓ 자세 이완
- ✓✓ 습식 침

(억제)압박 테크닉
1. 발통점을 정확히 파악하라.
2. 치료 근육이 최대한 신장될 수 있도록 환자를 편안한 위치에 두라.
3. 촉진 제한에 도달할 때까지 치료 근육을 신장시키면서 발통점에 대한 압박을 부드럽게 점진적으로 증가시킨다. 환자는 통증 정도까지는 아니지만 다소 불편한 느낌을 받을 수 있다.
4. 발통점이 부드러워질 때까지 지속적인 압박을 적용하라. 이 단계는 몇 초에서 몇 분 동안 소요될 수 있다.
5. 다음 제한이 느껴질 때까지 압박 증가를 반복한다.
6. 이 절차를 반복하는 동안 압박의 방향을 다르게 하면 더 좋은 결과를 얻을 수 있다.

자가 치료

조언(Advice)
전화 받을 때 보이는 자세를 올바르게 유지. 걸을 때 자세를 좋게 유지. 자가 스트레칭 프로그램을 규칙적으로 시행. 몸에 무리가 가지 않는 안경(3초점 안경)을 선택.

자가치료(self help) **테크닉**
1. 해부학적인 근섬유 방향을 관찰하라.
2. 머리뼈로부터 아래쪽으로 촉진하면서 통증 지점을 정확히 파악하라.
3. 머리뼈를 향해 반대 방향으로 관찰한다.
4. 엄지손가락을 사용하여 밀어 퍼 올리는(scooping)작은 움직임을 만든다.
5. 통증이 완화될 때까지 통증지점에 멈추고 유지한다.

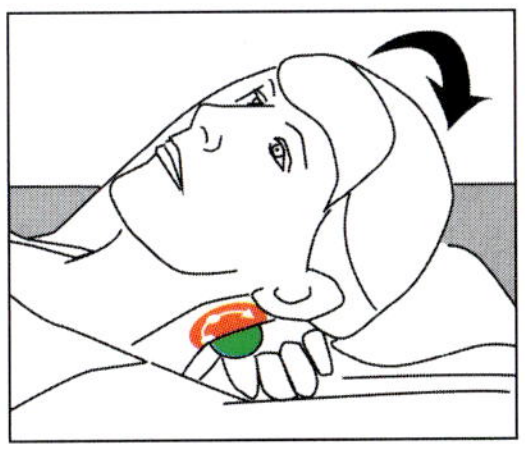
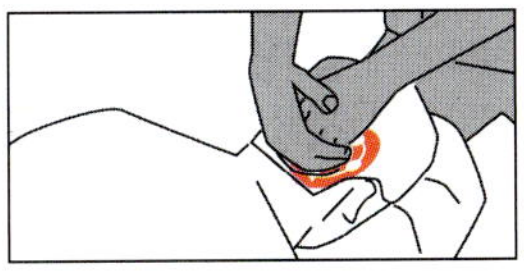
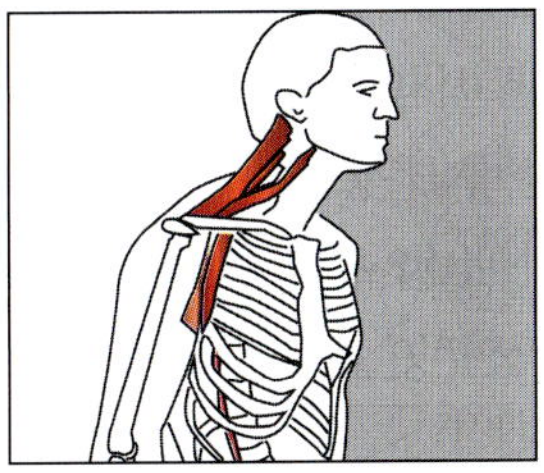
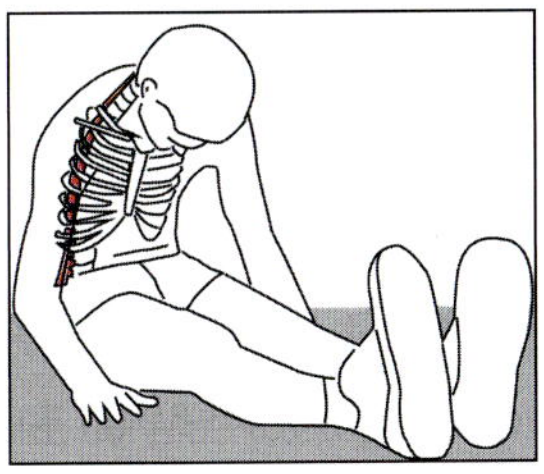

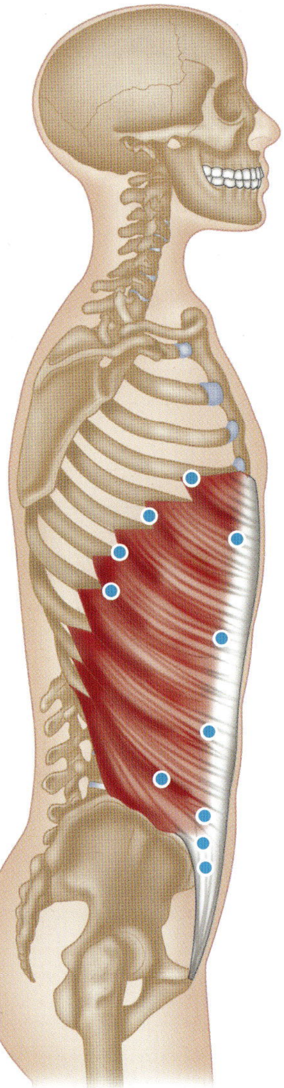

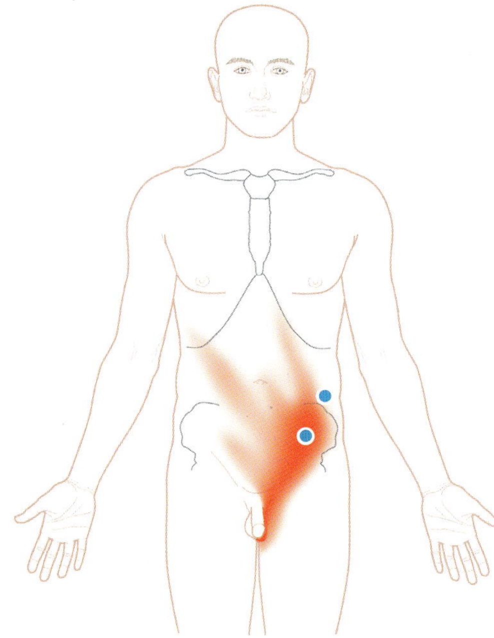

아래 섬유들(Lower fibers)

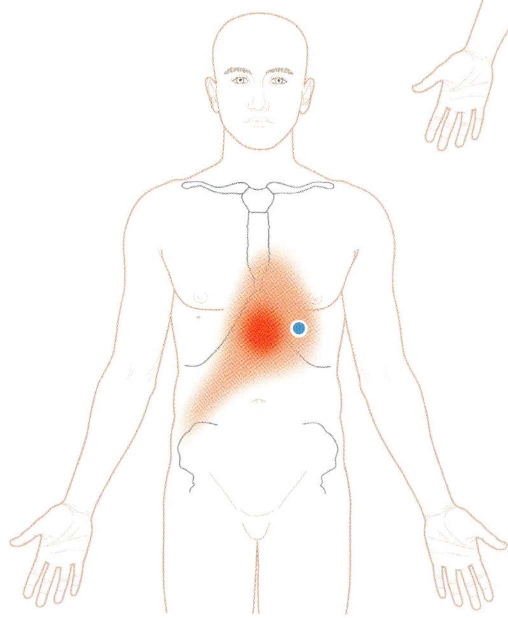

위 섬유들(Upper fibers)

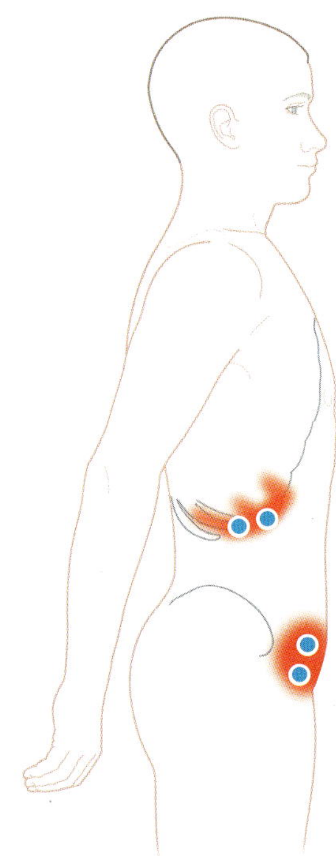

가쪽 그림(Lateral view), 위와 아래 섬유들 (upper and lower fibers)

라틴어, obliquus, 비스듬한; externus, 바깥쪽의.

배바깥빗근의 뒤 섬유들은 넓은등근(광배근, latissimus dorsi)에 의해 항상 덮혀 있으나 어떤 경우에는 이 두 근육 사이 엉덩뼈능선(장골능, iliac crest) 바로 위부분에 허리 삼각(lumbar triangle)이라 불리는 공간이 있다. 허리 삼각은 배벽에서 약한 부분이다.

기시부(Origin)
아래 8개의 갈비뼈.

종지부(Insertion)
엉덩뼈능선의 앞쪽 1/2, 백선(linea alba)에 끝나는 배널힘줄(복부 건막, abdominal aponeurosis) 복장뼈(흉골, sternum)에서 아래쪽으로 뻗혀져 있는 힘줄성 띠).

작용(Action)
배를 압축함으로써 배 내장이 중력으로 인해 아래쪽으로 끌려지지 않도록 돕는다. 한쪽의 근육이 수축하면 몸통은 수축한 쪽으로 옆굽힘되며 반대쪽으로 돌림된다.

신경(Nerve)
배바깥빗근 : 가슴신경뿌리의 앞신경가지, 제 5~12 가슴신경뿌리.

기본적인 기능적 동작
(Basic functional movement)
삽으로 땅파기, 갈퀴로 긁기.

연관통 패턴(Referred pain patterns)
내장체성(viscerosomatic).
갈비뼈 경계(costal margin) : 등뼈쪽으로 향하는 배 통증.
아래 가쪽부 : 고환 통증, 국소 통증.
두덩뼈 변연(pubic rim) : 방광 통증, 잦은 배뇨 및 잔뇨, 샅굴(서혜부, Groin).

개요

적응증(Indications)
복부에서 나타나는 통증과 압통, 샅굴(Groin) 통증, 고환 통증, 방광 통증, 구역(Nausea).
복통(Colic), 생리불순(Dysmenorrhoea), 설사(Diarrhoea), 내장체성(Viscerosomatic)의 문제, 과민성 대장 증후군.

원인(Causes)
직접적인 외상(대개 스포츠 동안의 과사용), 좋지 않은 윗몸일으키기 방법, 다리 꼬고 오래 앉아 있을 경우, 기침, 정서적인 스트레스, 허리 통증과 관련될 수도 있음, 수술 후(배).

감별 진단(Differential diagnosis)
내장질환(visceral diseases) : 신장, 간, 췌장, 게실 질환(Diverticular disease), 대장염, 충수염, 틈새 탈장(Hiatus hernia), 복막질환–골반염증성 질환, 난소, 방광 등을 포함하는 내장 병변.

관련성(Connections)
배가로근, 배안빗근(내복사근, internal oblique), 배곧은근, 배세모근(추체근, pyramidalis)

전문가의 손 테크닉들

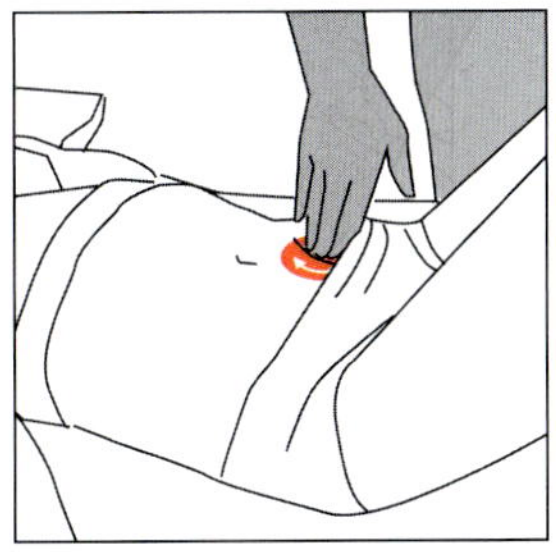

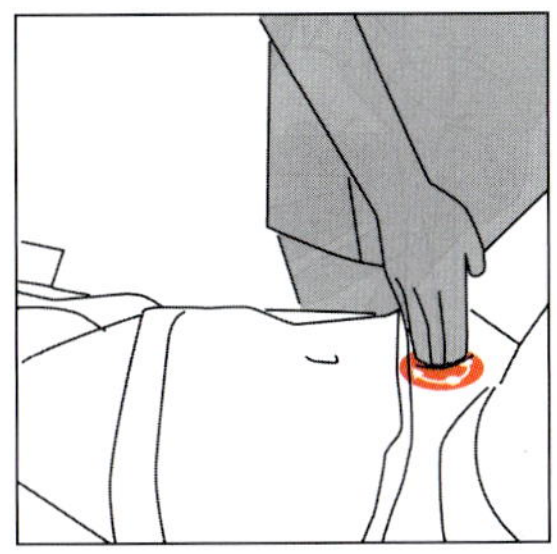

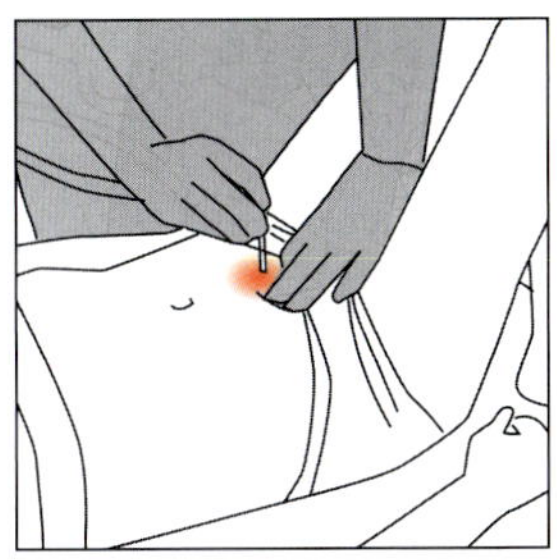

✓		분사와 신장
✓		건식 침
✓		심부 마사지
✓	✓	압박
✓	✓	근육 에너지
✓	✓	자세 이완
✓		습식 침

후등척성(PIR) 테크닉
적응증 : 아급성 혹은 만성적인 상태
1. 발통점을 정확히 파악하라.
2. 치료 근육이 최대한 신장될 수 있도록 환자를 편안한 위치에 두라.
3. 통증이 없는 최대 길이에서, 3-10초 동안 등척성 저항을 적용하며, 최대 힘의 10-25%만 사용하여 치료 근육을 수축하게 한다. 근육이 단축되는 것을 예방하기 위하여 신체 부위를 안정화시킨다.
4. 근육을 이완시킨다.
5. 이완 과정 동안 저항점에 대해 이완된 근육을 부드럽게 연장시킨다-길이에 변화가 있는지 점검하라.
6. 이러한 절차를 몇 차례 반복한다(대개 세 차례).

자가 치료

조언(Advice)
직업과 관련된 요인들을 충분히 고려, 스포츠 활동에 참여, 식이 요법을 병행, 호흡 형태를 올바르게 유지, 골반 하벽(Pelvic floor)과 골반기저부 안정성 운동(Core stability exercise)을 규칙적으로 시행.

자가치료(self help) **테크닉**
1. 해부학적인 근섬유 방향을 관찰하라.
2. 갈비우리(rib cage)로부터 아래쪽으로 촉진하면서 통증 지점을 정확히 파악하라.
3. 엄지손가락을 사용하여 밀어 퍼 올리는(scooping)작은 움직임을 만든다.
4. 통증이 완화될 때까지 통증지점에 멈추고 유지한다.

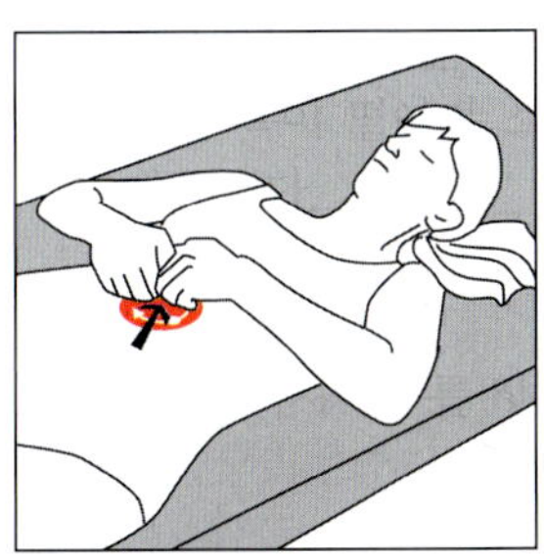

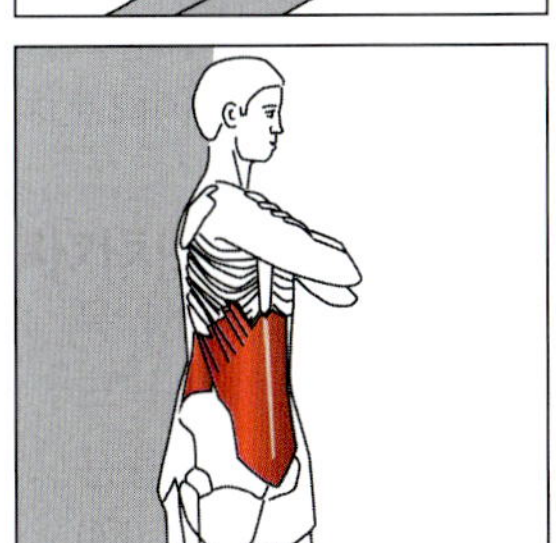

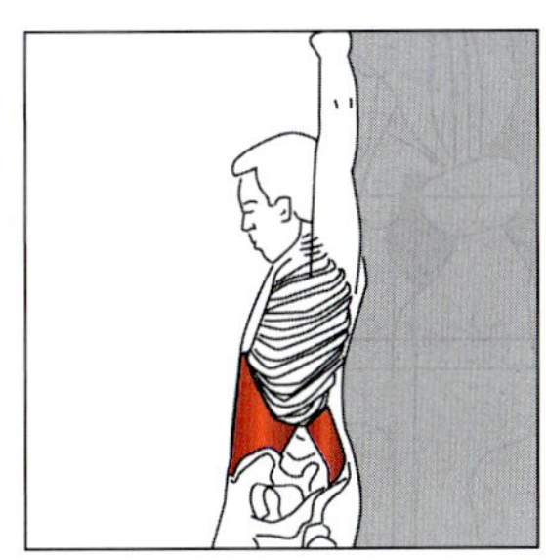

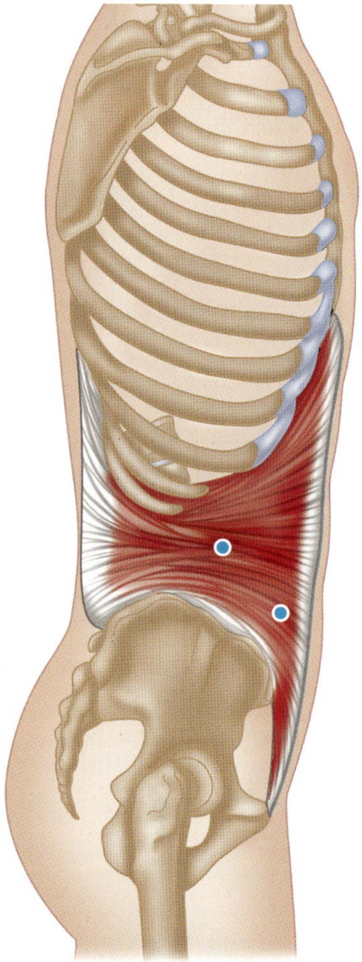

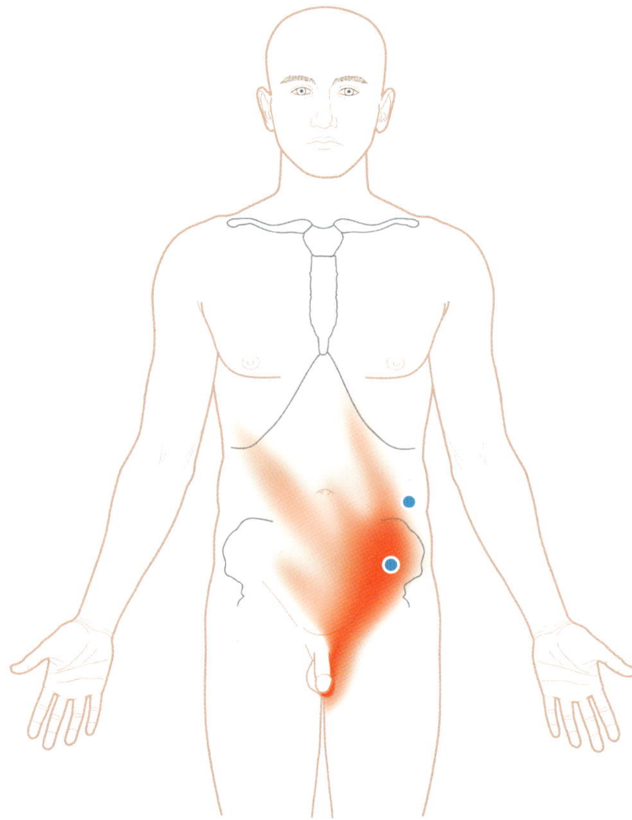

가쪽 배근(Lateral abdominals)

라틴어, transversus, 가로지르는(across); abdominis, 복부(belly / stomach).

기시부(Origin)
엉덩뼈능선의 전방앞 2/3, 샅고랑인대(inguinal ligament)의 가쪽 1/3.
하부 6개의 갈비뼈연골(늑연골, costal cartilage), 등허리근막(thoracolumbar fascia), 엉덩허리근(장요근, iliopoas)을 둘러싸고 있는 근막.

종지부(Insertion)
배널힘줄(복부 건막, abdominal aponeurosis)을 통하여 칼돌기(검상돌기, xiphoid process)와 백선에 종지하며, 하부 근섬유들은 연결되어 있는 힘줄을 통해 두덩뼈능선(치골능, pubic crest)과 두덩뼈빗(치골즐, pecten pubis)에 부착된다.

작용(Action)
배를 압축하여 중력에 대해 배 내장이 아래쪽으로 끌려 내려가지 않도록 돕는다.

신경(Nerve)
제 7~12 가슴신경뿌리의 앞신경가지, 엉덩샅굴신경(장서혜신경, ilioinguinal nerve), 엉덩아랫배신경(장하복신경, iliohypogastric nerve).

기본적인 기능적 동작
(Basic functional movement)
강하게 숨을 내쉴 때, 재채기 및 기침할 때 중요한 역할을 한다. 자세를 좋게 유지하도록 돕는다.

연관통 패턴(Referred pain patterns)
갈비뼈 경계 : 종종 배 앞쪽으로 방사되는 국소 사분역 통증.
두덩뼈 상부 : 고환의 안쪽 아래쪽으로 방사되는 국소 통증.

개요

적응증(Indications)
샅굴 통증, 고환 통증, 가슴 통증(heartburn), 구역, 구토, 더부룩함(bloating), 설사, 허리뼈의 척추사이원반탓 통증(discogenic pain).

원인(Causes)
직접적인 외상(대개 스포츠 활동 중 과사용), 좋지 않은 윗몸일으키기 방법, 다리 꼬고 오래 앉아 있을 경우, 기침, 정서적인 스트레스, 허리 통증과 관련될 수도 있음, 수술 후(배).

감별 진단(Differential diagnosis)
신장, 간, 췌장, 게실 질환(diverticular disease), 대장염, 충수염, 틈새 탈장, 복막질환–골반염증성 질환, 난소, 방광, 고환 병리(예, 정계정맥류덩굴정맥류[Varicocele], 비특발성 요도염[Non-specific urethritis]) 등을 포함하는 내장병변.

관련성(Connections)
배바깥빗근, 배안빗근, 배곧은근, 배세모근.

전문가의 손 테크닉들

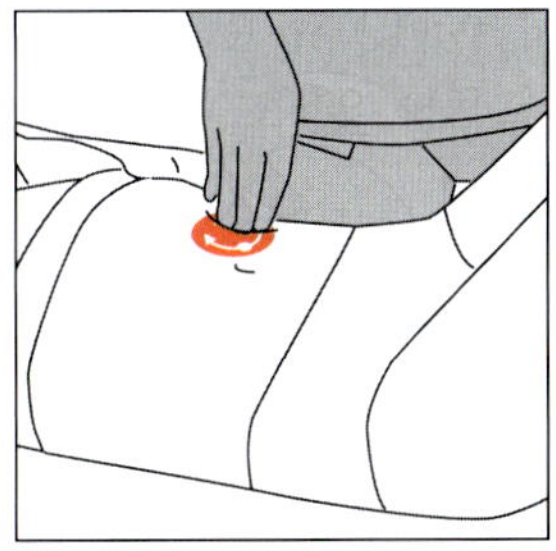

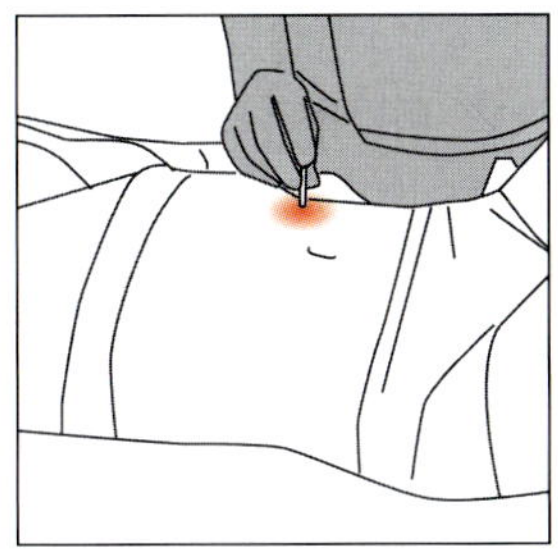

✓		분사와 신장
✓		건식 침
✓		심부 마사지
✓	✓	압박
✓	✓	근육 에너지
✓	✓	자세 이완
✓		습식 침

후등척성(PIR) 테크닉

적응증 : 아급성 혹은 만성적인 상태

1. 발통점을 정확히 파악하라.
2. 치료 근육이 최대한 신장될 수 있도록 환자를 편안한 위치에 두라.
3. 통증이 없는 최대 길이에서, 3-10초 동안 등척성 저항을 적용하며, 최대 힘의 10-25%만 사용하여 치료 근육을 수축하게 한다. 근육이 단축되는 것을 예방하기 위하여 신체 부위를 안정화시킨다.
4. 근육을 이완시킨다.
5. 이완 과정 동안 저항점에 대해 이완된 근육을 부드럽게 연장시킨다-길이에 변화가 있는지 점검하라.
6. 이러한 절차를 몇 차례 반복한다(대개 세 차례).

자가 치료

조언(Advice)
허리를 안정화시키고 혈관 활동을 지지할 수 있도록 스스로 스트레칭 및 근력 강화 운동을 시행. 자세를 항상 올바르게 유지하며 긴장하지 않도록 하라.

자가치료(self help) **테크닉**

1. 해부학적인 근섬유 방향을 관찰하라.
2. 갈비우리로부터 아래쪽으로 촉진하면서 통증 지점을 정확히 파악하라.
3. 엄지손가락을 사용하여 밀어 퍼 올리는(scooping)작은 움직임을 만든다.
4. 통증이 완화될 때까지 통증지점에 멈추고 유지한다.

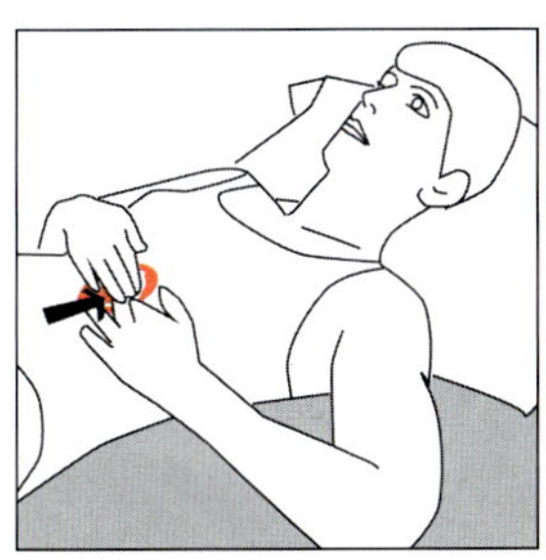

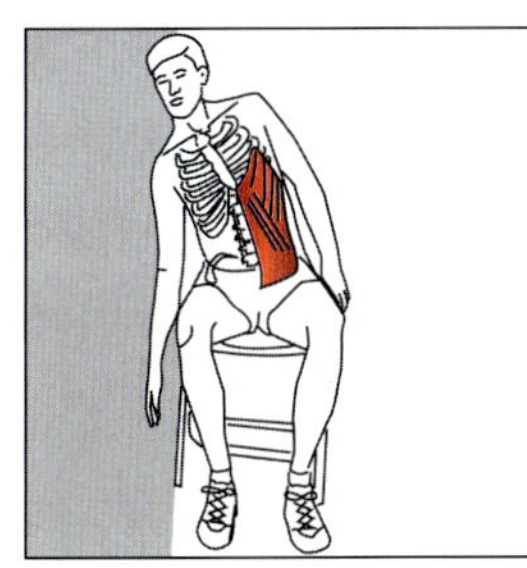

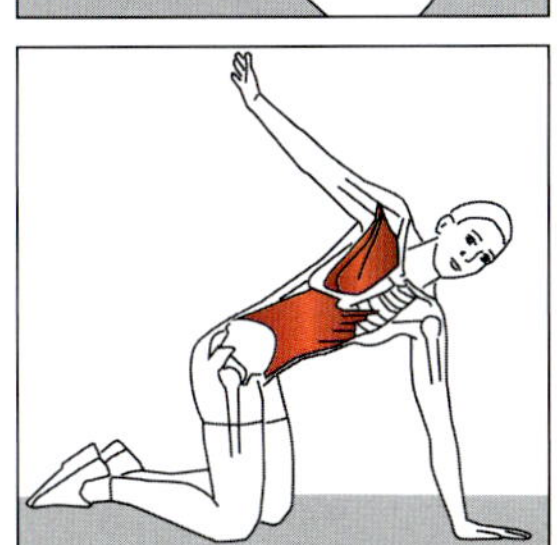

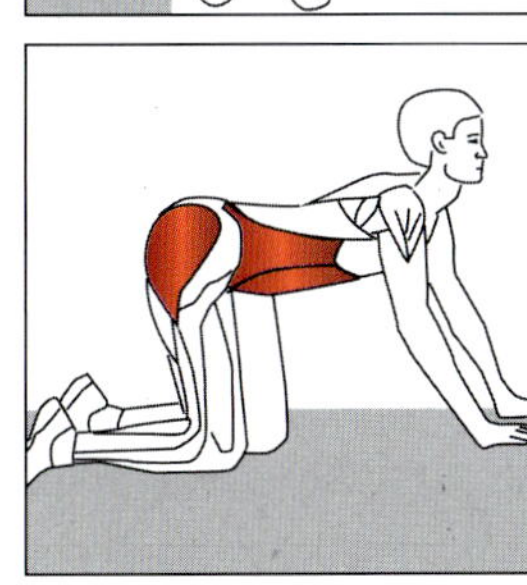

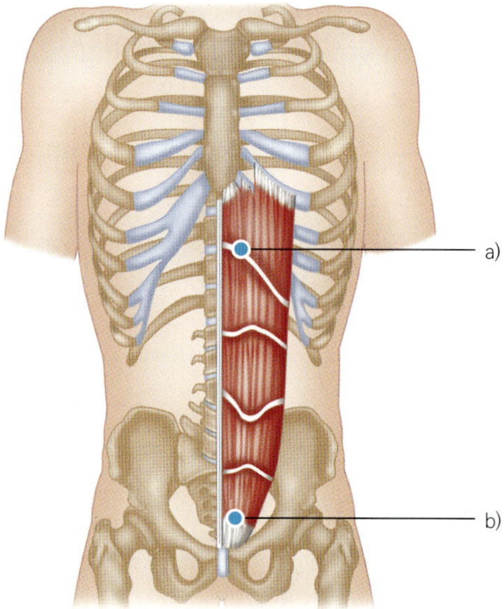

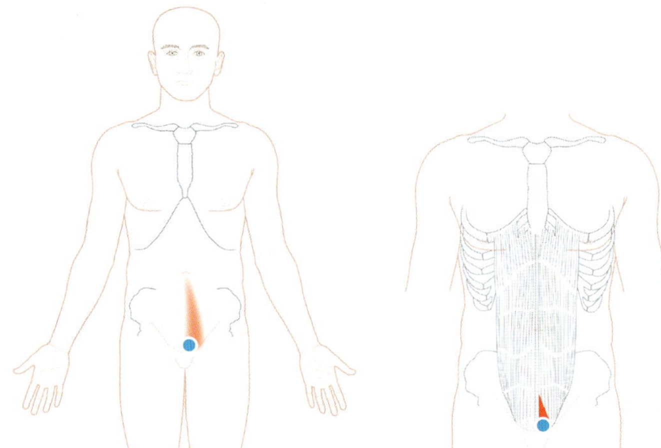

배세모근(추체근, Pyramidalis)

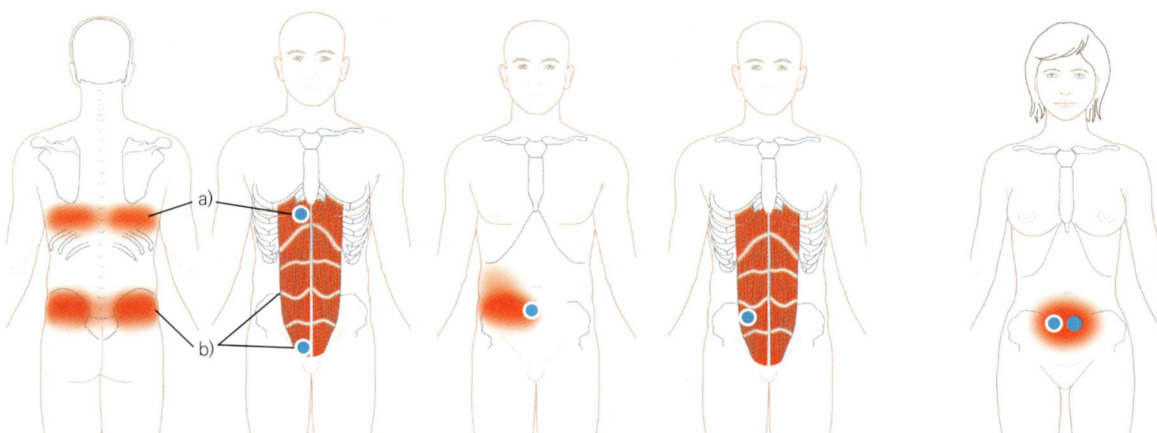

맥버니 지점(McBurney's point)

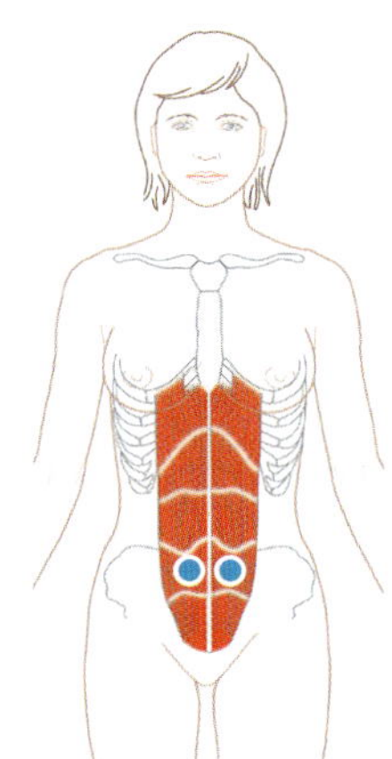

생리불순(dysmenorrhoea)을 위한 지점

라틴어, rectus, 직선의(straight); abdominis, 복부(belly / stomach).

배곧은근은 3~4개의 근힘살(belly)로 나누어져 있으며, 각각의 근힘살부들은 가쪽 배근육들로부터 이어지는 널힘줄 섬유들(aponeurotic fibers)에 쌓여 있다. 이 섬유들은 가운데로 모여지면서 백선을 형성한다. 배곧은근 아래 부분의 앞쪽에 두덩뼈능선에서 기시하여 백선에 종지하는 배세모근이 위치하고 있다. 이 근육은 종종 특별한 이유 없이 백선을 팽팽하게 만드는 원인이 된다.

기시부(Origin)
두덩뼈능선과 두덩뼈결합(치골결합, symphysis pubis)(두덩뼈의 앞쪽).

종지부(Insertion)
칼돌기의 앞부. 제 5~7번째 갈비뼈연골.

작용(Action)
허리뼈 굽힘, 흉곽 하강내림, 걸을 때 골반을 안정화시킨다.
길항근(antagonist) : 척추세움근

신경(Nerve)
가슴신경뿌리의 앞신경가지, 제 5~12번째 가슴신경뿌리.

기본적인 기능적 동작
(Basic functional movement)
예 : 낮은 의자에서 일어설 때.

연관통 패턴(Referred pain patterns)
위 섬유 : 수평적으로 나타나는 중간부 허리 통증; 등 통증과 소화불량.
아래 섬유 : 생리불순으로 인한 두덩뼈과 배꼽사이 통증.
가쪽 섬유 : 거짓막창자꼬리염(가성충수염, Pseudoappendicitis); 맥버니(McBurney) 지점.

개요

적응증(Indications)
가슴 통증(heartburn), 복통(colic), 생리불순, 오심, 구토, 포만감, 수평적으로 나타나는 허리 통증.

원인(Causes)
직접적인 외상, 자세성, 내장처짐(내장하수, visceroptosis)(대개 스포츠 동안의 과사용); 좋지 않은 윗몸일으키기 방법, 다리 꼬고 오래 앉아 있을 경우, 기침, 정서적인 스트레스, 허리 통증과 관련될 수도 있음, 수술 후(배).

감별 진단(Differential diagnosis)
신장, 간, 췌장, 게실 질환, 대장염, 충수염, 틈새탈장, 복막질환–골반염증성 질환, 난소, 방광, 충수염 등을 포함하는 내장 병변, 부인과 질환, 배꼽 / 절개–탈장(umbilical / incisional–hernia), 넓은등근(광배근, latissimus dorsi).

관련성(Connections)
배가로근, 배안빗근, 배바깥빗근, 배세모근

전문가의 손 테크닉들

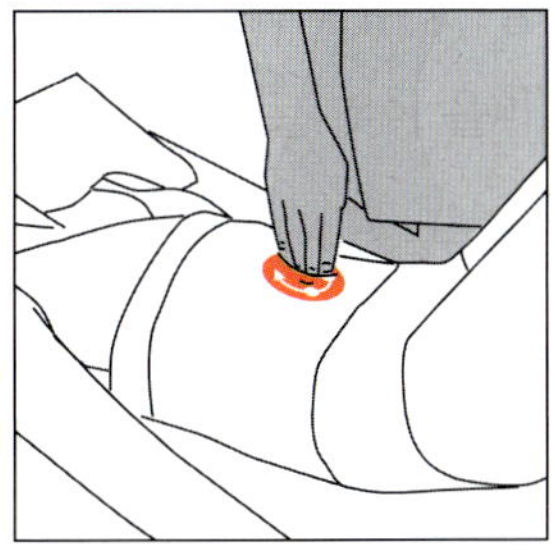

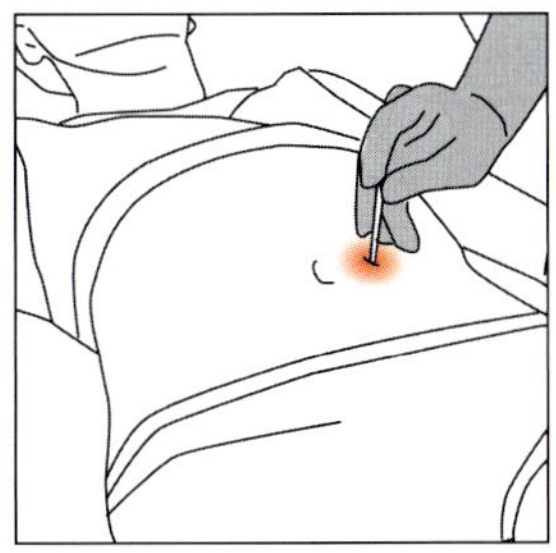

✓		분사와 신장
✓		건식 침
✓		심부 마사지
✓	✓	압박
✓	✓	근육 에너지
✓	✓	자세 이완
✓		습식 침

등분성(편심성) 수축 테크닉
적응증 : 팽팽한 섬유성 근육/만성적인 상태

1. 치료 근육을 제한 장벽으로 위치시키라.
2. 저항에 대해 약 10-25%의 힘으로 2-4초 동안 치료 근육을 능동적으로 수축하게 한다.
3. 저항에 대해 능동적인 수축을 유지하면서 15-30초 동안 생리학적인 제한 지점까지 편심성 수축을 시행한다.
4. 이 과정을 3-5회 반복한다.

자가 치료

조언(Advice)
체중 관리에 유의.

자가치료(self help) **테크닉**
1. 해부학적인 근섬유 방향을 관찰하라.
2. 갈비우리로부터 아래쪽으로 촉진하면서 통증 지점을 정확히 파악하라.
3. 엄지손가락을 사용하여 밀어 퍼 올리는(scooping)작은 움직임을 만든다.
4. 통증이 완화될 때까지 통증지점에 멈추고 유지한다.

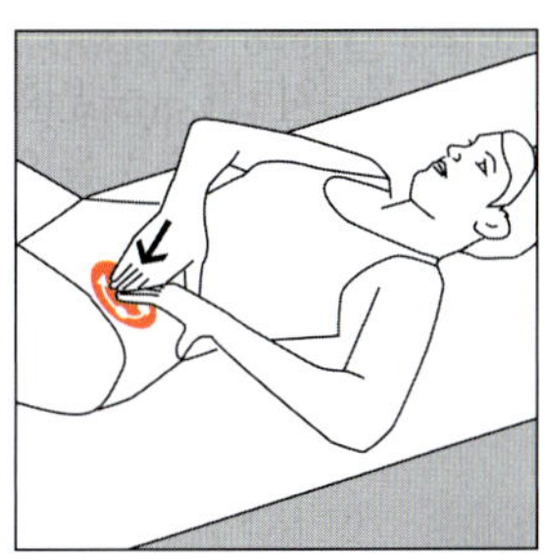

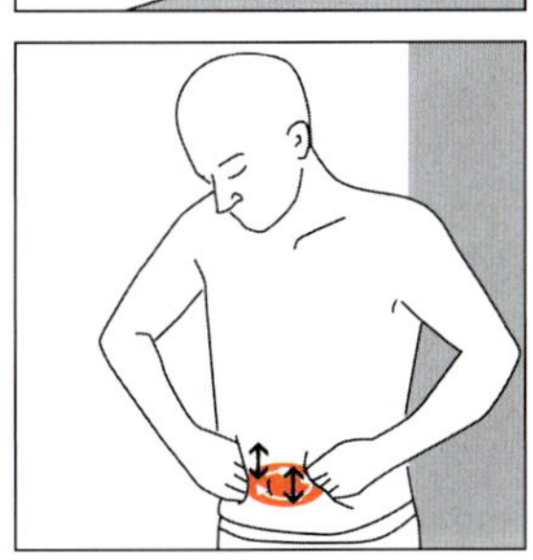

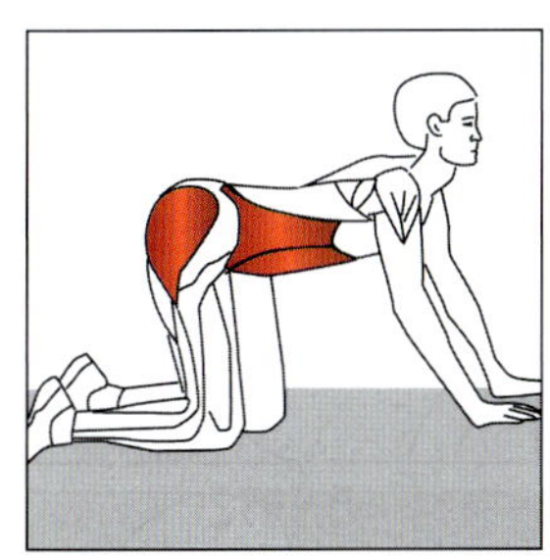

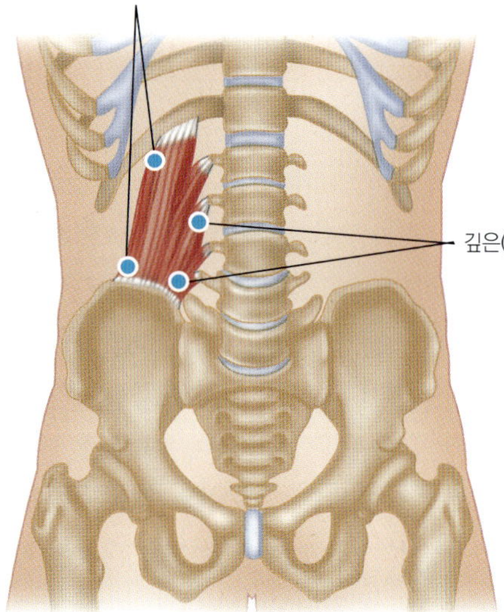

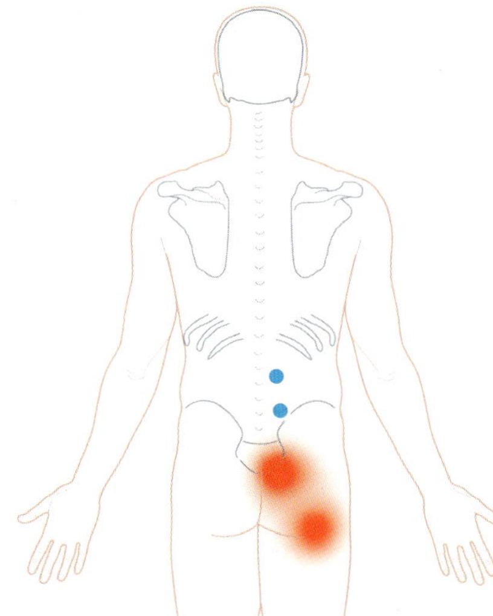

깊은(Deep)

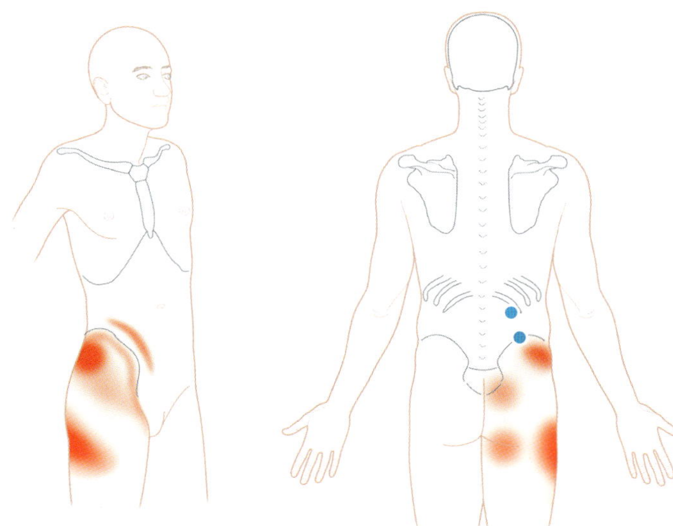

얕은(Superficial)

라틴어, quadratus, 네면을 가진(squared); lumbar, 허리(loin).

기시부(Origin)
엉덩뼈능선의 뒤부분. 엉덩허리인대(iliolumbar ligament).

종지부(Insertion)
제 12번째 갈비뼈의 아래 가장자리의 안쪽부. 위 4개 허리뼈(L1–4)의 가로돌기.

작용(Action)
척주의 옆 굽힘. 심호흡 동안 제 12번째 갈비뼈를 고정시킨다(즉, 가수들이 목소리 조절 연습을 할 때 가로막을 안정화시키도록 돕는다). 척주의 허리뼈를 폄시키도록 도우며 허리뼈에 가쪽 안정성을 준다.

신경(Nerve)
갈비밑신경(늑하신경, subcostal nerve)의 앞신경가지와 위 3–4개의 허리신경뿌리, 제 12째 가슴신경뿌리, 제 1, 2, 3번째 허리신경뿌리.

기본적인 기능적 동작
(Basic functional movement)
앉아서 바닥의 어떤 물건을 옆으로 구부려 집을 때.

연관통 패턴(Referred pain patterns)
몇몇 영역의 통증; 배아래, 엉치엉덩관절(위끝[upper pole] 부위), 엉덩이아래, 엉덩관절 윗부분과 큰돌기(대전자, greater trochanter).

개요

적응증(Indications)
신장 요세관 산증(renal tubular acidosis). 척추사이원반성 측만증. 역학적인 허리 통증. 지팡이를 사용하여 걸을 때 / 골절 후 석고붕대. 고관절엉덩관절과 둔부볼기의 통증. 수면 시 대전자큰돌기 부위의 통증. 침대에서 돌아 누울 때 발생되는 통증. 똑바로 서 있을 때 나타나는 통증. 쉴 때 지속적으로 느껴지는 깊은 허리 통증. 기침 및 재채기 시 느껴지는 통증(Valsalva's maneuver). 성교 시 통증.

원인(Causes)
허리에서의 척추사이원반 문제, 혹은 돌기사이관절(facet joints)(퇴행(degeneration), 엉치엉덩관절(천장관절, scaroiliac joint)의 문제, 그리고 허리뼈에서 척추전방전위증(spondylolisthesis) 혹은 척추분리증(spondylolysis)과 같은), 반복 상해, 서서 신발/양발을 신을 때, 직업 관련 자세, 부드러운 매트리스, 외상, 약한 배근육, 한쪽의 짧은 다리(PSLE).

감별 진단(Differential diagnosis)
엉치엉덩관절염. 엉덩관절의 윤활낭염(bursitis). 신경뿌리 병변(허리). 척추사이원반 통증(허리). 인대성 통증(엉덩허리 부위와 허리엉치 부위). 척추증(spondylosis). 척추관절증(spondyloarthropathy). 척추관 협착증. 척추전방전위증. 아래 갈비뼈 기능장애.

관련성(Connections)
중간볼기근(중둔근, gluteus medius). 작은볼기근(소둔근, gluteus minimus). 넙다리근막긴장근(대퇴근막장근, tensor fascia lata). 배세모근. 엉덩허리근. 골반 아래벽(pelvic floor). 궁둥신경통(좌골신경통, sciatica). 탈장(hernia). 고환 / 음낭.

전문가의 손 테크닉들

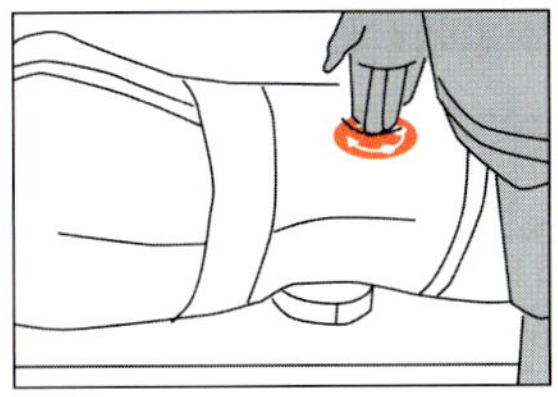

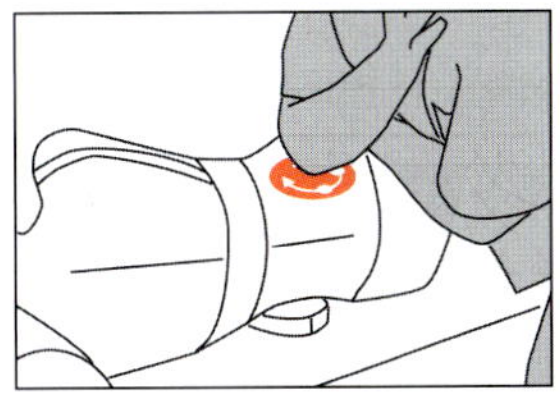

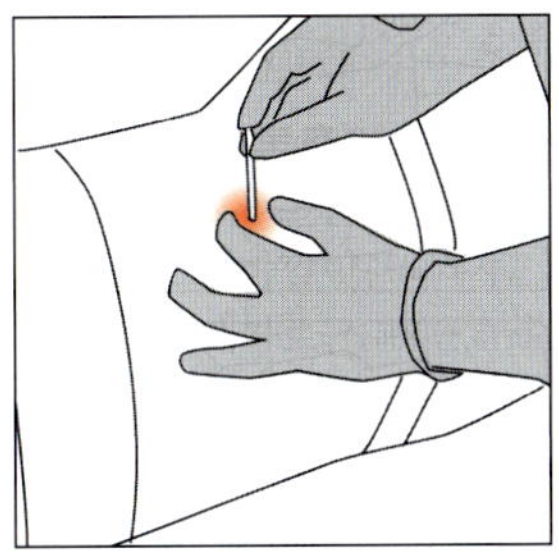

✓	✓	분사와 신장
✓	✓	건식 침
✓		심부 마사지
✓	✓	압박
✓	✓	근육 에너지
✓	✓	자세 이완
✓	✓	습식 침

등분성(편심성) 수축 테크닉

적응증 : 팽팽한 섬유성 근육/만성적인 상태

1. 치료 근육을 제한 장벽으로 위치시키라.
2. 저항에 대해 약 10-25%의 힘으로 2-4초 동안 치료 근육을 능동적으로 수축하게 한다.
3. 저항에 대해 능동적인 수축을 유지하면서 15-30초 동안 생리학적인 제한 지점까지 편심성 수축을 시행한다.
4. 이 과정을 3-5회 반복한다.

자가 치료

조언(Advice)
다리길이 차이 교정. 매트리스 교환. 직업적 조언(역학적인 측면). 취미(원예). 배(핵심 근육) 안정성 강화. 한쪽 다리에 체중부하는 피함. 다리 꼬는 것을 주의함. 감정적 요소.

자가치료(self help) **테크닉**
1. 해부학적인 근섬유 방향을 관찰하라.
2. 앉기 혹은 옆으로 눕기
3. 갈비우리로부터 아래쪽으로 촉진하면서 통증 지점을 정확히 파악하라.
4. 엄지손가락을 사용하여 밀어 퍼 올리는(scooping)작은 움직임을 만든다.
5. 통증이 완화될 때까지 통증지점에 멈추고 유지한다.

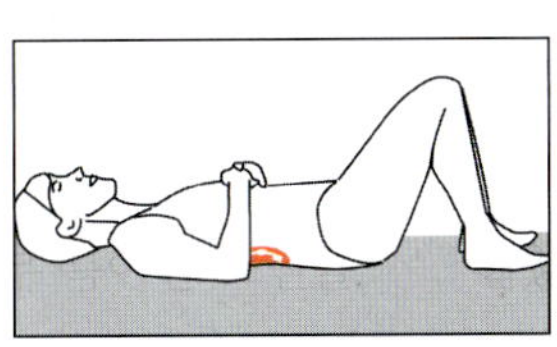

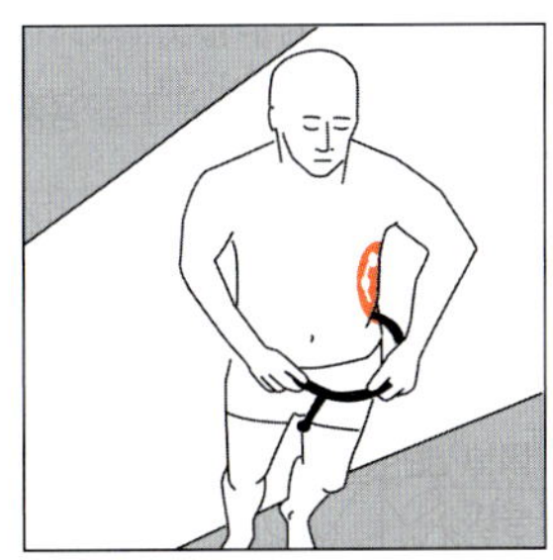

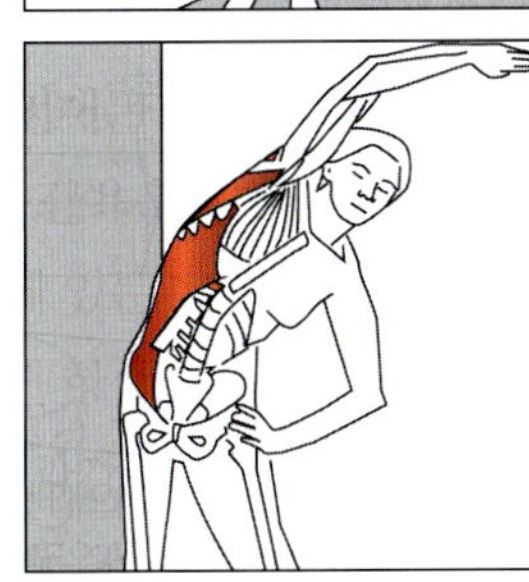

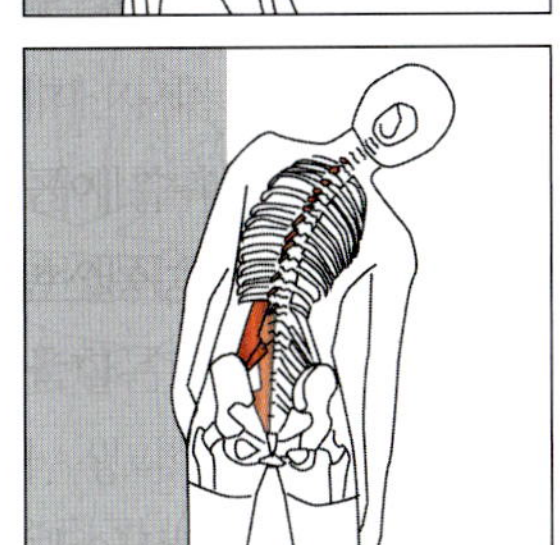

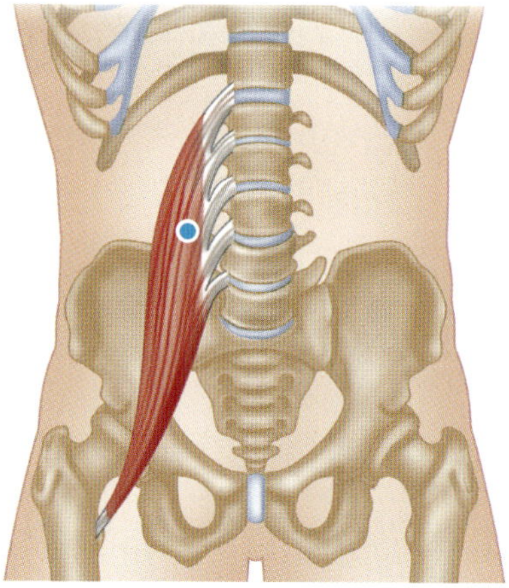

큰허리근

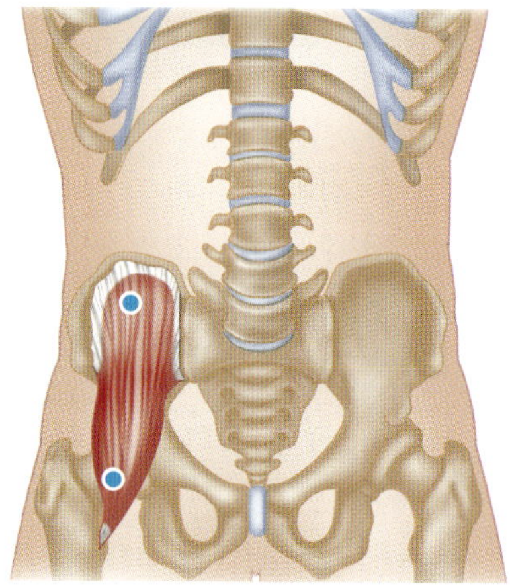

엉덩근

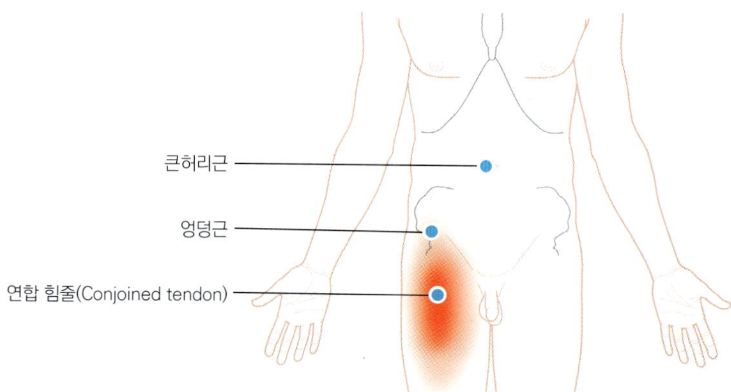

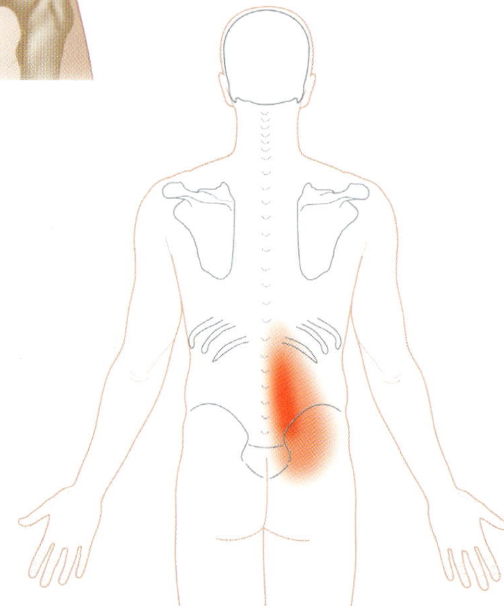

뒤 연관통 부위(Posterior referred pain distribution)

그리스어 psoa, 허리 근육; 라틴어 major, 큰, ilia, 옆구리

대요근큰허리근과 장골근엉덩근은 복부내장을 위한 완충작용을 하고 근육의 위치 때문에 뒤쪽 복벽의 한 부분으로 간주된다. 그러나 고관절엉덩관절을 굽힘시키는 작용을 하므로 고관절엉덩관절 근육으로 포함시킨다. 대요근큰허리근 상부섬유의 일부분은 거의 기능하지 않거나 40%의 사람들에게서는 없는 소요근작은허리근(psoas minor)을 형성하기 위해 장골치골융기엉덩두덩융기(iliopubic eminence)로 긴 힘줄에 의해 종지되어 있음을 주목하라. 양쪽 근육이 동시에 단축되면 요추전만허리뼈(lumbar lordosis)이 증가될 것이다.

기시부(Origin)

큰허리근 : 모든 허리뼈들(L1–L5)의 가로돌기 바닥 부위. 제 12번째 등뼈와 모든 허리뼈들(T12–L5)의 척추뼈 몸통. 각 허리뼈의 척추사이원반.

엉덩근 : 엉덩뼈오목(장골와, iliac fossa)의 상부위 2/3. 엉덩뼈능선의 속능선(내순, internal lip). 엉치뼈날개(천골익, ala of sacrum) 그리고 허리엉치관절과 엉치엉덩관절의 앞 인대.

종지부(Insertion)

큰허리근 : 넙다리뼈의 작은돌기(소전자, lesser trochanter).

엉덩근 : 큰허리근 힘줄의 가쪽에 부착되어 넙다리뼈의 작은돌기로 이어진다.

작용(Action)

엉덩관절의 주요 굽힘(축구에서 공차기 동작과 같이 넙다리를 굽힘시키고 바깥돌림시킴). 바로 누운 자세에서 윗몸일으키기 할 때처럼 종지부가 고정되면 몸통을 굽힘시키는 작용을 한다.

길항근(antagonist) : 큰볼기근(대둔근, gluteus maximus)

신경(Nerve)

큰허리근 : 허리신경뿌리의 앞신경가지, 제 1, 2, 3, 4번째 허리신경뿌리(작은허리근(소요근, psoas minor)은 제 1, 2번째 허리신경뿌리로부터 신경지배 받음).

엉덩근 : 넙다리신경 제 1, 2, 3, 4번째 허리신경뿌리.

기본적인 기능적 동작

(Basic functional movement)

예 : 계단 오르기 또는 경사로 오르기.

연관통 패턴

(Referred pain patterns)

a) 허리뼈를 따라서 동측 척주 주위근(부척추근, Paraspinalis)부에서 수직적으로 강한 통증이 나타나며 외측 3~7 cm로 방사됨;
b) 넙다리 앞의 최상부 5~8 cm 영역에서 강한 통증이 유발되며 위앞엉덩뼈가시(전상장골극, ASIS)부터 넙다리 위부위 1/2지점까지 확산됨.

개요

적응증(Indications)
허리 통증. 서혜부샅굴 통증. 요추허리뼈의 전만 증가. 대퇴넙다리 전면앞부의 통증. 누워있다 앉을 때 갑자기 증가되는 통증. 척추측만증. 골반의 비대칭.

원인(Causes)
임신(낙태), 정서적인 스트레스, 큰 척추앞굽음증, 허리에서의 척추사이원반 문제, 혹은 돌기사이관절(facet joints)(퇴행(degeneration), 엉치엉덩관절(천장관절, scaroiliac joint)의 문제, 그리고 허리뼈에서 척추전방전위증(spondylolisthesis) 혹은 척추분리증(spondylolysis)과 같은), 달리기, 반복 상해, 정원가꾸기, 서서 신발/양발을 신을 때, 가사, 직업 관련 자세, 부드러운 매트리스, 외상, 약한 배근육, 배 부위 수술, 한쪽의 짧은 다리(PSLE).

감별 진단(Differential diagnosis)
엉덩관절의 뼈관절염. 충수염. 넙다리 신경병변. 넙다리감각이상증(meralgia paresthetica). L4–5 척추사이원반 탈출. 윤활낭염. 넙다리네갈래근 손상. 역학적 허리 기능장애. 탈장(샅굴/넙다리). 위장관의 문제. 류마티스 관절염. 공간을 차지하는 병변.

관련성(Connections)
허리네모근(요방형근, quadratus lumborum). 뭇갈래근(다열근, multifidus). 척추세움근(척추기립근, erector spinae). 넙다리네갈래근(대퇴사두근, quadriceps). 엉덩관절 돌림근(hip rotators). 두덩근(치골근, pectineus). 넙다리근막긴장근(대퇴근막장근, tensor fascia latae). 긴/짧은 모음근(장/단 내전근, adductors [long and brevis]). 넙다리무릎관절. 가로막.

전문가의 손 테크닉들

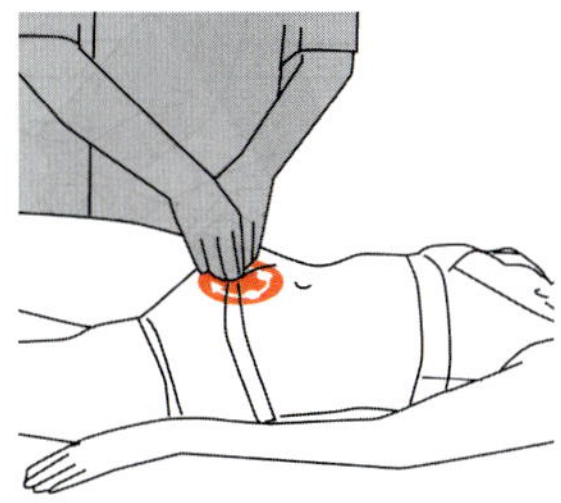

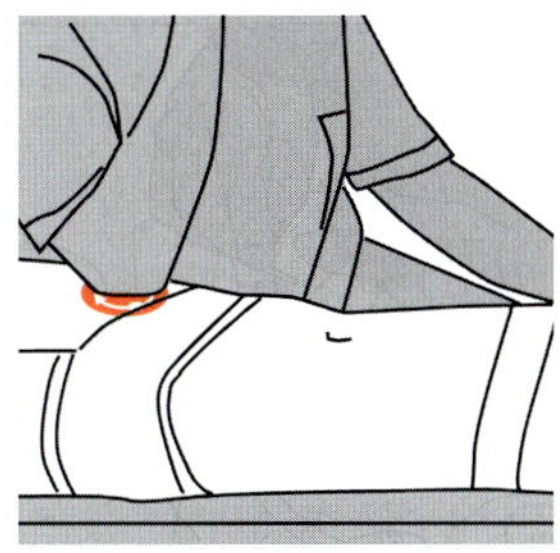

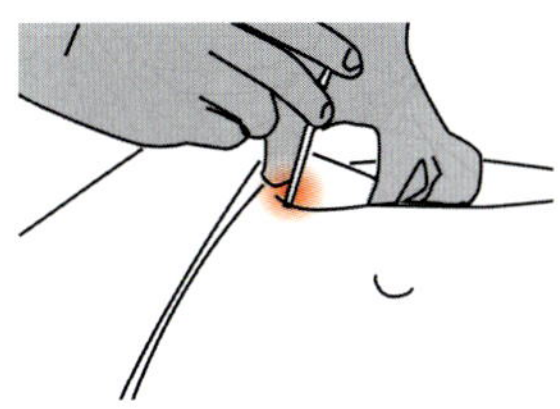

		분사와 신장
✓		건식 침
✓		심부 마사지
✓	✓	압박
✓	✓	근육 에너지
✓	✓	자세 이완
✓		습식 침

자세이완 테크닉
1. 무릎을 굽힘 자세에 두라.
2. 허리근의 발통점을 확인하라.
3. 발통점을 지속적으로 압박하면서 천천히 발을 아래로 미끄러져 내리게 한다.
4. 손가락에서 제한 장벽이 느껴질 때 멈춘다.
5. 무릎이 모두 펴질 때까지 이 과정을 반복한다.

자가 치료

조언(Advice)
오래 동안 앉아 있는 것을 피하라. 웅크리고 자세로 잠을 자는 것은 좋지 않다. 허리 통증을 치료. 일어나 앉을 때 이 근육을 과도하게 사용하지 말라. 복횡근배가로근을 강화. 스트레칭을 주기적으로 시행.

자가치료(self help) **테크닉**
1. 해부학적인 근섬유 방향을 관찰하라.
2. 바로 누운 상태에서 무릎을 구부리며 무릎아래에 베개를 받쳐 놓는다.
3. 네 손가락을 이용하여 척추를 향하여 복부 장기 안쪽 깊은 부위에 있는 근육 힘살의 가쪽을 따라 촉진해 내려온다.
4. 통증 지점을 구체적으로 확인하라(가슴 쪽으로 무릎을 들어 올리면서 찾는다).
5. 통증이 완화될 때까지 자세를 유지하며, 마지막에서 강하게 문질러주고, 무릎을 아래로 내리면서 근육을 신장시킨다.

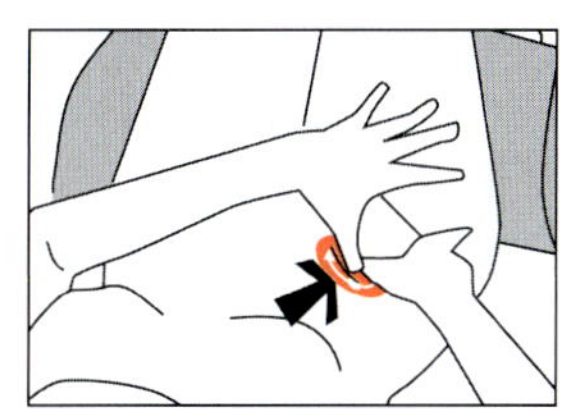

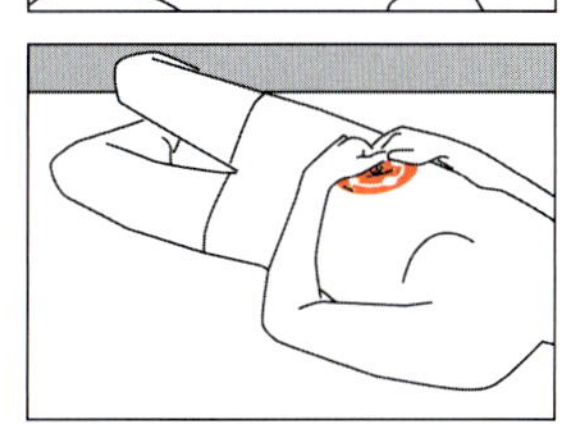

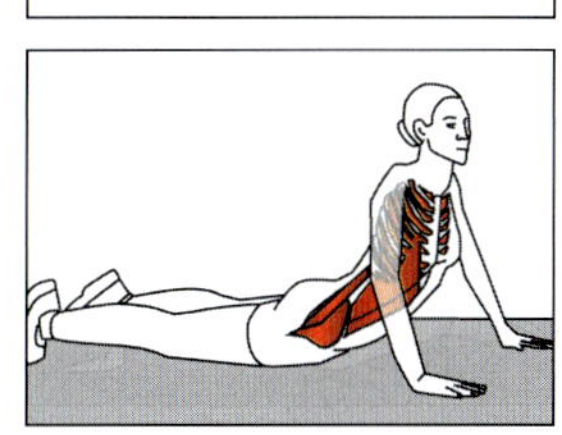

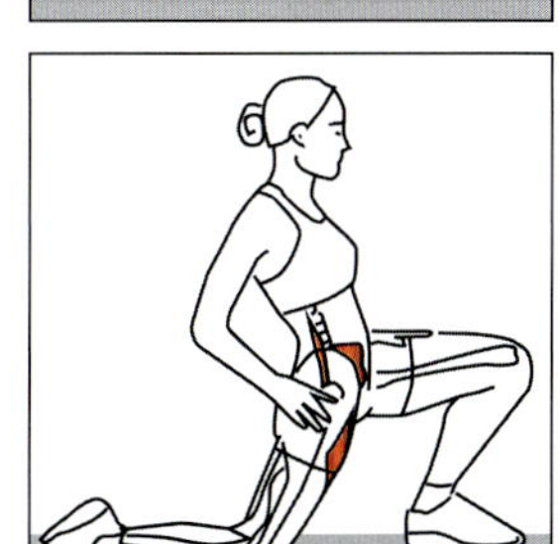

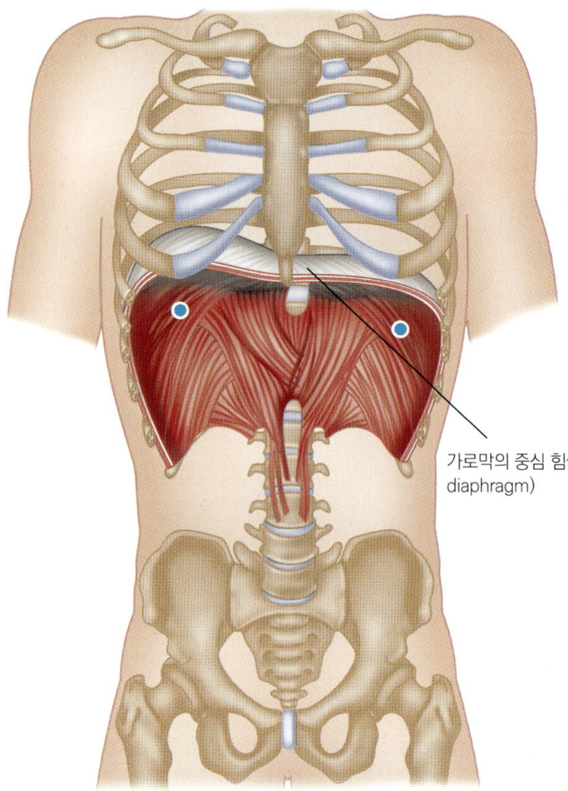

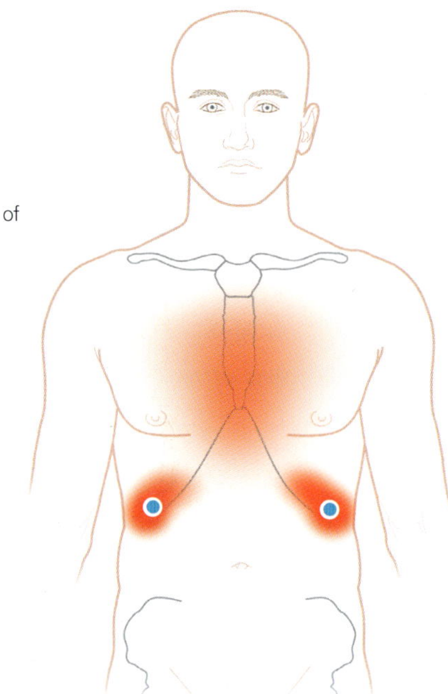

그리스어 dia, 가로질러; phragma, 칸막이, 벽

기시부(Origin)
칼돌기의 뒤(복장뼈의 아래 끝). 아래 6개의 갈비뼈와 갈비연골. 위 2 또는 3개의 허리뼈(L1–L3)

종지부(Insertion)
모든 섬유들은 모여지면서 중심 힘줄에 붙는다. 즉, 이 근육은 근육 자체에 끝난다.

작용(Action)
가슴 공간(thoracic cavity)의 바닥을 구성한다. 숨을 들이 쉬는 동안 중심 힘줄을 아래 방향으로 끌어당기며, 이로 인해 가슴 공간의 용적은 증가한다.

신경(Nerve)
가로막신경(횡격막 신경, phrenic nerve)(앞신경가지[ventral rami]), C3, 4, 5.

기본적인 기능적 동작
(Basic functional movement)
호흡 능력의 약 60%를 담당한다.

OVERVIEW

적응증(Indications)
뛸 때 "쑤시는(stitch)" 통증, 심장/폐의 문제, 불안(anxiety)과 과환기 증후군(hyperventilation syndrome), 천식(asthma), 만성폐쇄성 호흡질환(chronic obstructive pulmonary disease [COPD]).

원인(Causes)
천식, 임신(낙태), 정서적인 스트레스, 허리에서의 척추사이원반 문제, 달리기, 직업적인 자세, 외상, 약한 배근, 배수술, 불안과 과환기 증후군, 흡연, 구부정한 자세(slumped posture).

관련성(Connections)
앞톱니근(전거근, serratus anterior), 갈비사이근(늑간근, intercostals), 배곧은근의 위 부분, 활꼴인대(궁상인대, arcuate ligament), 배빗근(obliques).

자가 치료

자가치료(self help) 테크닉

1. 서서 앞으로 약간 기울인 자세를 취하라(구부정한 자세[slumped posture]).
2. 아래 갈비뼈 아래를 잡으라.
3. 갈비뼈를 살짝 들어 올리라.
4. 앞쪽에서 옆쪽 방향으로 심부 마사지를 시행하라. 약간 아플 수 있다.
5. 숨을 내쉬면서 이를 반복하다.
6. 가로막을 신장시키라.

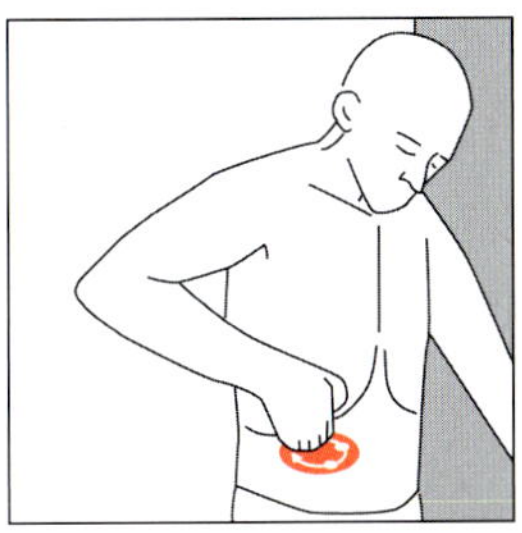

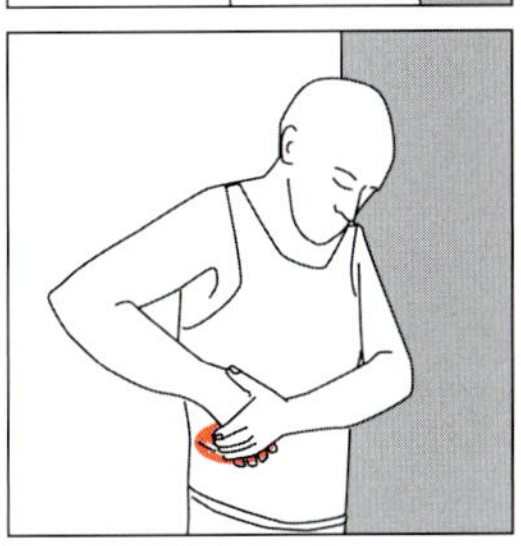

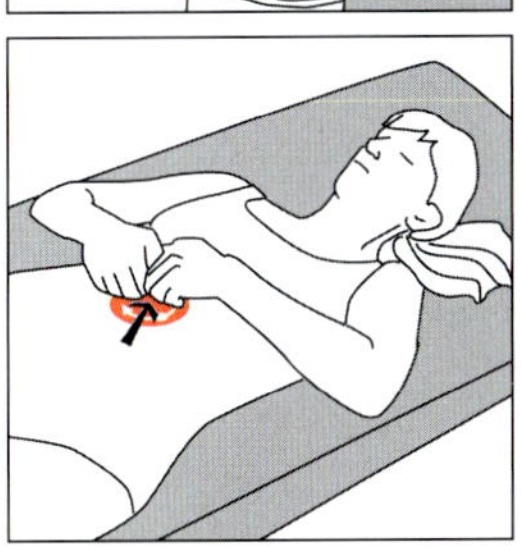

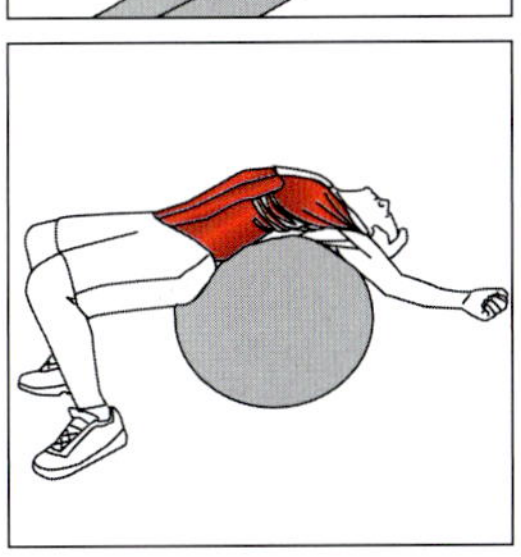

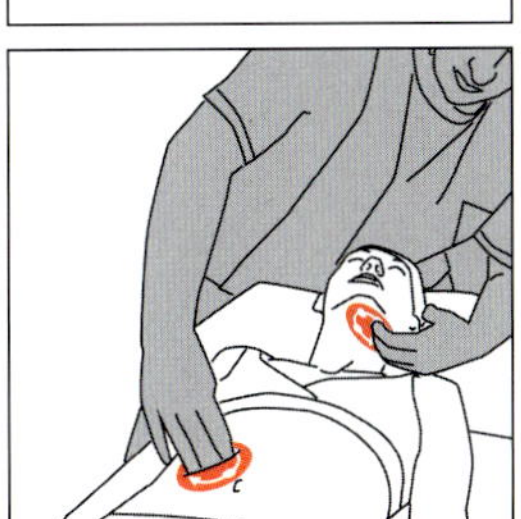

가로막과 호흡

신체는 모두 연결되어 있으며, 호흡 역학을 탐구해보면 이에 대한 것을 분명히 알 수 있다. 호흡은 근육과 내장의 동시수축(co-contractions)의 많은 절차를 통해 이루어진다. 발통점은 종종 앞아래 갈비연골 가장자리(anterior inferior costochondral margin)를 따라서 촉진될 수 있다. 이러한 발통점들은 정황적으로 아래와 같은 다른 구조들과 관련될 것이다 :

- 아래턱밑 아래 가장자리(submandibular inferior margin)(종종 가로막 발통점의 반대쪽에서)
- 배내장막(abdominal visceral fascia)(큰 그물망 및 작은 그물망[greater and lesser omenta])
- 척추 근육들(특히 허리 중간)
- 배 근육들(특히 배가로근과 배곧은근)
- 골반 바닥 근육들(pelvic floor muscles)(골반 가로막[pelvic diaphragm])
- 등뼈(흉추, thoracic spine)와 갈비 운동성(rib mobility)
- 갈비사이 근유들(늑간근, intercostal muscles)
- 톱니근(serratus musculature)
- 첫 번째 갈비 역학(1st rib mechanics)
- 목갈비근(사각근, scalenes), 어깨올림근(견갑거근, levator scapulae), 그리고 위등세모근(upper trapezius)

종종 잘못된 호흡 패턴이 발생한다. 과호흡증후군(hyperventilation syndrome), 공황발작(panic attacks), 자세 습관은 점차 증가되고 있다. 치료되지 않을 경우, 이러한 증후군들은 또한 호흡성 알칼리증(alkalosis)(과호흡으로 인해 너무 많은 이산화탄소를 들이 마신다)과 같은 생리학적인 문제를 일으킬 수 있다. 역설적으로, 이러한 상황은 신체 전반적으로 만성적인 근막발통점(chronic myofascial trigger points)을 만들 수 있는 주요 요소 중의 하나이다. 머리접골사들(cranial osteopaths)이 호흡에서 모두 함께 협응하는 8개 가로막에 대해 얘기하는 것은 흥미로운 일이다 : 뇌하수체(pituitary gland) 아래의 안장가로막(diaphragma sellae); 양쪽의 아래턱밑 근막 솔기(submandibular myofascial raphe); 양쪽의 위/아래 가슴문(thoracic inlet/outlet); 복부 가로막; 양쪽의 그리고 골반 바닥.

호흡이상 및 발통점 생성(ABERRANT BREATHING AND TRIGGER POINT FORMATION)

Garland(1994)은 만성적인 위가슴 호흡(chronic upper chest respiration)의 결과로 인해 시간이 지남에 따라 나타나는 근골격계 변화에 대해 설명하였다 :

- 등뼈 운동성의 제한(잘못된 갈비 역학에 대해 이차적인)
- 목갈비근, 위등세모근, 그리고 어깨올림근에서 발통점 생성
- 팽팽하고 뻣뻣한 목뼈
- 배 가로막과 배가로근의 긴장도의 변화(Hodges 등, 2001; McGill 등, 1995)
- 약해진 배근과 과긴장된 척추세움근 사이의 불균형
- 골반 바닥근의 약화

발통점 치료는 호흡장애에서의 근골격계 요소를 완화시키는 유용한 수단일 수 있으며, 특히 요가, 펠덴크라이즈(Feldenkrais), 명상(meditation), 부테이코(Buteyko) 방법, "호흡치료(breath therapy)"와 같은 다른 치료방법들과 함께 사용될 때 효과적이다.

전문가의 손 테크닉들

		분사와 신장
		건식 침
✓		심부 마사지
✓	✓	압박
✓	✓	근육 에너지
✓	✓	자세 이완
		습식 침

가로돌기와 턱벼 솔기(하악봉선)의 균형된 이완 테크닉

1. 무릎을 굽히고 무릎아래에 베개를 놓는다.
2. 중심쪽에서 시작하여 가슴우리의 바닥을 따라서 촉진하면서 발통점을 확인한다.
3. 중심쪽에서 시작하여 반대쪽 턱뼈 솔기에 발통점이 있는지 확인한다.
4. 환자에게 심호흡하도록 요구하며 이완이 느껴질 때까지 지속적인 압박을 유지한다.
5. 손가락에서 제한 장벽이 느껴질 때 멈추며, 그런 후 가쪽으로 이동하여 다음 지점에 적용한다.
6. 반대쪽에서도 이 과정을 반복한다.

적응증(Indications)

허리 통증은 항상 발생할 수 있는 것으로, 10명 중 7명은 일생에 한 번 이상 경험하게 되며, 이로 인해 생산성 상실 및 건강 관리 비용으로 미국에서 매년 100억 달러 이상의 경제적 손실을 초래하고 있다. 또한 허리 통증은 급성 혹은 만성(4개월 이상)으로 발생될 수 있으며, 증상은 기간, 부위, 강도에서 매우 다양하게 나타난다.

발통점 이완은 급성 및 만성 허리 통증의 치료와 관리에 있어서 매우 효과적인 요소이다. 나는 매번 간단한 발통점 치료 방법을 제공하고자 노력하고 있다. 이러한 연부조직 이완 방법과 더불어 아래의 방법들이 시행하면 더욱 효과적일 것이다 : 척추 도수교정(vertebral adjustment), 신체 정서적 이완(somatic emotional release), 면밀한 보행 분석, 자세(작업 자세 포함), 그리고 스포츠 활동(혹은 활동 부족).

STEP 1 해부학과 근 섬유들의 방향을 공부하라.

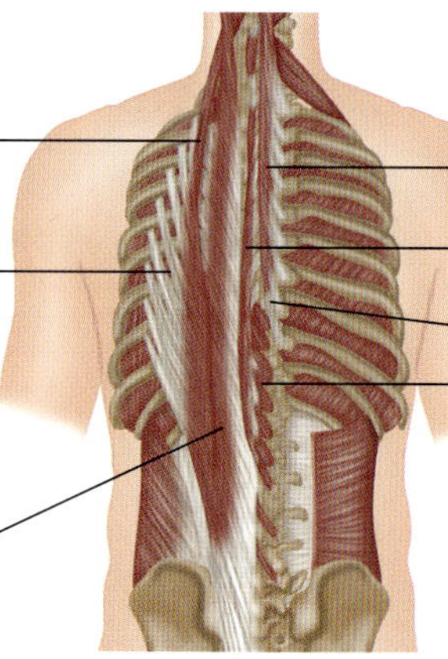

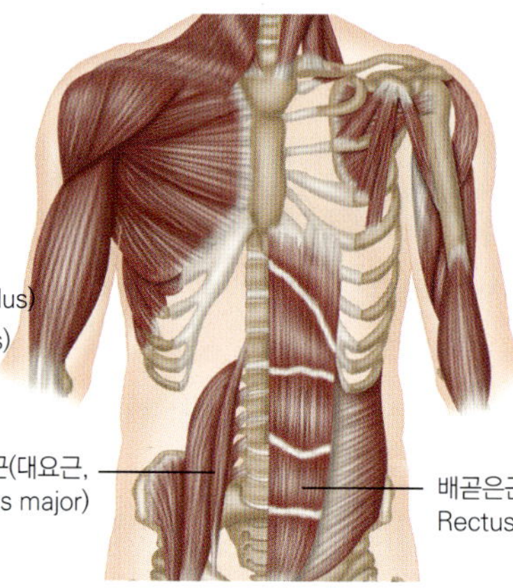

STEP 2 엎드린 자세에서 허혈적 압박테크닉(ICT)을 적용하라.

STEP 3 허리 부위를 충분히 마사지(섬유 교차)하라.

중간볼기근(중둔근, Gluteus medius) (STP)

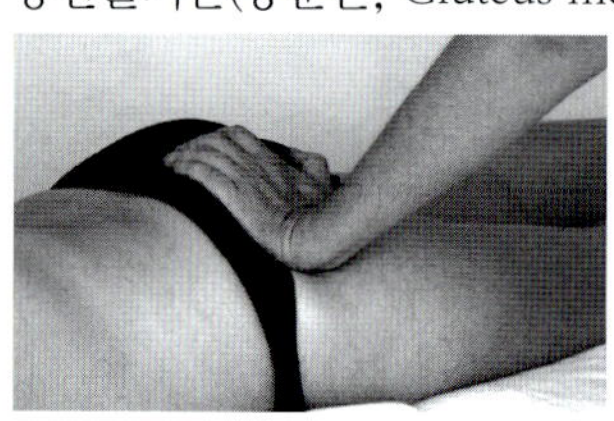

STEP 4 엎드린 자세에서 허혈적 압박테크닉(ICT)을 적용하라.

STEP 5 척추 근육들을 마사지하라.

뭇갈래근(다열근, Multifidus)

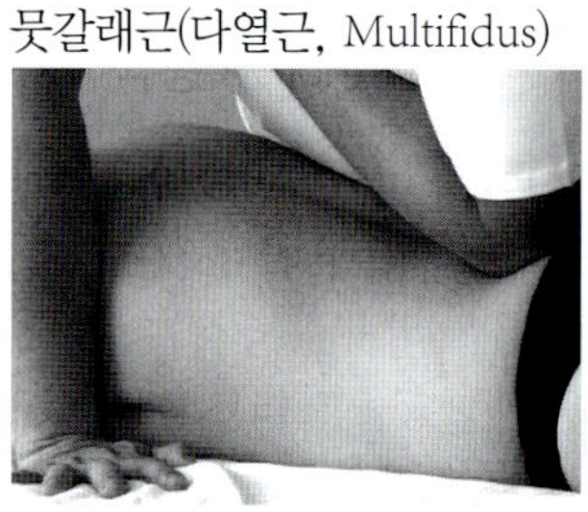

허리척추세움근(요척추기립근, Lumbar erector spinae)

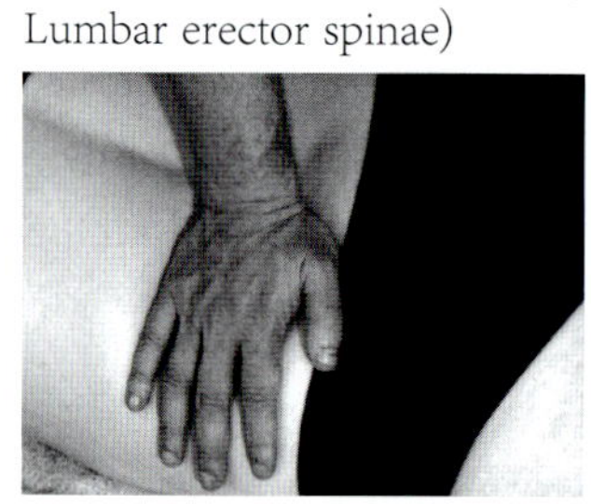

STEP 6 바로 누운 자세에서 허혈적 압박테크닉(ICT)을 적용하라.

가로막(횡격막, diaphragm)의 앞가지(Anterior ramus)(갈비연골 가장자리(costochondral margin))

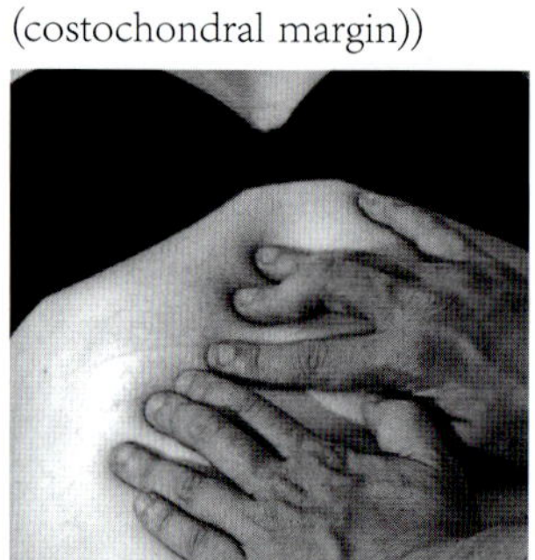

배곧은근(복직근, Rectus abdominis)(바깥 가장자리)

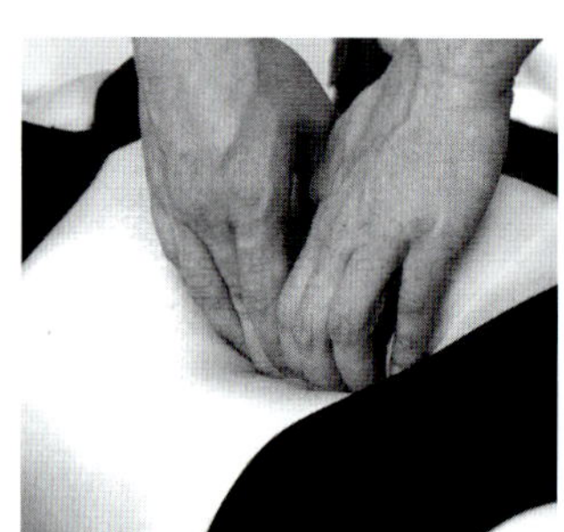

STEP 7 이러한 모든 단계들을 3회 반복하라.

09 어깨와 상지의 근육들
(Muscles of the Shoulder and Upper Arm)

어깨와 상지 통증에 관련된 발통점들
(Regional Trigger Points for Shoulder and Upper Arm Pain)

근육 참고 페이지(MUSCLE PAGE REFERENCE)

(전면) **어깨 통증**
앞어깨세모근(전삼각근, Anterior deltoid)
가시위근(극상근, Supraspinatus)
가시아래근(극하근, Infraspinatus)
큰가슴근(대흉근, Pectoralis major)
위팔두갈래근(상완이두근, Biceps brachii)
위팔세갈래근(상완삼두근)의 긴갈래(Long head of triceps brachii)
넓은등근(광배근, Latissimus dorsi)
목갈비근(사각근, Scalenes)

(전면) **팔 통증**
목갈비근(사각근, Scalenes)
가시아래근(극하근, Infraspinatus)
가시위근(극상근, Supraspinatus)
위팔두갈래근(상완이두근, Biceps brachii)
위팔세갈래근(상완삼두근, Triceps brachii)
위팔근(상완근, Brachialis)
앞어깨세모근(전삼각근, Anterior deltoid)

(후면) **어깨 통증**
작은원근(소원근, Teres minor)
가시위근(극상근, Supraspinatus)
큰원근(대원근, Teres major)
뒤어깨세모근(후삼각근, Posterior deltoid)
어깨올림근(견갑거근, Levator scapulae)
어깨밑근(견갑하근, Subscapularis)
넓은등근(광배근, Latissimus dorsi)
위팔세갈래근(상완삼두근, Triceps brachii)
등세모근(승모근, Trapezius)

(후면) **팔 통증**
목갈비근(사각근, Scalenes)
어깨밑근(견갑하근, Subscapularis)
가시위근(극상근, Supraspinatus)
위팔두갈래근(상완이두근, Biceps brachii)
위팔세갈래근(상완삼두근, Triceps brachii)
뒤어깨세모근(후삼각근, Posterior deltoid)
넓은등근(광배근, Latissimus dorsi)
작은원근(소원근, Teres minor)
큰원근(대원근, Teres major)

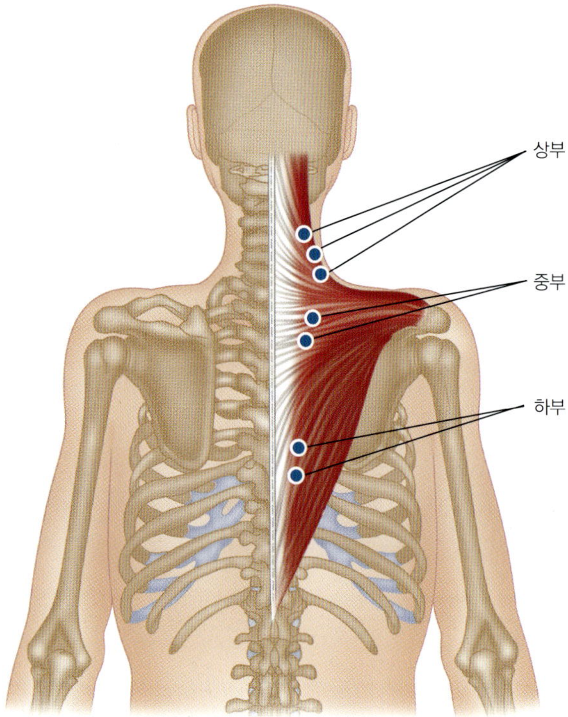

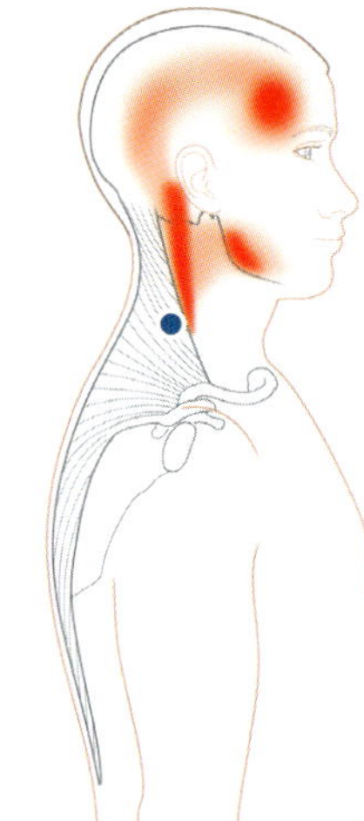

상부

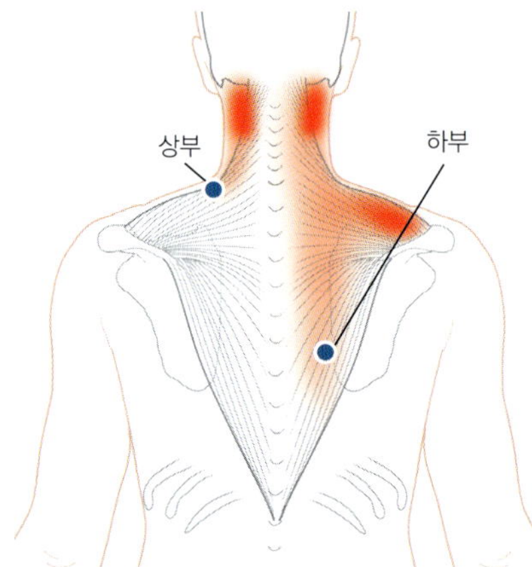

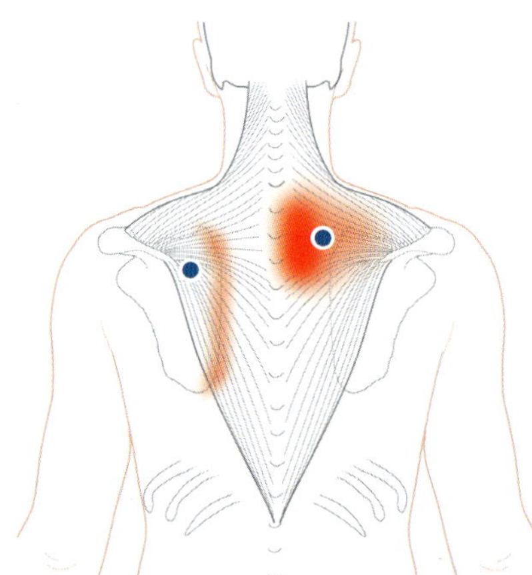

중부

라틴어, trapezoides, 테이블 모양(table shaped).

좌우의 승모근(등세모근)을 전체로 합쳐서 보면 모양이 사다리꼴(trapezium)로 생겨서 근육의 이름이 이렇게 불린다.

기시부(Origin)
뒤통수뼈(후두골) 위목덜미선(상항선, superior nuchal line)의 내측안쪽 3/1. 바깥뒤통수뼈(융기외후두융기). 목덜미인대(항인대, ligamentum nuchae). 제 7 목뼈(경추)와 모든 등뼈(흉추)(C7, T1~T12)의 가시돌기(극돌기)와 가시끝인대(극상인대).

종지부(Insertion)
빗장뼈의 가쪽(외측) 1/3의 후연(posterior border). 어깨뼈봉우리(견봉돌기)의 안쪽모서리, 어깨뼈가시 능선견갑골의 극의 상연, 그리고 이 능선의 결절.

작용(Action)
상부섬유: 어깨뼈을 들어올린다(올림거상). 손이나 어깨로 체중을 이동할 때 어깨뼈의 내림을 예방하는데 도움을 준다.
중부섬유: 어깨뼈를 들임(모음내전).
하부섬유: 손을 이용하여 의자에서 일어날 때처럼 어깨뼈를 내림. 특히 저항에 대항하면서 어깨뼈를 내릴 때 많이 작용.
상부와 하부섬유가 함께 작용: 머리 위로 팔을 올릴 때 어깨뼈를 돌림.
길항근(antagonist): 앞톱니근(전거근, serratus anterior)

신경(Nerve)
운동신경지배: 더부신경부신경(제 XI 뇌신경).
감각신경지배(고유수용성감각): 목경추 신경근의 복측신경지(제 2, 3, 4 목경추 신경근).

기본적인 기능적 동작
(Basic functional movement)
예(상부섬유와 하부섬유가 함께 작용): 천정에 페인트칠하기.

연관통 패턴(Referred pain patterns)
상부섬유: 통증(pain)과 압통(tenderness), 상부 목의 후외측. 측두(temporal) 부분과 턱(jaw)의 각진 부위.
중부섬유: 국소 통증이 척추 내측으로 방사된다.
하부섬유: 뒤목뼈(후경추), 꼭지돌기(mastoid)유양돌기 부분, 어깨가시견갑극(spine of scapula) 윗부위.

개요

적응증(Indications)
목 통증과 만성 긴장, 스트레스성 두통, 경추의 통증, 채찍질 손상, 긴장성 두통, 얼굴/턱의 통증, 목의 통증과 뻣뻣함(stiffness), 상부 어깨 통증, 중간 허리 통증, 어지러움, 눈 통증, 감정적인 스트레스, 우울증

원인(Cause)
습관적인 자세, 일, 스트레스, 목 문제, 어깨 근육 약화, 어깨와 귀 사이에 전화 받기, 척추측만증, 연관된 스포츠(예. 테니스, 골프), 악기 연주하는 음악인.

감별 진단(Differential diagnosis)
관절낭 인대 기구(Capsular–ligamentous apparatus), 관절성 기능부전(Articular dysfunction) (척추후 관절).

관련성(Connections)
목빗근(흉쇄유돌근, Sternocleidomastoideus), 깨물근(교근, Masseter), 관자근(측두근, Temporalis), 뒤통수근(후두근, Occipitalis), 어깨올림근(견갑거근, Levator scapulae), 반가시근(반극근, Semispinalis), 목엉덩갈비근(경장근, Iliocostalis), 목빗근의 빗장뼈 부위, 목/턱/어깨 관절 근육들.

전문가의 손 테크닉들

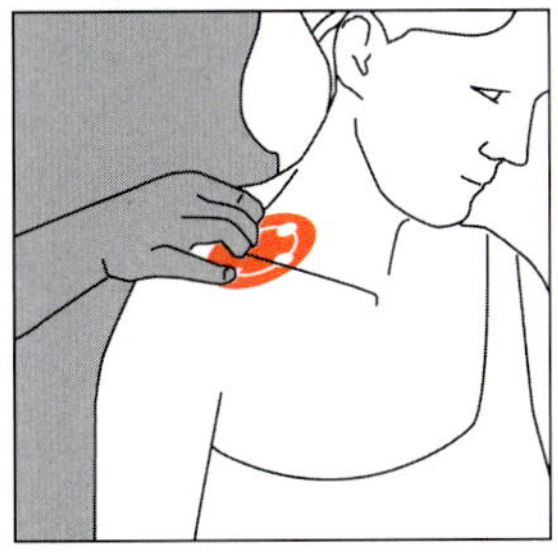

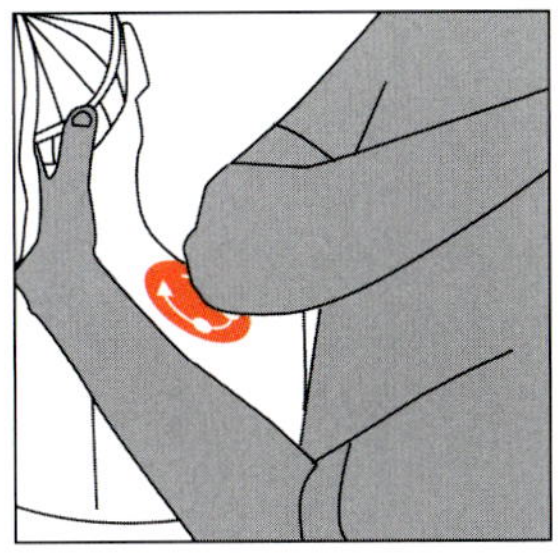

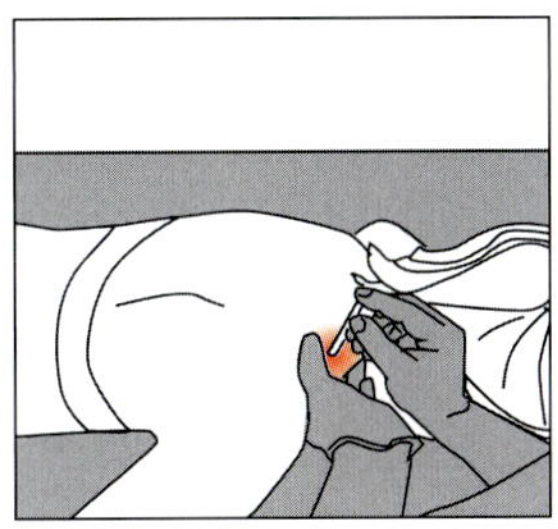

- ✓✓ 분사와 신장
- ✓✓ 건식 침
- ✓✓ 심부 마사지
- ✓✓ 압박
- ✓✓ 근육 에너지
- ✓✓ 자세 이완
- ✓✓ 습식 침

(허혈적)압박테크닉
1. 발통점을 확인한다.
2. 발통점 부위의 근육들이 완전히 신장될 수 있도록 환자를 편안하게 위치시킨다.
3. 발통점이 있는 근육을 최대한 신장시킨 상태에서, 발통점을 부드럽게 압박하며, 점진적으로 압박력을 증가시킨다. 이 경우에, 환자는 통증이 아니라 약간의 불편함 정도로 느껴야 한다.
4. 발통점이 다소 부드럽게 느껴질 때까지 압박력을 지속적으로 유지해야 한다. 이러한 상태는 몇 초에서 몇 분가량 소요될 수도 있다.
5. 이완이 더 잘 될 수 있도록 압박력을 증가시키는 것을 반복한다.
6. 압박을 반복하는 동안 압박 방향을 바꾸어서 시행하면, 더 좋은 결과를 얻을 수도 있다.

자가 치료

자가–마사지 테크닉이 도움이 될 수 있다. 공이나 TOLA 같은 압박 기구들을 사용할 수 있다. 신장은 승모근의 발통점을 제거하는데 아주 탁월하다.

조언(Advice)
서 있을 때와 일할 때의 자세. 스트레스 관리하기. 브래지어 끈 조절하기. 소흉근(작은가슴근) 긴장(Pectoralis minor tension) (둥근 어깨).

자가치료(self help) **테크닉**
1. 해부학을 검토한다.
2. 발통점을 확인한다.
3. 발통점을 느낄 때까지 목부터 어깨까지 아랫방향으로 내려오게 한다.
4. 부드러워질 때까지 발통점에 자극을 준다.
5. 근육의 종지부까지 계속해서 시행한다.

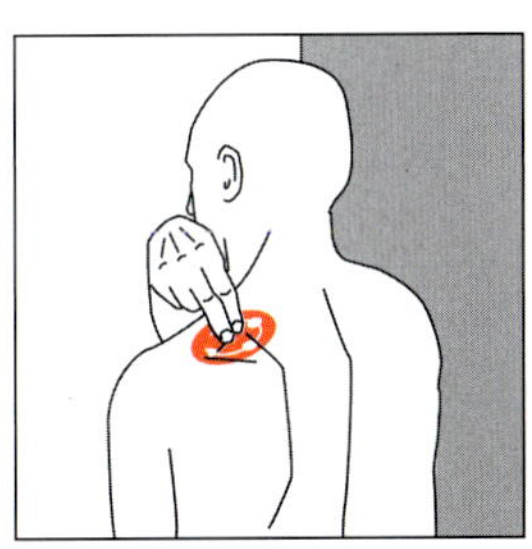

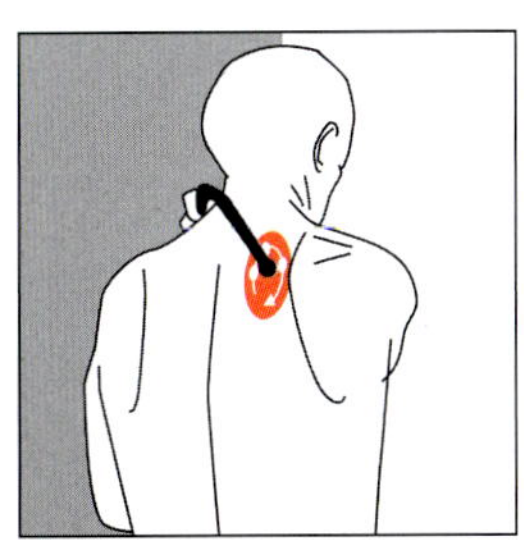

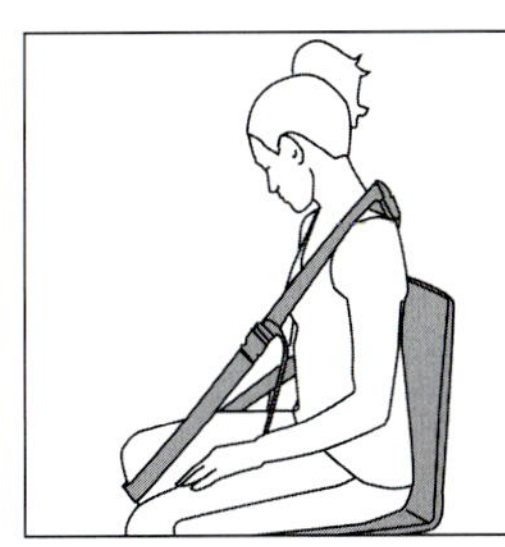

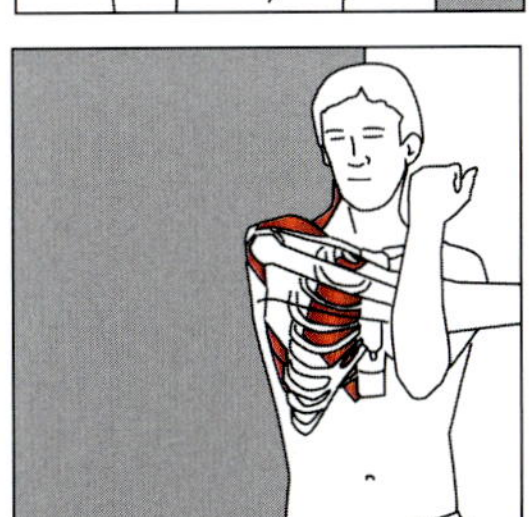

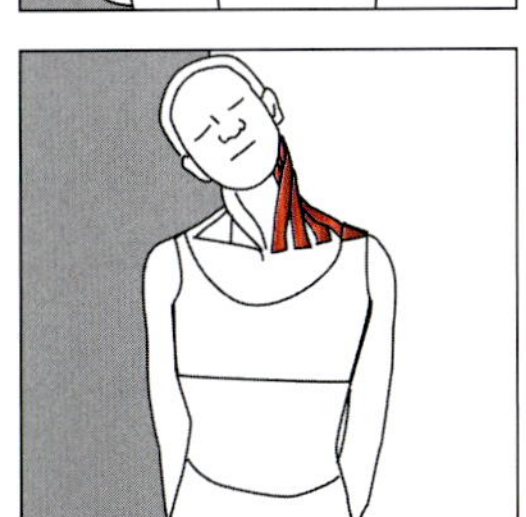

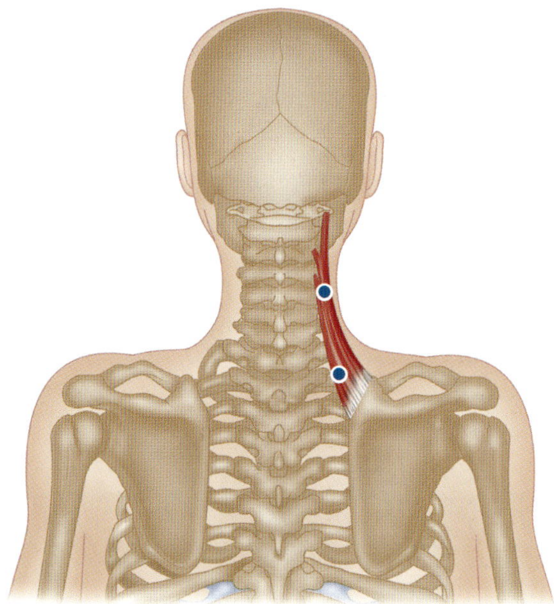

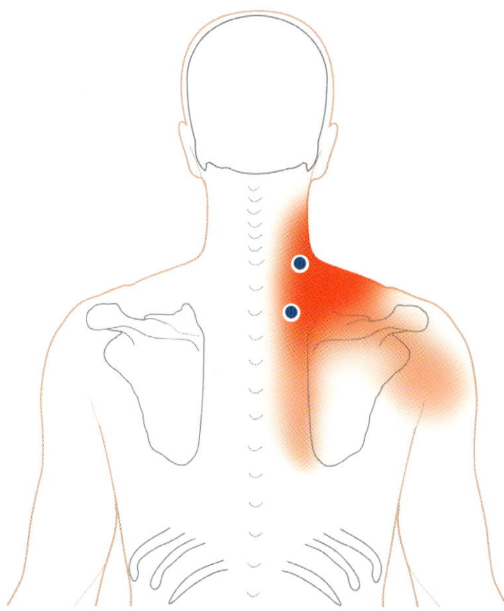

라틴어, levare, 들어올림(to lift); scapulae, 어깨(shoulder, blade(s)).

어깨올림근(견갑거근)은 목빗근(흉쇄유돌근)과 등세모근(승모근)보다 깊은 곳에 위치해 있다. 이 근육의 이름은 어깨뼈를 들어 올리는 작용 때문에 지어졌다.

기시부(Origin)
목뼈(경추)의 처음 3개 또는 4개의 가로돌기(횡돌기)(제 1~4 경추)의 후결절.

종지부(Insertion)
어깨뼈의 극가시와 상각 사이의 안쪽모서리(척추의).

작용(Action)
어깨뼈를 올림. 어깨뼈의 들임을 보조. 목을 가쪽외측으로 굽힘하는 것을 보조.

신경(Nerve)
등쪽어깨견갑배신경, 제 4, 5 목신경근 경추과 제 3, 4 목경추신경근.

기본적인 기능적 동작
(Basic functional movement)
예: 무거운 가방 들고 나르기.

연관통 패턴(Referred pain patterns)
어깨뼈의 꼭대기부터 목덜미(nape)까지의 삼각형 양상(Triangular pattern). 어깨뼈 안쪽모서리(Medial border)와 위팔오목관절(상완와관절, Glenohumeral joint)의 뒷부분으로 약간 방사된다.

개요

적응증(Indications)
목뼈(경추, cervical spine)의 회전의 제한을 초래하는 뻣뻣(stiff)하고 아픈 목, 보행 시 지팡이(walking stick)의 장기간 사용, 목의 통증과 뻣뻣함(stiffness), 목을 돌리는데 문제가 있음(예. 운전시).

원인(Cause)
도로교통사고(RTA, road traffic accident), 어깨와 귀 사이에 전화 받기, 잘못된 베개를 베고 옆으로 잠자기, 백팩(backpacks), 나쁜 자세, 지속적인 습관이나 직업 자세, TV/모니터 자세, 스트레스와 긴장, 감기나 입술의 발진(cold sores), 스포츠(수영 자유형)

감별 진단(Differential diagnosis)
어깨가슴관절(견갑흉관절, Scapulothoracic joint)의 기능부전(Dysfunction); 익상견갑골(Winging of scapula), 골단염(Apophysitis)과 관절낭 인대 기구(Capsular ligamentous apparatus), 어깨 충돌 증후군(Shoulder impingement syndromes).

관련성(Connections)
등세모근(승모근, Trapezius), 마름근(능형근, Rhomboids), 목가시근(경판상근, Splenius cervicis), 척추세움근(척추기립근, Erector spinae), 목갈비근(사각근, scalenes), 목빗근(흉쇄유돌근, Sternocleidomastoideus).

전문가의 손 테크닉들

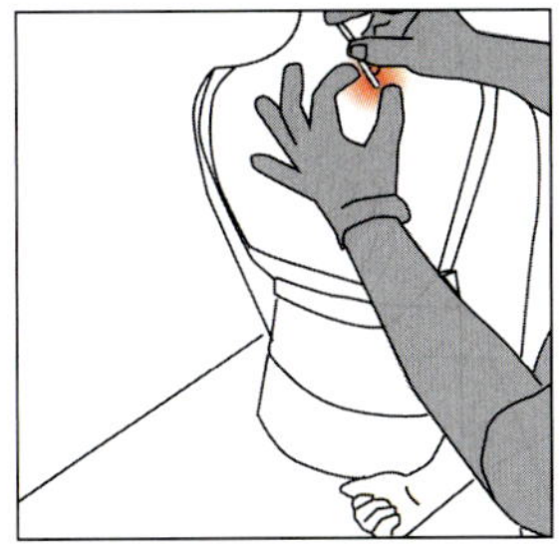

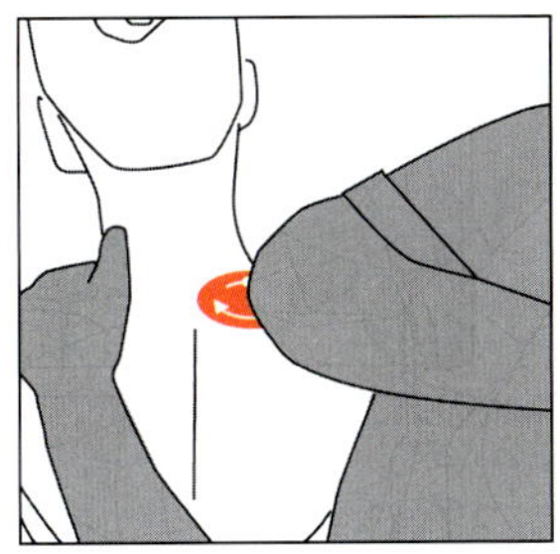

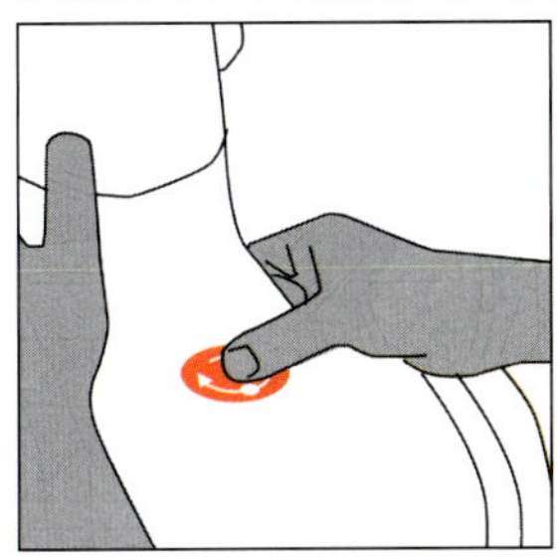

- ✓✓ 분사와 신장
- ✓✓ 건식 침
- ✓✓ 심부 마사지
- ✓✓ 압박
- ✓✓ 근육 에너지
- ✓✓ 자세 이완
- ✓✓ 습식 침

(허혈적)압박테크닉

1. 발통점을 확인한다.
2. 발통점 부위의 근육들이 완전히 신장될 수 있도록 환자를 편안하게 위치시킨다.
3. 발통점이 있는 근육을 최대한 신장시킨 상태에서, 발통점을 부드럽게 압박하며, 점진적으로 압박력을 증가시킨다. 이 경우에, 환자는 통증이 아니라 약간의 불편함 정도로 느껴야 한다.
4. 발통점이 다소 부드럽게 느껴질 때까지 압박력을 지속적으로 유지해야 한다. 이러한 상태는 몇 초에서 몇 분가량 소요될 수도 있다.
5. 이완이 더 잘 될 수 있도록 압박력을 증가시키는 것을 반복한다.
6. 압박을 반복하는 동안 압박 방향을 바꾸어서 시행하면, 더 좋은 결과를 얻을 수도 있다.

자가 치료

자가-마사지 테크닉이 도움이 될 수 있다. 공과 압박 기구들을 사용할 수 있다.

조언(Advice)
어깨와 귀로 전화기 고정하기, 스트레스(Stress), 직업(Occupation), 에어컨(Air conditioning), 수동적인 신장(Passive stretching), 온열, 스카프(Scarf), 지팡이 바꾸기.

자가치료(self help) **테크닉**

1. 해부학을 검토한다.
2. 발통점을 확인한다.
3. 부드러워지거나 그리고/혹은 통증이 완화될 때까지 발통점에 자극을 준다.
4. 그 후에 마사지를 한다.

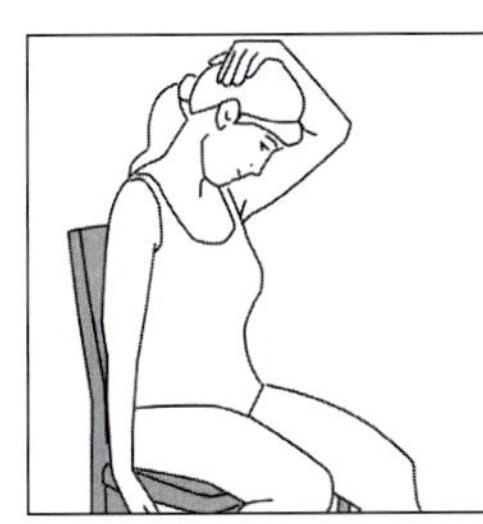

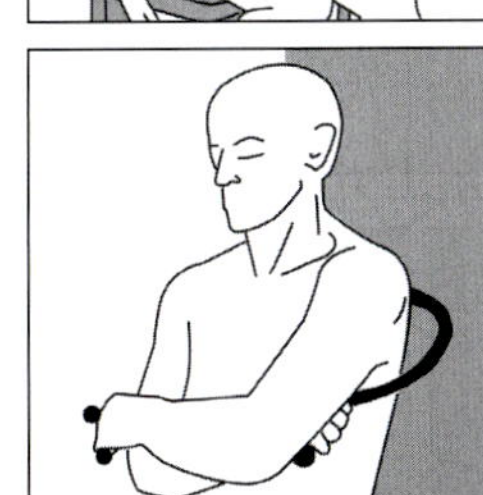

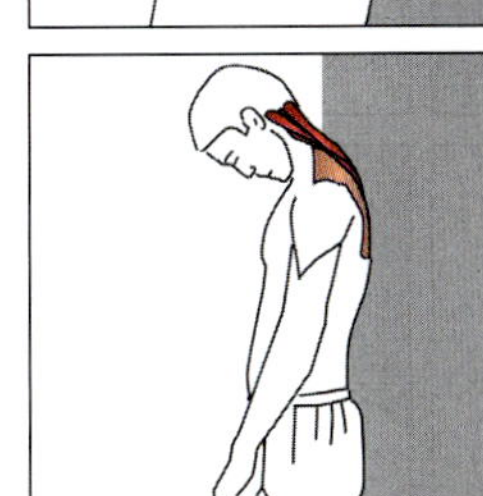

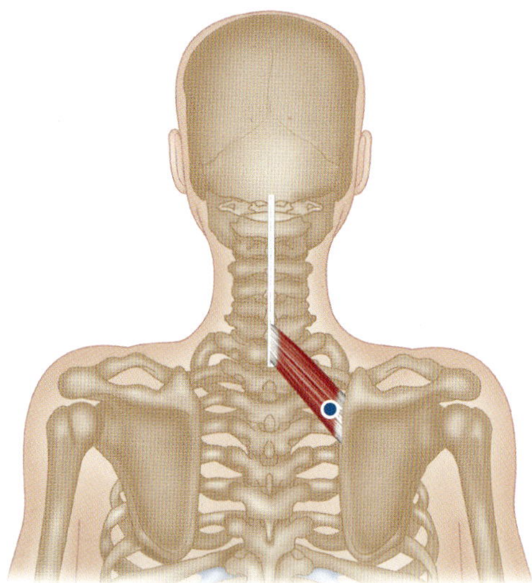

작은마름근(Rhomboid minor)

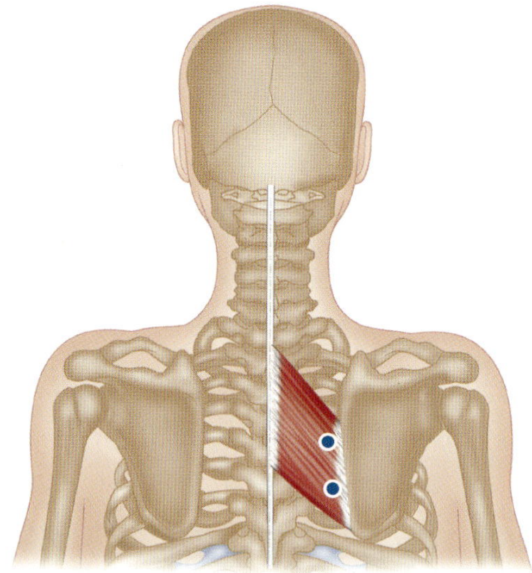

큰마름근(Rhomboid major)

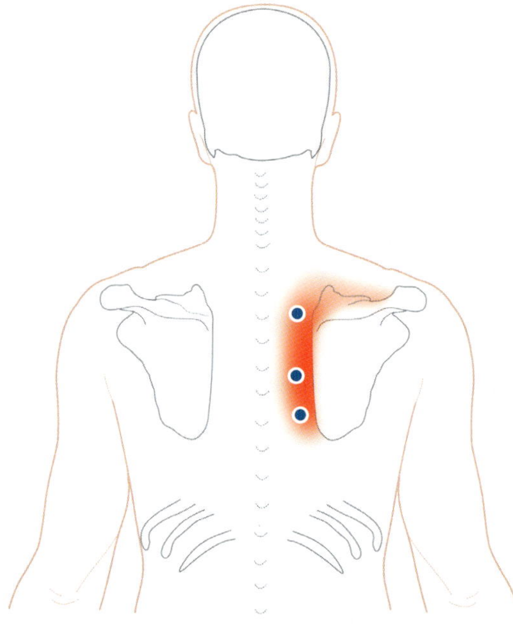

그리스어, rhomb, 반대쪽 면이 같은 빗각의 평행사변형; minor, 작은(small); major, 큰(large).

근육의 생긴 모양 때문에 마름근(능형근)이라 이름이 지어졌다.

기시부(Origin)
제 7 목뼈와 상부 5개 등뼈의 가시돌기(극돌기)(C7–T1).

종지부(Insertion)
어깨뼈의 안쪽모서리(척추의).

작용(Action)
어깨뼈를 들임(내전). 어깨뼈를 안정화. 팔 모음내전의 가쪽외측범위, 즉 머리 위에서부터 어깨부위까지에서 약간 도움을 준다.
길항근(antagonist): 앞톱니근(전거근, serratus anterior)

신경(Nerve)
등쪽어깨견갑배신경, 제 4, 5 목경추신경근.

기본적인 기능적 동작
(Basic functional movement)
예: 문 열기와 같이 어떤 물건을 당신 쪽으로 잡아당긴다.

연관통 패턴(Referred pain patterns)
어깨뼈 안쪽모서리, 어깨뼈가시견갑극(Spine of scapula)의 상면 주위에서 어깨봉우리돌기(견봉돌기)를 둘러싼다.

개요

적응증(Indications)
한 국부에 제한된 통증이나 만성적으로 쑤시는 부분(C7–T5) – 안쪽이나 어깨뼈 주위. 어깨가슴관절(견갑흉관절, Scapulothoracic joint)의 갈리거나 삐걱거리거나 우두둑거림(Grinding/Grating/Crunching), 어깨관절이 갈리거나 삐걱거리거나 우두둑거림, 어깨뼈의 척추연을 가로지르는 통증, 등근 어깨, 자세.

원인(Cause)
만성적인 나쁜 자세(등근 어깨), 짧아진 작은가슴근(소흉근), 머리 위로 던지는 것과 같은 스포츠, 자세와 습관.

감별 진단(Differential diagnosis)
견갑늑골 증후군(Scapulocostal syndrome), 섬유근육통(Fibromyalgia).

관련성(Connections)
어깨올림근(견갑거근), 중간등세모근(중부승모근), 가시아래근(극하근), 목갈비근(사각근), 넓은등근(광배근), 아래뒤톱니근(하후거근, serratus posterior inferior).

전문가의 손 테크닉들

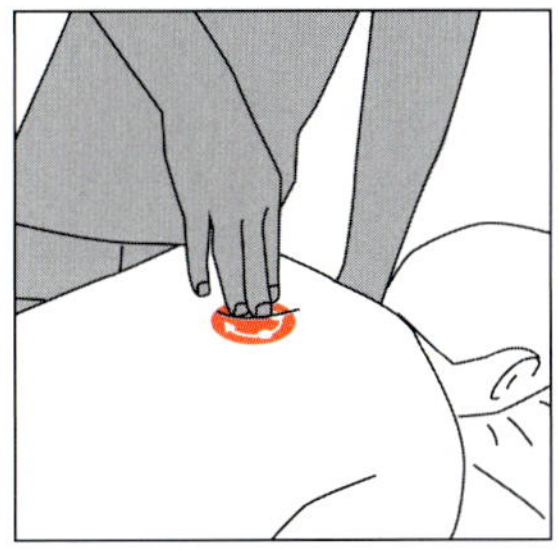

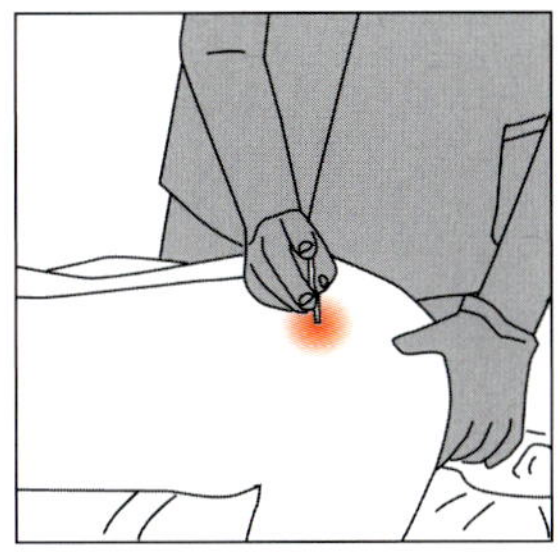

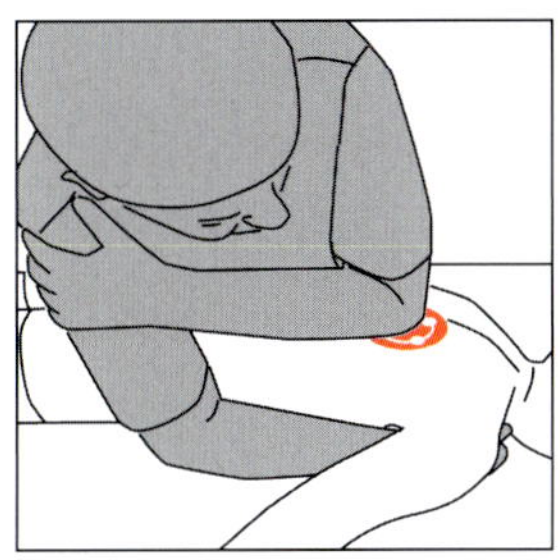

✓		분사와 신장
✓	✓	건식 침
✓	✓	심부 마사지
✓	✓	압박
✓		근육 에너지
✓		자세 이완
✓		습식 침

(허혈적) 압박 테크닉

1. 발통점을 확인한다.
2. 발통점 부위의 근육들이 완전히 신장될 수 있도록 환자를 편안하게 위치시킨다.
3. 발통점이 있는 근육을 최대한 신장시킨 상태에서, 발통점을 부드럽게 압박하며, 점진적으로 압박력을 증가시킨다. 이 경우에, 환자는 통증이 아니라 약간의 불편함 정도로 느껴야 한다.
4. 발통점이 다소 부드럽게 느껴질 때까지 압박력을 지속적으로 유지해야 한다. 이러한 상태는 몇 초에서 몇 분가량 소요될 수도 있다.
5. 이완이 더 잘 될 수 있도록 압박력을 증가시키는 것을 반복한다.
6. 압박을 반복하는 동안 압박 방향을 바꾸어서 시행하면, 더 좋은 결과를 얻을 수도 있다.

자가 치료

자가–마사지 테크닉이 도움이 될 수 있다. 공과 압박 기구들을 사용할 수 있다.

조언(Advice)
자세(Posture), 긴장된(tight) 가슴근(흉근, Pectoralis muscles), 둥근 어깨(Round shoulders), 직업적 자세(Occupational posture).

자가치료(self help) **테크닉**
1. 해부학을 검토한다.
2. 발통점을 확인한다.
3. 부드러워지거나 그리고/혹은 통증이 완화될 때까지 발통점에 자극을 준다.
4. 그 후에 마사지를 한다.

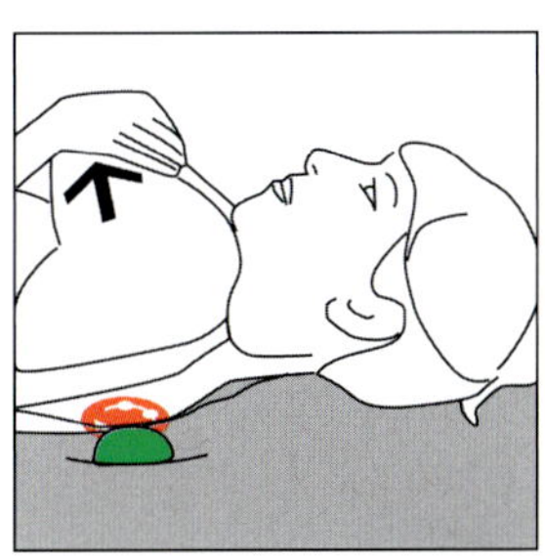

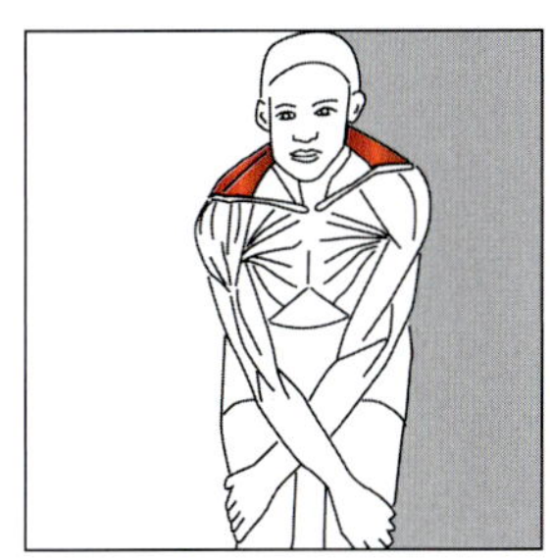

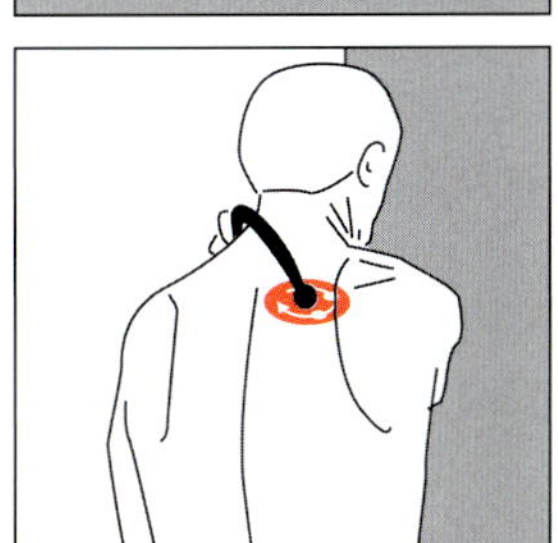

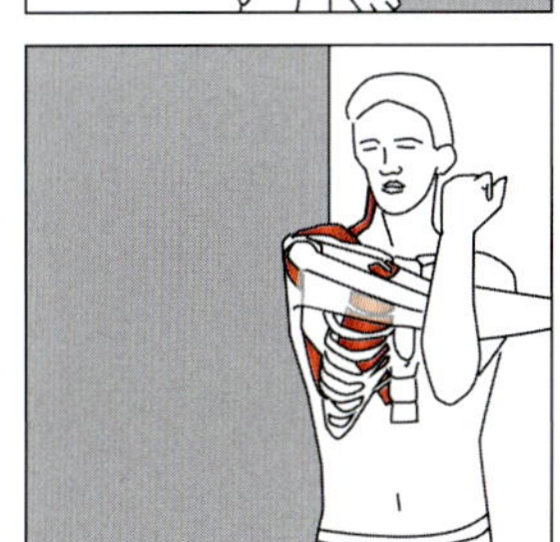

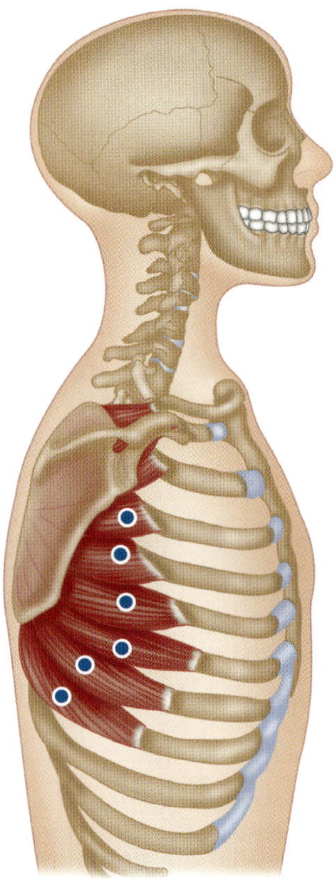

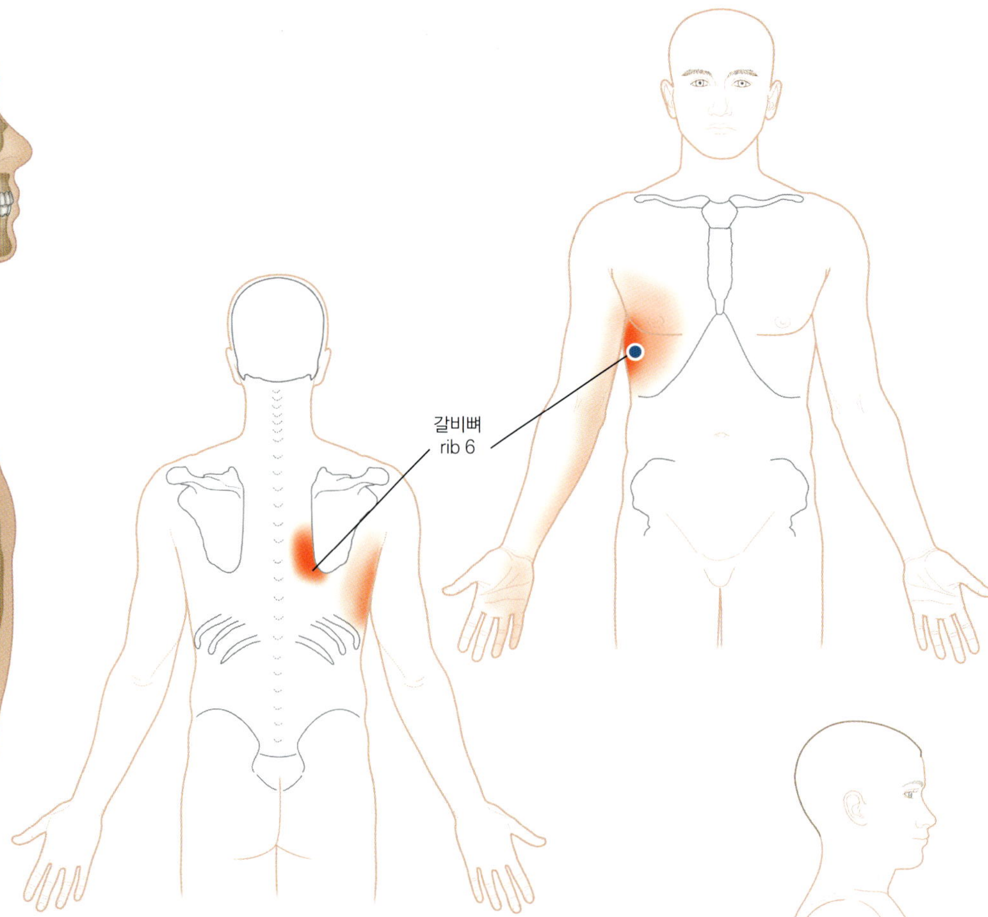

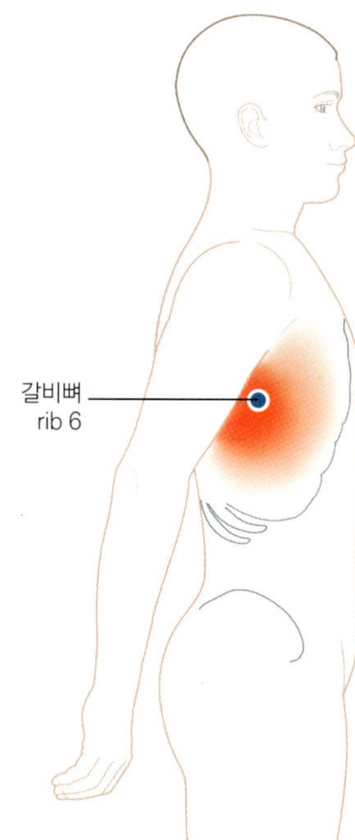

라틴어, serratus, 톱니 모양을 한(serrated); anterior, 전의(before).

앞톱니근(전거근)은 액와겨드랑이(axillary)의 내측벽에서 상부의 5개 갈비뼈를 따라 구성되어 있다. 손가락과 같은 근섬유의 연속으로 구성된 큰 근육이다. 아래쪽 근섬유는 배바깥빗근(외복사근)과 서로 손가락을 깍지 끼듯이 맞물려 있다.

기시부(Origin)

상부 8개 또는 9개의 갈비뼈의 상외측연과 갈비사이(늑골간) 공간을 싸고 있는 막.

종지부(Insertion)

어깨뼈 안쪽모서리의 전면과 어깨뼈의 아래모서리.

작용(Action)

어깨뼈 내밈전인(갈비뼈 쪽으로 당겨서 가슴벽흉벽에 밀착시킨다). 팔의 굽힘과 모음내전 동안에 어깨뼈를 회전시킨다.

길항근: 마름근(능형근, Rhomboids), 등세모근(승모근, Trapezius).

신경(Nerve)

긴가슴신경(장흉신경), 제 5, 6, 7, 8 목경추신경근.

주목(note): 긴가슴신경(장흉신경)의 손상은 흉벽으로부터 어깨뼈의 안쪽모서리를 벌어지게 하는 '익상 견갑골증(winged scapular)'(천사의 날개처럼 보이는)을 초래한다. 앞톱니근(전거근)의 약화 또한 익상견갑골증을 초래한다. 특히 팔로 벽을 미는 것과 같이 몸의 전면에서 팔로 무게를 지탱하고 있을 때 심하게 발현된다.

기본적인 기능적 동작
(Basic functional movement)

예: 겨우 닿을 만한 곳에 있는 물체를 향하여 밀거나 팔 뻗기(reaching).

연관통 패턴(Referred pain patterns)

국소: 각각의 갈비뼈에 붙어 있는 지상돌기(digitation).

중심: 갈비뼈(6–8). 국소 통증이 5~10 cm에서 앞과 뒤로 방사된다. 어깨뼈 아래모서리의 통증. 상지의 자뼈척골 쪽에 통증.

개요

적응증(Indications)
휴식 시에도 감소하지 않는 흉부(chest) 통증, 유방(breast) 통증과 민감(sensitivity), 공황 발작(panic attacks), 호흡곤란증(dyspnea), 만성기침(chronic cough), 천식(asthma), 신세뇨관성 산증(renal tubular acidosis),익상 견갑골(scapula winging), 달리기 동안의 만성적인 갈비뼈 바로 밑의 경련(stitch), 스트레스(stress), 만성적인 한쪽 흉곽의 심한 경련(stitch), 심호흡시의 통증, 유방 민감, 심장 발작 형태의 통증.

원인(Cause)
심한 기침 발작(아마도 폐기종공기증(emphysema)과 관련된), 스포츠의 과사용(예. 테니스, 수영, 복싱, 턱걸이와 팔굽혀 펴기(pull-ups and push-ups), 역도, 체조), 무거운 물건을 오랫동안 들기, 불안(anxiety).

감별 진단(Differential diagnosis)
T7/8 갈비뼈사이신경(늑간신경, Intercostal nerve) 포착(Entrapment), 대상포진(Herpes zoster), 국소 척추 정열(Vertebral alignment) 이상, 늑골 질환, 유방(Breast)의 병변, 반사-교감신경 이상증(Reflex-sympathetic dystrophy).

관련성(Connections)
큰가슴근(대흉근, Pectoralis major), 목빗근(흉쇄유돌근, Sternocleidomastoideus), 중간목갈비근(중사각근, Scalenus medius), 등세모근(승모근, Trapezius), 마름근(능형근, Rhomboideus), 가로막(횡격막, Diaphragm), 배바깥빗근(외복사근, External oblique).

전문가의 손 테크닉들

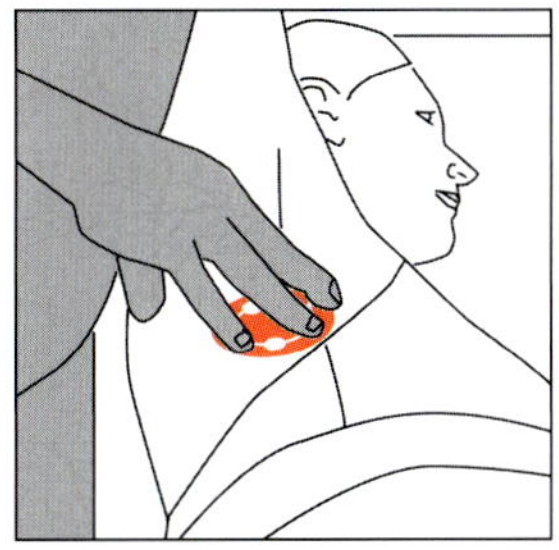

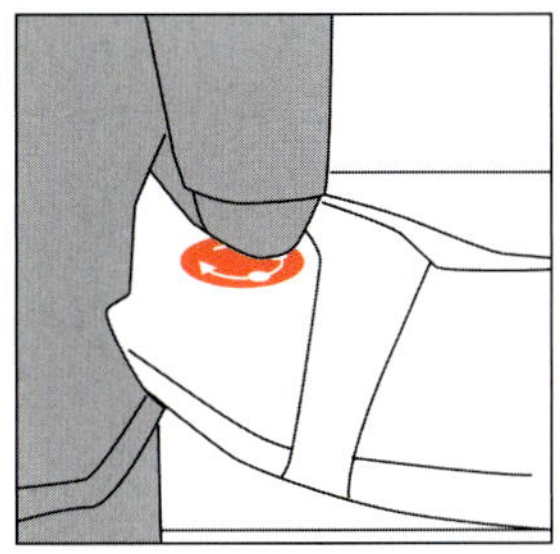

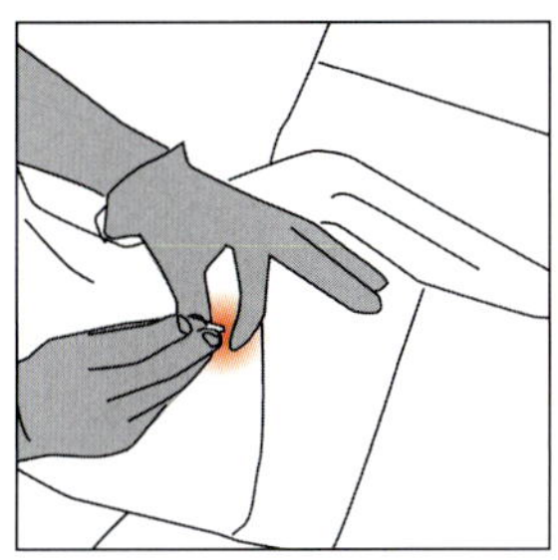

✓	✓	분사와 신장
✓		건식 침
✓	✓	심부 마사지
✓	✓	압박
✓	✓	근육 에너지
✓	✓	자세 이완
✓		습식 침

(허혈적) 압박 테크닉
1. 발통점을 확인한다.
2. 발통점 부위의 근육들이 완전히 신장될 수 있도록 환자를 편안하게 위치시킨다.
3. 발통점이 있는 근육을 최대한 신장시킨 상태에서, 발통점을 부드럽게 압박하며, 점진적으로 압박력을 증가시킨다. 이 경우에, 환자는 통증이 아니라 약간의 불편함 정도로 느껴야 한다.
4. 발통점이 다소 부드럽게 느껴질 때까지 압박력을 지속적으로 유지해야 한다. 이러한 상태는 몇 초에서 몇 분가량 소요될 수도 있다.
5. 이완이 더 잘 될 수 있도록 압박력을 증가시키는 것을 반복한다.
6. 압박을 반복하는 동안 압박 방향을 바꾸어서 시행하면, 더 좋은 결과를 얻을 수도 있다.

자가 치료

자가-마사지 테크닉이 도움이 될 수 있다. 공이나 TOLA 같은 압박 기구들을 사용할 수 있다.

조언(Advice)
자동차의 무거운 핸들을 피한다. 특히 팔굽혀 펴기와 벤치에 누워서 바벨 들어올리기(Bench press)와 같은 웨이트 트레이닝을 주의한다. 스트레스(Stress)를 피한다. 명상(Meditation)과 이완(Relaxation)을 시도한다.

자가치료(self help) **테크닉**
1. 해부학을 검토한다.
2. 발통점을 확인한다.
3. 부드러워지거나 그리고/혹은 통증이 완화될 때까지 발통점에 자극을 준다.
4. 그 후에 마사지를 한다.

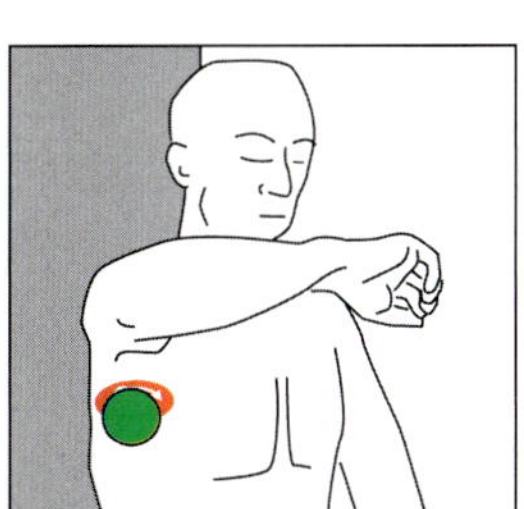

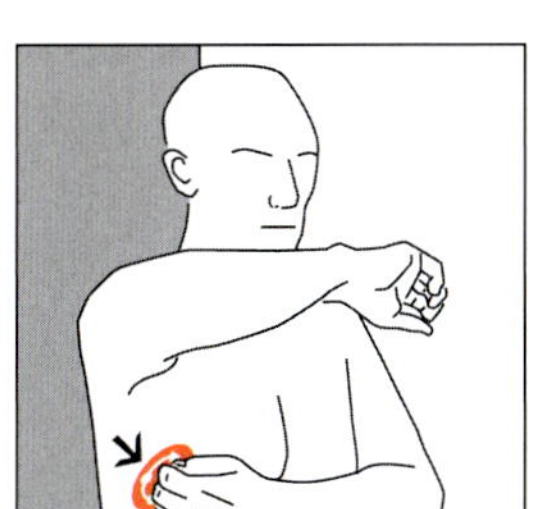

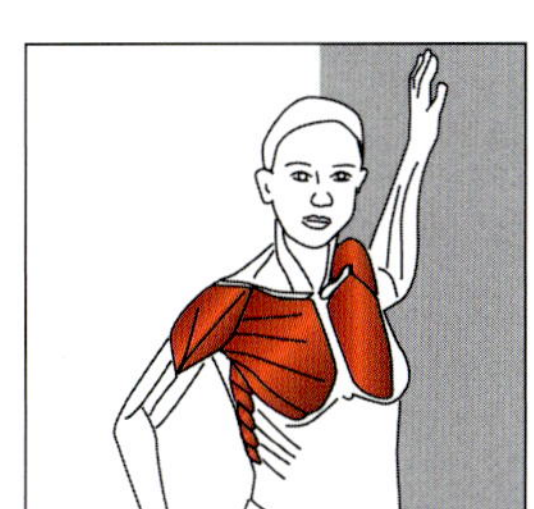

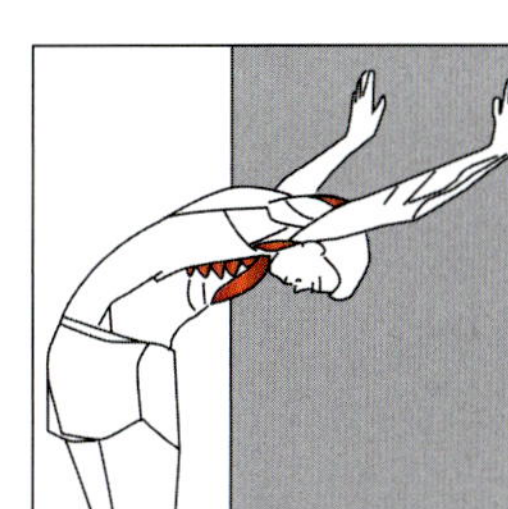

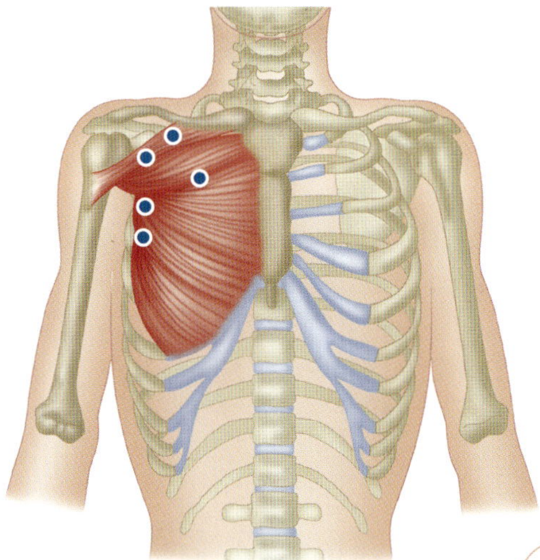

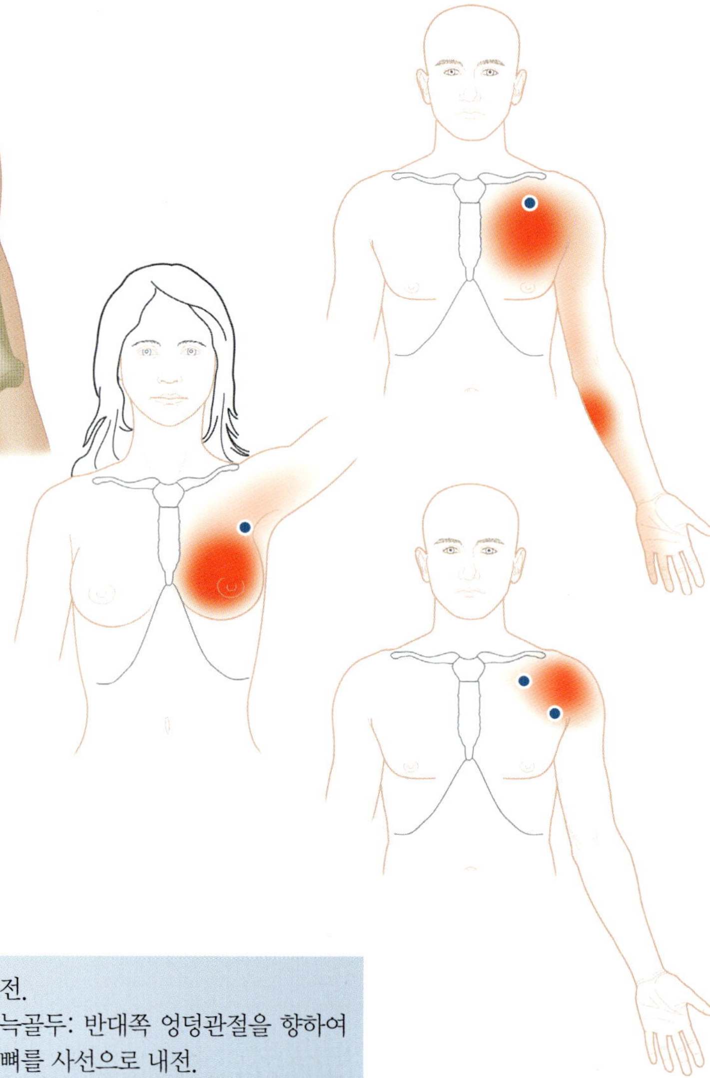

라틴어, pectoralis, 가슴(chest); major, 큰(large).

작은가슴근(소흉근)과 함께 큰가슴근(대흉근)은 겨드랑이액와(axilla)의 앞쪽 벽(anterior wall)을 형성하고 있다.

기시부(Origin)

쇄골두: 빗장뼈 앞쪽의 2/3 또는 안쪽 절반 부위.
흉골늑골두: 복장뼈몸통흉골체와 복장뼈흉골병의 전면. 흉골과 인접한 6개의 상부 늑연골. 배곧은근집복직근초(rectus sheath).

종지부(Insertion)

위팔뼈 큰결절대결절 아래의 능선. 위팔뼈의 결절사이고랑결절간구의 외측순(lateral lip).

작용(Action)

위팔뼈를 모음내전과 안쪽돌림.
쇄골두: 어깨를 굽힘, 안쪽돌림. 위팔뼈을 반대쪽 어깨를 향해서 수평으로 모음내전.
흉골늑골두: 반대쪽 엉덩관절을 향하여 위팔뼈를 사선으로 내전.
큰가슴근(대흉근)은 팔이 고정되어 있을 때 몸을 당겨서 산을 올라갈 때 작용하는 가장 중요한 근육이다.

신경(Nerve)

상부위섬유의 신경: 가쪽 가슴근외측흉근신경(제 5, 6, 7 경추목신경근).
하부아래섬유의 신경: 안쪽, 가쪽 가슴근내측 및 외측 흉근신경(제 6, 7, 8 목경추신경근, 제 1 가슴흉추신경근).

기본적인 기능적 동작
(Basic functional movement)

쇄골두: 팔을 앞으로 가져가고 몸을 가로질러서 반대쪽 겨드랑이에 냄새제거제를 바를 때 사용된다.
흉골늑골두: 종을 칠 때와 같이 위에서 아래로 어떤 물건을 잡아당기는 동작에 사용된다.

연관통 패턴(Referred pain patterns)

쇄골부분(Clavicular portion): 국소 통증이 앞 어깨세모근(삼각근, Deltoid)과 위팔두갈래근(상완이두근, Biceps brachii) 긴갈래(Long head) 부분으로 방사된다.
흉골부분(Sternal portion): 상지의 안쪽모서리 주변으로 방사한 통증의 10~20 cm 부분에서 앞쪽가슴벽(전흉벽, Anterior chest wall)의 후방에 '급성(Acute)' 통증. 안쪽위관절융기내측상과(Medial epicondyle) 아래 5 cm 부위에 강한 통증이 있고 그 통증이 제 4~5 손가락으로 방사된다.
늑골부분(Costal portion): 제 5~6 갈비뼈는 심한 심장의 연관통 부위로 나타낸다(심지어 밤에도). 강한 유방 통증(10~15 cm 부분). 광범위하게 겨드랑이 끝액와 말단(Axillary tail)과 겨드랑이액와(Axillary)로 방사된다.

개요

적응증(Indications)
심근경색(Myocardial infarct) 후 재활(Rehabilitation), 심부정맥(Cardiac arrhythmia), 견갑골 중간부위의 등쪽 통증, 유방 통증과 과민성(Hypersensitivity), 흉곽 출구 증후군(Thoracic outlet syndrome), 앞쪽 어깨의 통증, 골퍼팔꿉증내측상과염(Golfer's elbow)과 테니스팔꿉증외측상과염(Tennis elbow), 둥근 어깨 자세, 가슴 통증, 만성 피로, 과다호흡증후군(hyperventilation syndrome).

원인(Cause)
둥근 어깨 자세와 같은 앉아 있는 동안의 나쁜 자세, 무거운 물건 들기, 강한 에에컨 바람으로 인한 근육의 떨림, 석고 붕대나 팔걸이로 인한 부동화(immobilization), 불안과 호흡곤란(poor breathing), 괴도한 부하가 걸리는 스포츠(예. 웨이트트레이닝, 조정, 복싱, 팔굽혀 펴기).

감별 진단(Differential diagnosis)
C5–C6 신경근병증(Radiculopathy), 상완이두건염(Biceps tendonitis), 돌림근 병변(Rotator cuff muscle lesions), 흉곽내의 병변(Intrathoracic pathology), 식도(Esophageal) 병변, 티쩨 증후군(Tietze's syndrome), 허혈성 심장 질환(Ischemic heart disease) (협심증(Angina), 흉곽 출구 증후군(Thoracic outlet syndrome).

관련성(Connections)
넓은등근(광배근, Latissimus dorsi), 견갑하근(어깨밑근, Subscapularis), 소원근(작은원근, Teres minor), 가시아래근(극하근, Infraspinatus), 등세모근(승모근, Trapezius) (중부섬유), 앞톱니근(전거근, Serratus anterior), 사각근(목갈비근), 어깨세모근(삼각근, deltoid), 부리위팔근(오훼완근, coracobrachialis), 복장근(흉골근, sternalis), 목빗근(흉쇄유돌근), 척추주변근(paraspinals).

전문가의 손 테크닉들

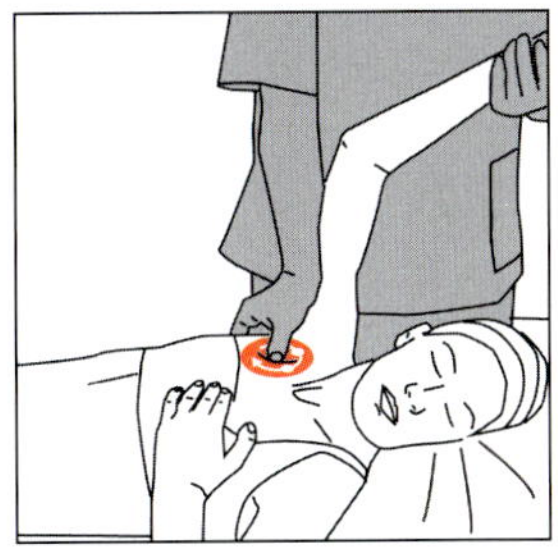

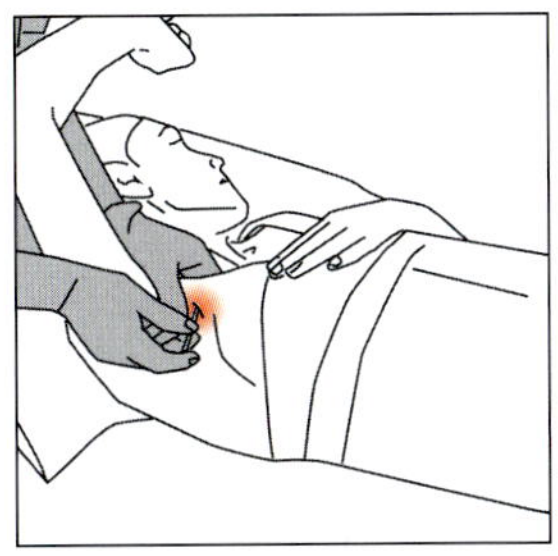

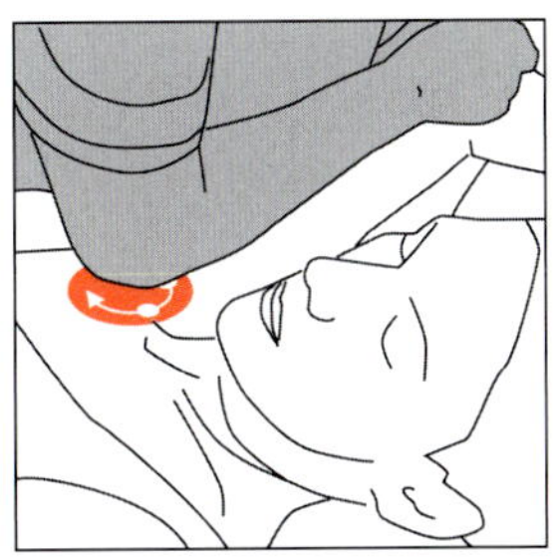

- ✓ ✓ 분사와 신장
- ✓ ✓ 건식 침
- ✓ ✓ 심부 마사지
- ✓ ✓ 압박
- ✓ ✓ 근육 에너지
- ✓ ✓ 자세 이완
- ✓ ✓ 습식 침

(허혈적) 압박 테크닉

1. 발통점을 확인한다.
2. 발통점 부위의 근육들이 완전히 신장될 수 있도록 환자를 편안하게 위치시킨다.
3. 발통점이 있는 근육을 최대한 신장시킨 상태에서, 발통점을 부드럽게 압박하며, 점진적으로 압박력을 증가시킨다. 이 경우에, 환자는 통증이 아니라 약간의 불편함 정도로 느껴야 한다.
4. 발통점이 다소 부드럽게 느껴질 때까지 압박력을 지속적으로 유지해야 한다. 이러한 상태는 몇 초에서 몇 분가량 소요될 수도 있다.
5. 이완이 더 잘 될 수 있도록 압박력을 증가시키는 것을 반복한다.
6. 압박을 반복하는 동안 압박 방향을 바꾸어서 시행하면, 더 좋은 결과를 얻을 수도 있다.

자가 치료

자가–마사지 테크닉이 도움이 될 수 있다. 공과 압박 기구들을 사용할 수 있다.

조언(Advice)
둥근 어깨 자세(Round shouldered posture)는 큰가슴근(대흉근)을 짧아지게 한다. 앉아서 일하는 자세가 중요하다. 잠자는 자세, 특히 손을 흉부에 올리거나 머리 위로 하고 자는 자세, 브래지어의 타입이나 지지 형태와도 연관이 많다.

자가치료(self help) **테크닉**
1. 해부학을 검토한다.
2. 발통점을 확인한다.
3. 부드러워지거나 그리고/혹은 통증이 완화될 때까지 발통점에 자극을 준다.
4. 그 후에 마사지를 한다.

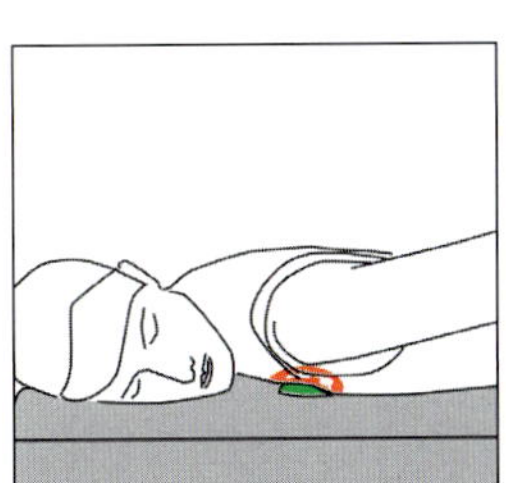

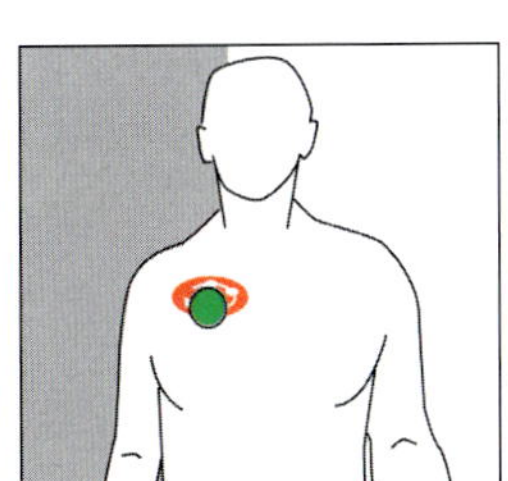

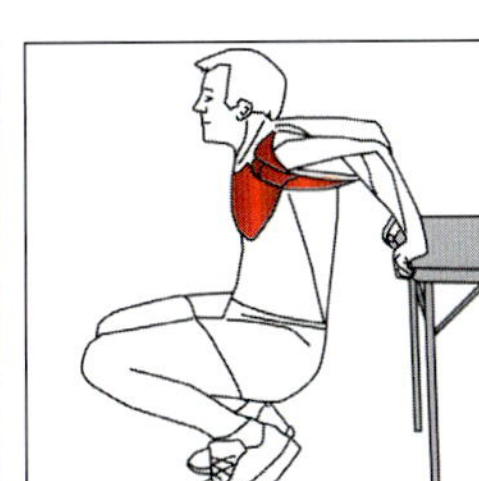

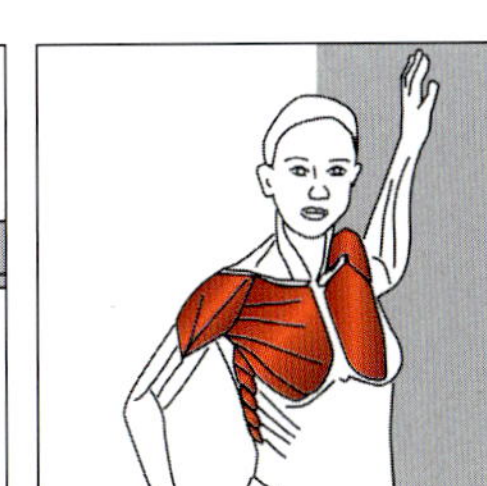

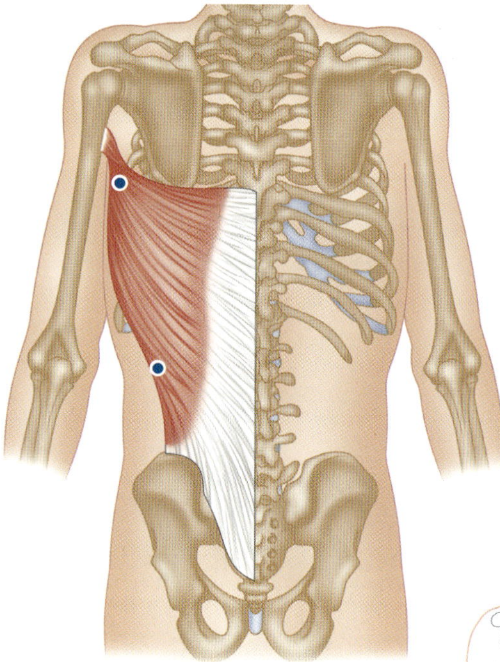

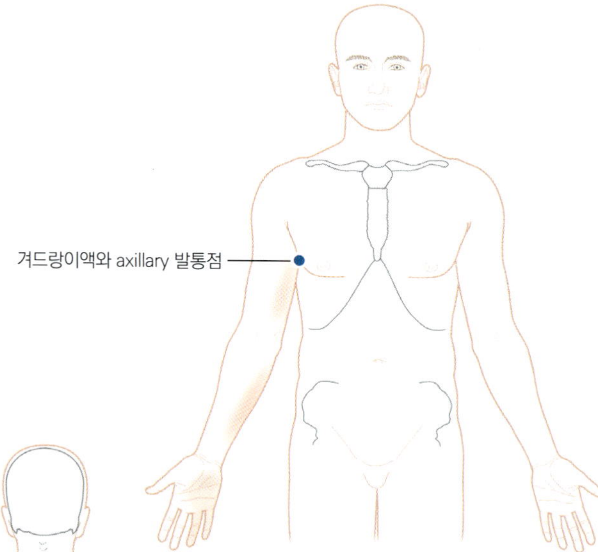

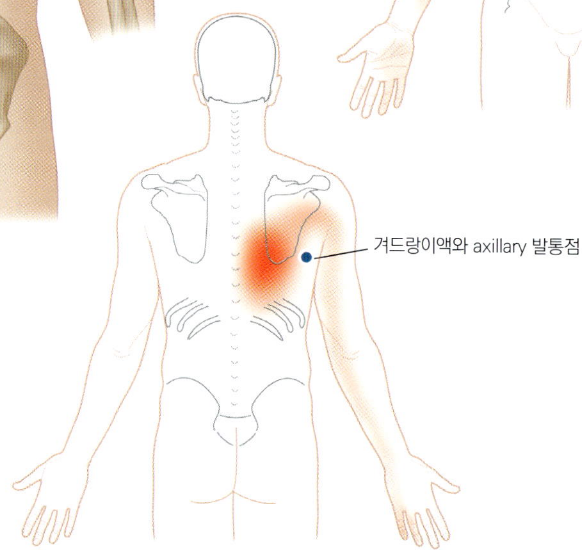

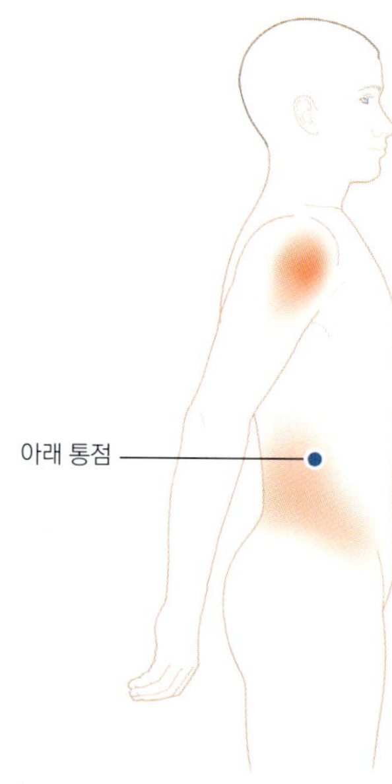

라틴어, latissimus, 넓은(widest); dorsi, 등의(of the back).

큰원근(대원근)과 어깨밑근(견갑하근)을 따라서 넓은등근(광배근)은 액와겨드랑이의 뒷부분을 형성한다.

기시부(Origin)
아래쪽 여섯 개의 등뼈와 모든 허리뼈와 엉치뼈(제 7 가슴흉추뼈~제 5 엉치천추뼈)의 가시돌기(극돌기)에 붙는 얇고 넓은 힘줄, 엉덩뼈능선장골능의 뒷부분, 하부 세 개 또는 네 개의 갈비뼈, 어깨뼈의 아래모서리.

종지부(Insertion)
위팔뼈 결절사이고랑결절간구의 바닥.

작용(Action)
구부러진 팔을 편다. 위팔뼈를 내전모음과 안쪽돌림(예, 팔을 등 뒤쪽과 몸통 안쪽으로 당긴다.)

넓은등근(광배근)은 고정된 팔에 대하여 몸통을 들어 올리게 잡아당기고 어깨를 하후방으로 당기게 하기 때문에 산을 오를 때 사용되는 주된 근육이다(그러므로 자유형 수영법에서도 활성화된다). 아래쪽 갈비뼈를 들어 올려서 흡기 시에 도움을 준다.
길항근: 어깨세모근(삼각근), 등세모근(승모근).

신경(Nerve)
팔신경얼기상완신경총의 뒤쪽신경다발후신경속으로부터 나온 가슴등흉배신경(제 6, 7, 8 경추목신경근).

기본적인 기능적 동작
(Basic functional movement)
예: 일어서기 위해서 의자의 팔걸이를 밀기.

연관통 패턴(Referred pain patterns)
겨드랑액와 통증 발통점(Axillary trigger point): 어깨뼈아래각(견갑하각, Inferior angle of scapula)의 5~10 cm 부분에서의 통증이 상지의 내측과 손의 자뼈척골측으로 광범위하게 방사된다.
하외측 통증 발통점(Lower lateral trigger point): 통증 발통점으로부터 골반(Pelvis)의 가장자리와 골반의 앞 부위(Regimental badge area)로 삼각형의 방사 양상을 보인다.

개요

적응증(Indications)
동작(Activity)에 대해서 상관없이 지속적인 등흉추뼈 부위의 등쪽 통증("Thoracic" back pain), 굳은어깨오십견(frozen shoulder), 흉곽출구 증후군, 침대에서 돌아누울 때 허리 통증, 견갑골 아래의 둔하게 느껴지는 통증(dull ache), 팔꿈치를 지지하고 쉬고 있을 때 어깨 뒤쪽의 날카로운 통증, 선반에 팔을 뻗거나 백열전구(light bulb)를 갈아 끼울 때의 통증.

원인(Cause)
골프, 라켓 스포츠, 수영, 야구, 크리켓, 조정, 무거운 물건 들기, 학교 운동(gym related), 정원 가꾸기, 부적절한 브래지어 착용.

감별 진단(Differential diagnosis)
C7 신경병증(Neuropathy), 척골신경병증(Ulnar neuropathy), 견갑하신경 포착(Subscapular nerve entrapment), 액와신경병증(Axillary neuropathy), 흉곽 출구 증후군(Thoracic outlet syndrome), 심폐 질환(Cardiopulmonary diseases).

관련성(Connections)
마름근(능형근, Rhomboideus), 등세모근(승모근, Trapezius) (중부섬유), 큰원근(대원근, Teres major), 목갈비근(사각근, Scalenes), 어깨밑근(견갑하근, Subscapularis), 목엉덩갈비근(경장근, Iliocostalis), 앞톱니근(전거근, Serratus anterior), 아래뒤톱니근(하후거근, serratus posterior inferior).

전문가의 손 테크닉들

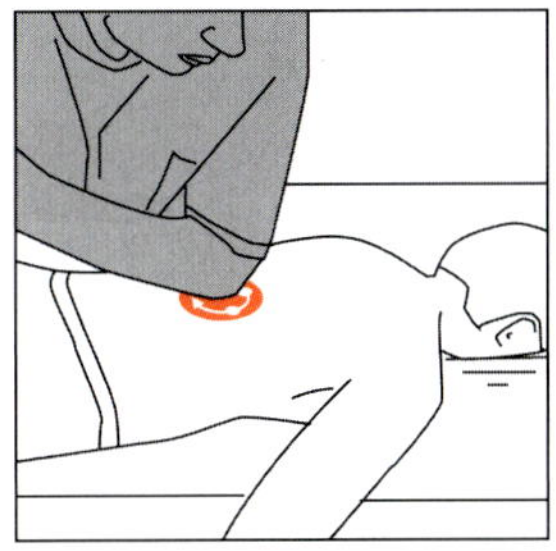

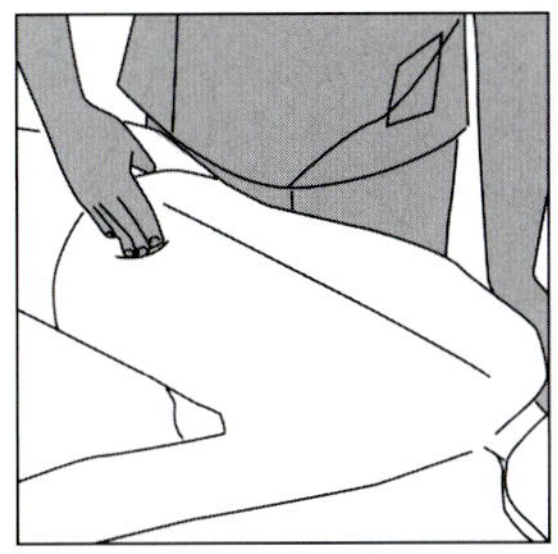

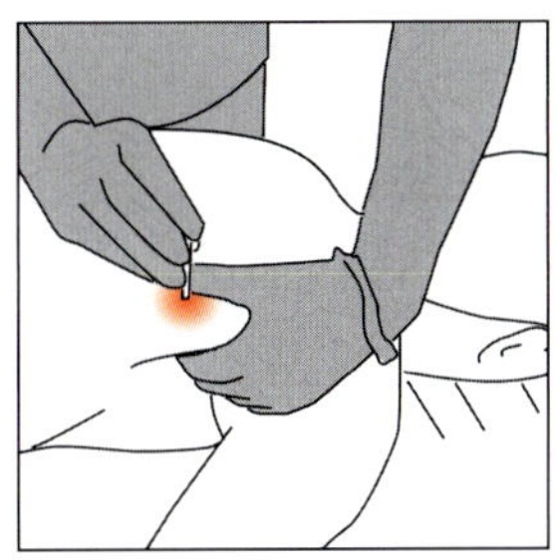

✓	✓	분사와 신장
✓	✓	건식 침
✓	✓	심부 마사지
✓	✓	압박
✓		근육 에너지
✓		자세 이완
✓		습식 침

후등척성(PIR) 테크닉

1. 발통점(trigger point)을 확인함.
2. 환자의 병변이 있는 근육이 최대한으로 신장되는 편안한 자세로 둔다.
3. 근력의 10-25%를 사용하여, 병변이 있는 근육의 통증이 없는 최대한 근수축을 하도록 하며, 이때 등척성 수축의 형태로 3-10초 정도 적용한다. 몸을 잘 고정하여 근육이 짧아지는 것을 막는다.
4. 환자에게 이완도록 하거나 또는 "놔주세요"라고 이야기 한다.
5. 이 이완 단계에서, 부드럽게 늘어난 근육부분만큼만 저항(수동적으로)을 가해서 늘려준다. 이때 근육의 길이는 변화가 없다.
6. 몇회 반복한다(일반적으로 3회).

자가 치료

조언(Advice)
머리 위로부터 무거운 물건을 끌어내리는 과도한 부하의 동작은 피한다.

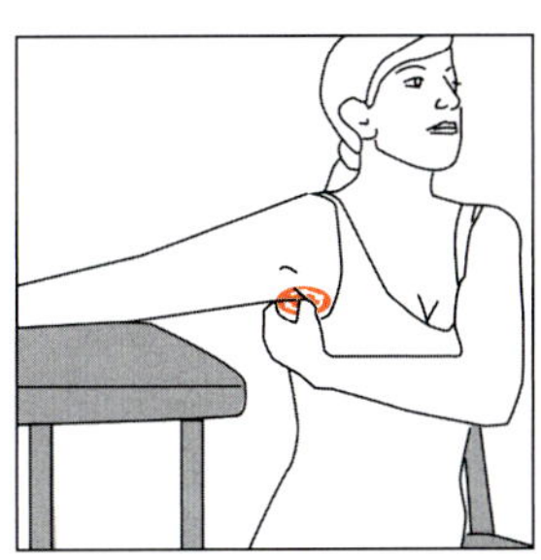

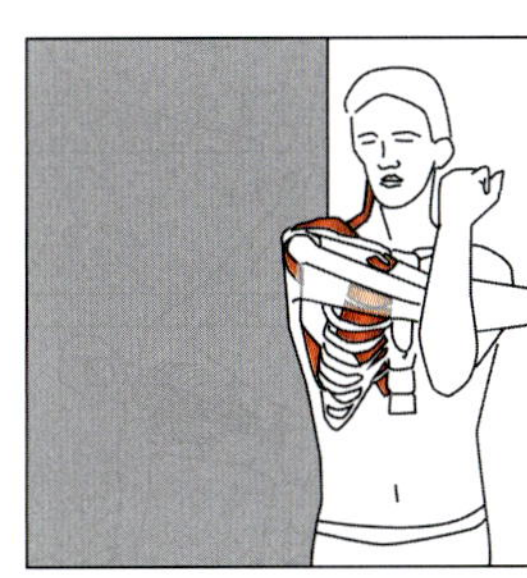

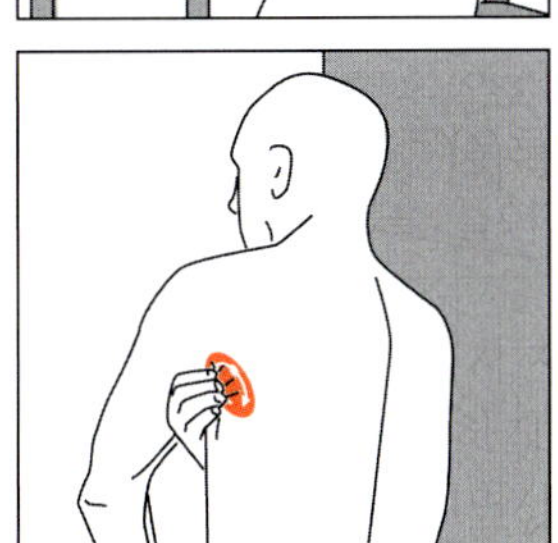

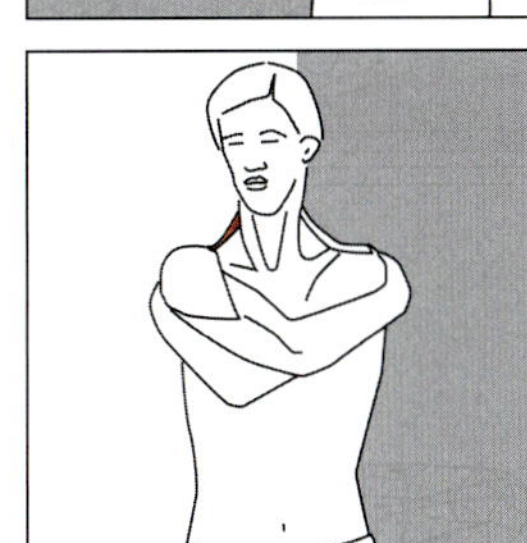

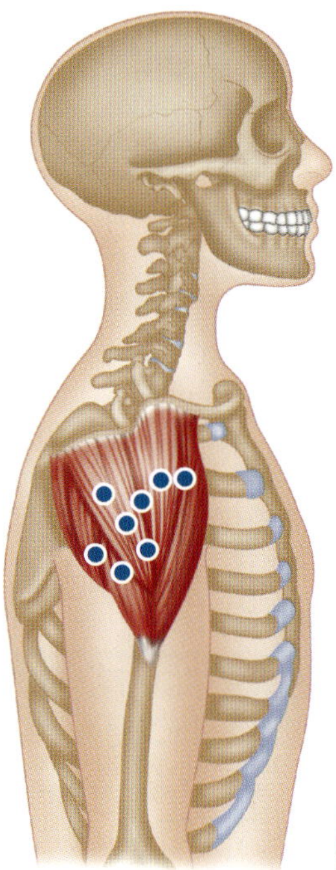

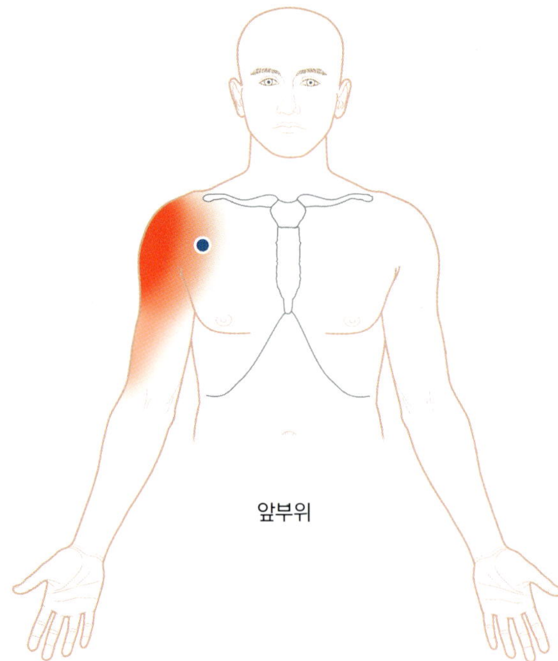

앞부위

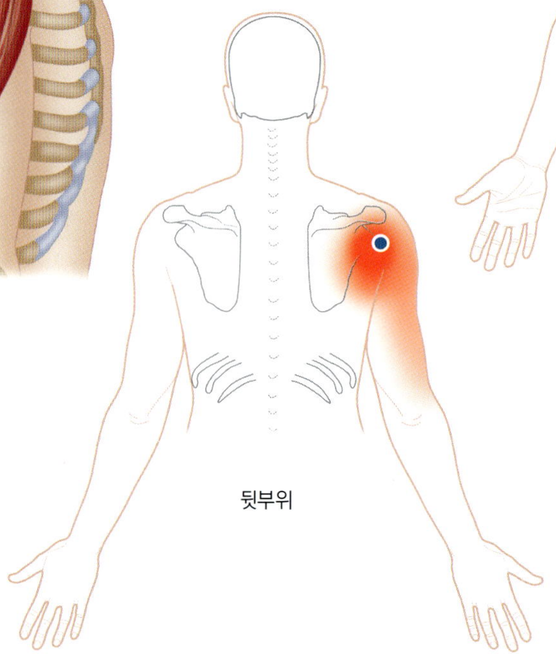

뒷부위

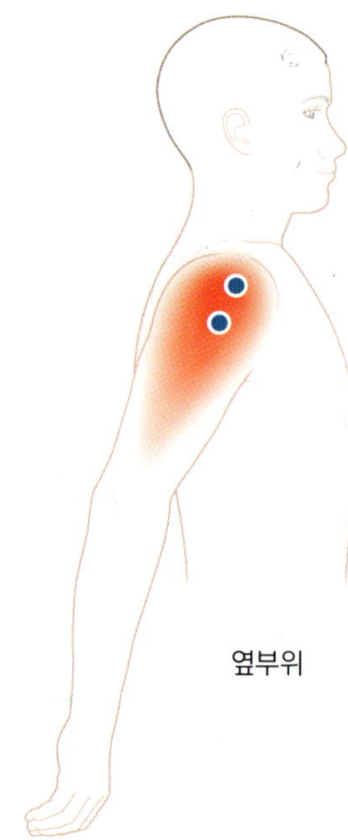

옆부위

그리스어, delta, 그리스 알파벳의 네 번째 글자(삼각형 모양).

어깨세모근(삼각근)은 전부, 중부와 후부의 세 부분으로 구성되어 있다. 단지 중부 섬유만이 뭇깃모양다익상(multipennate)이다. 아마도 그 이유는 어깨관절의 벌림(외전)에서 기계적인 단점을 보완하면서 추가의 근력을 얻기 위해서일 것이다.

기시부(Origin)
빗장뼈, 위팔뼈봉우리견봉돌기와 가시돌기견갑극.

종지부(Insertion)
위팔뼈사이(상완골간) 가쪽면의 아래쪽 중간에 위치한 세모근거친면삼각근결절.

작용(Action)
전부 섬유: 위팔뼈를 굽힘과 안쪽돌림.
중부 섬유: 어깨관절에서 위팔뼈를 벌림(가시위근극상근에 의해 벌림의 움직임이 시작된 직후).
후부 섬유: 위팔뼈를 폄신전과 가쪽회전외회전.
길항근: 넓은등근(광배근, latissimus dorsi).

신경(Nerve)
팔신경얼기상완신경총의 후신경속(posterior cord)로부터 나온 겨드랑액와신경(제 5, 6 목경추신경근).

기본적인 기능적 동작
(Basic functional movement)
예: 옆에 위치한 물건을 잡으려 손을 뻗치거나(reaching) 팔을 웨이브하기 위해 들어올리기.

연관통 패턴(Referred pain patterns)
일반적으로 통증 발통점과 5~10 cm 범위 안에 국한된다.

개요

적응증(Indications)
외상 후(Post–Trauma) 재활(Rehabilitation), 어깨 통증, 특히 벌림(외전, Abduction)에서 관절가동범위 감소, 움직임 시 더 악화되고 쉬면 약화되는 어깨 통증, 감소된 관절가동범위와 90도 위에서의 근력의 손실(loss).

원인(Cause)
수영, 역도, 축구(강타, blows), 갑작스럽고 격렬한 반복적인 움직임, 낚시, 전동 공구(power tools), 갑작스런 강타(sudden blows), 반동 소총(rifle rebound), 스키 타다 넘어짐, 어깨 관절의 주사, 탈구(dislocations), 작은 아기 안기.

감별 진단(Differential diagnosis)
충돌 증후군(Impingement syndrome), 어깨아래주머니염(견봉하윤활낭염, Subacromial bursitis), C5 신경근병증(Radiculopathy), 돌림근띠 건증(Rotator cuff tendinopathy), 위팔오목상완와(Glenohumeral)나 견봉쇄골(Acromioclavicular) 관절의 골관절염(Osteoarthritis).

관련성(Connections)
가시위근(극상근, Supraspinatus), 가시아래근(극하근, Infraspinatus), 위팔두갈래근(상완이두근, Biceps brachii), 작은원근(소원근, Teres minor), 어깨밑근(견갑하근, Subscapularis), 큰가슴근(대흉근, Pectoralis major) 빗장뼈머리쇄골두(Clavicular head), 돌림근띠(회전근개, rotator cuff) 관련 문제, 건염, 관절염, 경추 5번 관련 문제, 목 문제, 가끔 다른 문제들에 대한(예. 목갈비근(사각근), 큰가슴근(대흉근)) 위성(satellite) 발통점, 위팔두갈래근(상완이두근) 장두의 문제.

전문가의 손 테크닉들

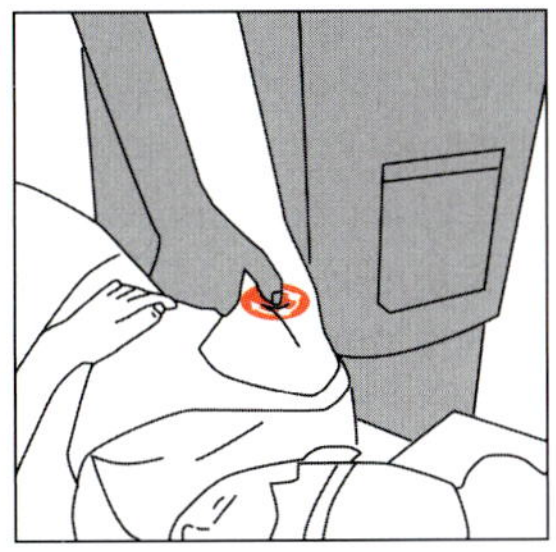
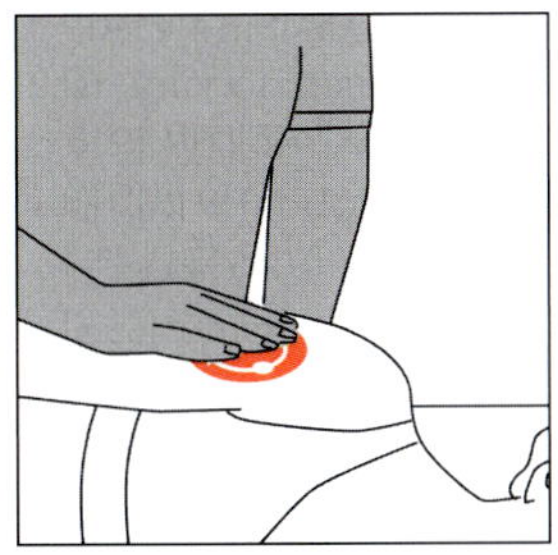
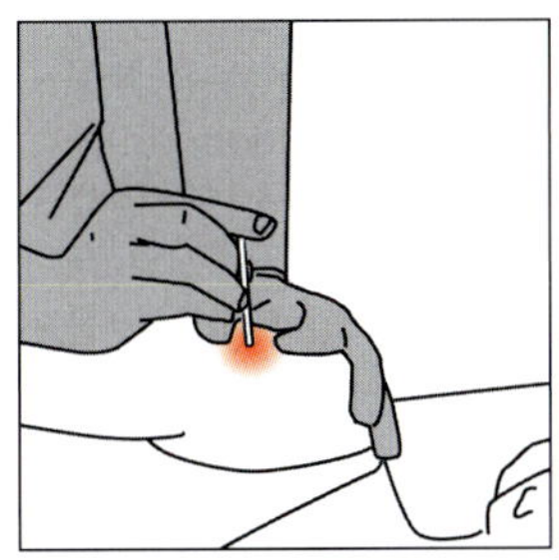

- ✓ ✓ 분사와 신장
- ✓ ✓ 건식 침
- ✓ ✓ 심부 마사지
- ✓ ✓ 압박
- ✓ ✓ 근육 에너지
- ✓ ✓ 자세 이완
- ✓ ✓ 습식 침

심부 마사지법

1. 병변이 있는 근육이 최대한으로 신장될 수 있는 편안한 자세로 환자를 위치하게 한다.
2. 필요하면 피부에 오일을 바른다.
3. 발통점 혹은 팽팽한 띠(taut band)를 확인하고 위치를 찾는다.
4. 시술자의 엄지/작은 도구를 팽팽한 띠 바로 밑에 위치시키고 다른 손으로 지지한다.
5. 발통점이 부드러워질 때까지 지속적인 압력을 적용하고 팽팽한 띠의 부착 부위를 향하여 쓰다듬기를 계속한다. 이것은 환자에게 통증은 아니지만 불편함을 경험하게 한다.
6. 반대방향으로 쓰다듬기를 반복한다.

자가 치료

자가–마사지 테크닉이 도움이 될 수 있다. 공이나 TOLA 같은 압박 기구들을 사용할 수 있다.

조언(Advice)
신장(Stretching) (매일). 두 손으로 운전하기. 테니스와 같이 머리 위에서 하는 스포츠의 기술들을 검사한다.

자가치료(self help) **테크닉**

1. 해부학을 검토한다.
2. 발통점을 확인한다.
3. 팔꿈치부터 시작하고 어깨를 향하여 위로 하게 한다.
4. 부드러워지거나 그리고/혹은 통증이 완화될 때까지 발통점에 자극을 준다.
5. 치약을 튜브 밖으로 짜는 상상을 하면서 어깨 관절 첨단(tip)을 향하여 마사지를 계속한다.
6. 천천히 3회 반복한다.

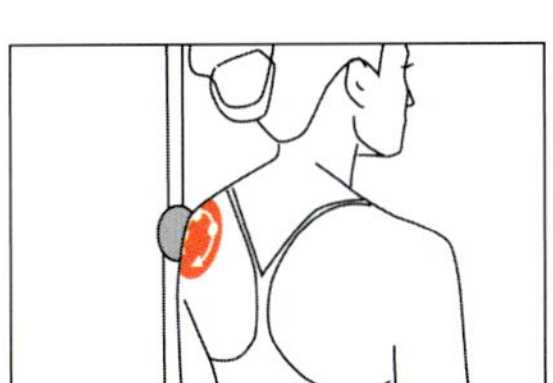
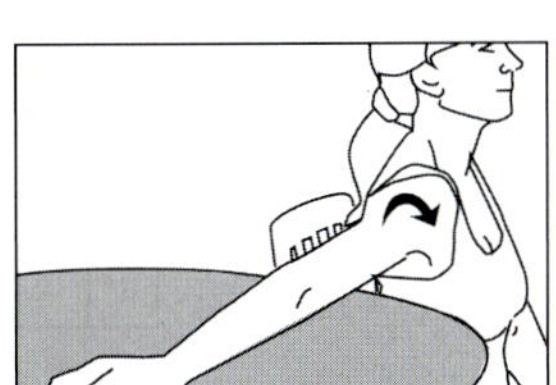
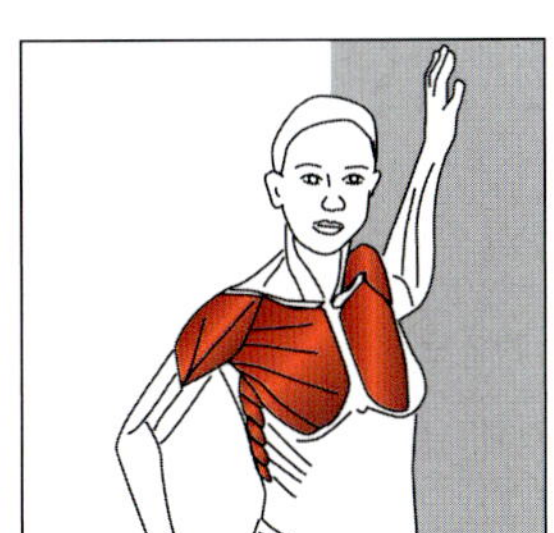
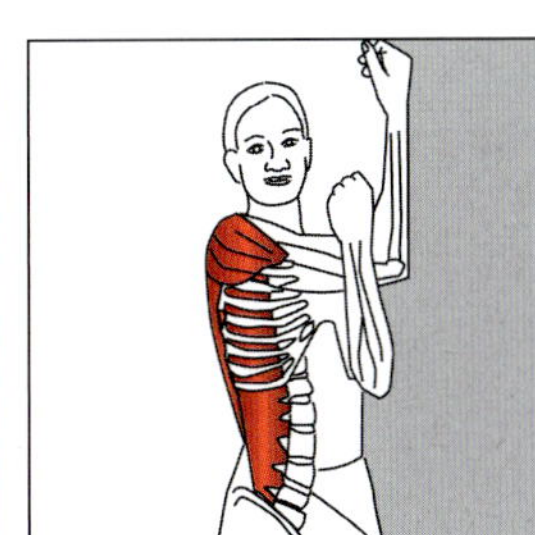

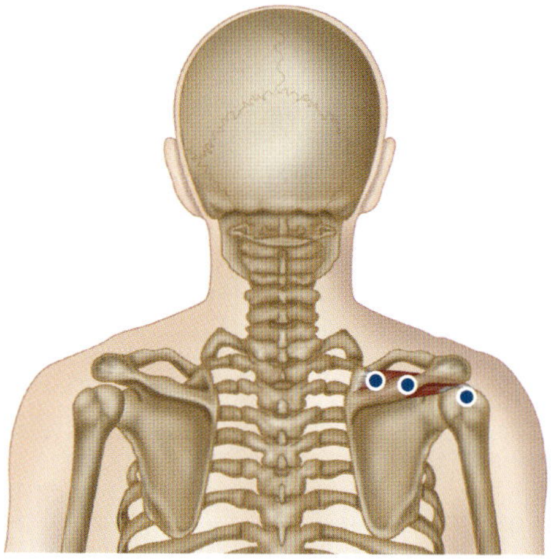

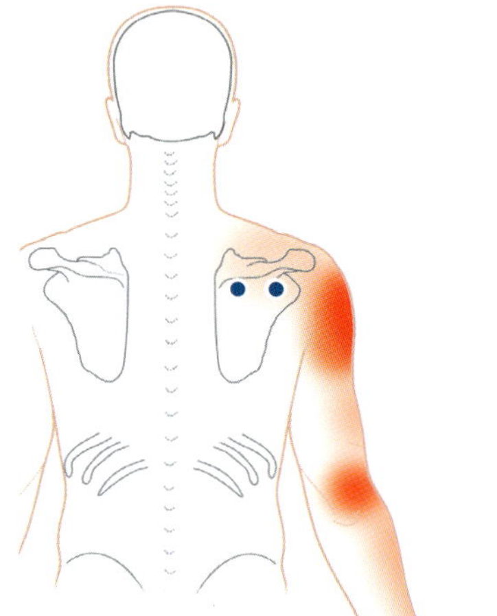

힘살근복 belly

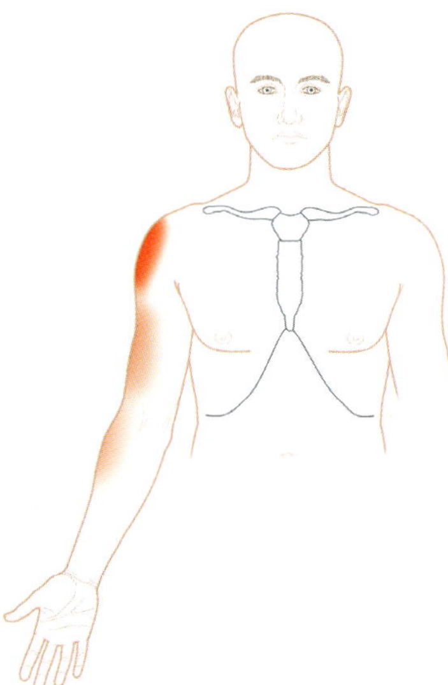

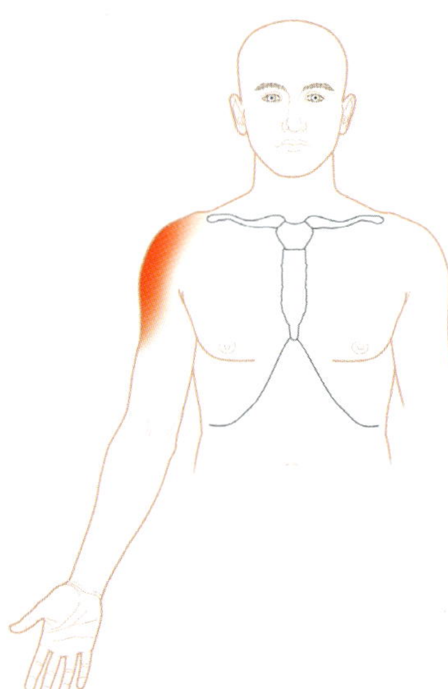

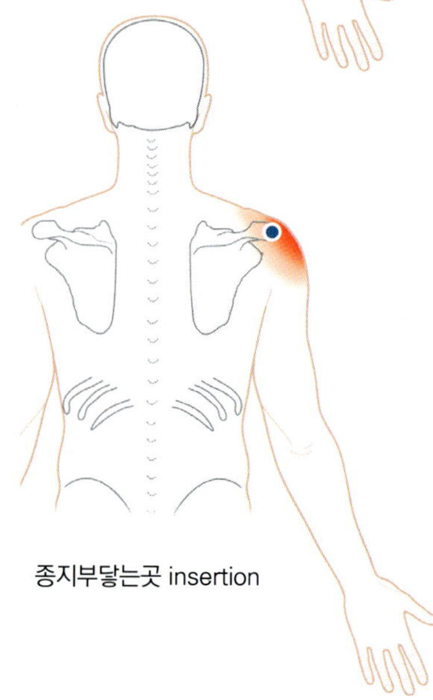

종지부닿는곳 insertion

라틴어, supra, 위의(above); spina, 어깨뼈 가시견갑골의 극(spine of the scapula).

가시위근(극상근)은 가시아래근(극하근, infraspinatus), 작은원근(소원근, teres minor), 어깨밑근(견갑하근(subscapularis)과 함께 돌림근띠(rotator cuff)를 구성한다. 돌림근띠는 어깨의 움직임 동안에 위팔뼈머리(상완골두)를 견갑골의 관절와(어깨관절 소켓)에 밀착되게 하여 관절의 탈구를 막아주는 것을 도와준다.

기시부(Origin)
어깨뼈의 가시위오목극상와.

종지부(Insertion)
위팔뼈큰결절(상완골대결절)의 윗부분, 어깨의 어깨주머니관절낭.

작용(Action)
어깨관절의 벌림 초기 과정에서부터 어깨세모근(삼각근)이 벌림의 후기까지 벌림.
길항근: 가시아래근(극하근, Infraspinatus), 작은원근(소원근, Teres minor), 큰가슴근(대흉근, Pectoralis major), 넓은등근(광배근, Latissimus dorsi).

신경(Nerve)
팔신경얼기상완신경총의 상간으로부터 나온 어깨위견갑상신경(제 4, 5, 6 목경추신경근).

기본적인 기능적 동작
(Basic functional movement)
예: 쇼핑백을 몸통에서 멀리 들고 있기.

연관통 패턴(Referred pain patterns)
근복부: 골반 앞 부위(Regimental badge area)의 심부 통증(4~6 cm). 가쪽위관절융기외측상과 / 노뼈머리요골 두 부위에서 타원의 통증 부분이 나타난다. 가쪽외측 전완으로 통증이 광범위하게 방사된다.
종지점: 어깨세모근(삼각근) 위의 5~8 cm 부분에 통증이 국한된다.

개요

적응증(Indications)
벌림에서 힘의 상실, 통증호 증후군(Painful arc syndrome), 밤에 통증, 견봉하 윤활낭염, 돌림근띠 건증, 팔꿈치를 펼 때 어깨 관절 깊은 곳의 통증 그리고 가끔 손의 엄지손가락 쪽으로 통증이 전달된다.

원인(Cause)
먼 거리에 무거운 물건을 옮기기, 바닥에서 차 트렁크로 무거운 물건 실기, 머리 위로 팔을 올리기, 머리 위로 팔을 위치하고 잠자기, 개 사슬 잡아당기기, 팔을 뻗으면서 넘어지기(예. 스키), 머리 감기/빗기, 무거운 가구 옮기기, 반복적인 긴장(strain) 손상, 지속적인 컴퓨터 키보드 사용하기.

감별 진단(Differential diagnosis)
관절낭염(Capsulitis) 1기. C5–6 신경근병증(Radiculopathy). 견봉하 윤활낭염(Subacromial bursitis) (유착성). 석회성 건염(Calcific tendonitis). 칼슘 종기(Calcium boils). 돌림근띠 건증(Rotator cuff tendinopathy).

관련성(Connections)
어깨밑근(견갑하근, Subscapularis), 가시아래근(극하근, Infraspinatus), 어깨세모근(삼각근, Deltoideus), 등세모근(승모근, Trapezius), 넓은등근(광배근, Latissimus dorsi), 상완이두건염(Biceps tendonitis), 돌림근띠(회전근개, rotator cuff) 관련 문제.

전문가의 손 테크닉들

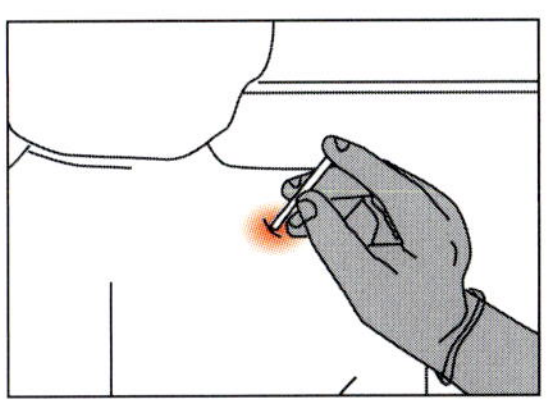

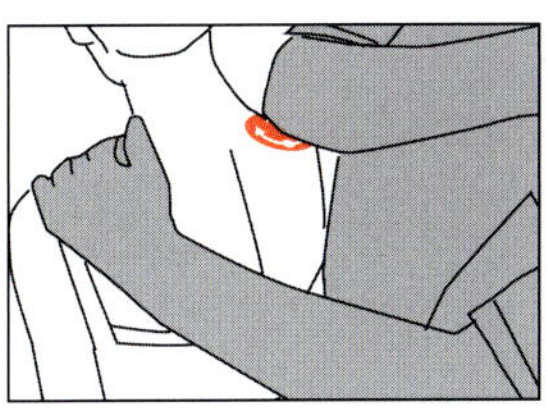

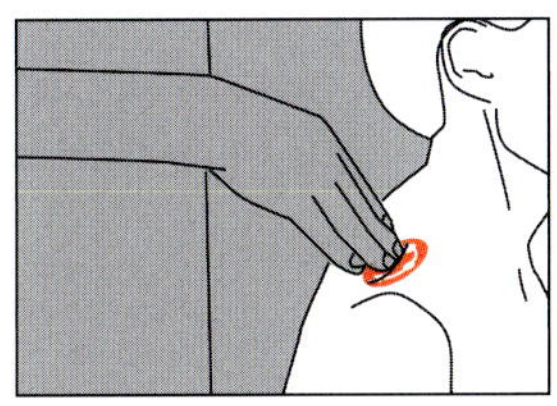

- ✓ ✓ 분사와 신장
- ✓ ✓ 건식 침
- ✓ 심부 마사지
- ✓ ✓ 압박
- ✓ ✓ 근육 에너지
- ✓ ✓ 자세 이완
- ✓ 습식 침

(허혈적) 압박 테크닉

1. 발통점을 확인한다.
2. 발통점 부위의 근육들이 완전히 신장될 수 있도록 환자를 편안하게 위치시킨다.
3. 발통점이 있는 근육을 최대한 신장시킨 상태에서, 발통점을 부드럽게 압박하며, 점진적으로 압박력을 증가시킨다. 이 경우에, 환자는 통증이 아니라 약간의 불편함 정도로 느껴야 한다.
4. 발통점이 다소 부드럽게 느껴질 때까지 압박력을 지속적으로 유지해야 한다. 이러한 상태는 몇 초에서 몇 분가량 소요될 수도 있다.
5. 이완이 더 잘 될 수 있도록 압박력을 증가시키는 것을 반복한다.
6. 압박을 반복하는 동안 압박 방향을 바꾸어서 시행하면, 더 좋은 결과를 얻을 수도 있다.

자가 치료

자가-마사지 테크닉이 도움이 될 수 있다. 공이나 TOLA 같은 압박 기구들을 사용할 수 있다.

조언(Advice)
무거운 물건을 나르는 것을 피한다. 머리 위에 팔을 놓고 자는 것을 피한다. 온열 / 뜨거운 샤워를 한다.

자가치료(self help) **테크닉**
1. 해부학을 검토한다.
2. 발통점을 확인한다.
3. 부드러워지거나 그리고/혹은 통증이 완화될 때까지 발통점에 자극을 준다.
4. 이것은 5분까지 걸릴 수 있다.
5. 그 후에 마사지를 한다.

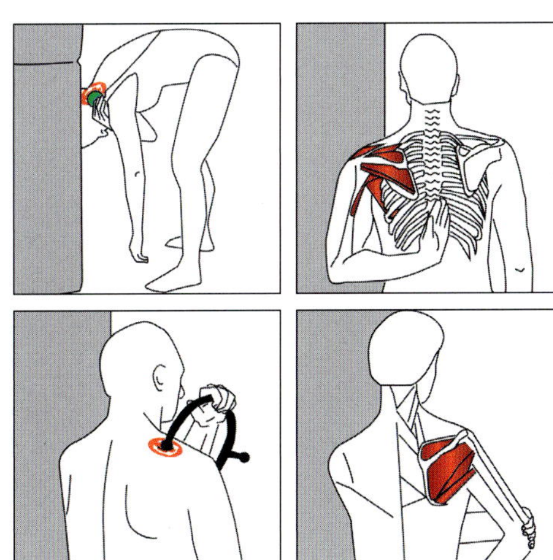

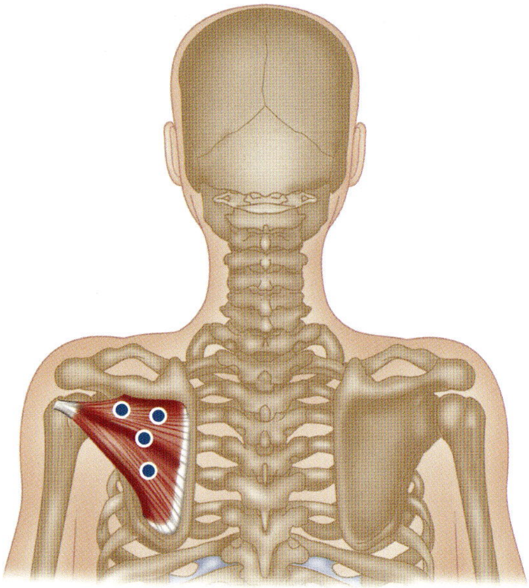

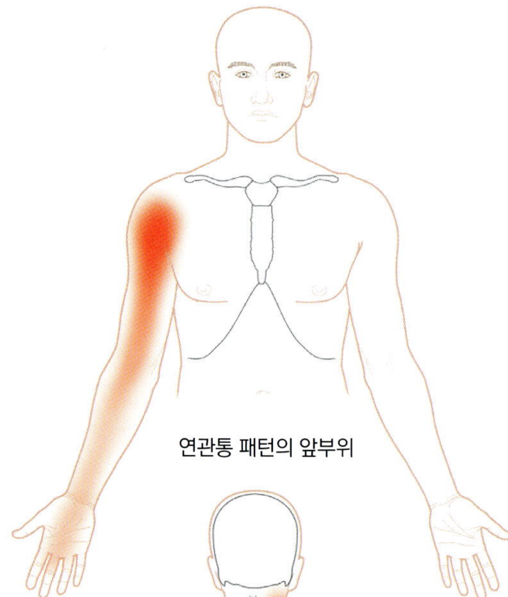

연관통 패턴의 앞부위

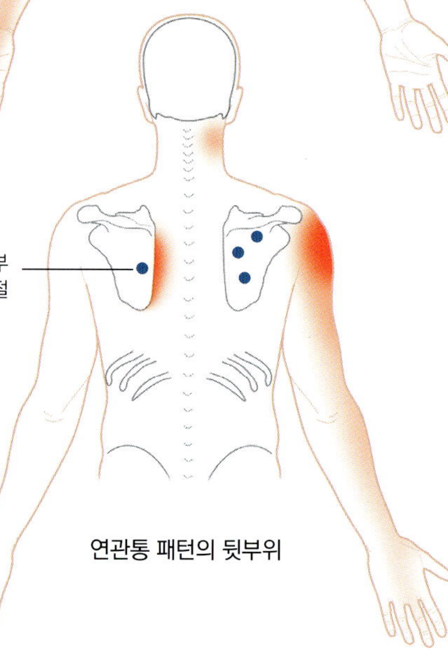

연관통 패턴의 뒷부위

라틴어, infra, 아래(below); spina, 어깨뼈의 극가시(spine of scapula).

가시아래근(극하근)은 가시위근(극상근, supraspinatus), 작은원근(소원근, teres minor), 어깨밑근(견갑하근, subscapularis)과 함께 돌림근띠(rotator cuff)를 구성한다. 돌림근띠는 어깨의 움직임 동안에 위팔뼈머리(상완골두)를 어깨뼈의 관절오목관절과(어깨관절 소켓)에 밀착되게 하여 관절의 탈구를 막아주는 것을 도와준다.

기시부(Origin)
어깨뼈의 가시아래오목(극돌기하와, infraspinatus fossa).

종지부(Insertion)
위팔뼈큰결절(상완골대결절)의 중간 관절돌기(middle facet), 어깨 관절낭관절주머니.

작용(Action)
돌림근띠로서 어깨관절의 뒤쪽후방 탈구를 방지. 위팔뼈를 가쪽돌림.
길항근: 어깨밑근(견갑하근, Subscapularis), 큰가슴근(대흉근, Pectoralis major), 넓은등근(광배근, Latissimus dorsi).

신경(Nerve)
팔신경얼기상완신경총의 상간(upper trunk)으로부터 나온 어깨위견갑상신경(제 (4), 5, 6 목경추신경근).

기본적인 기능적 동작
(Basic functional movement)
예: 머리 뒤쪽을 빗질하기.

연관통 패턴(Referred pain patterns)
중부 / 상부 목경추뼈(Cervical): 위팔두갈래근 긴갈래상완이두근 장두(Long head of biceps brachii) 부위에서 3~4 cm 정도의 어깨관절(견관절) 앞의 심부로부터 위팔근(상완근) 힘살근복(belly), 그리고 아래팔전완으로 방사된다. 정중신경(Median nerve)의 지배부위에 광범위하게 증상이 나타난다.
안쪽 / 어깨뼈: 어깨뼈의 안쪽모서리(Medial border)로 방사된다.

개요

적응증(Indications)
Apley의 견갑골 닿기 검사(Apley's scratch test)에서 등 뒤쪽에서의 관절가동범위의 감소,
편마비(Hemiplegia), 돌림근띠 건증, 오십견(Frozen shoulder syndrome), 어깨 관절의 앞과 뒤의 통증, 잠자는 동안 동측/반대쪽 부위의 야간 어깨 통증, 팔의 일시적인 감각 소실(dead- arm), 브래지어 착용 시 통증, 어깨관절대의 피로, 악력의 약화, 팔 근력의 소실, 발한의 변화
(주로 증가함), 컴퓨터 키보드의 과사용(overuse)으로 인한 "마우스 팔(mouse arm)".

원인(Cause)
지지되지 않은 상태에서의 팔의 과사용(예. 컴퓨터 마우스, 테니스, 웨이트 트레이닝, 수상 스포츠, 스키 폴), 몸 뒤로 물건 잡아당기기, 팔을 바깥으로 뻗으면서 넘어질 때/안 넘어지려고 팔로 무언가를 잡으려고 할 때의 갑작스러운 충격, 무거운 물건을 장기간 들고 있을 때.

감별 진단(Differential diagnosis)
상완이두근 건염(Biceps tendonitis), C5-6 신경병증(Neuropathy), 어깨위견갑상신경(Suprascapular nerve)의 기능부전(Dysfunction).

관련성(Connections)
가시아래근(극하근, Infraspinatus), 어깨밑근(견갑하근, Subscapularis), 어깨올림근(견갑거근, Levator scapulae), 작은가슴근(소흉근, Pectoralis minor) / 큰가슴근(대흉근, Pectoralis major), 위팔두갈래근 긴갈래상완이두근 장두(Long head of biceps brachii), 위팔두갈래근(상완이두근, Biceps brachii), 앞어깨세모근(전삼각근, Anterior deltoideus), 큰원근(대원근, Teres major), 넓은등근(광배근, Latissimus dorsi), 돌림근띠(회전근개, rotator cuff) 관련 문제, 상완이두근 건염(Biceps tendonitis).

전문가의 손 테크닉들

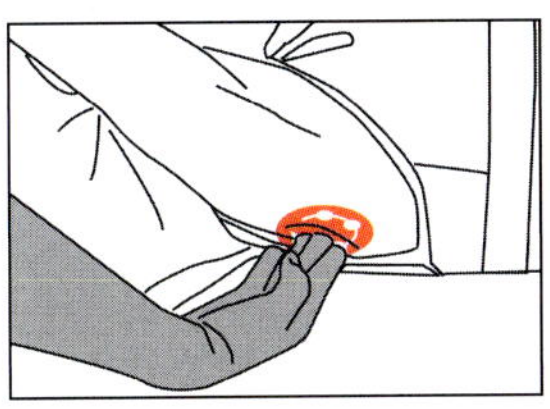

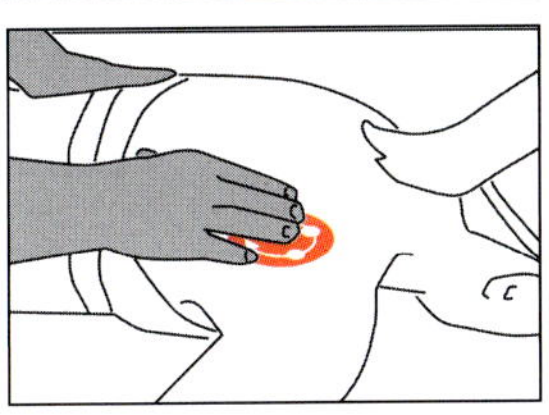

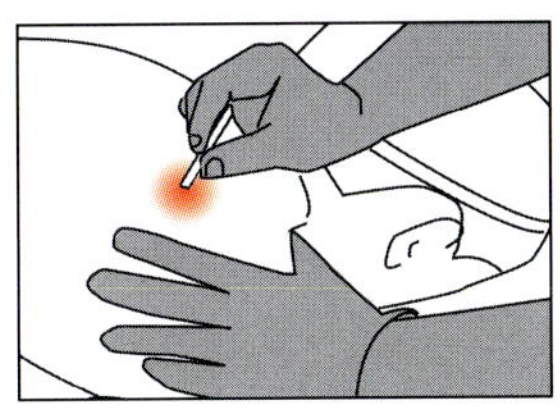

✓		분사와 신장
✓	✓	건식 침
✓		심부 마사지
✓	✓	압박
✓	✓	근육 에너지
✓	✓	자세 이완
✓	✓	습식 침

(허혈적) 압박 테크닉
1. 발통점(trigger point)을 확인한다.
2. 침범된/숙주된(host) 근육이 최대한으로 신장될 수 있는 편안한 자세로 환자를 위치하게 한다.
3. 신장되어 있는 침범된/숙주된(host) 근육에 촉진 가능한 결절을 느낄 수 있을 때까지, 발통점에 부드럽고 점진적인 압력을 적용한다. 이것은 환자에게 통증은 아니지만 불편함을 경험하게 한다.
4. 발통점이 부드러워지는 것을 느낄 때까지, 지속적인 압력을 적용한다. 이것은 몇 초에서부터 몇 분까지 걸릴 수 있다.
5. 다음의 촉진 가능한 결절을 느낄 때까지 발통점에 압력을 높이고 반복 시행한다.
6. 보다 나은 결과를 얻기 위해서, 반복하는 동안에 압력을 주는 방향을 바꿀 수도 있다.

자가 치료

자가-마사지 테크닉이 도움이 될 수 있다. 공과 압박 기구들을 사용할 수 있다.

조언(Advice)
차의 뒷좌석으로 팔을 뻗는 것을 피한다. 온열 치료는 유익할 수 있다. 통증 감소를 위해 배게 위에 팔을 지지한다.

자가치료(self help) **테크닉**
1. 해부학을 검토한다.
2. 발통점을 확인한다.
3. 부드러워지거나 그리고/혹은 통증이 완화될 때까지 발통점에 자극을 준다.
4. 이것은 5분까지 걸릴 수 있다.
5. 그 후에 마사지를 한다.

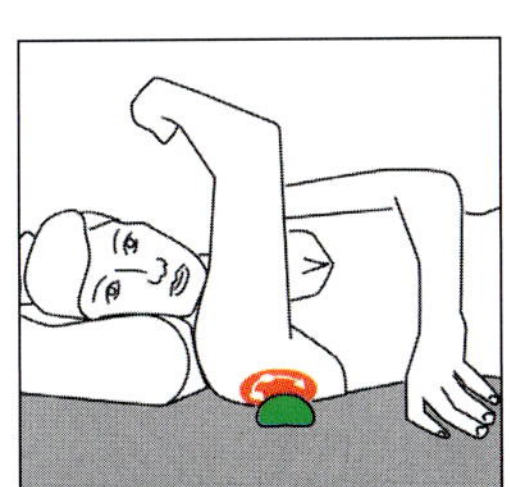

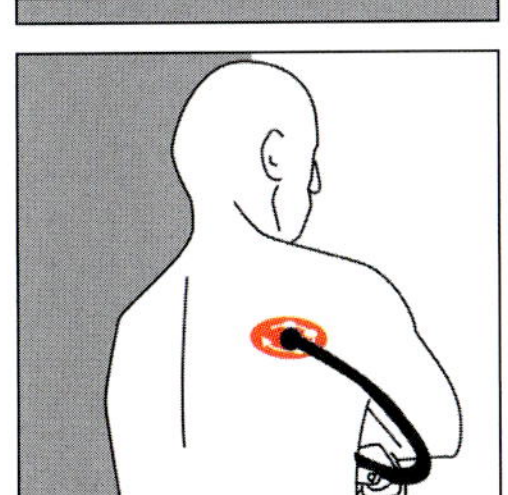

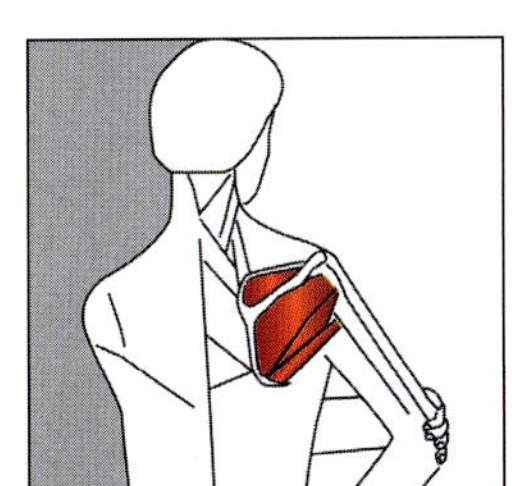

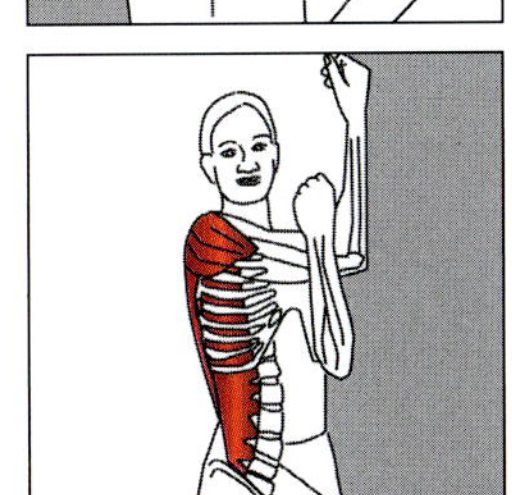

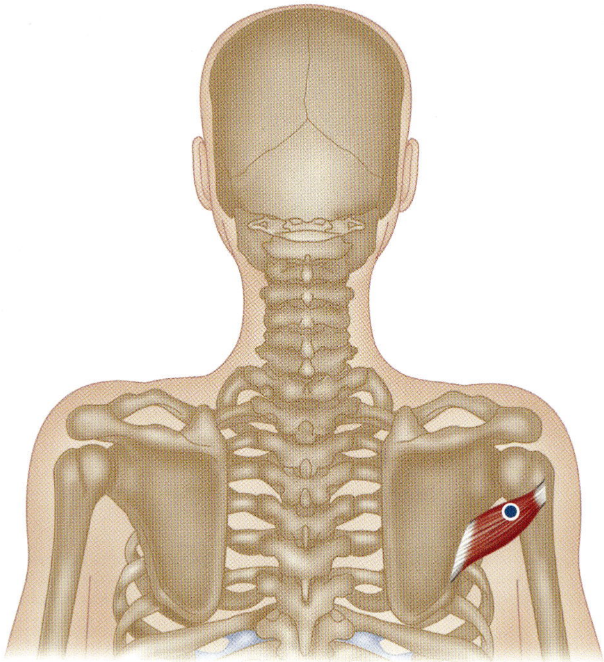

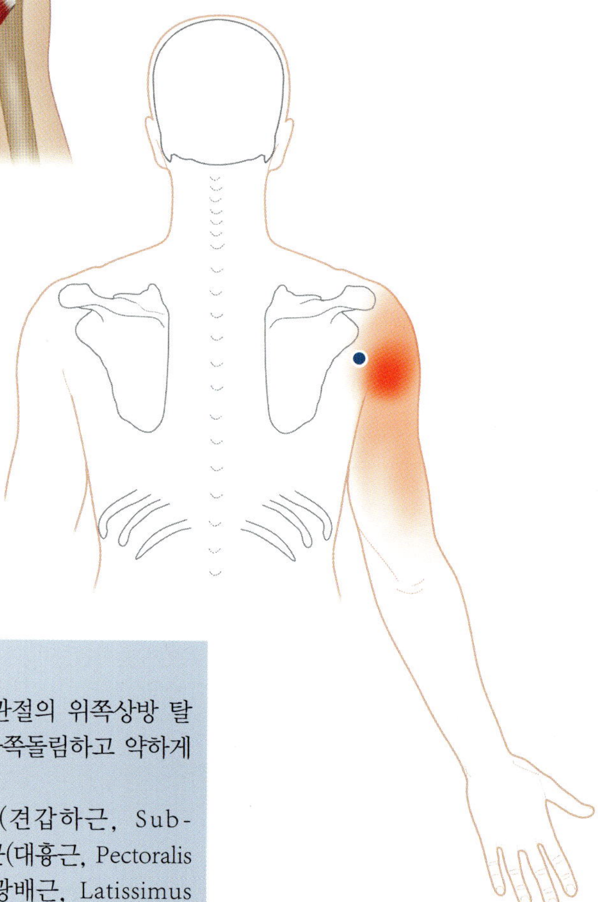

라틴어, teres, 둥글고, 가는 모양(rounded, finely shaped); minor, 작은(small).

작은원근(소원근)은 가시위근(극상근, supraspinatus), 가시아래근(극하근, infraspinatus), 어깨밑근(견갑하근, subscapularis)과 함께 돌림근띠(rotator cuff)를 구성한다. 돌림근띠는 어깨의 움직임 동안에 위팔뼈머리(상완골두)를 견갑골의 관절와(어깨관절 소켓)에 밀착되게 하여 관절의 탈구를 막아주는 것을 도와준다.

기시부(Origin)
어깨뼈 뒤후면 가쪽모서리의 위쪽 2/3.

종지부(Insertion)
위팔뼈 큰결절상완골 대결절의 아래 관절돌기. 어깨 관절주머니관절낭.

작용(Action)
돌림근띠로서 어깨관절의 위쪽상방 탈구방지. 위팔뼈를 가쪽돌림하고 약하게 모음내전.
길항근: 어깨밑근(견갑하근, Subscapularis), 큰가슴근(대흉근, Pectoralis major), 넓은등근(광배근, Latissimus dorsi).

신경(Nerve)
팔신경얼기상완신경총의 후신경속으로부터 나온 겨드랑이액와신경(제 5, 6 목경추신경근).

기본적인 기능적 동작
(Basic functional movement)
예: 머리 뒤쪽을 빗질하기.

연관통 패턴(Referred pain patterns)
골반 앞 부위(Regimental badge area)에 강한 통증은 국소부위(2~5 cm)에 제한되고, 후외측 상지(주관절팔꿈치 관절 위)로 타원 형태로 더 광범위하게 통증이 방사된다.

개요

적응증(Indications)
어깨 통증; 특히 뒤쪽후방, 오십견(Frozen shoulder syndrome), 돌림근띠(회전근개, Rotator cuff) 재활, 견봉하 윤활낭염(Subacromial bursitis), 위팔두갈래근상완이두근 건염(Biceps tendonitis), 후부 어깨세모근삼각근 근처의 어깨뼈 바깥쪽 맨 위 부위의 어깨 통증. 가끔 다른 어깨 관련 문제(특히 돌림근띠 관련 문제), 4, 5번째 손가락의 무감각/저림(numbness/tingling).

원인(Cause)
90도 위로 팔을 뻗기 그리고/혹은 등 뒤로 팔 뻗기, 도로교통사고에서 운전대를 꽉 잡기, 무거운 물건을 장기간 들고 있을 때, 컴퓨터/마우스 과사용 증후군.

감별 진단(Differential diagnosis)
C8–T1 신경근병증(Radiculopathy). 돌림근띠 건증(Rotator cuff tendinopathy). 어깨–손목–손 증후군(Shoulder–wrist–hand syndrome). 견봉하(Subacromial) / 어깨세모근(삼각근, Deltoid) 윤활낭염(Bursitis). 어깨 충돌 증후군(Shoulder impingement syndrome) (통증호). 봉우리빗장견봉쇄골(Acromioclavicular) 관절의 기능부전(Dysfunction).

관련성(Connections)
가시아래근(극하근, Infraspinatus).

전문가의 손 테크닉들

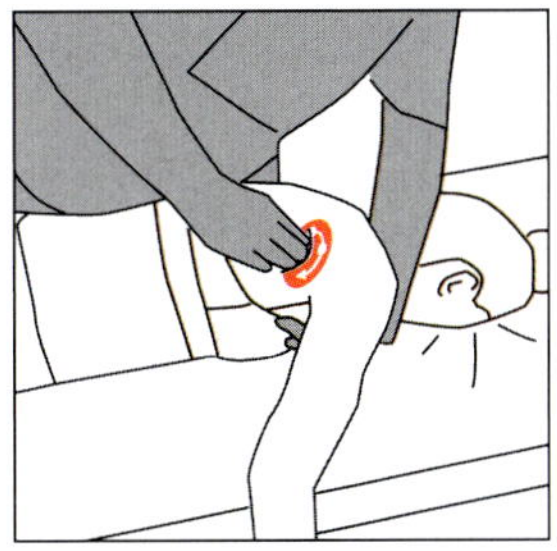

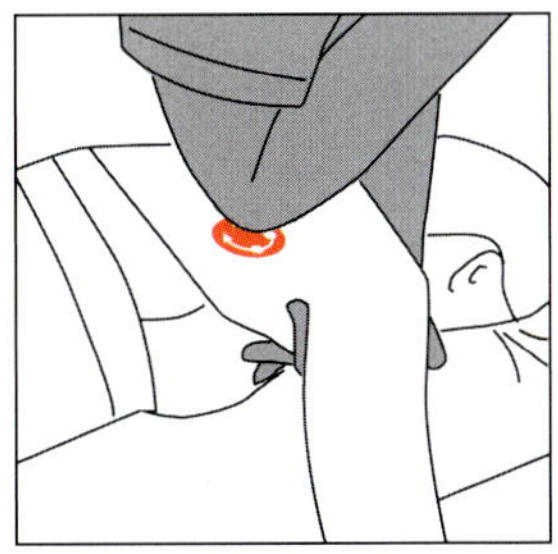

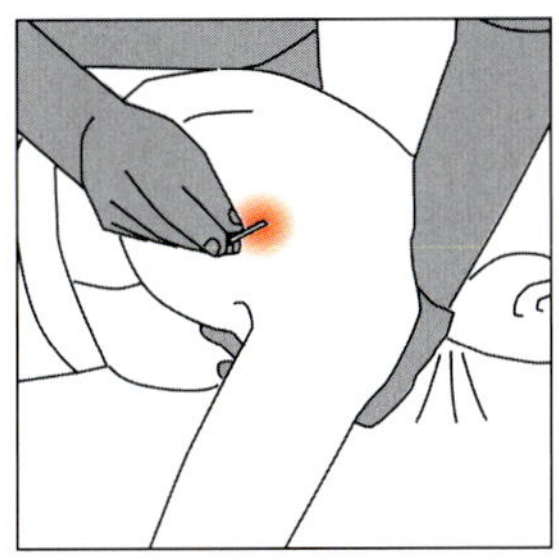

✓	✓	분사와 신장
✓	✓	건식 침
✓		심부 마사지
✓	✓	압박
✓	✓	근육 에너지
✓	✓	자세 이완
✓		습식 침

(허혈적) 압박 테크닉

1. 발통점을 확인한다.
2. 발통점 부위의 근육들이 완전히 신장될 수 있도록 환자를 편안하게 위치시킨다.
3. 발통점이 있는 근육을 최대한 신장시킨 상태에서, 발통점을 부드럽게 압박하며, 점진적으로 압박력을 증가시킨다. 이 경우에, 환자는 통증이 아니라 약간의 불편함 정도로 느껴야 한다.
4. 발통점이 다소 부드럽게 느껴질 때까지 압박력을 지속적으로 유지해야 한다. 이러한 상태는 몇 초에서 몇 분가량 소요될 수도 있다.
5. 이완이 더 잘 될 수 있도록 압박력을 증가시키는 것을 반복한다.
6. 압박을 반복하는 동안 압박 방향을 바꾸어서 시행하면, 더 좋은 결과를 얻을 수도 있다.

자가 치료

조언(Advice)
자세(둥근 어깨(Round shouldered)). 잘 때 팔의 위치. 지나친 과부하(Overload)는 피한다. 자가–신장(Self–stretching).

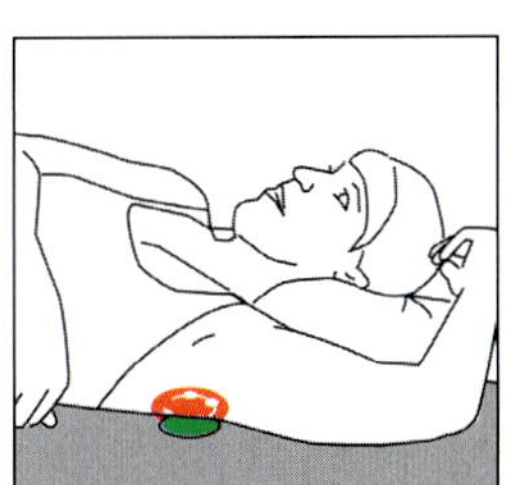

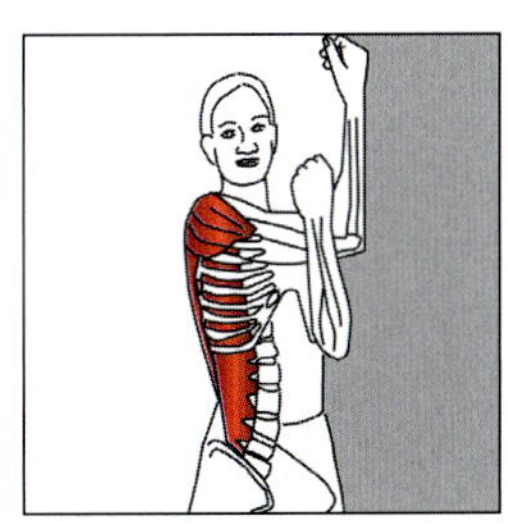

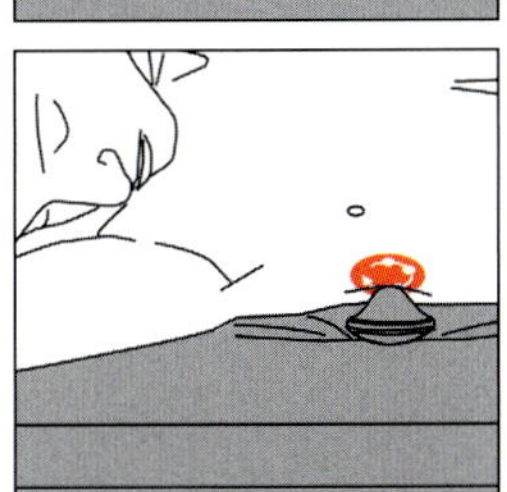

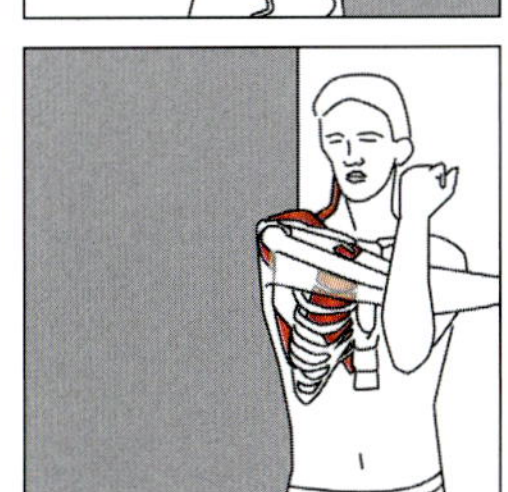

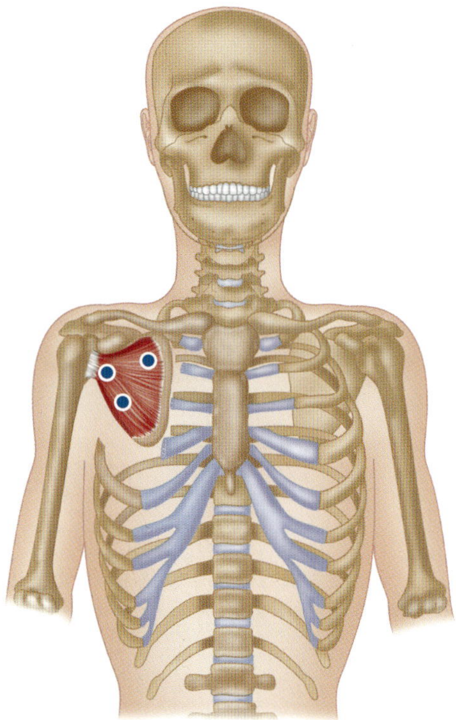

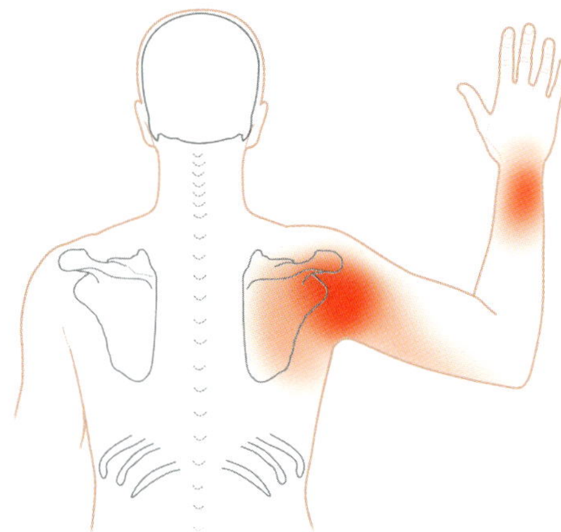

연관통 패턴의 뒷부위

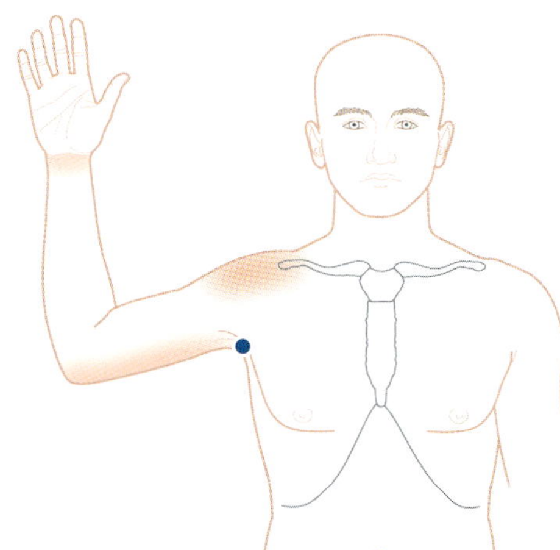

라틴어, sub, 아래(under); scapular, 어깨뼈에 속하는(pertaining to the scapular).

어깨밑근(견갑하근)은 가시위근(극상근, supraspinatus), 가시아래근(극하근, infraspinatus), 어깨밑근(견갑하근, subscapularis)과 함께 돌림근띠(rotator cuff)를 구성한다. 돌림근띠는 어깨의 움직임 동안에 위팔뼈머리(상완골두)를 어깨뼈의 관절오목관절와에 밀착되게 하여 관절의 탈구를 막아주는 것을 도와준다. 어깨밑근(견갑하근)은 겨드랑이액와 후벽의 큰 부분을 구성한다.

기시부(Origin)
어깨뼈밑오목와견갑하와 견갑골 앞면 전면부의 가쪽모서리를 따라 있는 구.

종지부(Insertion)
위팔뼈 윗부분의 작은결절(소결절), 어깨 관절주머니관절낭.

작용(Action)
돌림근띠로써 어깨관절을 안정화. 주로 어깨세모근(삼각근), 위팔두갈래근(상완이두근)과 위팔세갈래근(상완삼두근)의 긴갈래에 의해 위팔뼈머리상완골두가 위로 당겨지는 것을 방지. 위팔뼈를 안쪽돌림.
길항근: 가시아래근(극하근, infraspinatus), 작은원근(소원근).

신경(Nerve)
팔신경얼기상완신경총의 후신경속으로부터 나온 상부 및 하부 어깨밑신경견갑하(제 5, 6, 7 경추목신경근).

기본적인 기능적 동작
(Basic functional movement)
예; 뒷주머니에 손 갔다 대기.

연관통 패턴(Referred pain patterns)
겨드랑이액와 통증 발통점(Axillary trigger point): 위팔오목관절상완와관절 뒤에 강한 통증 부위(5~8 cm)에서부터 말초로 광범위하게 방사된다. 또한 팔의 뒷면과 손목뼈(수근골)의 앞뒤로 방사된다.

개요

적응증(Indications)
돌림근띠 건증(Rotator cuff tendinopathy), 유착성 관절낭염(Adhsive capsulitis) (오십견), 가쪽돌림(External rotation)이 감소된 상태에서 벌림(외전, Abduction), 어깨뼈 등쪽 부위의 심한 통증, 어깨 움직임 범위의 제한, 던질 때 통증, 어깨 관절에서의 딸깍/깔딱(clicking/popping), 뇌졸중(반시마비).

원인(Cause)
연관된 스포츠(특히 자유형, 머리 위로 강한 반복적인 들기, 야구 던지고 잡기, 크리켓), 어깨골절/탈구 후, 오십견, 갑자기 예측 못한 어깨의 부하(예. 넘어질 때), 골절 후, 장기간 부동화(immobilization)(슬링).

감별 진단(Differential diagnosis)
충돌 증후군, 돌림근띠 기능부전(Dysfunction), 흉곽 출구 증후군, 경추신경근병증(Cervical radiculopathy) (C7), 심폐질환(Cardiopulmonary pathology).

관련성(Connections)
가시아래근(극하근, Infraspinatus), 가슴근(흉근, Pectoralis), 작은원근(소원근), 넓은등근(광배근), 위팔세갈래근(상완삼두근), 뒤어깨세모근(후삼각근, posterior deltoid), 가시위근(극상근).

전문가의 손 테크닉들

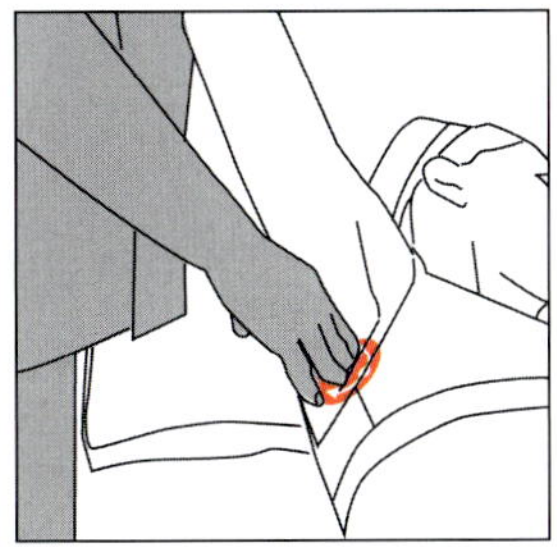

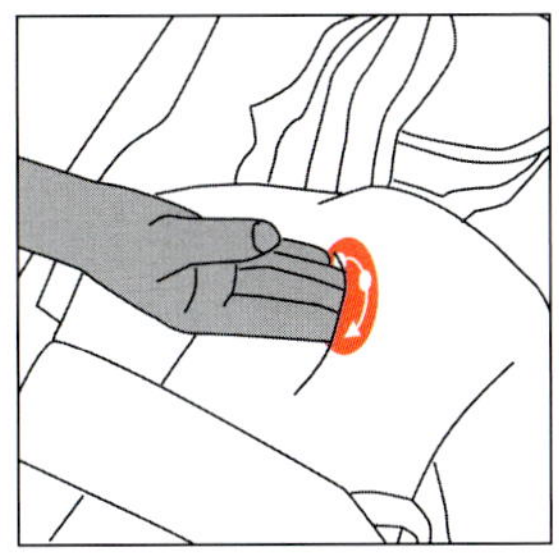

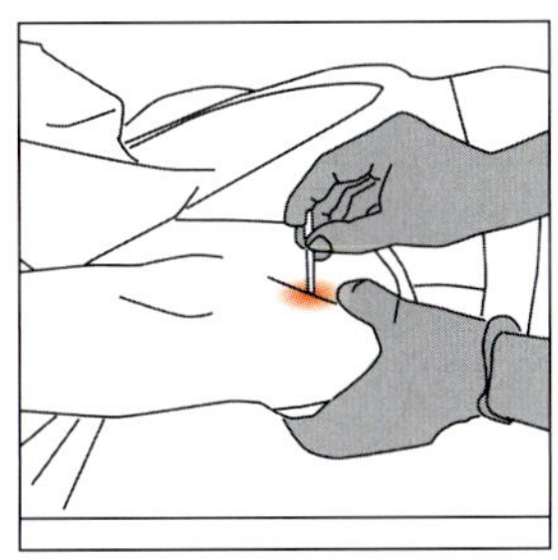

- ☐ ☐ 분사와 신장
- ✓ ✓ 건식 침
- ☐ ☐ 심부 마사지
- ✓ ✓ 압박
- ✓ ✓ 근육 에너지
- ✓ ✓ 자세 이완
- ✓ ☐ 습식 침

상호억제(reciprocal inhibition) 테크닉
적응증: 급성기 때
1. 침범된/속주된 근육을 확인하고 이완을 시킨다.
2. 환자에게 35-45% 정도의 등척성 저항을 주어 길항근을 수축하게 한다.
3. 길항근의 도수치료는 상호억제 효과를 나타나게 한다.

자가 치료

어깨밑근(견갑하근)은 가장 깊은 곳에 숨겨져 있는 근육이지만 겨드랑이 주변과 겨드랑이 안쪽에 노출된 근육에 대한 자가-마사지가 도움이 될 수 있다.

조언(Advice)
둥근 어깨 자세(Round shouldered posture), 걷는 자세.

자가치료(self help) **테크닉**
1. 해부학을 검토한다.
2. 발통점을 확인한다.
3. 부드러워지거나 그리고/혹은 통증이 완화될 때까지 발통점에 자극을 준다.
4. 이것은 5분까지 걸릴 수 있다.

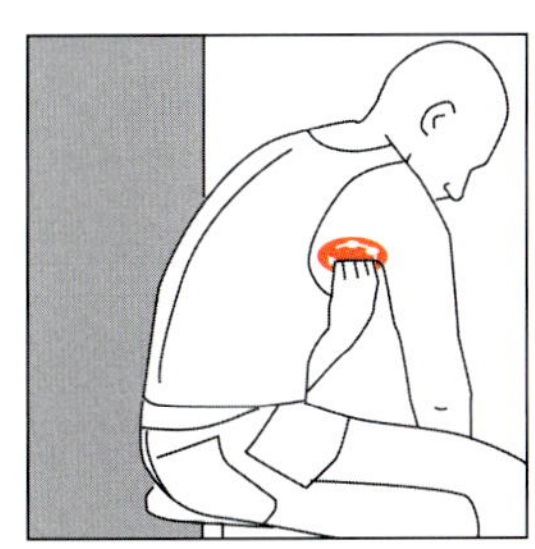

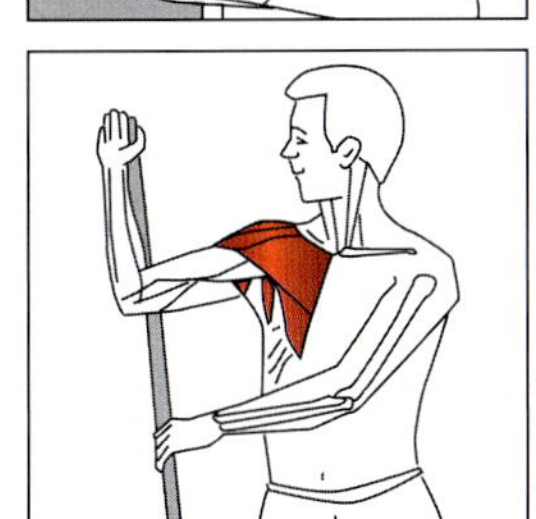

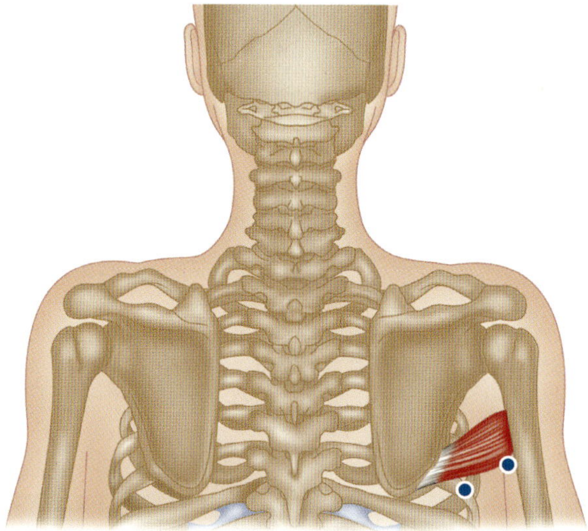

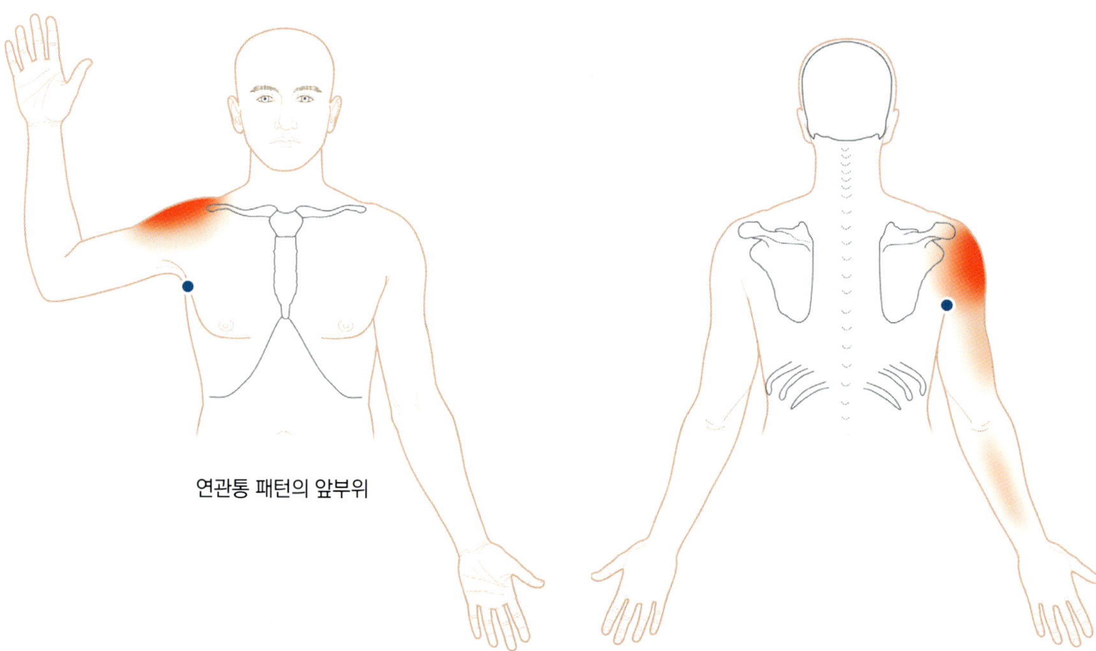

연관통 패턴의 앞부위

라틴어, teres, 둥글고, 가는 모양(rounded, finely shaped); major, 큰(large).

넓은등근(광배근)과 어깨밑근(견갑하근)의 힘줄을 따라서 둥글게 지나가는 큰원근(대원근)은 겨드랑이액와의 뒤쪽주름후부주름(posterior fold)을 형성한다.

기시부(Origin)
어깨뼈 가쪽모서리의 뒷면 아래쪽 1/3의 타원 부위.

종지부(Insertion)
위팔뼈 결절사이고랑결절간구(이두근구)의 내측순, 즉 위팔뼈 상연의 뒤쪽.

작용(Action)
위팔뼈를 모음내전, 안쪽돌림, 굽힘된 자세로부터 위팔뼈를 폄신전.

신경(Nerve)
팔신경얼기상완신경총의 후신경속으로부터 나온 아래 어깨밑신경견갑하(제 5, 6, 7 목경추신경근).

기본적인 기능적 동작
(Basic functional movement)
예; 뒷주머니에 손 갖다 대기.

연관통 패턴(Referredpain patterns)
어깨세모근(삼각근, Deltoid) 뒷부분에 달걀 모양의 통증 지역(5~10 cm)과 위팔오목관절(상완와관절, Glenohumeral) 뒤의 심부 통증(위팔두갈래근(상완이두근) 긴갈래(Long head of biceps brachii)로 강하게 방사될 수 있음). 아래팔전완(Forearm)의 뒷면으로 광범위하게 통증이 방사된다.

개요

적응증(Indications)
굳은어깨오십견(Frozen shoulder syndrome). 머리 위로 팔을 뻗을 때의 통증. 휴식 시에 약한 통증. 운전 시 통증. 충돌 증후군(Impingement syndrome), 때때로 흉곽충돌증후군으로 오진한다.

원인(Cause)
연관된 스포츠(머리위로 강력한 들기), 어깨 골절/탈골 후, 오십견, 갑자기 예측 못한 어깨의 부하(예. 넘어질 때), 골절 후, 장기간 부동화(immobilization)(슬링).

감별 진단(Differential diagnosis)
충돌 증후군(Impingement syndrome). 돌림근띠 건증(Rotator cuff tendinopathy). 경추신경병증(Cervical neuropatterns) (C6–7). 흉곽출구증후군흉곽탈출증후군(Thoracic outlet syndrome). 가시위근극상근 석회화(Supaspinatus calcification).

관련성(Connections)
마름근(능형근, Rhomboideus). 위팔세갈래근 긴갈래상완삼두근 장두(Long head of triceps brachii). 넓은등근(광배근, Latissimus dorsi). 작은원근(소원근, Teres minor). 가슴근(흉근, Pectorals). 뒤어깨삼각근(후삼각근, Posterior deltoideus), 위팔세갈래근(상완삼두근), 경추 6 혹은 경추 7번 목 디스크와 관련된 문제, 어깨세모근(삼각근) 아래 활액낭염.

전문가의 손 테크닉들

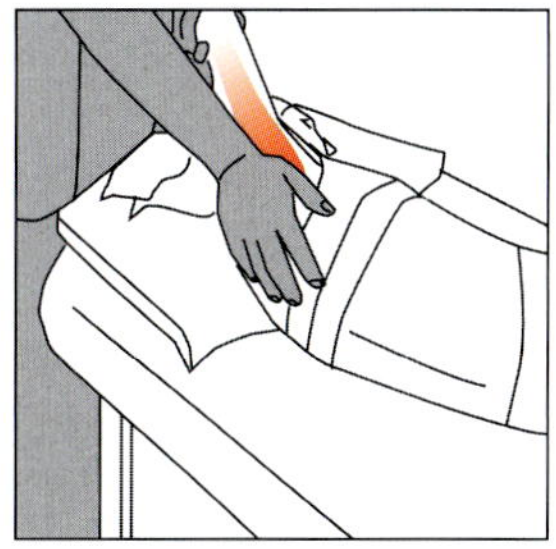

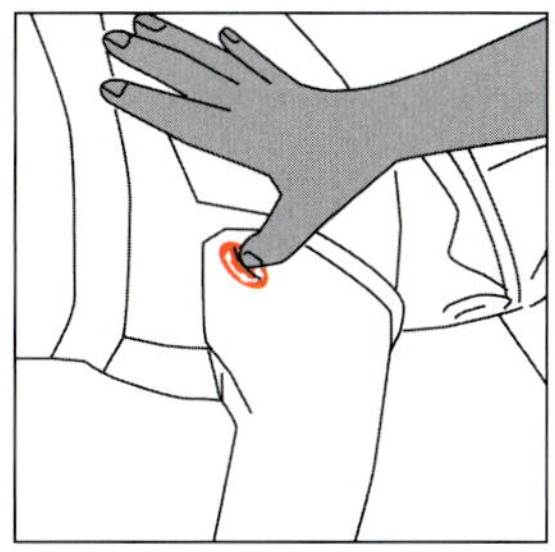

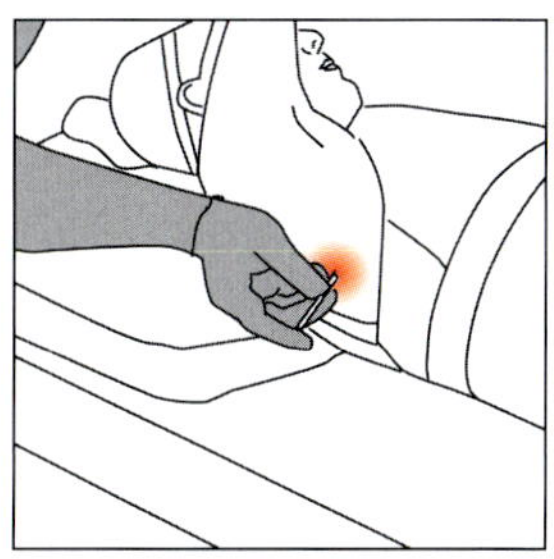

- ✓✓ 분사와 신장
- ✓✓ 건식 침
- ✓✓ 심부 마사지
- ✓✓ 압박
- ✓✓ 근육 에너지
- ✓✓ 자세 이완
- ✓ 습식 침

수축이완, 길항군 수축 테크닉
1. 관절/연부조직의 제한 혹은 "걸리는 지점(biting point)"을 찾는다.
2. 주동근을 수축한다. 이완한다(주동근).
3. 길항근을 수축한다. 주동근을 신장한다.
4. 신장을 15-30 초 동안 유지한다.
5. 3회 반복한다.

자가 치료

조언(Advice)
온열 / 따듯함 사용하기. 특히 뜨거운 샤워를 한다. 파워 핸들을 사용한다. 체육 활동을 모니터한다. 밤에(안고 자기 위해서) 베개를 사용한다. 충분한 자가–신장(Self–stretching) 하기.

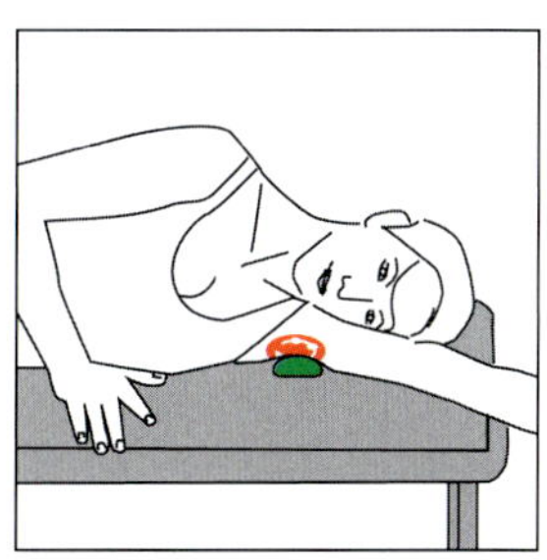

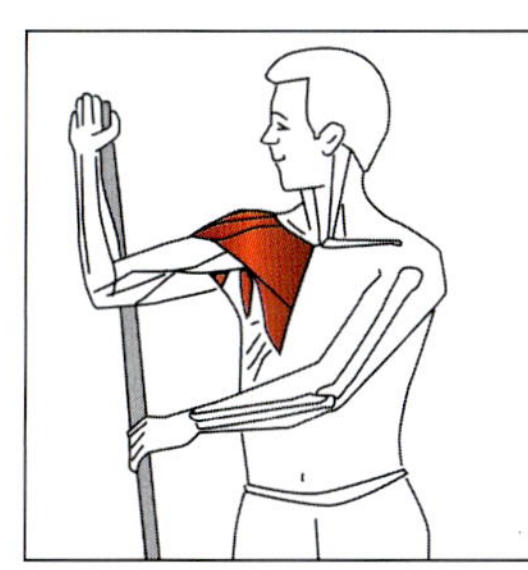

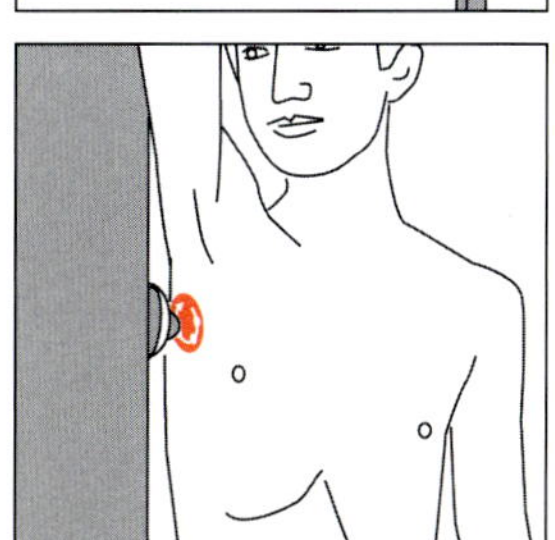

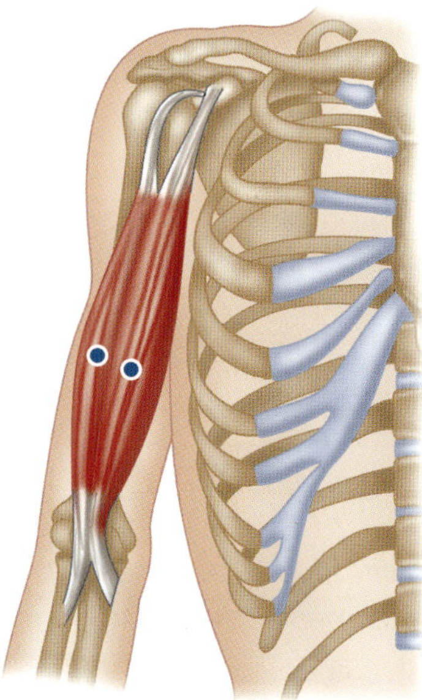

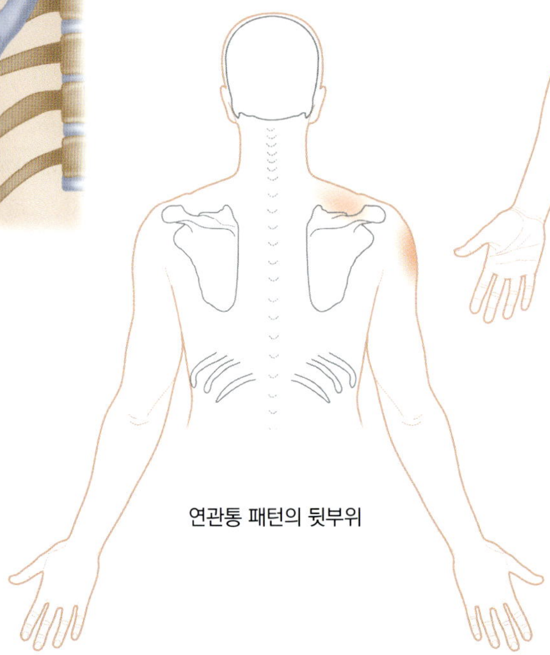

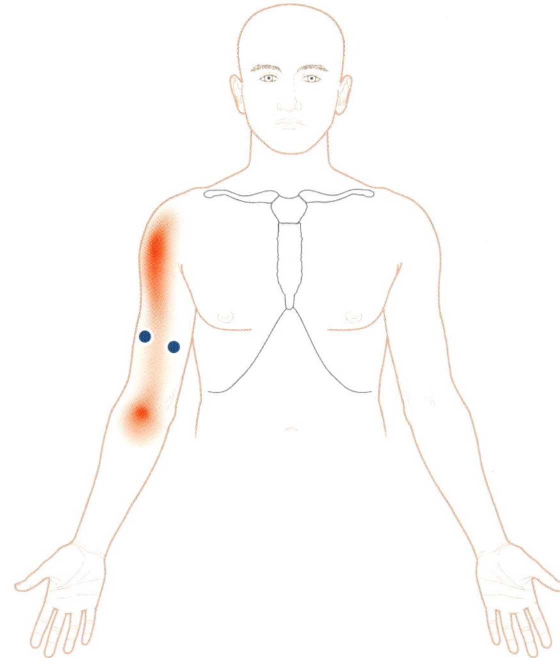

연관통 패턴의 뒷부위

라틴어, biceps, 머리가 두개인 근육(two headed muscle); brachii, 팔의(of the arm).

위팔두갈래근(상완이두근)은 세 개의 관절을 지나면서 작용하고 건으로 된 두 개의 기시부에서 시작하여 두 개의 종지부로 끝이 난다. 때때로 부리위팔근(오훼완근, coracobrachialis)의 종지부에서 기시하는 세 번째 근두(head)를 갖는 경우도 있다. 단두는 부리위팔근 오훼완근과 위팔상완골을 따라서 겨드랑이액와의 가쪽면을 구성한다.

기시부(Origin)
단두: 견갑골 오훼돌기부리돌기의 끝(tip).
장두: 견갑골의 관절위결절상관절와결절.

종지부(Insertion)
노뼈요골 거친면결절의 뒷면후부.
아래팔전완 안쪽면내측면의 깊은 근막을 형성하는 위팔두갈래근(상완이두근) 건막(bicipital aponeurosis).

작용(Action)
팔꿉관절(주관절) 굴곡. 아래팔전완을 뒤침회외(나사 모양의 코르크 마개를 밀어 넣거나 당겨서 뺄 때 사용된다). 위팔뼈 상완을 어깨관절에서 약하게 굽힘.
길항근: 위팔세갈래근(상완삼두근, triceps brachii)

신경(Nerve)
근육피부근피신경(제 5, 6 경목추신경근)

기본적인 기능적 동작
(Basic functional movement)
예; 물건을 집어 들기, 입으로 음식 가져오기.

연관통 패턴(Referred pain patterns)
위팔두갈래근(상완이두근) 긴갈래의 건 표피 위에 위치한 강한 타원 모양의 국소화된 통증. 팔오금주와(Cubital fossa) 앞으로 가는 연관통.

개요

적응증(Indications)
팔의 폄(Extension)신전이 감소하고 어깨 앞쪽 부위의 통증, 위팔두갈래근(상완이두근) 건염(Biceps tendonitis), 팔의 폄신전 감소, Apley 견갑골 닿기 검사(Apley's scratch test)의 감소, 오십견(Frozen shoulder syndrome), 어깨 관절 앞면 위의 쑤시는 통증, 손바닥이 위로 향하게 돌리는 근력 약화, 어깨 관절 통증.

원인(Cause)
반복적인 움직임 손상, 던지기/연관된 스포츠(예. 농구, 테니스), 팔의 반복적인 동작, 손바닥이 위로 된 상태에서의 무거운 물건 들기(예. 웨이트 드레이닝), 음악 악기 연주(예. 바이올린, 기타).

감별 진단(Differential diagnosis)
상완와관절 골관절염(Gleno−humeral osteoarthritis), 견봉쇄골 골관절염(Acromioclavicular osteoarthritis), 어깨밑근견갑하근(Subscapularis), 가시아래근(극하근, Infraspinatus), 견봉하 윤활낭염(Subacromial bursitis), 위팔두갈래근(상완이두근) 건염(Biceps tendonitis), C5 신경근병증(Radiculopathy).

관련성(Connections)
어깨밑근(견갑하근, Subscapularis), 가시아래근(극하근, Infraspinatus), 위팔근(상완근, Brachilis), 뒤침근(회외근, Supinator), 등세모근(승모근) 위상부섬유(Trapezius), 부리위팔근(오훼상완근, Coracobrachilis), 위팔세갈래근(상완삼두근, Triceps brachii), 앞어깨세모근(전삼각근).

전문가의 손 테크닉들

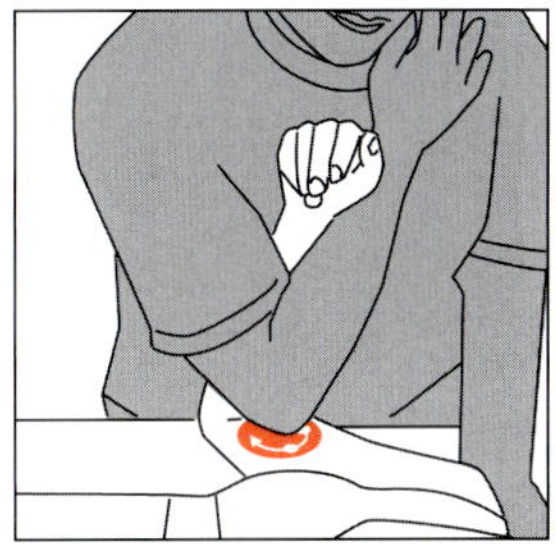

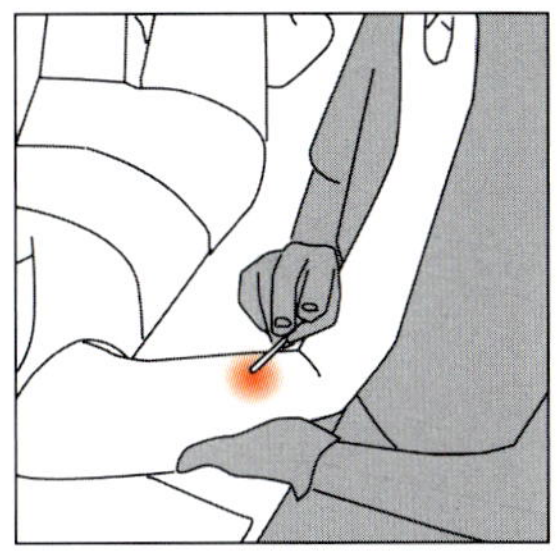

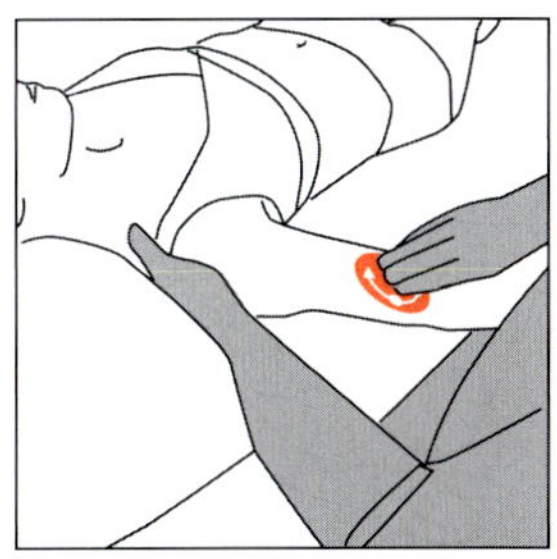

- ✓ ✓ 분사와 신장
- ✓ ✓ 건식 침
- ✓ ✓ 심부 마사지
- ✓ ✓ 압박
- ✓ ✓ 근육 에너지
- ✓ ✓ 자세 이완
- ✓ ✓ 습식 침

수축이완, 길항군 수축 테크닉
1. 관절/연부조직의 제한 혹은 "걸리는 지점(biting point)"을 찾는다.
2. 주동근을 수축한다. 이완한다(주동근).
3. 길항근을 수축한다. 주동근을 신장한다.
4. 신장을 15-30 초 동안 유지한다.
5. 3회 반복한다.

자가 치료

자가−마사지 테크닉이 도움이 될 수 있다. 공과 압박 기구들을 사용할 수 있다.

조언(Advice)
맞섬근육길항근(Antagonists) 운동(위팔세갈래근상완삼두근). 팔을 구부리고 무거운 물건을 나를 때 위팔두갈래근 상완이두근(Biceps brachii)에서 부하 감소. 잠자는 자세. 일하는 자세.

자가치료(self help) **테크닉**
1. 해부학을 검토한다.
2. 발통점을 확인한다.
3. 부드러워지거나 그리고/혹은 통증이 완화될 때까지 발통점에 자극을 준다.
4. 그 후에 마사지를 한다.

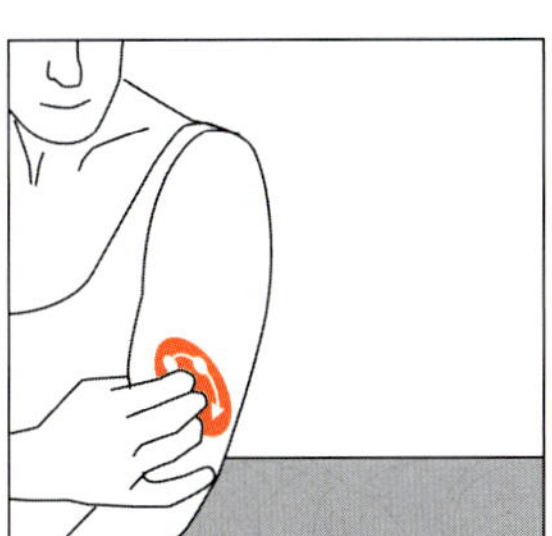

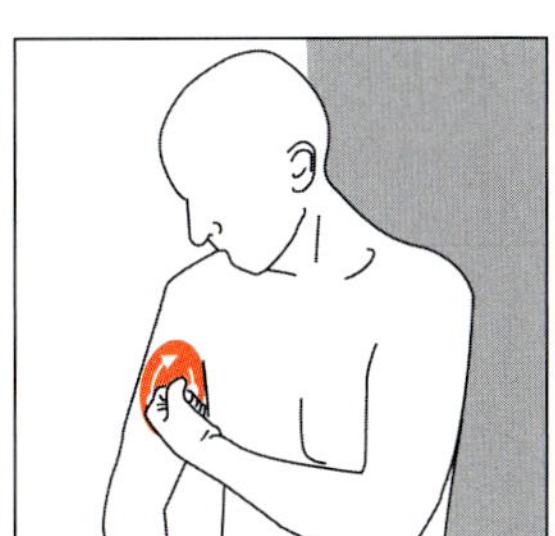

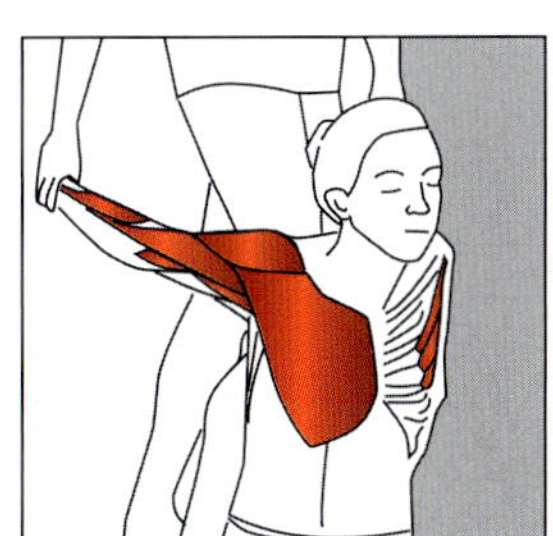

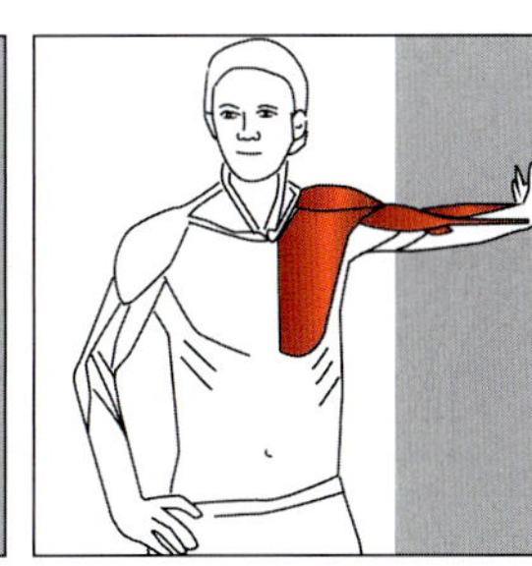

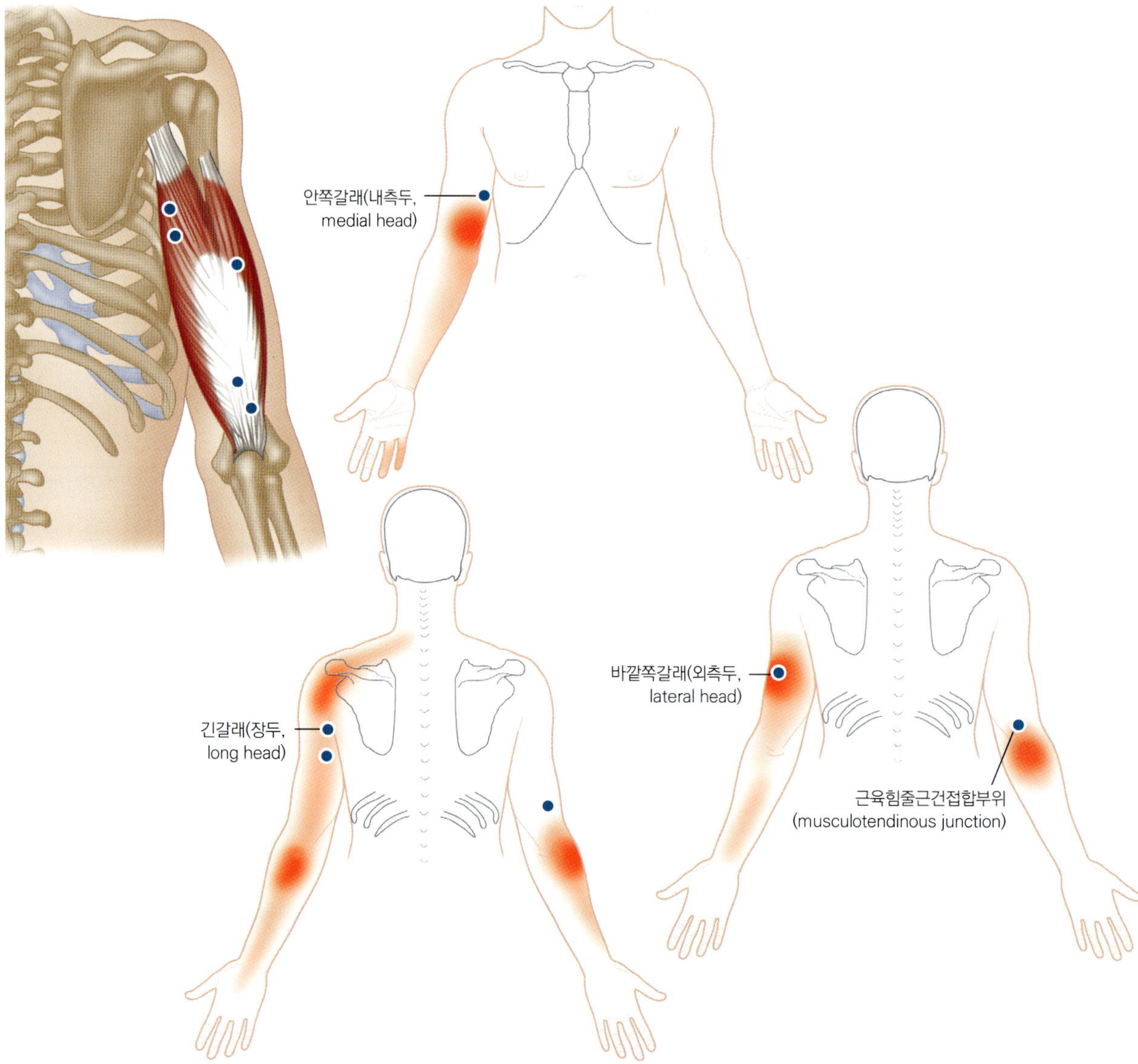

라틴어, triceps, 머리가 세 개인 근육(three headed muscle); brachii, 팔의(of the arm).

위팔세갈래근(상완삼두근)은 세 개의 머리로부터 기시하고 팔의 뒤후면에 위치하는 유일한 근육이다.

기시부(Origin)

장두: 어깨뼈의 관절아래와 결절.
외측두: 상완골체 후면위팔뼈 몸통 뒷면의 위쪽 절반 부위(요골신경구의 외측 윗 부위).
내측두: 상완골체 후면위팔뼈 몸통 뒷면의 아래쪽 절반 부위반(요골신경구의 내측 아랫 부위).

종지부(Insertion)

척골 주두돌기의 후부자뼈의 팔꿈치돌기 뒷면.

작용(Action)

팔꿉관절(주관절)을 곧게 폄신전. 긴갈래는 위팔뼈를 모음내전시키고 굽힘된 자세로부터 폄신전. 어깨를 안정화시킨다.
길항근: 위팔두갈래근(상완이두근)

신경(Nerve)

노신경요골신경(제 6, 7, 8 경추목신경근, 제 1 가슴흉추신경근).

기본적인 기능적 동작

(Basic functional movement)
예; 물체를 던지기, 닫힌 문을 밀기.

연관통 패턴(Referred pain patterns)

a) 장두(Long head): 어깨의 위가쪽면 상외측면 부위의 통증이 광범위하게 상지의 뒷쪽으로 방사되면서 주구돌기팔꿈치돌기(Olecranon process) 주위에서 강한 통증 부위가 형성되고 아래팔전완의 뒤쪽으로 다시 희미하게 방사된다.
b) 내측두(Medial head): 안쪽위관절융기내측상과(Medial epicondyle)의 5 cm 크기의 통증이 아래팔전완의 안쪽면내측면을 따라서 4, 5번 손가락까지 방사된다.
c) 외측두(Lateral head): 상지의 정중선에서 강한 통증은 희미하게 아래팔전완의 뒤로 방사된다.

개요

적응증(Indications)
골퍼팔꿈치내측상과염(Golfer's elbow), 테니스팔꿉증외측상과염(Tennis elbow) 팔꿉관절주관절이나 어깨관절견관절의 관절염(Arthritis), 만성적인 목발(Cruches)이나 지팡이(Walking stick)의 사용, 반복적인 팔의 기계적인 활동들, 라켓 스포츠(Racket sports), 어깨 관절 앞면 위의 쑤시는 통증, 손바닥이 위로 향하게 돌리는 근력 약화, 어깨 관절 통증.

감별 진단(Differential diagnosis)
노신경요골신경 손상(Radial nerve injury), 자신경척골신경병증(Ulnar neuropathy), C7 신경병증(Neuropathy) (경추 디스크).

관련성(Connections)
작은원근(소원근, Teres minor), 큰원근(대원근, Teres major), 넓은등근(광배근, Latissimus dorsi), 팔꿈치근(주근, Anconeus), 뒤침근(회외근, Supinator), 위팔노근(상완요골근, Brachioradialis), 긴노쪽손목폄근(장요측수근신근, Extensor carpi radialis longus), 앞어깨세모근(전삼각근).

전문가의 손 테크닉들

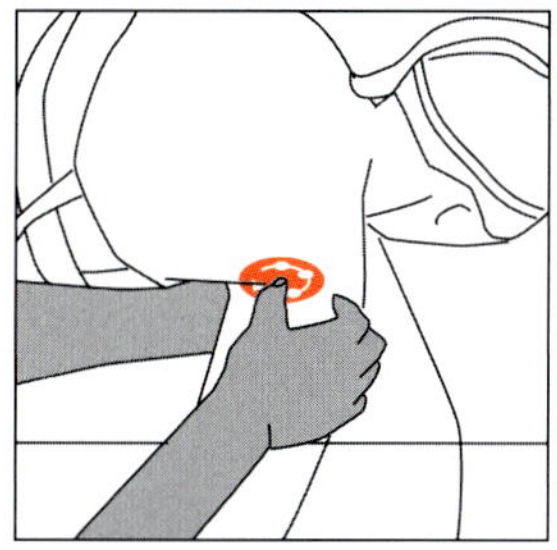

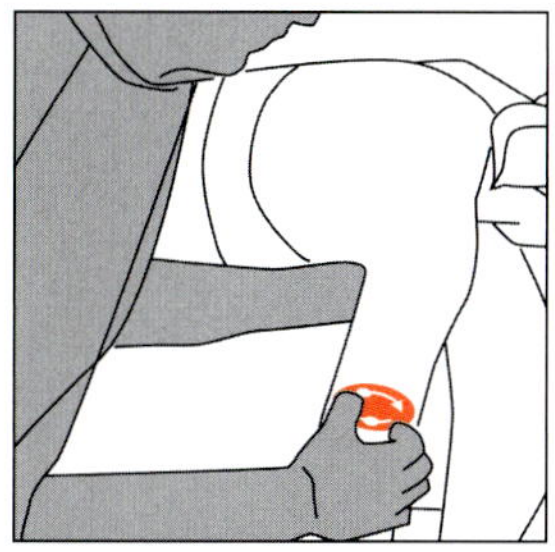

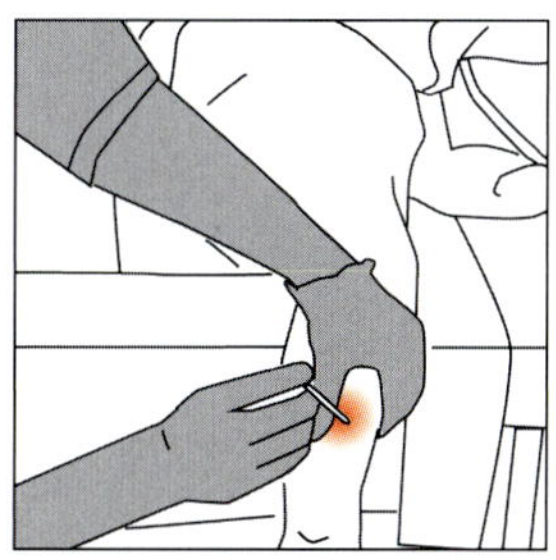

- ✓ ✓ 분사와 신장
- ✓ ✓ 건식 침
- ✓ ✓ 심부 마사지
- ✓ ✓ 압박
- ✓ ✓ 근육 에너지
- ✓ ✓ 자세 이완
- ✓ ✓ 습식 침

수축이완, 길항군 수축 테크닉
1. 관절/연부조직의 제한 혹은 "걸리는 지점(biting point)"을 찾는다.
2. 주동근을 수축한다. 이완한다(주동근).
3. 길항근을 수축한다. 주동근을 신장한다.
4. 신장을 15-30 초 동안 유지한다.
5. 3회 반복한다.

자가 치료

자가-마사지 테크닉이 도움이 될 수 있다. 공과 압박 기구들을 사용할 수 있다. 팔 근육의 발통점을 자극하기 위한 신장은 효과가 탁월하다.

조언(Advice)
손으로 하는 반복적인 일에서 팔의 위치를 다시 검사한다. 규칙적인 휴식시간을 가진다. 새로운 테니스 라켓이나 손잡이가 넓어졌는지 확인한다. 머리 위로 올려서 하는 활동을 피한다.

자가치료(self help) **테크닉**
1. 해부학을 검토한다.
2. 발통점을 확인한다.
3. 발통점을 느낄 때까지 어깨로부터 아래쪽으로 손으로 쓸어내린다.
4. 부드러워질 때까지 발통점에 자극을 준다.
4. 근육의 끝부분(종지부)까지 계속한다.

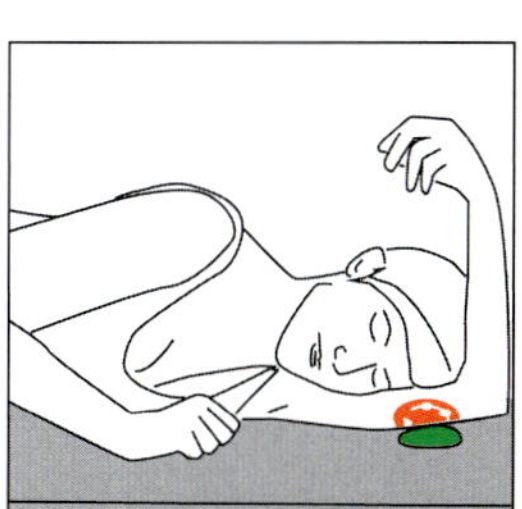

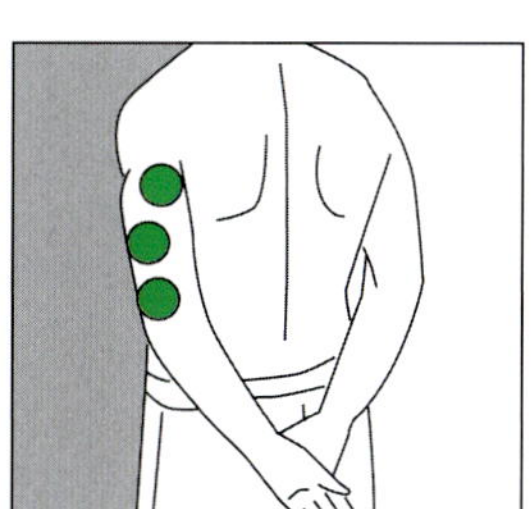

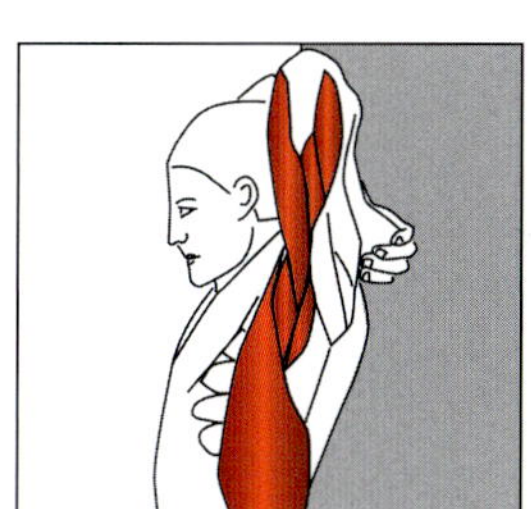

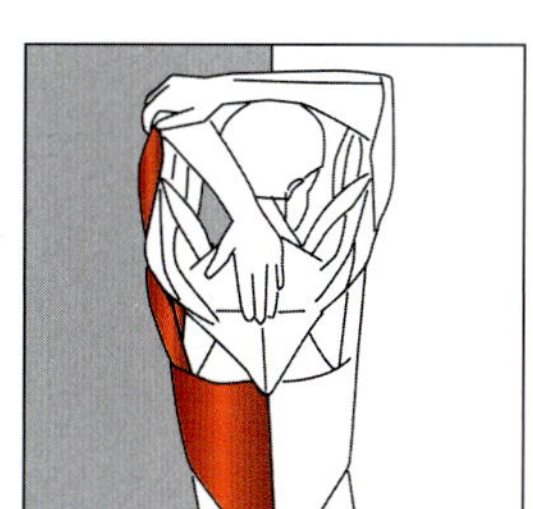

적응증(Indications)

어깨의 문제는 전체 인구의 25%에 영향을 미친다. 발통점 치료는 회전근개 건증, 건염, 활액낭염, 그리고 오십견을 포함한 어깨 문제를 치료하는데 매우 효과적일 수 있다. 여기서는 대다수의 문제들에서 좋은 결과를 가져올 수 있는 가장 기본적인 어깨 프로토콜에 대하여 제공하였다.

STEP 1 해부학과 근육 섬유의 방향을 공부해라.

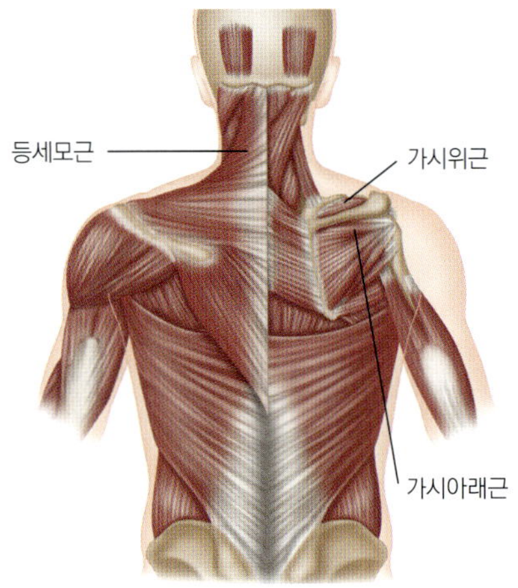

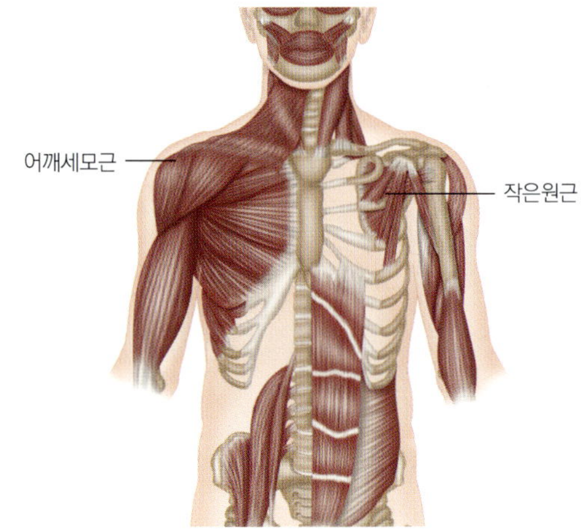

STEP 2 앉은 자세에서의 허혈적 압박 테크닉(ICT):

STEP 3 그 부위를 충분히 마사지 하라.

가시위근

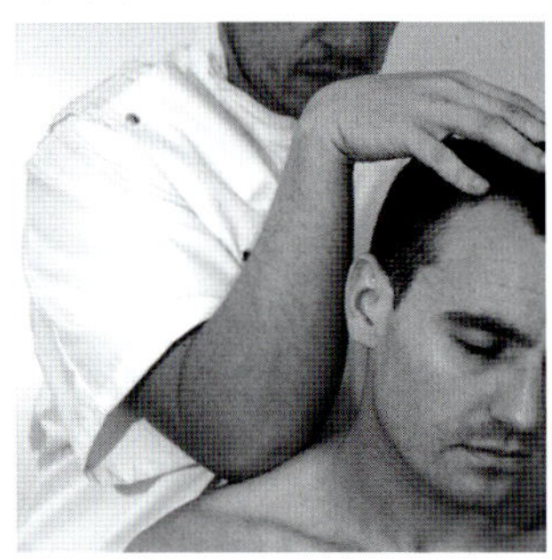

상부 등세모근

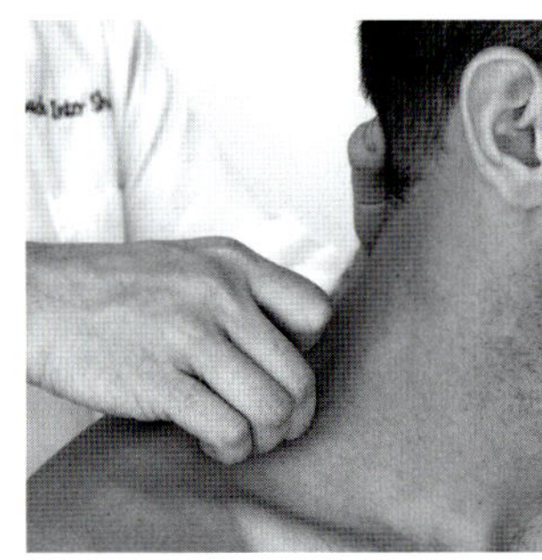

STEP 4 옆으로 누운 자세에서의 허혈적 압박 테크닉(ICT):

어깨세모근(삼각근) – 윗 방향으로만 쓰다듬기를 하고 유발점 위에서 멈춘다.

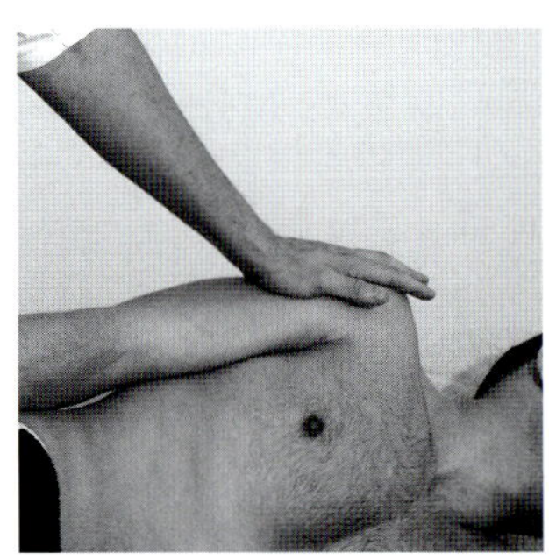

작은원근(소원근) – 손을 침대 밖으로 떨어뜨린다

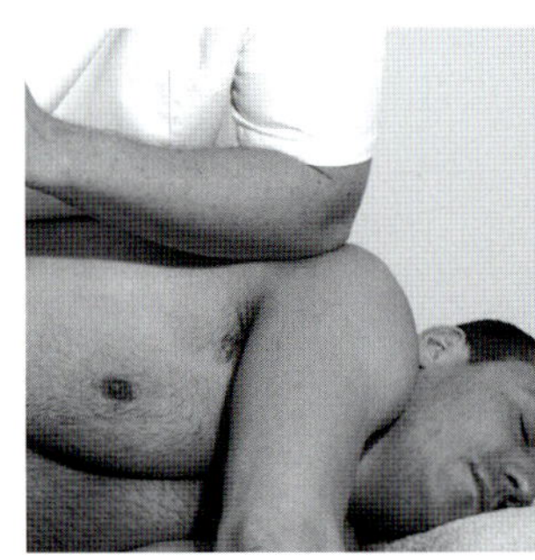

STEP 5 바로 누운 자세에서의 허혈적 압박 테크닉(ICT):

작은가슴근(소흉근), 그리고 가시아래근(극하근). 처음에는 매우 고통스럽지만, 환자에게 자신의 어깨로 적용하는 치료사의 손을 향하여 천천히 부드럽게 호흡을 하면서 누르게 한다.

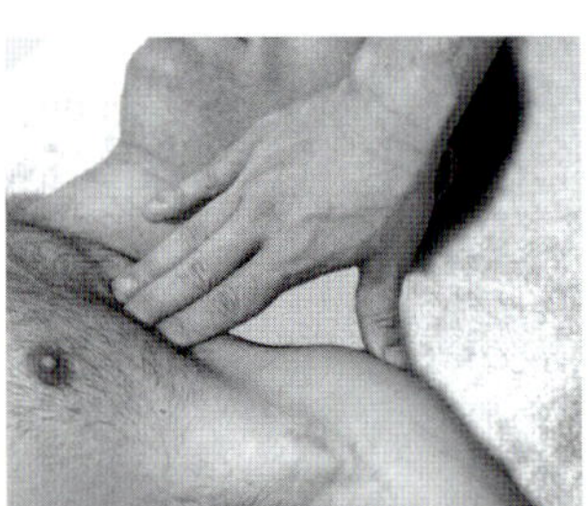

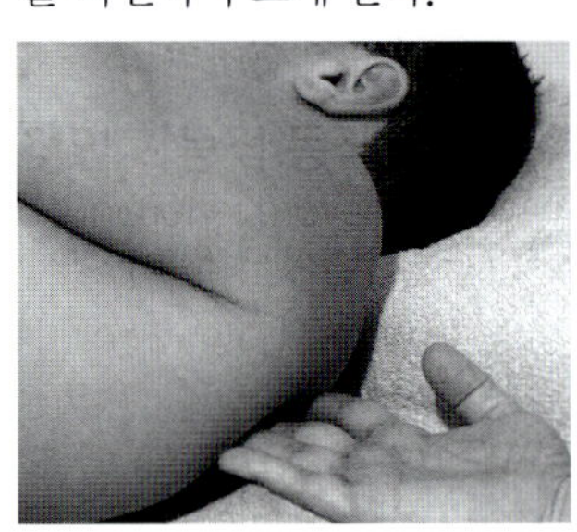

10 아래팔과 손의 근육
(Muscles of the Forearm and Hand)

어깨와 윗팔 통증과 관련된 발통점
(Regional Trigger Points for Shoulder and Upper Arm Pain)

근육 참고 페이지(MUSCLE PAGE REFERENCE)

(바깥쪽) **팔꿈치/아래팔 통증**
손뒤침근(회외근, Supinator)
위팔노근(상완요골근, Brachioradialis)
긴노쪽손목폄근(장요측수근신근, Extensor carpi radialis longus)
위팔세갈래근(상완삼두근, Triceps brachii)
가시위근(극상근, Supraspinatus)

(안쪽) **팔꿈치/아래팔 통증**
원엎침근(원형회내근, Pronator teres)
자쪽손목폄근(척측수근신근, Extensor carpi ulnaris)
손가락폄근(지신근, Extensor digitorum)
손뒤침근(회외근, Supinator)
엄지맞섬근(무지대립근, Opponens pollicis)
엄지모음근(무지내전근, Adductor pollicis)

(안쪽) **손목 통증**
자쪽손목굽힘근(척측수근굴근, Flexor carpi ulnaris)
긴노쪽손목폄근(장요측수근신근, Extensor carpi radialis longus)

손과 손가락 통증
긴손바닥근(장장근, Palmaris longus)
짧은노쪽손목굽힘근(단요측수근굴근, Flexor carpi radialis brevis)
얕은손가락굽힘근(천지굴근, Flexor digitorum superficialis)
손의 작은 근육들(Small hand muscles)

엄지손가락 통증
위팔노근(상완요골근, Brachioradialis)
긴노쪽손목폄근(장요측수근신근, Extensor carpi radialis longus)
손가락폄근(지신근, Extensor digitorum)
손뒤침근(회외근, Supinator)
엄지맞섬근(무지대립근, Opponens pollicis)
엄지모음근(무지내전근, Adductor pollicis)

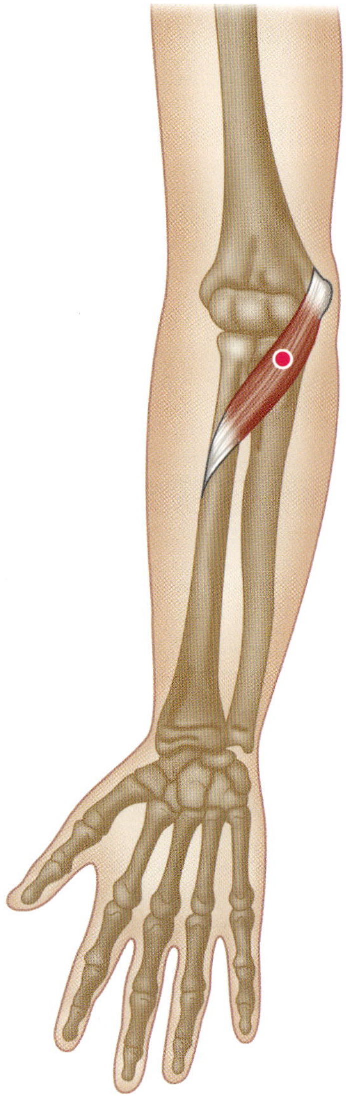

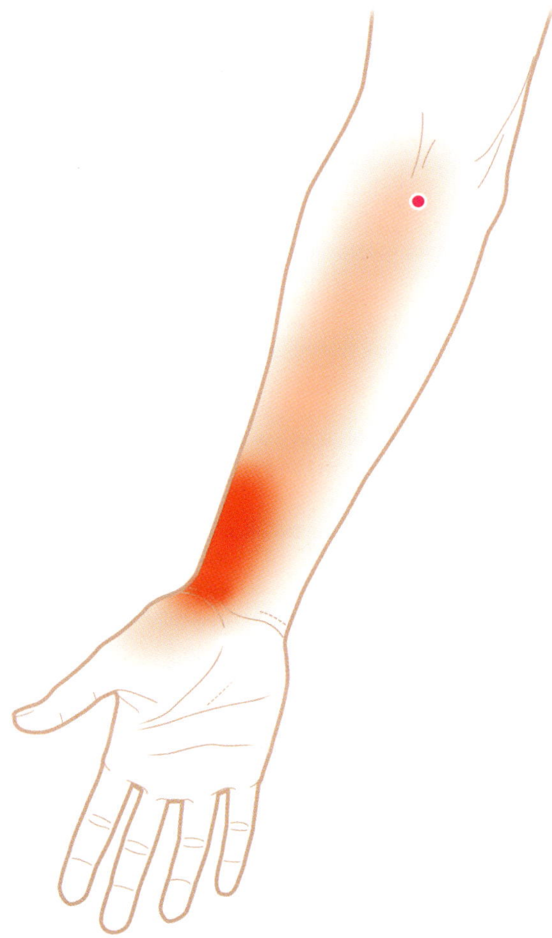

라틴어 pronare, 전방굴곡(to bent forward); teres, 둥근(rounded), 정교한 모양(finely shaped).

기시부(Origin)
위팔뼈머리: 위팔뼈의 안쪽관절융기 위능선 하방 1/3과 안쪽위관절융기 전면의 공통 굽힘근의 기시부.
자뼈머리: 자뼈의 갈고리돌기 내측연.

종지부(Insertion)
노뼈몸통 가쪽면의 중앙(엎침근 조면).

작용(Action)
아래팔의 엎침, 팔꿉관절의 굽힘을 보조.

신경(Nerve)
정중신경, 제 6, 7 목신경근.

기본적인 기능적 동작
(Basic functional movement)
예: 용기로부터 물 붓기, 문의 손잡이 돌리기.

연관통 패턴(Referred pain patterns)
아래팔의 전-외측으로부터 방사되는 손목관절(외측)의 손바닥쪽 면에 깊고 강한 통증.

개요

적응증(Indications)
손목관절의 통증(외측). 뒤침시 통증. 미용사(가위의 과도한 사용). 양손으로 컵 모양 만들기 불능, 특히 컵 모양 만들기(cupping)와 손목관절의 폄 불능. 어깨관절의 통증(보상), 운전할 때 손목관절에 통증.

원인(Causes)
장시간의 그립, 마사지, 손목골절 또는 낙상, 깁스(Casts), 스포츠(예. 라켓이나 스키스틱 사용 시 아래팔 회전)

감별 진단(Differential diagnosis)
De Quervain's tenosynovitis(드퀘베인 힘줄윤활막염). 수근관의 종창. 몸쪽 엄지관절의 관절염. 먼쪽노뼈-자뼈의 원반병증(discopathy). 위관절융기염.

관련성(Connections)
손가락 굽힘근(finger flexors), 목갈비근(사각근, scalenes), 큰가슴근(대흉근, pectoralis major), 네모엎침근(방형회내근, pronator quadratus)

전문가의 손 테크닉들

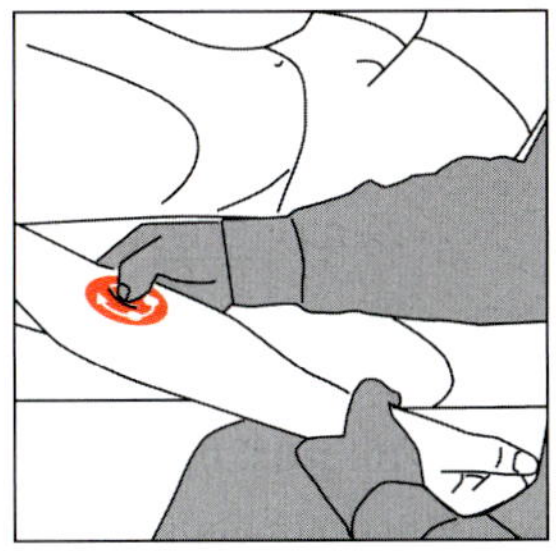

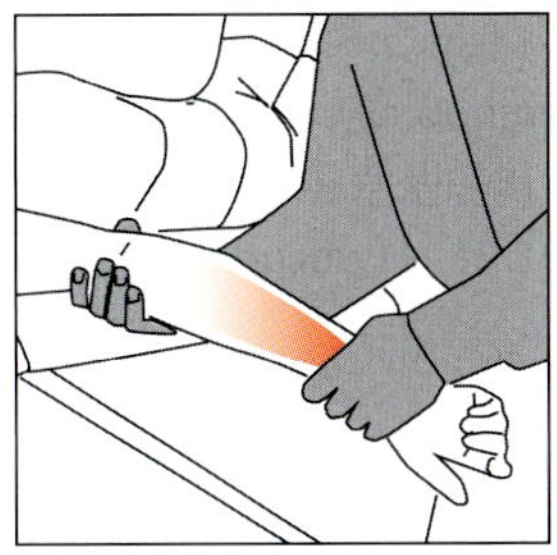

✓	✓	분사와 신장
✓		건식 침
		심부 마사지
✓	✓	압박
✓	✓	근육 에너지
✓		자세 이완
✓		습식 침

수축이완, 길항근 수축 테크닉
1. 주동근 수축
2. 이완
3. 길항근 수축
4. 신장
5. 구심성 주동근 수축과 원심성 길항근 수축
6. 통증이 있는 해당부위에 바로 등척성 수축을 간단히 사용한다.
7. 신장을 15~30초 동안 유지한다.
8. 3회 반복한다.

자가 치료

자가 마사지는 효과적이다.

조언(Advice)
신장운동 테크닉, 자가 마사지. 테니스와 골프에서 그립 방법과 테크닉의 변화, 운전하는 자세와 운전대를 잡는 모습의 재수정.

자가치료(self help) **테크닉**
1. 해부학복습
2. 발통점을 명확히 알 것
3. 아래쪽으로 두드리는 마사지 사용
4. 발통점이 부드러워질 때 멈춤
5. 근육의 끝부분까지 마사지
6. 3회 반복

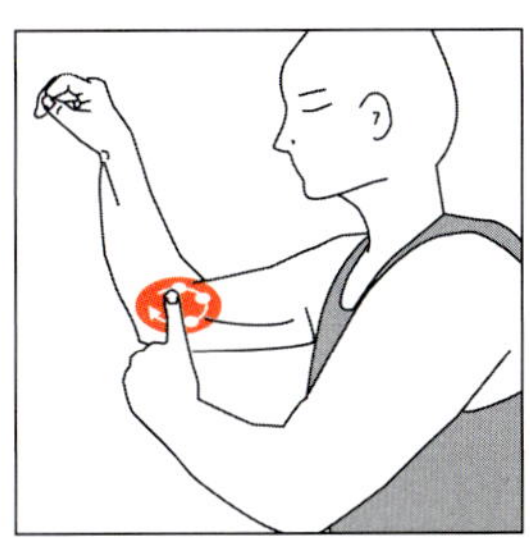

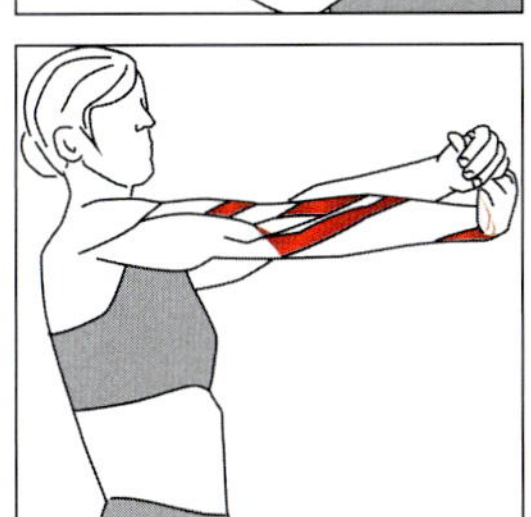

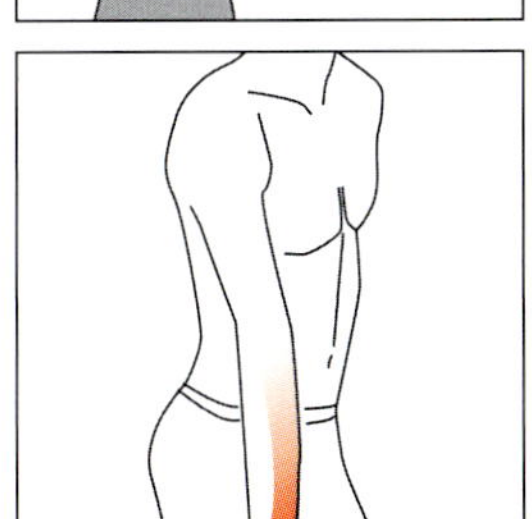

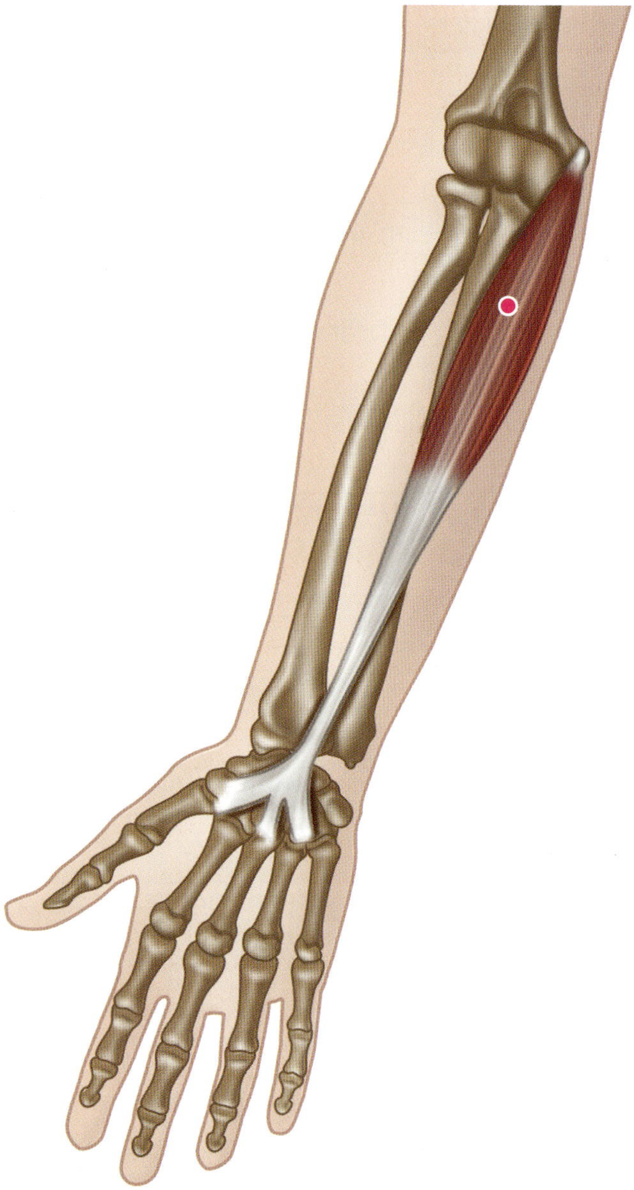

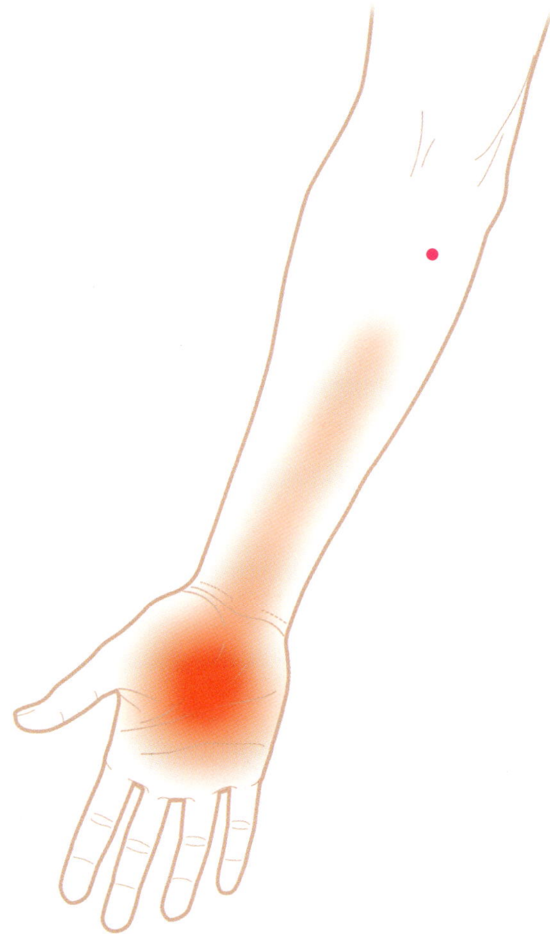

라틴어 palmaris, 손바닥(palma, palm); longus, 긴-(long).

원엎침근(원회내근), 노쪽손목굽힘근(요측수근굴근), 자쪽손목굽힘근(척측수근굴근)을 포함한 표층부분. 긴손바닥근(장장근)은 인구의 13%가 없다.

기시부(Origin)
위팔뼈의 안쪽위관절융기 전면의 공통 굽힘근의 기시부.

종지부(Insertion)
굽힘근지지띠의 표층(앞쪽)과 손바닥널힘줄의 정점.

작용(Action)
손목 굽힘. 손바닥널힘줄의 긴장.
길항근(antagonists): 짧은노쪽손목폄근(단요측수근신근, extensor carpi radialis brevis), 긴노쪽손목폄근(장요측수근신근, extensor carpi radialis longus), 자쪽손목폄근(척측수근신근, extensor carpi ulnaris).

신경(Nerve)
정중신경, 제 (6), 7, 8 목신경근, 제 1 가슴신경근.

기본적 기능적 동작
(Basic functional movement)
예: 작은공 잡기, 손으로 마시기 위해 손바닥을 오므림.

연관통 패턴(Referred pain patterns)
아래팔 전면의 광범위한 통증; 욱신거리고 바늘로 찌르는 듯한 감각이 손바닥 표면부의 2~3 cm 가량에 강력한 통증이 나타난다.

개요

적응증(Indications)
손바닥 통증과 근육통. 손과 손바닥의 압통. 잡는 힘의 기능적인 상실. 테니스 엘보우(팔꿈치).

원인(Causes)
직접적인 손상(예. 과신장된 팔로 넘어질 때), 직업적 특성, 라켓 스포츠, 손바닥이 파이는 자극

감별 진단(Differential diagnosis)
신경인성 통증. 듀피트렌 구축, 손목굴증후군, 복합국소 통증 증후군(반사성 교감신경 근이영양증), 경피증(피부경화증), 피부근염.

관련성(Connections)
노쪽손목굽힘근(요측수근굴근, flexor carpi radialis), 위팔근(상완근, brachialis), 원엎침근(원회내근, pronator teres), 손목관절(손목뼈), 위팔세갈래근(상완삼두근, triceps brachii).

전문가의 손 테크닉들

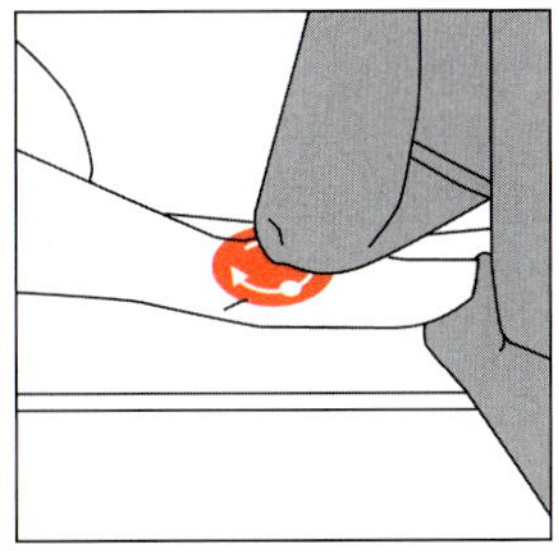

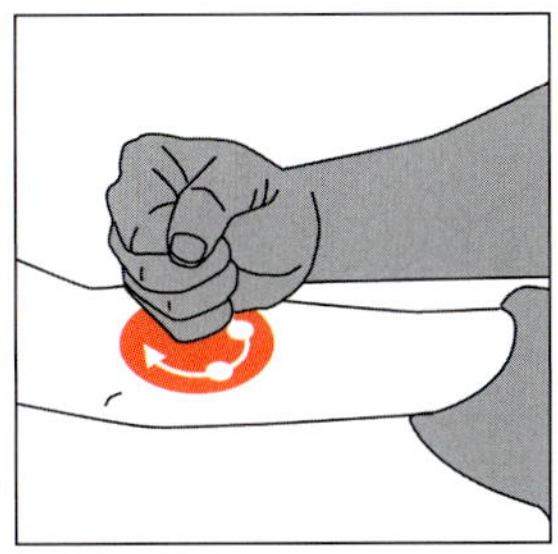

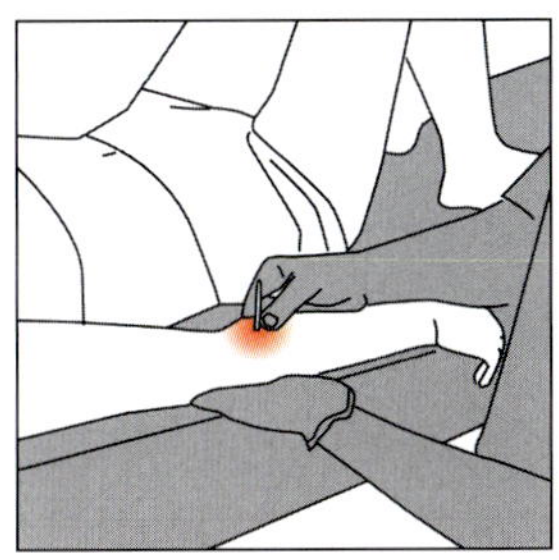

- ✓✓ 분사와 신장
- ✓✓ 건식 침
- ✓✓ 심부 마사지
- ✓✓ 압박
- ✓✓ 근육 에너지
- ✓✓ 자세 이완
- ✓✓ 습식 침

후등척성(PIR) 테크닉

1. 발통점을 확인한다.
2. 환자의 병변이 있는 근육이 최대로 신장되는 편안한 자세로 둔다.
3. 근력의 10-25%를 사용하여 병변이 있는 근육의 통증이 없는 최대한 근수축을 하도록 하며, 이때 등척성 수축의 형태로 3-10초 정도 적용한다. 몸은 잘 고정하여 근육이 짧아지는 것을 막는다.
4. 환자에게 이완하도록 하거나 또는 "놔주세요" 라고 이야기 한다.
5. 이 이완단계에서, 부드럽게 늘어난 근육 부분만큼만 저항(수동적으로)을 가해서 늘려준다. 이때 근육의 길이는 변화가 없다.
6. 몇 회 반복한다(일반적으로 3회)

자가 치료

특히, 볼을 가지고 시행하는 자가 마사지는 효과적이다.

조언(Advice)
동력을 사용하는 연장 등을 장기간 쥐는 것을 피하고, 간혹 마사지 치료사에서 볼 수 있다. 신장과 열. 규칙적 휴식.

자가치료(self help) **테크닉**
1. 해부학복습
2. 발통점을 명확히 알 것
3. 아래쪽으로 두드리는 마사지 사용
4. 발통점이 부드러워질 때 멈춤
5. 근육의 끝부분까지 마사지
6. 3회 반복

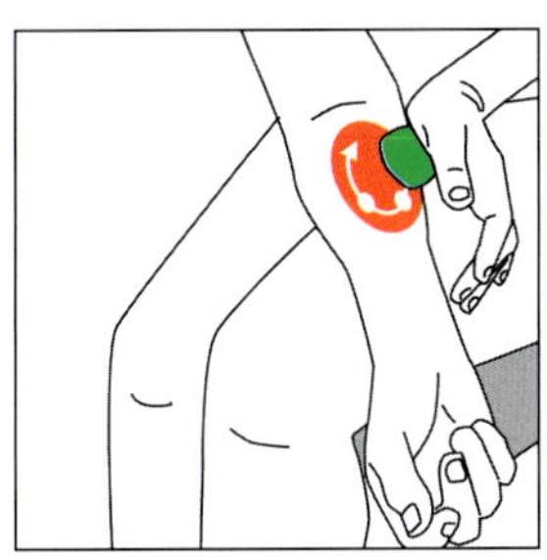

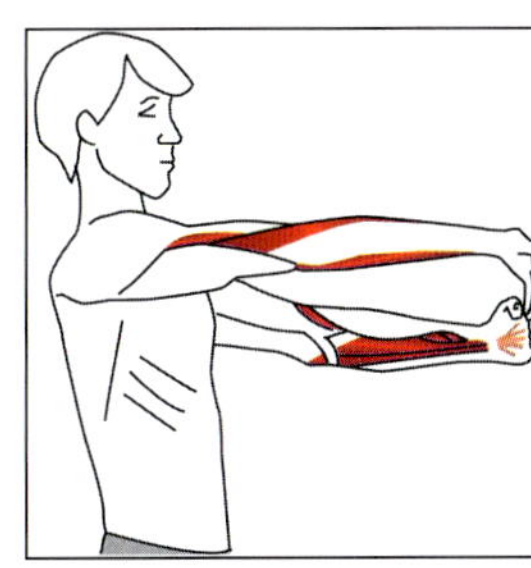

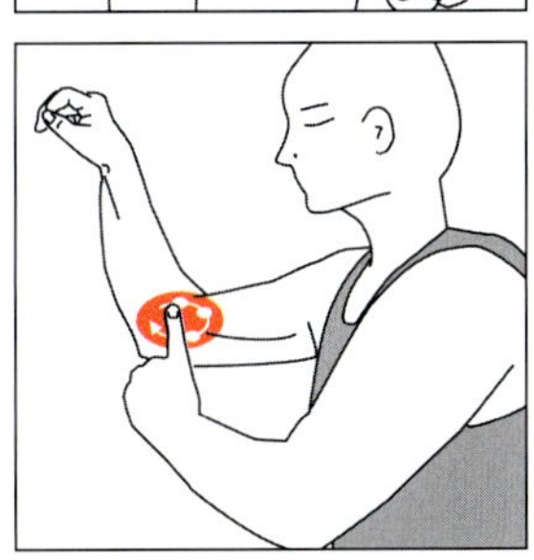

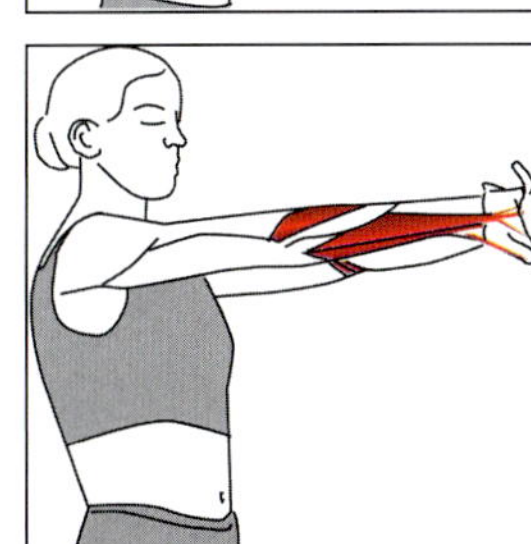

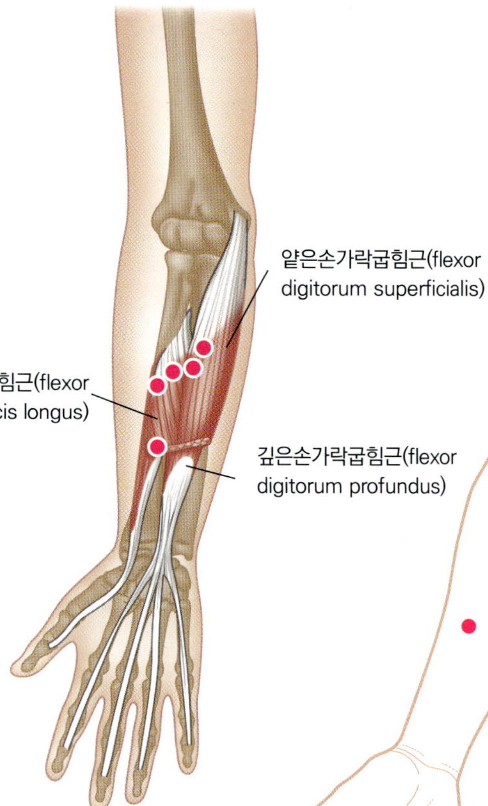

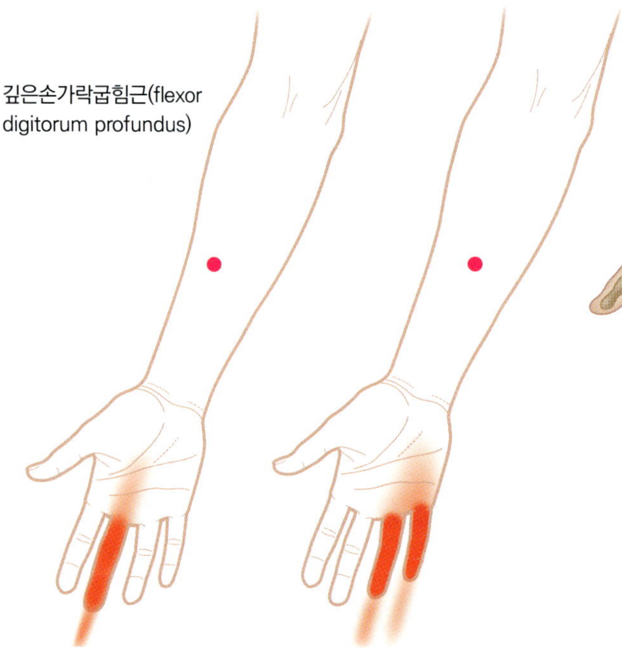

(노쪽, radial hand) (윗팔쪽, humeral head)

깊은 그리고 얕은손가락굽힘근(flexor digitorum superficialis and profundus)

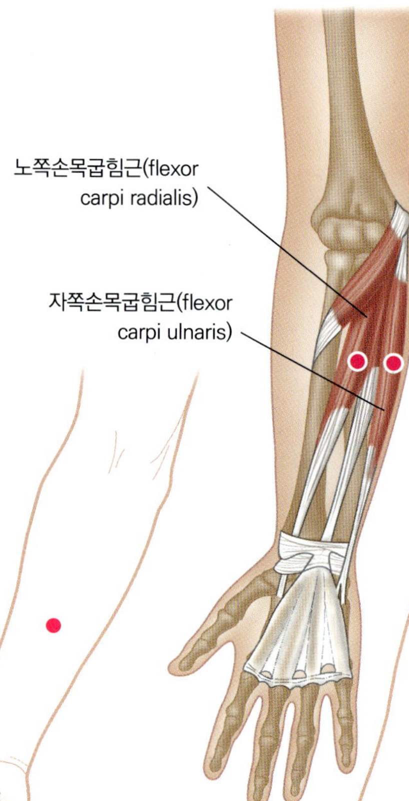

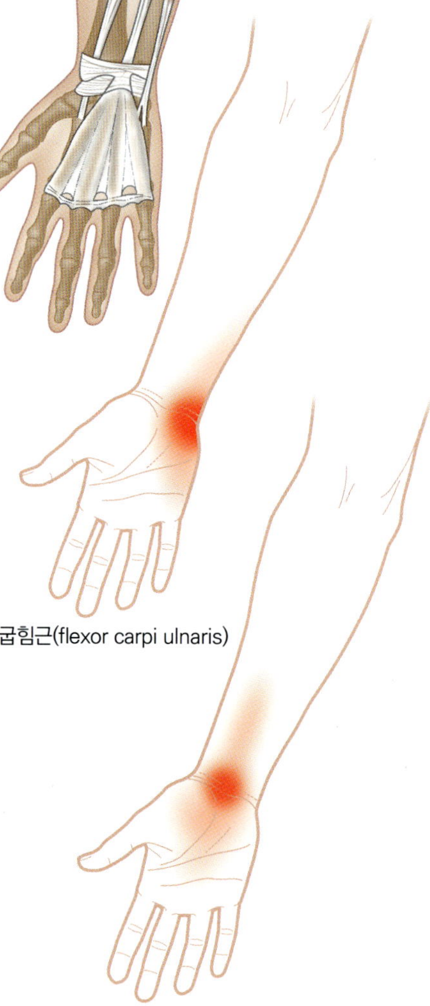

자쪽손목굽힘근(flexor carpi ulnaris)

노쪽손목굽힘근(flexor carpi radialis)

라틴어 flectere, 구부리다(to bend); carpi, 손목의(of the wrist); radius, 지팡이, 바퀴의 살(staff, spoke of wheel); ulnaris, 팔꿉관절/팔의(of the elbow/arm); digitus, 손가락(finger); superficialis, 표층(on the surface); profundus, 심부(deep).

노쪽손목굽힘근(요측수근굴근, flexor carpi radialis), 자쪽손목굽힘근(척측수근굴근, flexor carpi ulnaris), 얕은손가락굽힘근(천지굴근, flexor digitorum superficialis), 깊은손가락굽힘근(심지굴근, flexor digitorum profundus).

기시부(Origin)
위팔뼈의 안쪽위관절융기 전면의 공통 굽힘근의 기시부(즉, 위팔뼈 말단의 하방 내측).

종지부(Insertion)
손목뼈, 손허리뼈와 손가락뼈들.

작용(Action)
손목관절 굽힘(더불어 노쪽손목굽힘근[요측수근굴근]은 손목벌림; 자쪽손목굽힘근[척측수근굴근]은 손목관절 모음).

신경(Nerve)
정중신경, 제 6, 7, 8 목신경근, 제 1 가슴신경근.

기본적인 기능적 동작
(Basic functional movement)
예: 로프를 당길 때. 도끼 또는 망치의 휘두르기. 용기에 있는 액체 쏟기. 문고리 돌리기.

연관통 패턴(Referred pain patterns)
아래쪽 팔, 손목, 손, 손가락들의 개개의 근육에 일어난다(그림 참조).

개요

적응증(Indications)
손, 손목, 손가락의 통증, 방아쇠 수지(trigger finger), 가위로 자를때.절때, 골퍼 엘보우(팔꿈치), 반복성 좌상 손상, 헤어드레서. 손을 오므리고 돌리는 동작. 손가락 굽힘근의 긴장시.

원인(Causes)
장시간의 그립, 마사지, 손목골절 또는 낙상, 깁스(Casts), 스포츠(예. 라켓이나 스키스틱 사용 시 아래팔 회전), 직업적 특성, 방아쇠손가락(trigger finger)

감별 진단(Differential diagnosis)
자뼈신경염. 경추신경병증. 손목뼈의 기능장애. De Quervain's tenosynovitis(드퀘베인 건초염). 반복성 좌상 손상(Repetitive strain injury), 골관절염과 류마티스 관절염, 노-자뼈 척추사이원반(원위부)문제, 손목굴 증후군. 안쪽위관절융기염.

관련성(Connections)
어깨관절 근육(shoulder muscles), 위팔근육들(upper arm muscles), 목갈비근(사각근, scalenes), 긴엄지굽힘근(장무지굴근, flexor pollicis longus).

전문가의 손 테크닉들

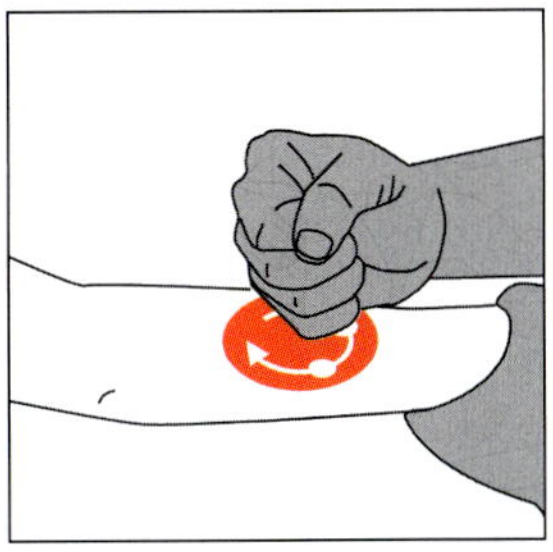

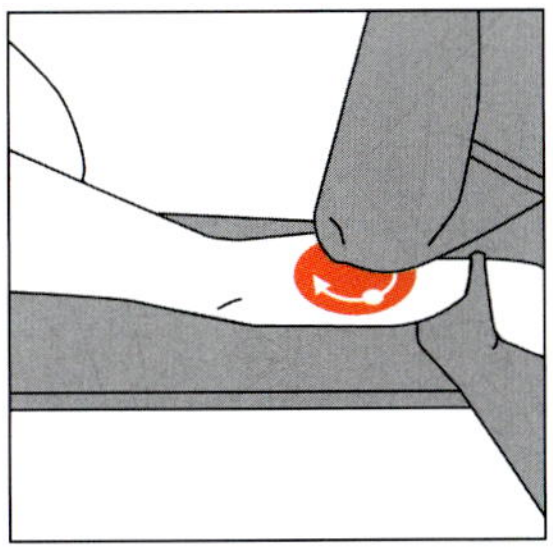

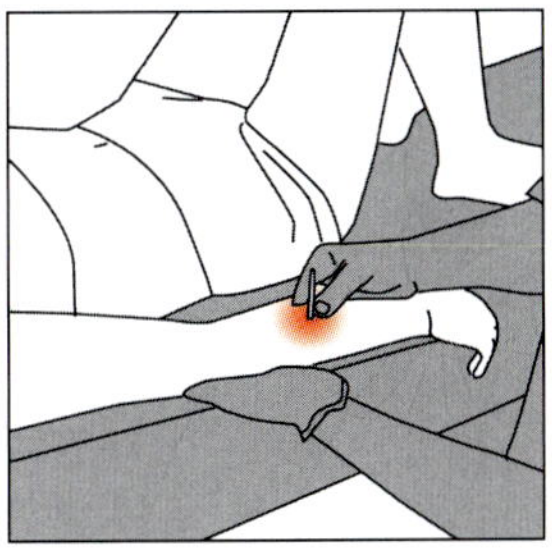

- ✓✓ 분사와 신장
- ✓✓ 건식 침
- ✓✓ 심부 마사지
- ✓✓ 압박
- ✓✓ 근육 에너지
- ✓✓ 자세 이완
- ✓✓ 습식 침

수축이완, 길항근 수축 테크닉

1. 주동근 수축
2. 이완
3. 길항근 수축
4. 신장
5. 구심성 주동근 수축과 원심성 길항근 수축
6. 통증이 있는 해당부위에 바로 등척성 수축을 간단히 사용한다.
7. 신장을 15~30초 동안 유지한다.
8. 3회 반복한다.

자가 치료

자가마사지는 회복에 도움이 될 것이다.

조언(Advice)
장기간 쥐는 것을 피한다. 나사를 돌리듯이 반복적으로 손목을 돌리는 것을 피한다. 골프그립 방법을 변화. 정기적인 휴식. 정기적인 손가락 신장운동.

자가치료(self help) **테크닉**
1. 해부학복습
2. 발통점을 명확히 알 것
3. 아래쪽으로 두드리는 마사지 사용
4. 발통점이 부드러워질 때 멈춤
5. 근육의 끝부분까지 마사지
6. 3회 반복

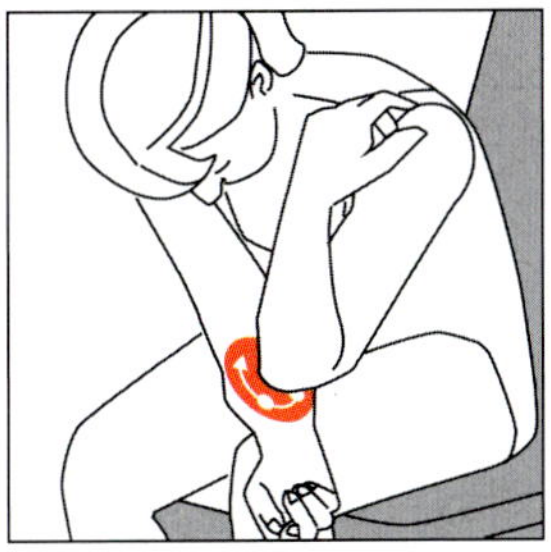

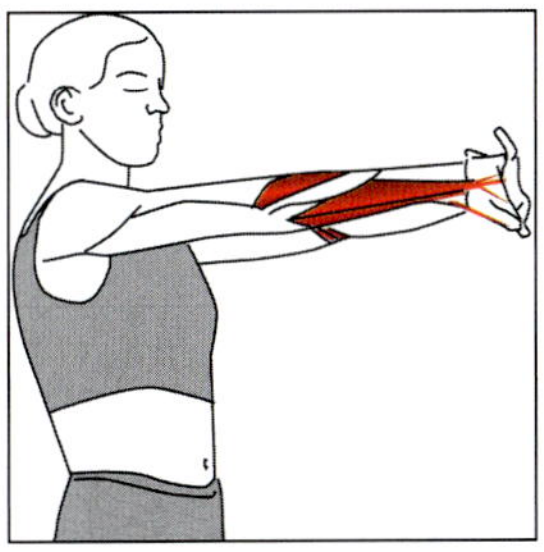

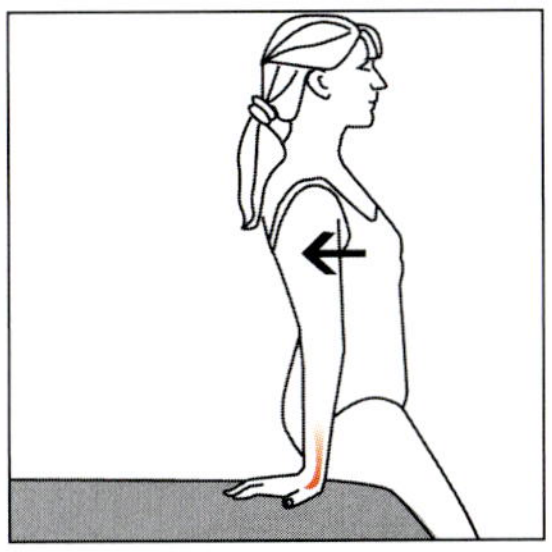

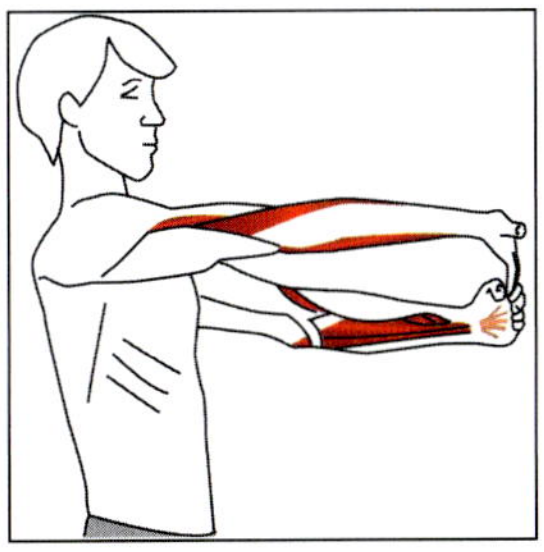

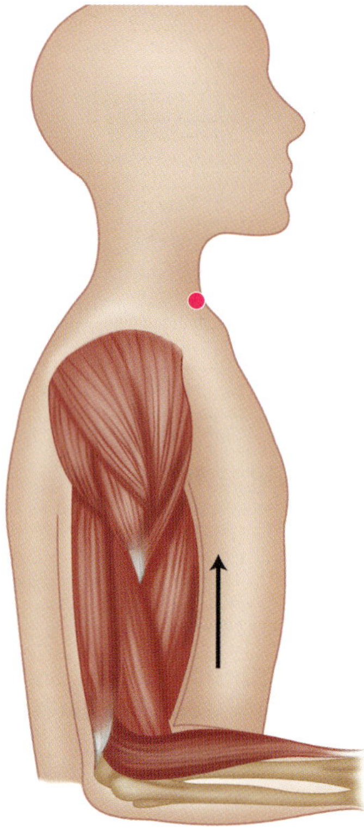

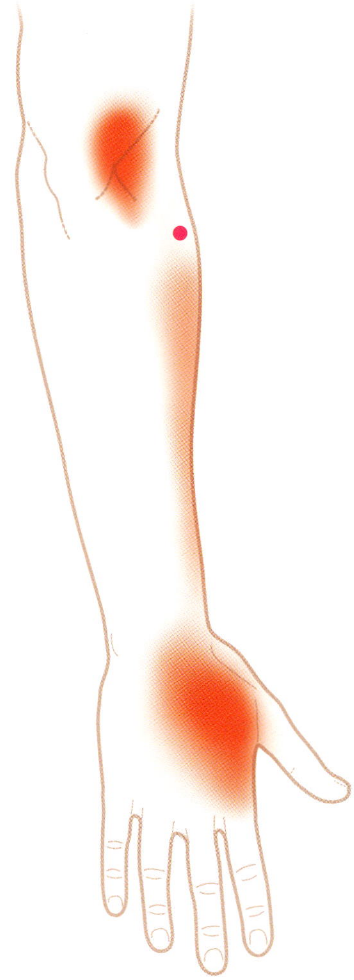

라틴어 brachialis, 팔과 관련된(relating to the arm); radius, 지팡이, 바퀴의 살(staff, spoke of wheel).

위팔노근(상완요골근)은 표층그룹에 포함되며, 팔오금의 외측면을 형성한다. 근복은 저항에 두드러진다.

기시부(Origin)
위팔뼈 가쪽관절융기 위능선의 전면의 상부 2/3(즉, 위팔뼈의 외측부, 팔꿉관절 위쪽 5~7.5 cm(2~3 inch).

종지부(Insertion)
노뼈의 외측 끝, 붓돌기 바로 위.

작용(Action)
팔꿉관절의 굽힘. 저항이 적용된 움직임 시 아래팔의 엎침, 뒤침 보조.

신경(Nerve)
노신경, 제 5, 6 목신경근.

기본적인 기능적 동작
(Basic functional movement)
예: 코르크 마개 돌리기.

연관통 패턴(Referred pain patterns)
막연한 팔의 통증(노뼈면)과 가쪽위관절융기 3~4 cm 반점 영역에 있고, 엄지의 배측에 강한 통증이 집중된다.

개요

적응증(Indications)
팔꿉관절의 통증. 엄지의 통증(배측). 테니스 엘보우(외측상과염). 쥐는 힘이 약할시. 반복성 좌상 손상.

원인(Causes)
반복사용 긴장성 손상증후군(repetitive strain injury), 장시간의 마우스 사용, 라켓 스포츠, 잘못된 스트레칭, 음악 장비를 다룰 때

감별 진단(Differential diagnosis)
드퀘베인 건활막염(De Quervain's tenosynovitis), 엄지 골관절염(Trapezium).

관련성(Connections)
위팔두갈래근(상완이두근, biceps brachii), 위팔근(상완근, brachialis), 긴노쪽손목폄근(장요측수근신근, extensor carpi radialis longus), 짧은노쪽손목폄근(단요측수근신근, extensor carpi radialis brevis), 뒤침근(회외근, supinator), 손가락폄근(지신근, extensor digitorum).

전문가의 손 테크닉들

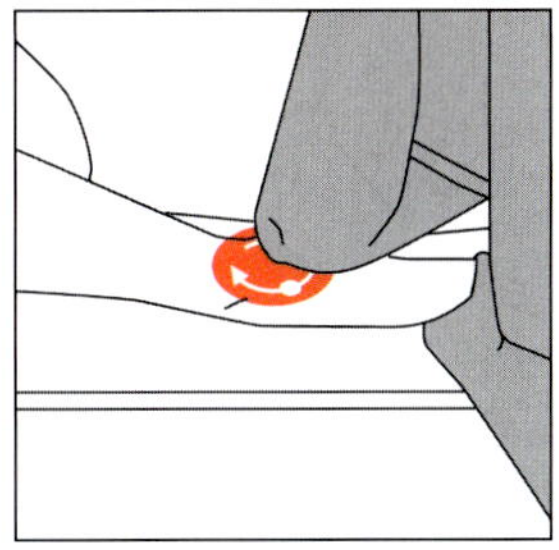

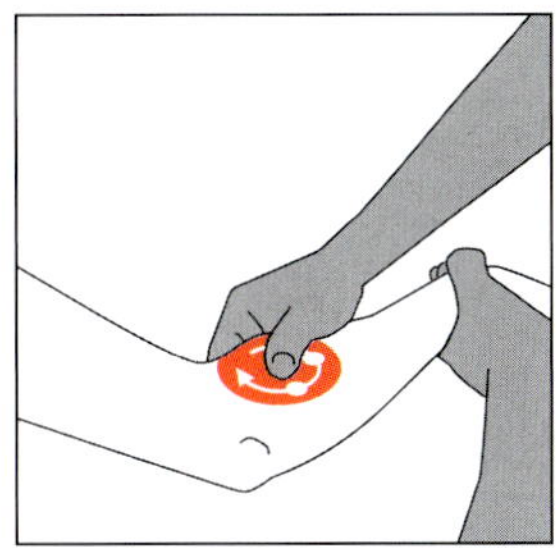

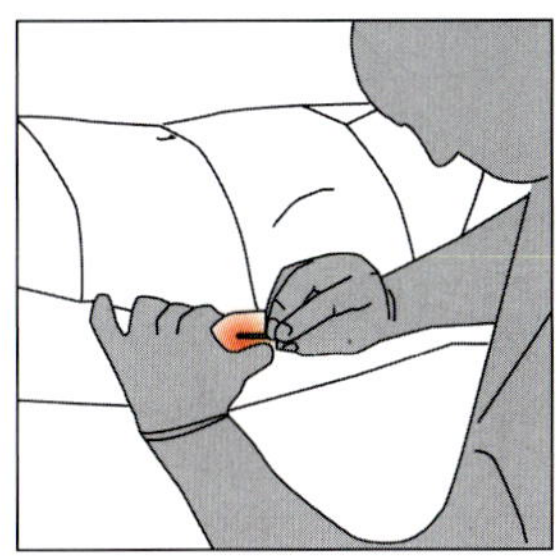

- ✓✓ 분사와 신장
- ✓✓ 건식 침
- ✓✓ 심부 마사지
- ✓✓ 압박
- ✓✓ 근육 에너지
- ✓✓ 자세 이완
- ✓✓ 습식 침

(억제)압박 테크닉

1. 발통점(trigger point)을 확인한다.
2. 발통점 부위의 근육들이 완전히 신장될 수 있도록 환자를 편안하게 위치시킨다.
3. 발통점이 있는 근육을 최대한 신장시킨 상태에서, 발통점을 부드럽게 압박하며, 점진적으로 압박력을 증가시켜라. 이 경우에, 환자는 통증이 아니라 약간의 불편함 정도로 느껴야 한다.
4. 발통점이 다소 부드럽게 느껴질 때까지 압박력을 지속적으로 유지하라. 이러한 상태는 몇 초에서 몇 분가량 소요될 수도 있다.
5. 이완이 더 잘 될 수 있도록 압박력을 증가시키는 것을 반복한다.
6. 압박을 반복하는 동안 압박 방향을 바꾸어서 시행하면, 더 좋은 결과를 얻을 수도 있다.

자가 치료

자가마사지는 회복에 도움이 될 것이다.

조언(Advice)
장시간 서있는 것을 피한다. 운반(서류가방). 타이핑시 정기적 휴식. 손목 지지대 사용. 테니스 라켓을 쥐는 방법의 변화.

자가치료(self help) **테크닉**
1. 해부학복습
2. 발통점을 명확히 알 것
3. 아래쪽으로 두드리는 마사지 사용
4. 발통점이 부드러워질 때 멈춤
5. 근육의 끝부분까지 마사지
6. 3회 반복

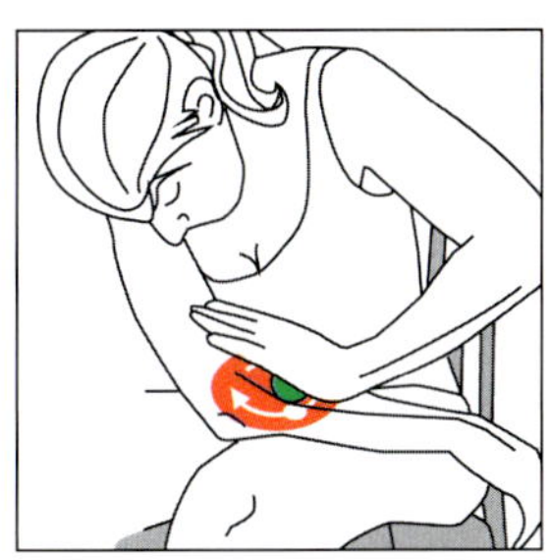

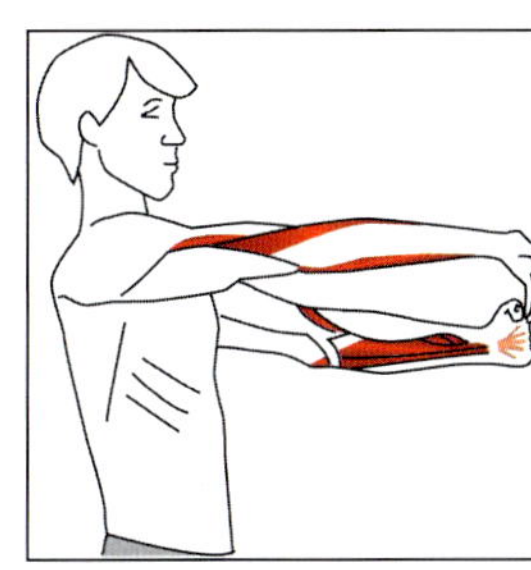

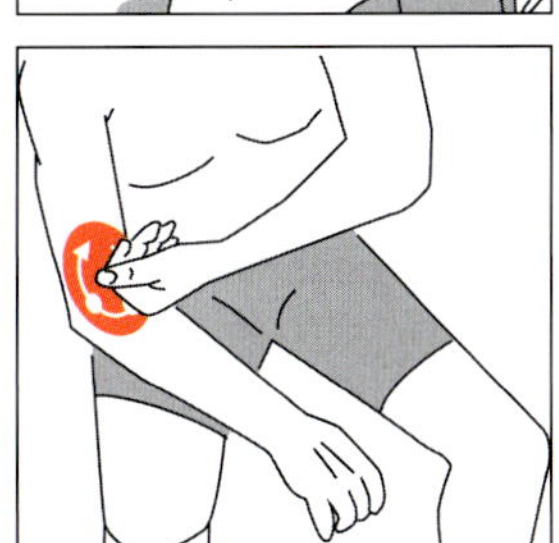

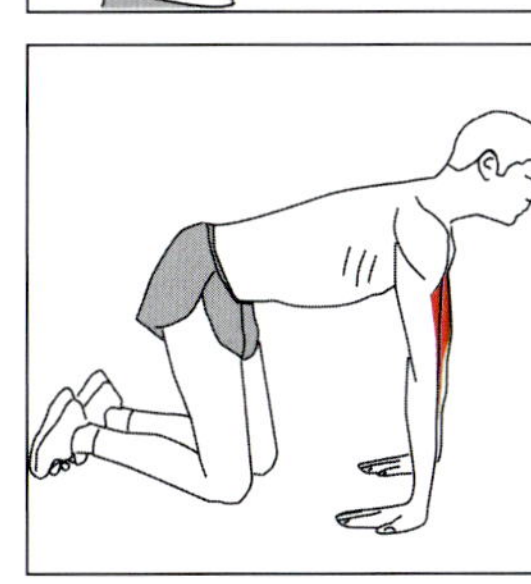

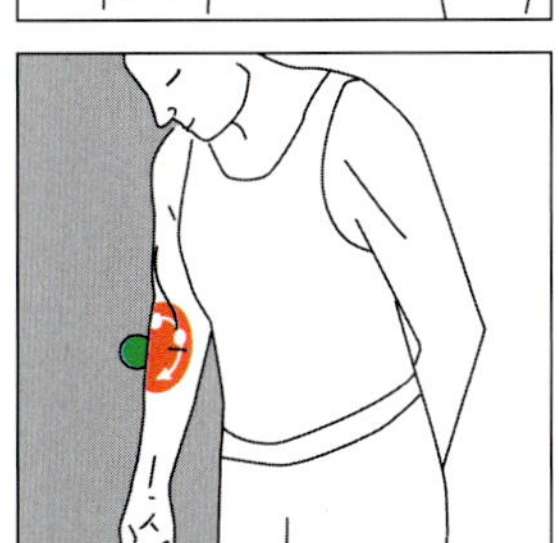

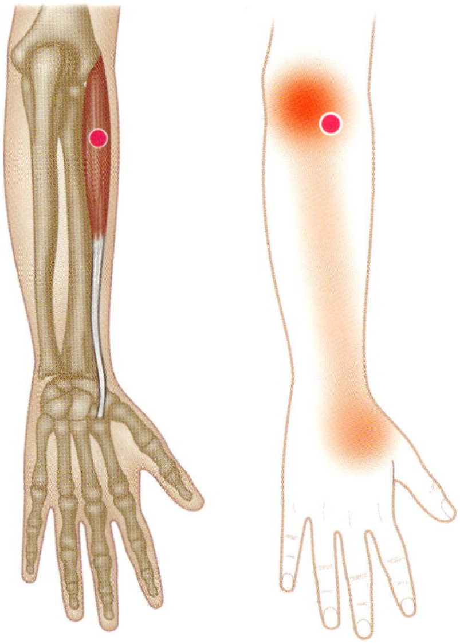

긴노쪽손목폄근(extensor carpi radialis longus)

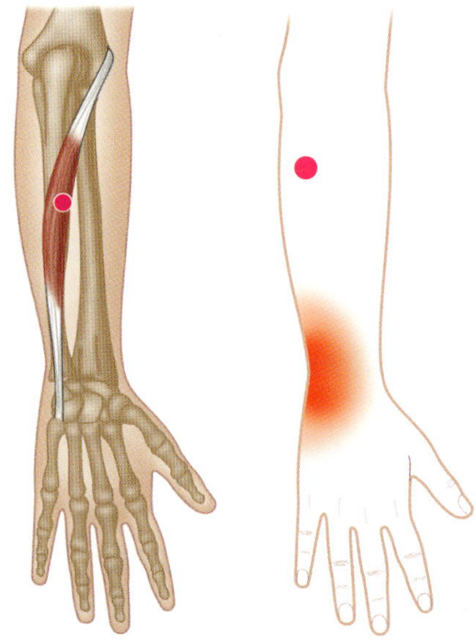

짧은노쪽손목폄근(extensor carpi radialis brevis)

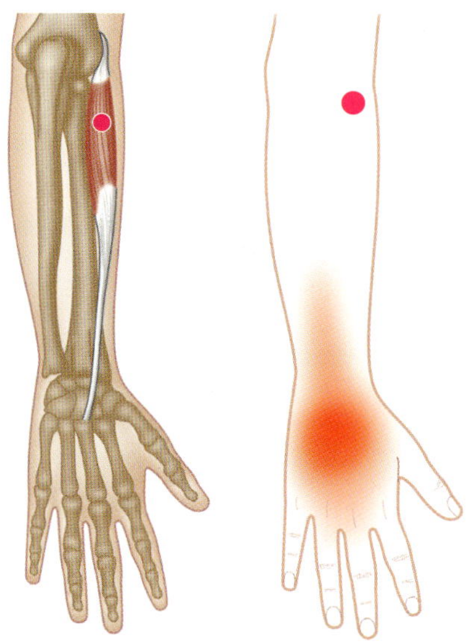

자쪽손목폄근(extensor carpi ulnaris)

라틴어, entendere, 신전하다(to extend); carpi, 손목의(of the wrist); radius, 지팡이, 바퀴의 살(staff, spoke of wheel); longus, 긴(long); brevis, 짧은(short); ulnaris, 팔의(of the elbow).

긴 · 짧은노쪽손목폄근(장 · 단요측수근신근, extensor carpi radialis longus and brevis), 자쪽손목폄근(척측수근신근, extensor carpi ulnaris)이 포함된다.

기시부(Origin)
위팔뼈의 가쪽관절융기로부터 공통 폄근 힘줄(즉, 위팔뼈의 하방 외측 말단).

종지부(Insertion)
손허리뼈의 뒤쪽면.

작용(Action)
수근관절 손목을 편다(더불어 긴 · 짧은노쪽손목폄근은 손목 벌림, 자쪽손목폄근은 손목 모음).

신경(Nerve)
긴 · 짧은노쪽손목폄근: 노신경, 제 5, 6, 7, 8 목신경근.
자쪽손목폄근: 노신경의 깊은 가지(뒤뼈사이신경), 제 5, 6, 7, 8 목신경근.

기본적인 기능적 동작
(Basic functional movement)
예: 가루반죽, 타이핑, 창문 닦기.

연관통 패턴(Referred pain patterns)
긴노쪽손목폄근(extensor carpi radialis longus): 가쪽관절융기 위의 2~3 cm 부위에서 강하게 나타나고, 엄지 위에서 손등으로 방사통의 확산.
짧은노쪽손목폄근(extensor carpi radialis brevis): 손등의 3~5 cm 부위에 강한 통증.
자쪽손목폄근(extensor carpi ulnaris): 손목의 대부분과 손의 자뼈면 등쪽에 강한 국소적인 특정한 연관통이 나타남.

개요

적응증(Indications)
아래팔, 팔꿉, 손목관절, 손의 통증. 손가락의 경직. 통증 / 쥐는힘의 약화. 테니스 엘보우. 뮤지션 / 운동선수 / 장시간 운전하는 사람에게 나타나는 그립과 뒤트는 동작 시 통증, 그립을 요구하는 활동에서 조절기능이 상실된 사람.

원인(Causes)
컴퓨터 마우스/키보드, 장시간의 반복적인 그립(예. 쓰기, 다림질, 도구사용, 던지기, 마사지), 손목골절 또는 낙상(자쪽손목폄근), 깁스(Casts), 스포츠(예. 라켓-테니스엘보우, 스키스틱), 직업적 특성, 음악 장비를 다룰 때(피아노, 바이올린, 드럼).

감별 진단(Differential diagnosis)
위관절융기염. C5–6 방사통. 드퀘베인 건활막염(De Quervain's tenosynovitis). 손목관절의 기능장애, 골관절염, 손목굴 증후군.

관련성(Connections)
손뒤침근(회외근, supinator). 위팔노근(상완요골근, brachioradialis). 손가락폄근(지신근, extensor digitorum). 위팔세갈래근(상완삼두근, triceps brachii). 위팔두갈래근(상완이두근, biceps brachii). 팔꿈치근(주근, anconeus).

전문가의 손 테크닉들

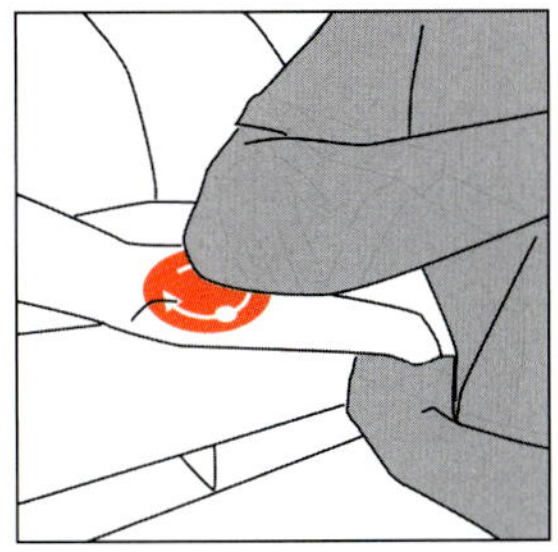

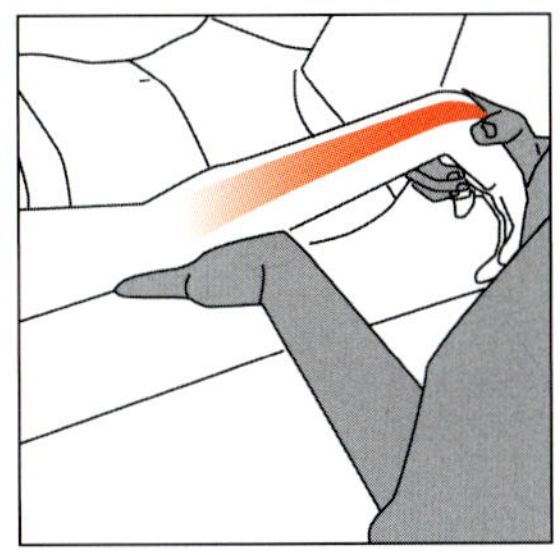

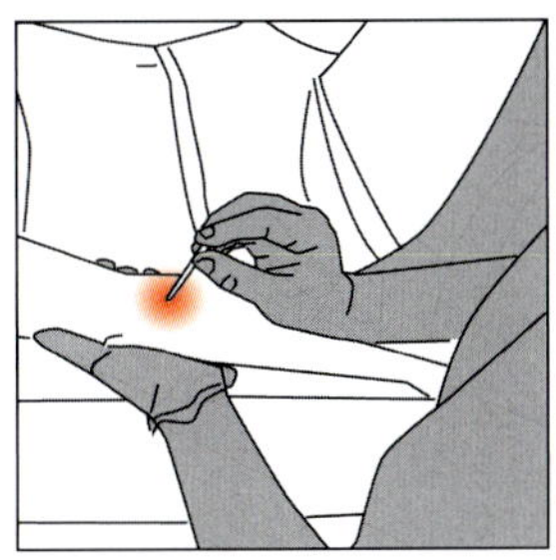

- ✓✓ 분사와 신장
- ✓✓ 건식 침
- ✓✓ 심부 마사지
- ✓✓ 압박
- ✓✓ 근육 에너지
- ✓✓ 자세 이완
- ✓✓ 습식 침

수축이완, 길항근 수축 테크닉

1. 주동근 수축
2. 이완
3. 길항근 수축
4. 신장
5. 구심성 주동근 수축과 원심성 길항근 수축
6. 통증이 있는 해당부위에 바로 등척성 수축을 간단히 사용한다.
7. 신장을 15~30초 동안 유지한다.
8. 3회 반복한다.

자가 치료

자가마사지는 회복에 도움이 될 것이다.

조언(Advice)
타이핑시 정기적인 휴식을 취하고, 마우스는 6개월 마다 바꾸어준다. 운동 시 과도하게 쥐는 것을 피한다. 운전/조경 작업시 쉬거나/정기적인 휴식을 취해준다. 직업적인 요소/인체 공학 측면을 측정한다. 집에서의 신장과 운동. 골프나 테니스 시 그립 방법의 변화. 손목 부목의 사용.

자가치료(self help) **테크닉**

1. 해부학복습
2. 발통점을 명확히 알 것
3. 아래쪽으로 두드리는 마사지 사용
4. 발통점이 부드러워질 때 멈춤
5. 근육의 끝부분까지 마사지
6. 3회 반복

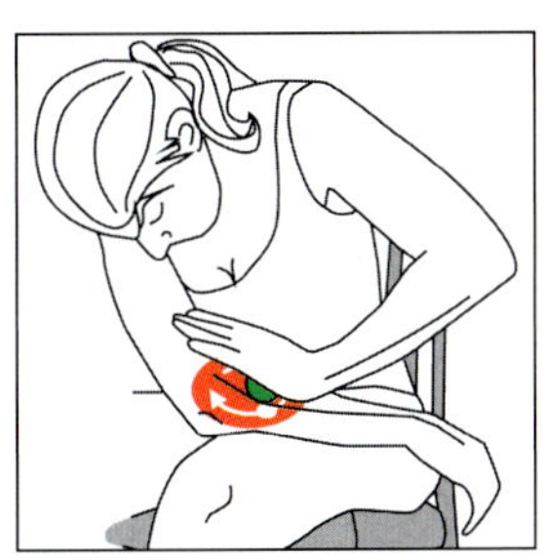

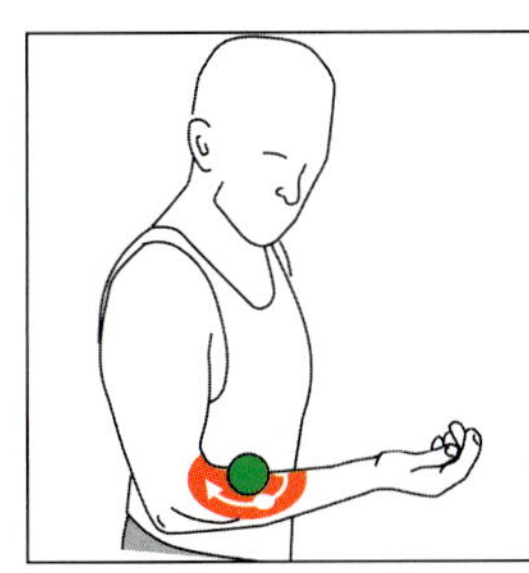

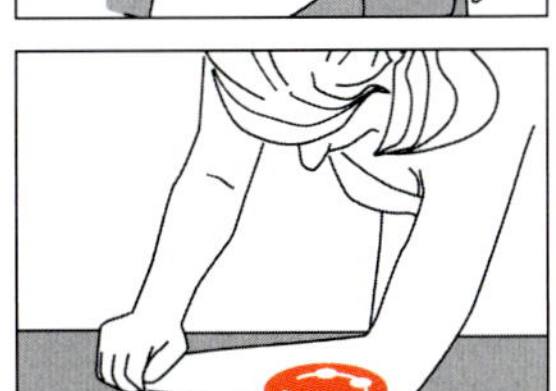

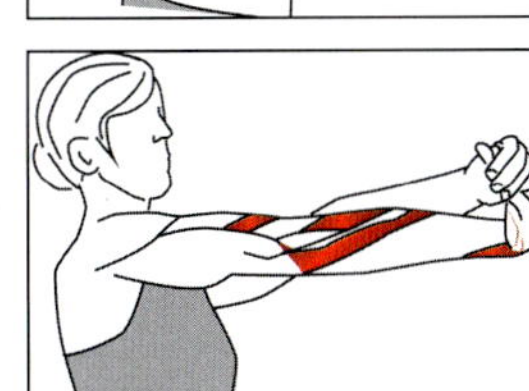

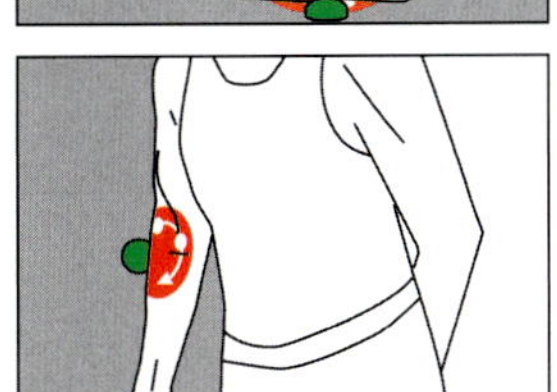

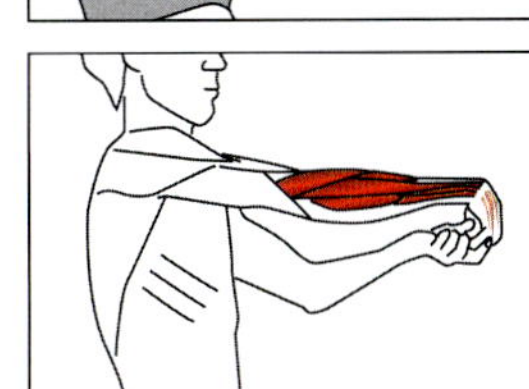

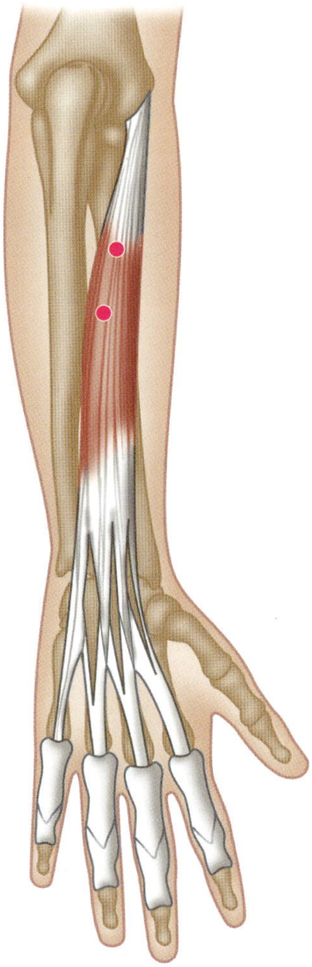

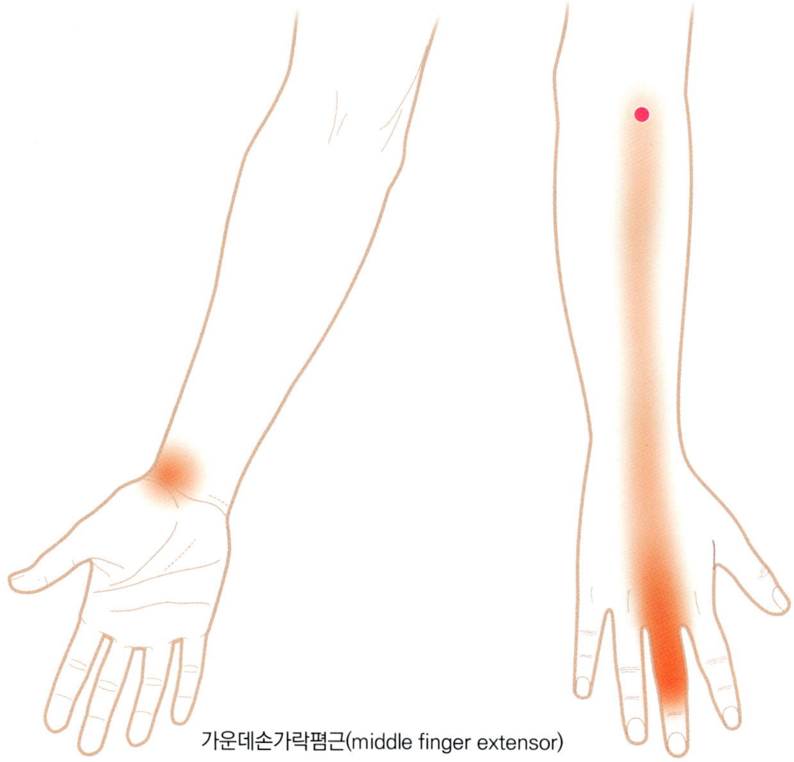

가운데손가락폄근(middle finger extensor)

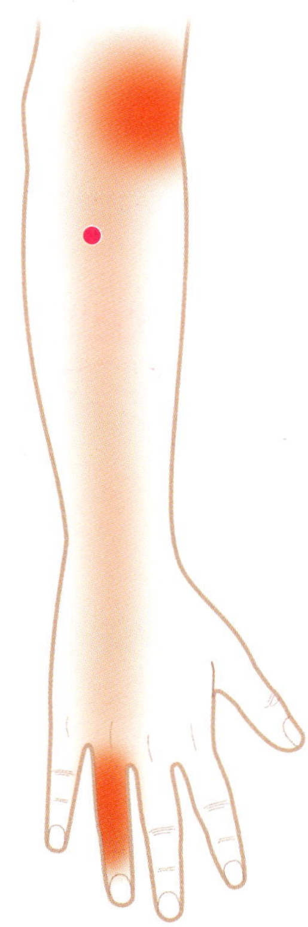

반지손가락폄근(ring finger extensor)

라틴어, extendere, 신전하다(to extend); digitus, 손가락(finger).

표층그룹의 부분. 손가락폄근(지신근)의 각각의 건은 각각의 손허리손가락관절 위를 지나 폄근 덮개 또는 폄근 확장이라 불리는 삼각막의 얇은 판의 형태로, 손의 벌레모양근(충양근)과 뼈사이근(골간근) 사이에 종지한다. 새끼손가락폄근(소지신근)과 두 번째손가락폄근은 각각 폄근 확장(extensor expansion)에 종지한다.

기시부(Origin)
위팔뼈의 가쪽위관절융기로부터 공통 폄근 힘줄(즉, 위팔뼈의 하방 외측 말단부).

종지부(Insertion)
제 2~5지의 모든 손가락뼈의 후면(뒤쪽면).

작용(Action)
손가락 폄(손허리손가락관절과 손가락뼈사이관절들). 가운데손가락으로부터 손가락이 멀어지는 외전(벌어짐)을 보조.

신경(Nerve)
노신경의 깊은가지(뒤뼈사이신경), 제 6, 7, 8 목신경근.

기본적인 기능적 동작
(Basic functional movement)
예: 손에서 잡고 있던 물건을 놓을 때.

연관통 패턴(Referred pain patterns)
손가락(몸쪽손허리뼈)의 사용 시 아래팔에 통증이 보다 강하게 확산된다. 가쪽위관절융기의 통증.

개요

적응증(Indications)
손가락/손/손목/팔꿉 통증. 손가락들의 경직/통증/근력 약화(그립의 약화). 테니스 엘보우. 전문적 뮤지션들에게 자주 보여짐(특히, 기타리스트). 강한 그립 시 통증.

원인(Causes)
컴퓨터 마우스/키보드, 장시간의 반복적인 그립(예. 쓰기, 다림질, 도구사용, 던지기, 마사지), 손목골절 또는 낙상(자쪽손목폄근), 깁스(Casts), 스포츠(예. 라켓-테니스엘보우, 스키스틱), 직업적 특성, 음악 장비를 다룰 때(피아노, 바이올린, 드럼), 머리나 베개 밑에 손을 넣고 잘 때

감별 진단(Differential diagnosis)
방사통(경추), 외측상과염(테니스 엘보우), 손가락의 골관절염, 드퀘베인 건활막염(De Quervain's tenosynovitis), 기계적인 손목관절 통증(중수골).

관련성(Connections)
위팔노근(상완요골근, brachioradialis), 손뒤침근(회외근, supinator), 긴노쪽손목폄근(장요측수근신근, extensor carpi radialis longus), 두번째손가락폄근(지신근, extensor indicis).

전문가의 손 테크닉들

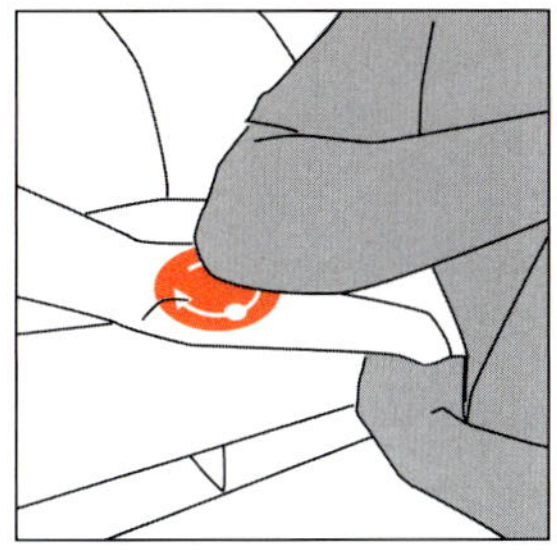

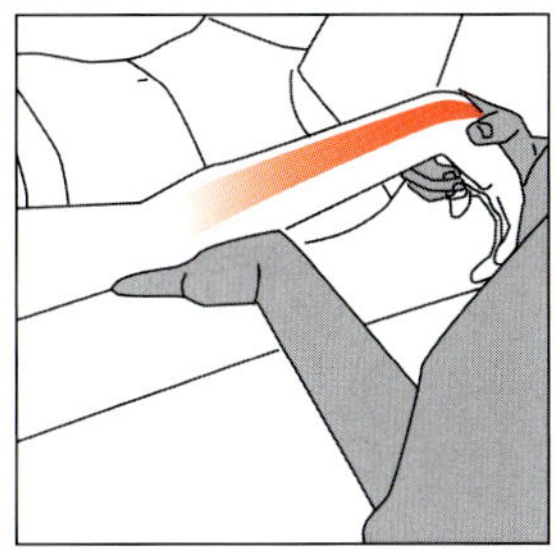

- ✓✓ 분사와 신장
- ✓✓ 건식 침
- ✓✓ 심부 마사지
- ✓✓ 압박
- ✓✓ 근육 에너지
- ✓✓ 자세 이완
- ✓✓ 습식 침

수축이완, 길항근 수축 테크닉

1. 주동근 수축
2. 이완
3. 길항근 수축
4. 신장
5. 구심성 주동근 수축과 원심성 길항근 수축
6. 통증이 있는 해당부위에 바로 등척성 수축을 간단히 사용한다.
7. 신장을 15~30초 동안 유지한다.
8. 3회 반복한다.

자가 치료

조언(Advice)
타이핑 시 정기적인 휴식을 취하고, 마우스는 6개월 마다 바꾸어준다. 가정 운동프로그램. 자가-신장운동. 장시간의 그립을 피한다. 컴퓨터 키보드/마우스 사용 시 자세를 바르게 가진다. 머리나 베개 아래에 손을 넣고 자는 습관적인 자세를 피한다.

자가치료(self help) **테크닉**

1. 해부학복습
2. 발통점을 명확히 알 것
3. 아래쪽으로 두드리는 마사지 사용
4. 발통점이 부드러워질 때 멈춤
5. 근육의 끝부분까지 마사지
6. 3회 반복

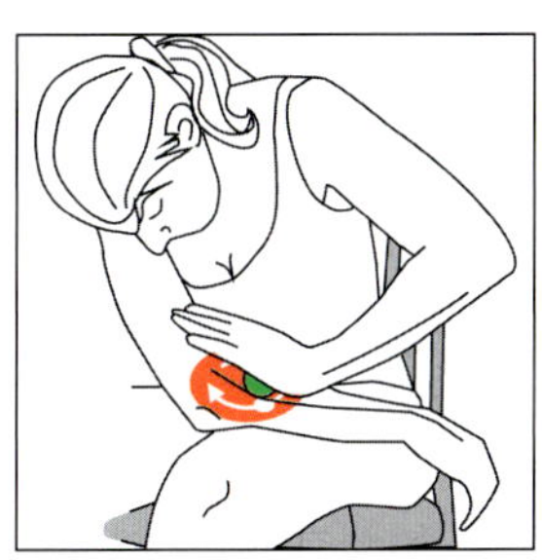

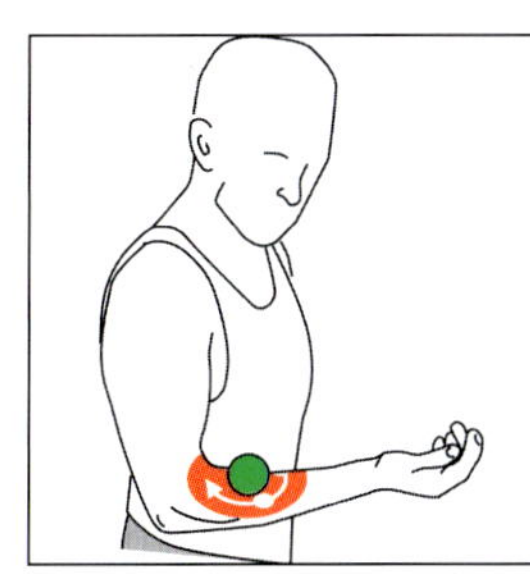

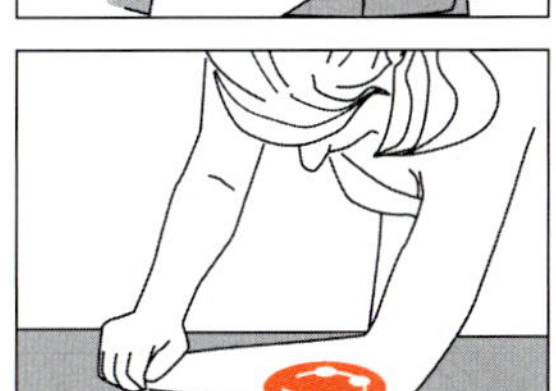

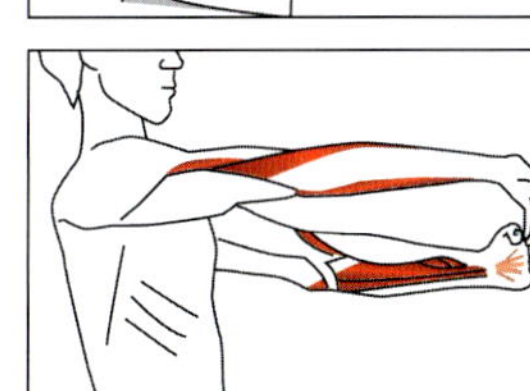

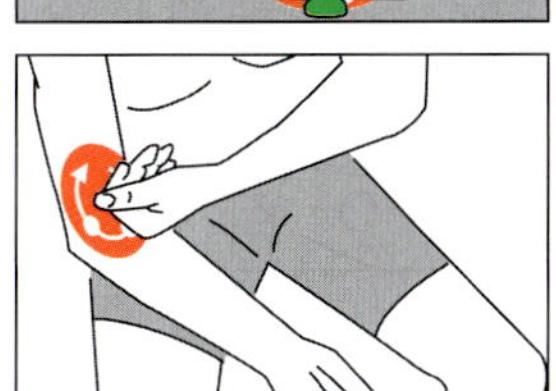

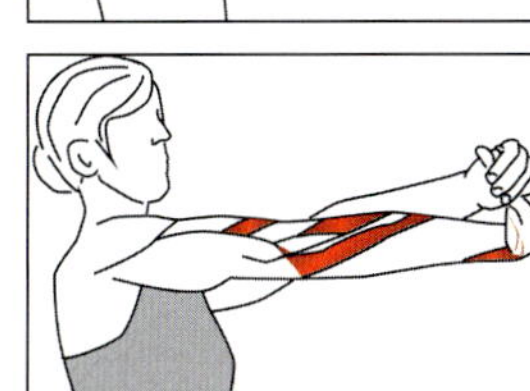

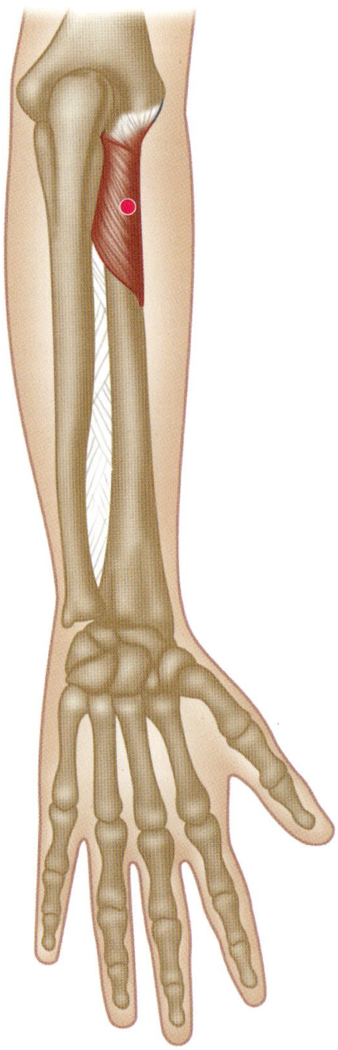

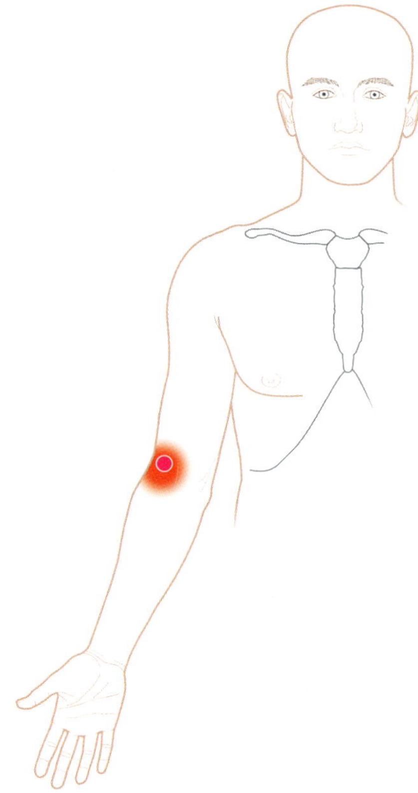

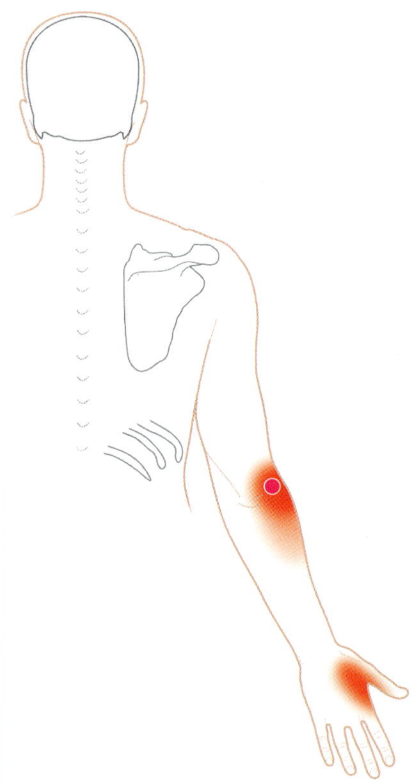

라틴어, supinus, 뒤쪽으로 구부리다(lying on the back).

심부 그룹의 부분. 손뒤침근(회외근, supinator)은 천층 근육에 의해 완전히 숨겨져 있다.

기시부(Origin)
위팔뼈의 가쪽관절융기, 팔꿉관절의 가쪽곁(외측)인대. 위쪽 노 · 자관절의 머리띠인대. 자뼈의 뒤침근능선.

종지부(Insertion)
노뼈의 상부 1/3 아래가쪽면.

작용(Action)
아래팔의 뒤침(손뒤침근[회외근]이 주된 주동근이 되고, 위팔두갈래근[상완이두근]이 보조근의 역할).

신경(Nerve)
노신경의 깊은 가지, 제 5, 6, (7) 목신경근.

기본적인 기능적 동작
(Basic functional movement)
예: 문 손잡이나 드라이버(screw driver) 돌리기.

연관통 패턴(Referred pain patterns)
가쪽관절융기와 엄지(배측) 지간부위의 3~5 cm 부위의 국소적인 강한 통증.

개요

적응증(Indication)
테니스 엘보우, 엄지관절의 통증, 팔꿉관절의 통증(운반과 휴식할 때), 문 손잡이 돌릴 때의 통증, 회외뒤침 운동 시의 국소적인 통증, 장기간의 지팡이 사용, 악수할 때의 통증.

원인(Causes)
팔을 펴고 하는 반복적인 동작들(예. 테니스, 강아지 산책시키기, 무거운 짐 옮기기), 반복적인 동작(예. 비틀기, 마사지, 운전, 다림질), 손상/염좌, 라켓 스포츠.

감별 진단(Differential diagnosis)
드퀘베인 힘줄윤활막염, 가쪽관절융기염(건–골, 근–건, 근육 내), 노벼머리 기능장애.

관련성(Connections)
위팔두갈래근(상완이두근, biceps brachii), 위팔세갈래근종지부(상완삼두근, triceps brachii), 팔꿈치근(주근, anconeus), 위팔근(상완근, brachialis), 긴손바닥근(장장근, palmaris longus), 위팔노근(상완요골근, brachioradialis), 긴노쪽손목폄근(장요측수근신근, extensor carpi radialis longus).

전문가의 손 테크닉들

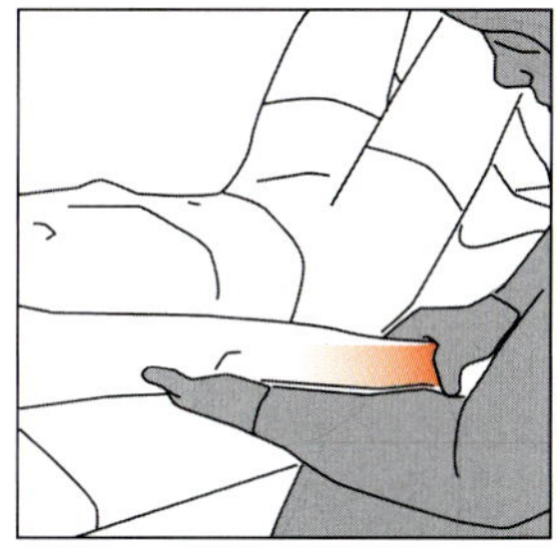

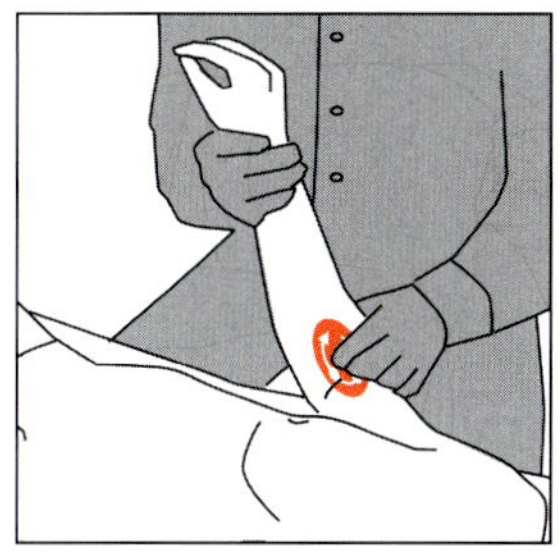

- ✓ ✓ 분사와 신장
- ✓ 건식 침
- ✓ 심부 마사지
- ✓ ✓ 압박
- ✓ ✓ 근육 에너지
- ✓ ✓ 자세 이완
- ✓ 습식 침

후등척성(PIR) 테크닉

1. 발통점을 확인한다.
2. 환자의 병변이 있는 근육이 최대로 신장되는 편안한 자세로 둔다.
3. 근력의 10-25%를 사용하여 병변이 있는 근육의 통증이 없는 최대한 근수축을 하도록 하며, 이때 등척성 수축의 형태로 3-10초 정도 적용한다. 몸은 잘 고정하여 근육이 짧아지는 것을 막는다.
4. 환자에게 이완하도록 하거나 또는 "놔주세요" 라고 이야기 한다.
5. 이 이완단계에서, 부드럽게 늘어난 근육 부분만큼만 저항(수동적으로)을 가해서 늘려준다. 이때 근육의 길이는 변화가 없다.
6. 몇 회 반복한다(일반적으로 3회)

자가 치료

손뒤침근(회외근)은 심부 근육이며, 위팔노근(상완요골근)과 감별하기가 어렵다. 따라서, 신장운동이 가장 좋은 자가 치료 방법이다.

조언(Advice)
타이핑 시 정기적인 휴식을 취하고, 강아지 산책 시 손을 교대로 바꾸어준다. 탄력밴드는 도움이 될 수 있다. 테니스 자세를 교정(손목의 등쪽굽힘 유지). 그립 사이즈 교정. 장기간의 그립/물건 옮기기는 피한다. 지팡이보행 시 정기적으로 사용측면을 바꾸어준다. 압박붕대/띠를 사용. 배낭사용.

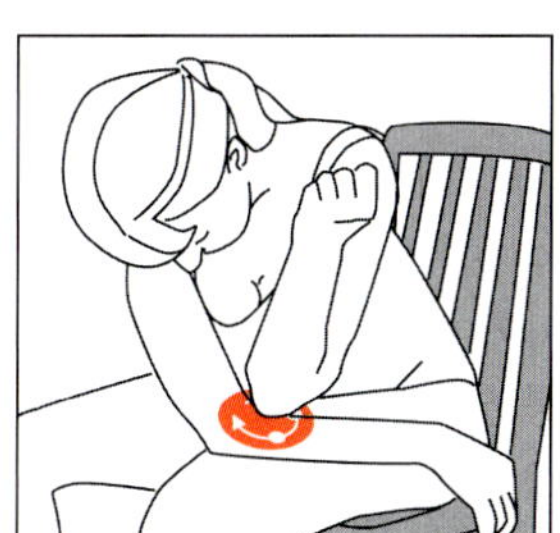

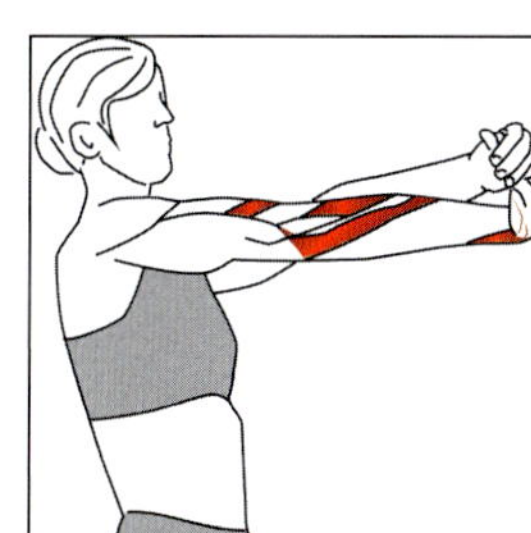

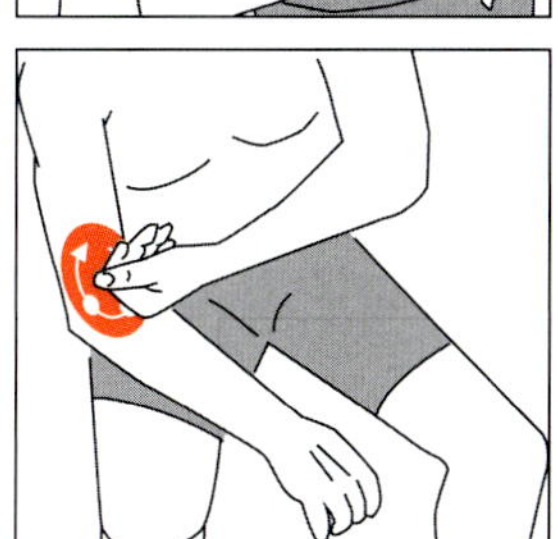

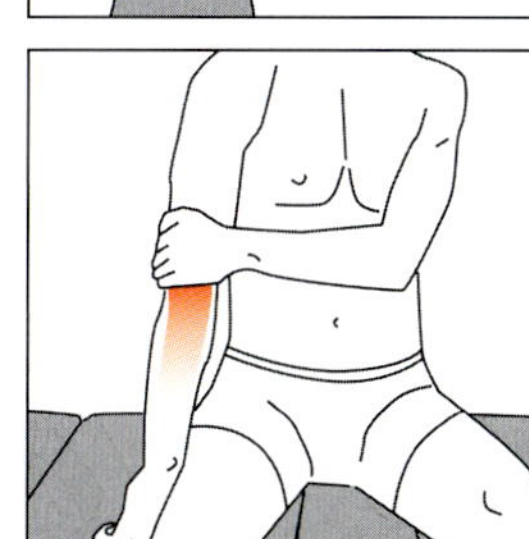

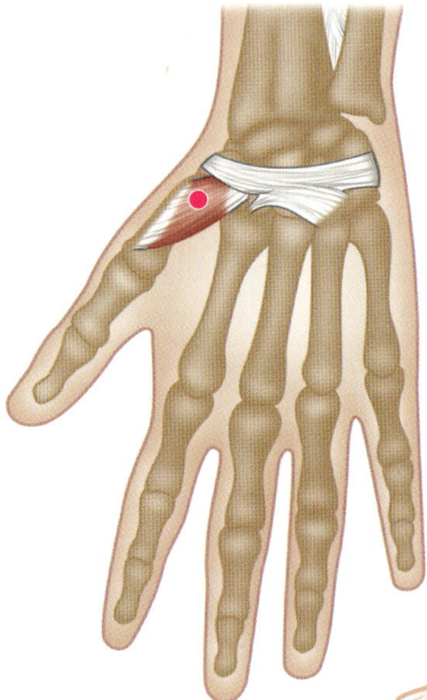

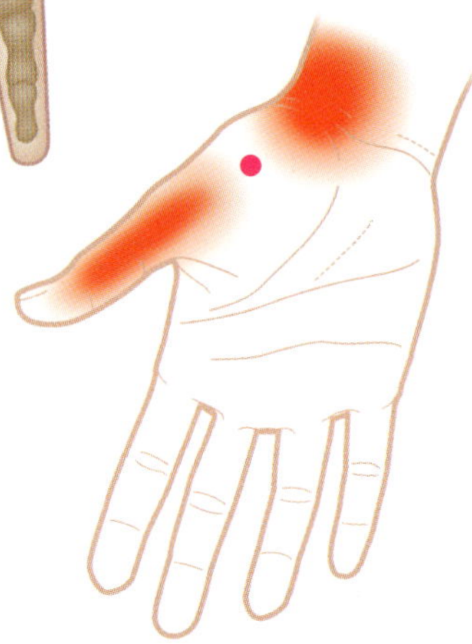

엄지맞섬근(opponens pollicis)

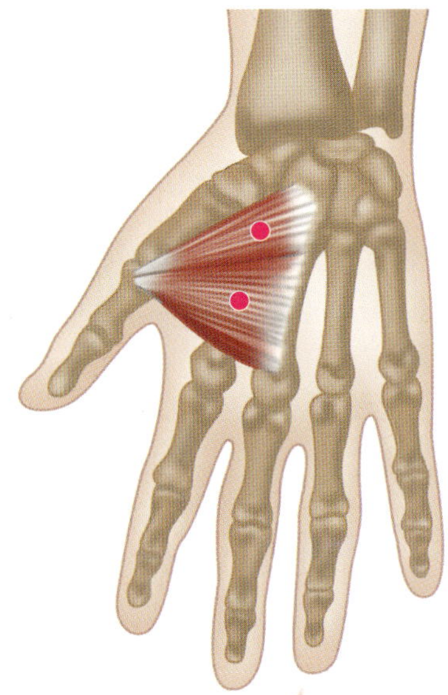

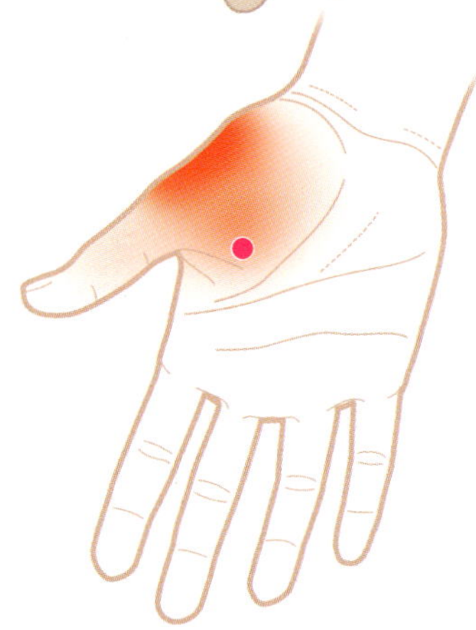

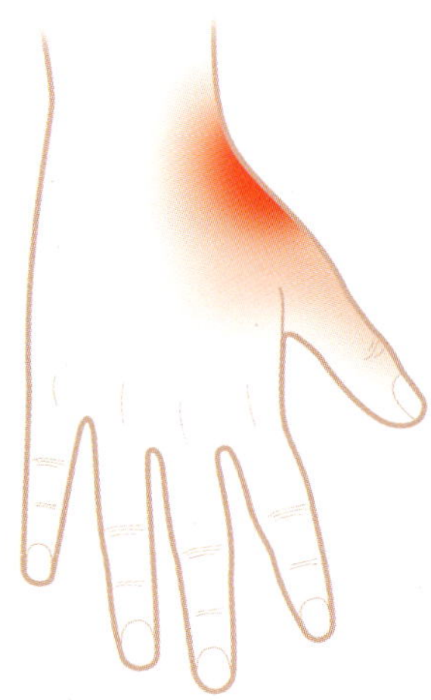

엄지모음근(adductor hallucis)

라틴어, opponens, 맞대다(opposing); pollicis, 무지의(of the thumb); adducere, 향하다(to lead, toward).

엄지맞섬근(무지대립근)은 엄지두덩 융기 부위(엄지손가락의 손바닥 부위 살집), 흔히 짧은엄지굽힘근(단무지굴근) 그리고 짧은엄지벌림근(단무지외전근)의 심부와 부분적으로 융합한다.

기시부(Origin)
엄지맞섬근(무지대립근, opponens pollicis): 굽힘근지지띠, 큰마름뼈의 결절(손목의 외측 전면).
엄지모음근(무지내전근, adductor hallucis): 두 번째와 세 번째 손허리뼈과 알머리뼈, 작은마름뼈의 전면.
횡섬유: 세 번째 손허리뼈의 손바닥면.

종지부(Insertion)
엄지맞섬근(opponens pollicis): 제 1 손허리뼈의 노뼈(외측)면.
엄지모음근(adductor hallucis): 엄지 첫마디뼈의 자뼈(내측) 기저면.

작용(Action)
엄지맞섬근: 엄지 맞섬(즉, 굽힘과 모음되면서 약간 안쪽돌림될 때 벌림), 손가락의 패드와 엄지의 패드가 서로 만난다는 의미.
엄지모음근: 엄지의 모음.
길항근(antagonists): 긴엄지벌림근(장무지외전근, abductor pollicis longus), 짧은엄지벌림근(단무지외전근, abductor pollicis brevis)

신경(Nerve)
엄지맞섬근: 정중신경(제 6, 7, 8 목신경근, 제 1 가슴신경근).
엄지모음근: 자신경의 깊은 가지(제 8 목신경근, 제 1 가슴신경근).

기본적인인 기능적 동작
(Basic functional movement)
예: 엄지와 손가락 사이에 작은 물건을 집어 올릴 때(엄지맞섬근), 병뚜껑을 잡고 돌릴 때(엄지모음근).

연관통 패턴(Referred pain patterns)
엄지맞섬근: 먼 노뼈머리와 엄지 장측면 내의 장측수근 통증.
엄지모음근: 엄지두덩와 엄지의 갈퀴부위 방사통과 손허리손가락관절의 주위를 둘러싼 엄지 등쪽과 바닥쪽의 통증.

개요

적응증(Indication)
제초기 작업하는 사람의 엄지(Weeder's thumb), 집는 동작을 유지하기 어려움, 협동운동을 유지하기 어려움, 비디오 게이머의 엄지, 바느질이나 글씨를 쓸 때, 또는 항아리를 열 때 통증, 버튼을 누를 때, 바느질할 때, 글씨를 쓸 때, 페인트칠 같은 섬세한 운동 조절 상실.

원인(Causes)
손목/엄지 골절 후, 손목 고정, 엄지를 사용하여 잡기, 쇼핑카트 이동시, 문자 메시지 보내기, 태블릿 잡고 있을 때, 마사지, 세밀한 손작업 시(예. 글쓰기, 바느질, 짜기, 미술작업, 페인팅, 에어브러싱), 음악장비 다룰 때.

감별 진단(Differential diagnosis)
드퀘베인 건활막염(De Quervain's tenosynovitis), 엄지의 골관절염(안장 관절), 류마토이드성 관절염, 손목굴근 증후군.
방아쇠 무지(Trigger thumb), 먼 노-자뼈 관절의 추간판 병증, 손목뼈의 기능장애, 기계적인 기능상실, 골절, 아탈구.

관련성(Connections)
짧은엄지벌림근(단무지외전근, abductor pollicis brevis), 짧은엄지굽힘근(단모지굴근, flexor pollicis brevis), 긴엄지굽힘근(장무지굴근, flexor pollicis longus).

전문가의 손 테크닉들

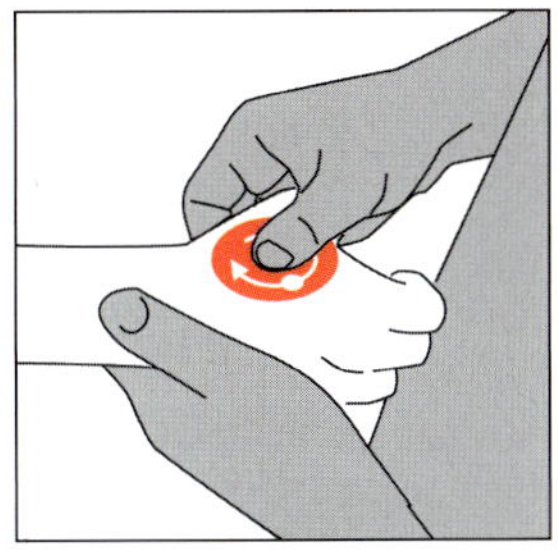

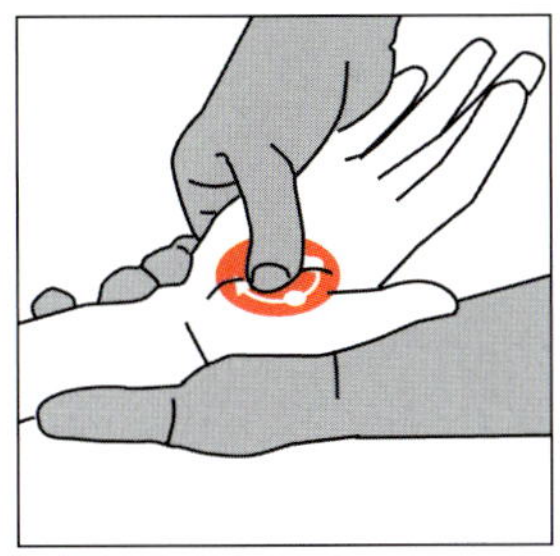

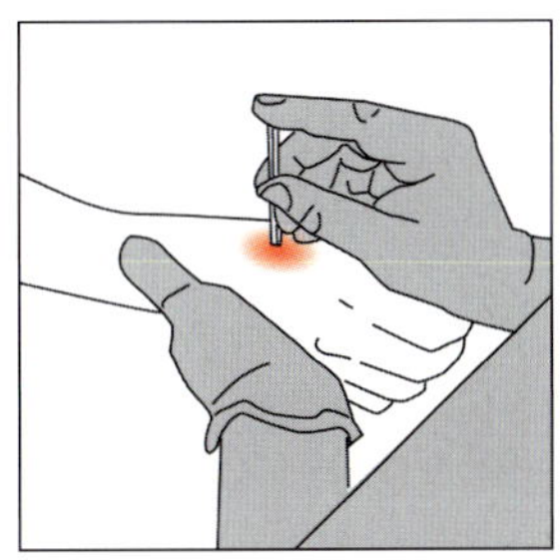

✓	✓	분사와 신장
✓	✓	건식 침
✓		심부 마사지
✓	✓	압박
✓	✓	근육 에너지
✓	✓	자세 이완
✓		습식 침

(억제)압박 테크닉

1. 발통점(trigger point)을 확인한다.
2. 발통점 부위의 근육들이 완전히 신장될 수 있도록 환자를 편안하게 위치시킨다.
3. 발통점이 있는 근육을 최대한 신장시킨 상태에서, 발통점을 부드럽게 압박하며, 점진적으로 압박력을 증가시켜라. 이 경우에, 환자는 통증이 아니라 약간의 불편함 정도로 느껴야 한다.
4. 발통점이 다소 부드럽게 느껴질 때까지 압박력을 지속적으로 유지하라. 이러한 상태는 몇 초에서 몇 분가량 소요될 수도 있다.
5. 이완이 더 잘 될 수 있도록 압박력을 증가시키는 것을 반복한다.
6. 압박을 반복하는 동안 압박 방향을 바꾸어서 시행하면, 더 좋은 결과를 얻을 수도 있다.

자가 치료

자가마사지/압박 방법은 실제 도움이 될 수 있다. trigger point를 다른 쪽 엄지로 충분히 압박해야 한다; 부드러워질 때까지 압박을 유지해야 한다. 압박을 위한 다양한 장비가 사용될 수 있다.

조언(Advice)
가정 자가신장운동. 정기적인 휴식. 인체 공학적인 필기도구. 기타. 온열기구 사용.

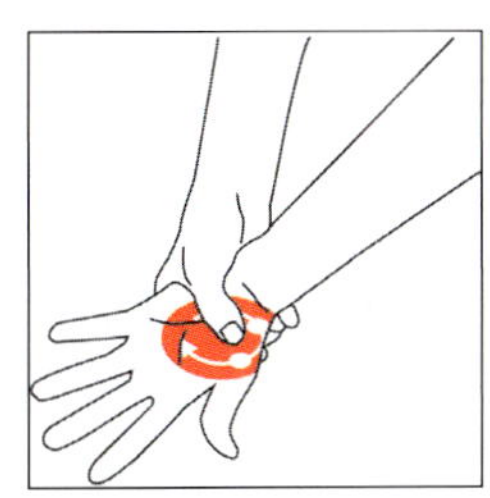

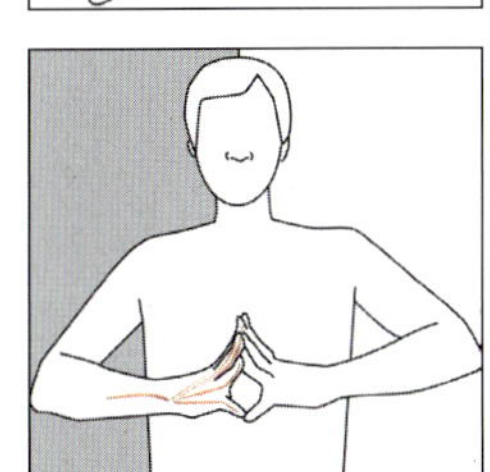

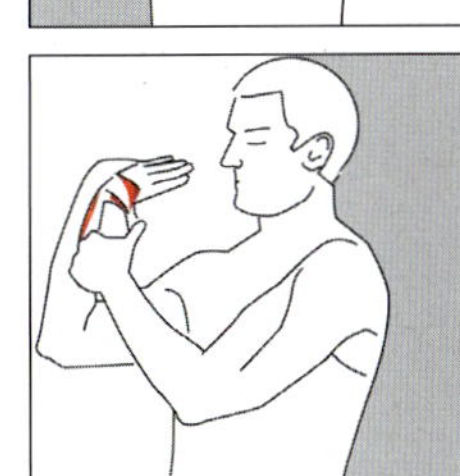

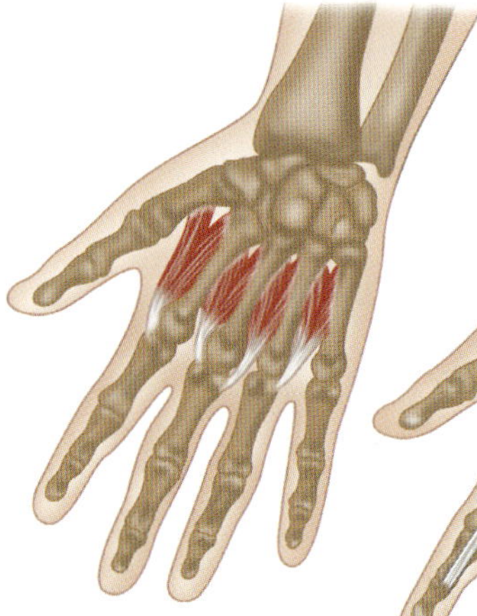

등쪽뼈사이근(dorsal interosseous)

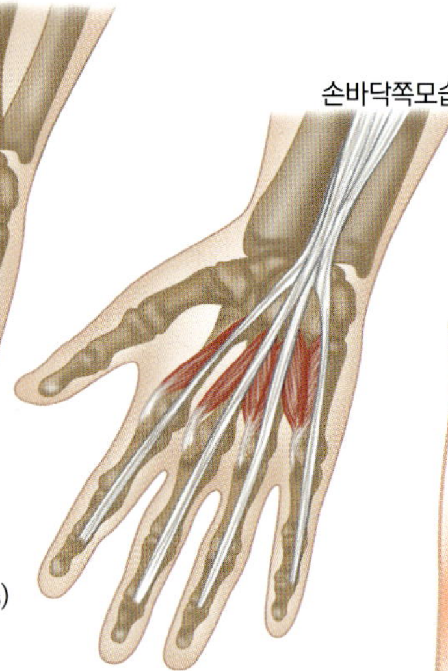

벌레모양근(lumbricales)

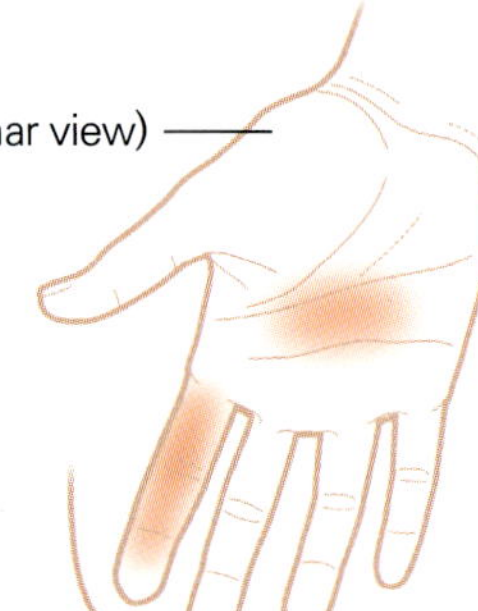

손바닥쪽모습(palmar view)

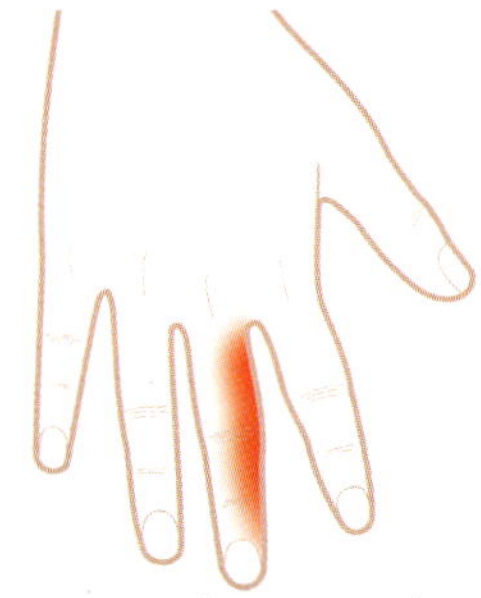

등쪽모습(dorsal view)
두 번째 등쪽뼈사이근(second dorsal interosseous)

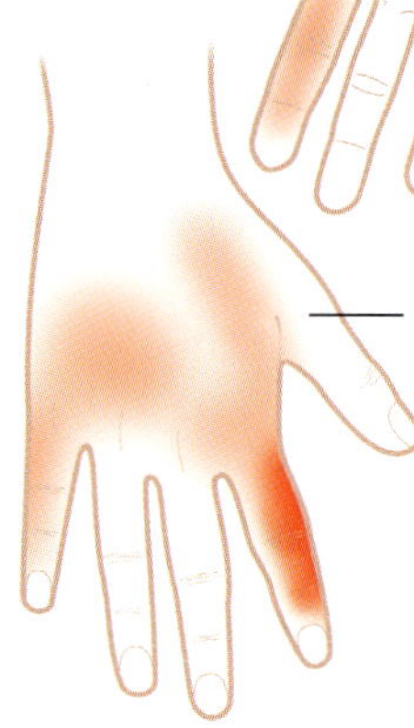

등쪽모습(dorsal view)

첫 번째 등쪽뼈사이근(first dorsal interosseous)

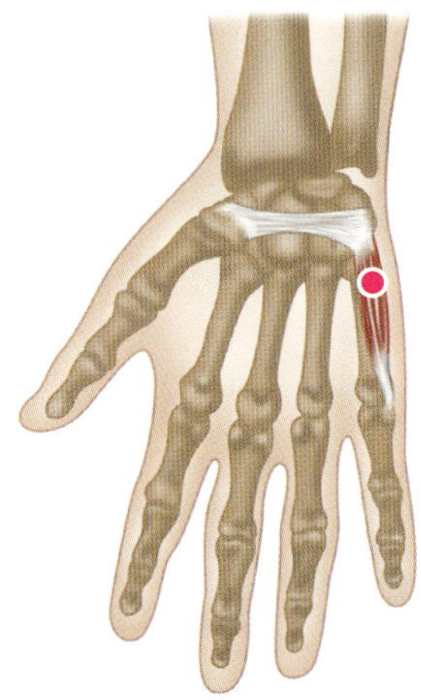

새끼손가락벌림근(abductor digiti minimi)

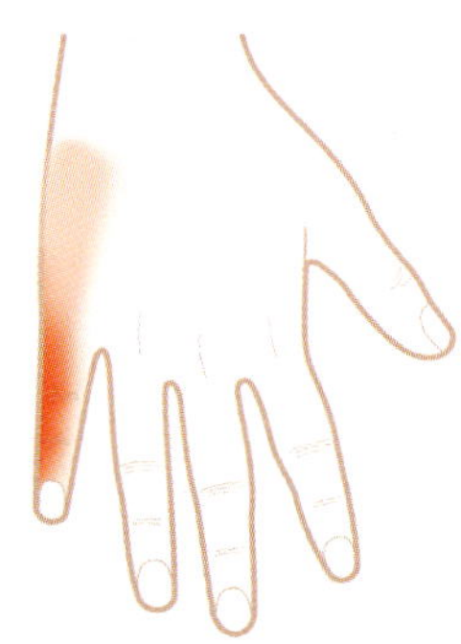

등쪽모습(dorsal view)
새끼손가락벌림근(abductor digiti minimi)

라틴어 dorsum, 등쪽(back); interosseus, 뼈사이(between bones); lumbricus, 벌레(earthwarm); abducere, 멀어지는(to lead, away from); digitus, 손가락(finger); minimi, 제일 작은(smallest).

비교: 등쪽뼈사이근(배측골간근), 벌레모양근(충양근), 새끼손가락벌림근(소지외전근). 네개의 등쪽뼈사이근(배측골간근)은 손바닥쪽뼈사이근(장측골간근)의 규모의 약 두 배이다. 벌레모양근(충양근)은 각각의 손가락에서 한 개씩, 작은 원기둥 모양의 근육으로 구성된다. 새끼손가락벌림근(소지외전근)은 대부분 새끼두덩의 표층근육이다.

기시부(Origin)

등쪽뼈사이근(배측골간근, dorsal interosseous): 손허리뼈의 인접면으로부터 각각 두 개의 헤드.
벌레모양근(충양근, lumbricales): 손바닥의 깊은 굽힘근의 건.
새끼손가락벌림근(소지외전근, abductor digiti minimi): 콩알뼈, 자쪽손목굽힘근의 건.

종지부(Insertion)

등쪽뼈사이근(dorsal interosseous): 첫마디뼈의 기저면과 폄근 확장지대 안.
벌레모양근(lumbricales): 각각의 손가락뼈 등쪽면의, 손가락 폄근 건의 외측(노뼈)면과 일치.
새끼손가락벌림근(abductor digiti minimi): 새끼손가락의 첫마디뼈의 자뼈(내측)기저면 .

작용(Action)

등쪽뼈사이근: 가운데손가락으로부터 손가락들이 벌림. 손허리손가락관절의 손가락들의 굽힘 보조.
벌레모양근: 손가락뼈사이관절의 폄과 동시에 손허리손가락관절의 손가락들의 굽힘.
새끼손가락벌림근: 새끼손가락의 벌림.

신경(Nerve)

등쪽뼈사이근: 자신경, 제 8 목신경근, 제 1 가슴신경근.
벌레모양근: 외측; 정중신경, 제 (6), 7, 8 목신경근, 제 1 가슴신경근; 내측; 자뼈신경, 제 (7), 8 목신경근, 제 1 가슴신경근.
새끼손가락벌림근: 제 (7), 8 목신경근, 제 1 가슴신경근.

기본적인 기능적 동작

(Basic functional movement)
예: 손가락을 폄, 손으로 컵모양 만들기, 큰 공을 잡기.

연관통 패턴(Referred pain patterns)

첫 번째 등쪽뼈사이근: 손의 손바닥쪽과 등쪽의 모호한 통증과 함께 집게 손가락(외측 반) 등쪽에 강한 손가락 통증이 있다.
다른 등쪽뼈사이근: 손가락과 관련된 톡특한 연관통이 있다.
벌레모양근: 뼈사이근과 유사한 형태의 통증.
새끼손가락벌림근: 새끼 손가락 등쪽의 통증.

개요

적응증(Indication)
손가락 통증과 경직. 헤버덴 결절(Heberdan's node)와 관련되어져 집기 / 쥘 때의 통증. 예를 들면 전문적인 음악가(특히, 피아니스트). 운동선수 손가락에 통증이 있듯이 예술가나 조각가에서 또한 보여 진다.

원인(Causes)
반복적인 그립 시, 직업적인 특성, 컴퓨터 마우스, 손목엄지 골절이나 고정 후, 잡기, 쇼핑 시, 타이핑 시, 마사지, 세밀한 손작업 시(예. 글쓰기, 바느질, 짜기, 미술작업, 페인팅, 에어브러싱), 음악 장비 다룰 때(예. 피아노, 바이올린, 기타), 스포츠(예. 골프, 양궁, 펜싱).

감별 진단(Differential diagnosis)
목 방사통, 자뼈신경염, 흉곽출구 증후군, 원위신경 포착증, 관절 기능 장애.

관련성(Connections)
엄지고유근육(무지내재근, intrinsic thumb muscle), 목갈비근(사각근, scalenes), 넓은등근(광배근, latissimus dorsi), 긴손가락굽힘근(장지굴근, long finger flexor)과 긴손가락폄근(장지신근, long finger extensor), 큰가슴근(대흉근, pectoralis major), 위팔세갈래근(상완삼두근)의 가쪽과 안쪽 머리(lateral and medial head of triceps brachii).

전문가의 손 테크닉들

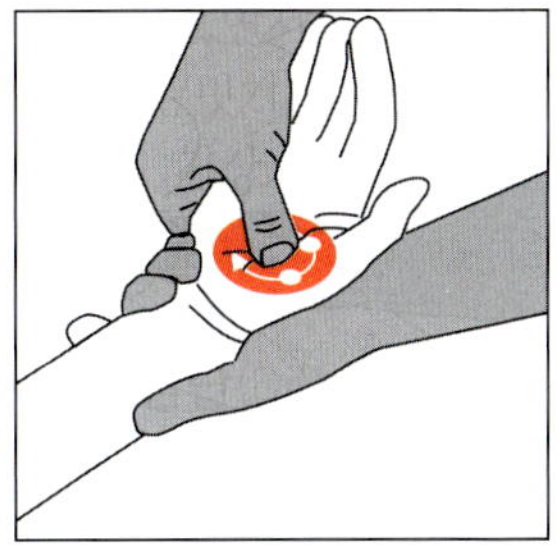

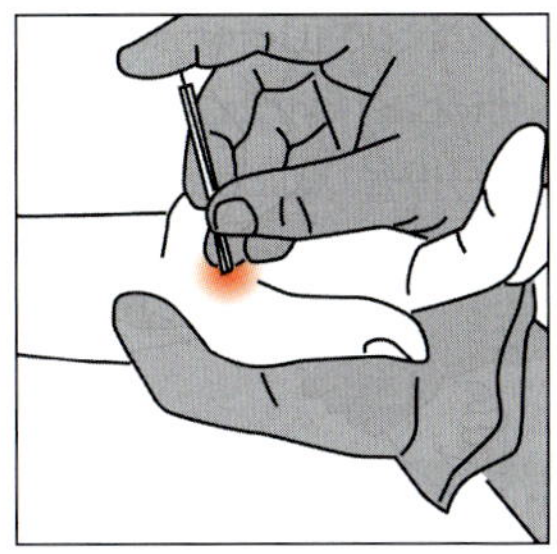

✓		분사와 신장
✓		건식 침
✓	✓	심부 마사지
✓	✓	압박
✓	✓	근육 에너지
✓	✓	자세 이완
✓		습식 침

(억제)압박 테크닉

1. 발통점(trigger point)을 확인한다.
2. 발통점 부위의 근육들이 완전히 신장될 수 있도록 환자를 편안하게 위치시킨다.
3. 발통점이 있는 근육을 최대한 신장시킨 상태에서, 발통점을 부드럽게 압박하며, 점진적으로 압박력을 증가시켜라. 이 경우에, 환자는 통증이 아니라 약간의 불편함 정도로 느껴야 한다.
4. 발통점이 다소 부드럽게 느껴질 때까지 압박력을 지속적으로 유지하라. 이러한 상태는 몇 초에서 몇 분가량 소요될 수도 있다.
5. 이완이 더 잘 될 수 있도록 압박력을 증가시키는 것을 반복한다.
6. 압박을 반복하는 동안 압박 방향을 바꾸어서 시행하면, 더 좋은 결과를 얻을 수도 있다.

자가 치료

자가마사지/압박 방법은 실제 도움이 될 수 있다. trigger point를 다른 쪽 엄지로 충분히 압박해야 한다; 부드러워질 때까지 압박을 유지해야 한다. 압박을 위한 다양한 장비와 러버가 있는 필기도구가 사용될 수 있다.

조언(Advice)
반복적인 활동으로부터 충분한 휴식과 신장운동. 스트레칭과 운동. 일하는 자세 / 인체 공학적 검사. 스포츠 활동 시 측정(예. 골프 시 그립법). 인체 공학적 펜/식탁도구 사용.

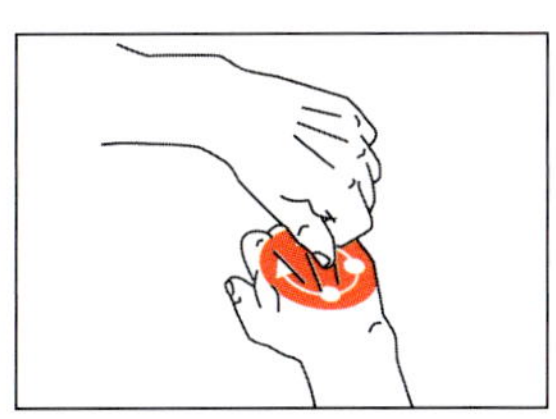

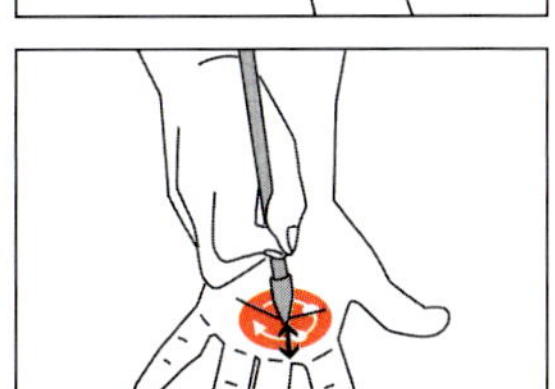

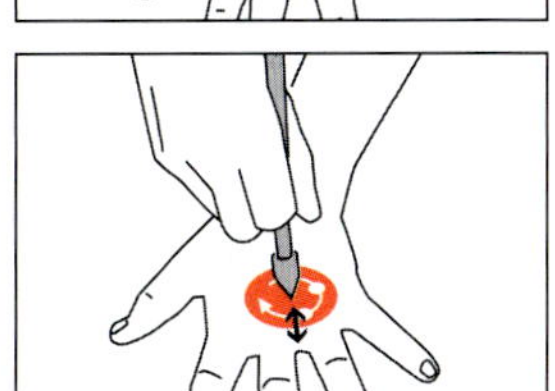

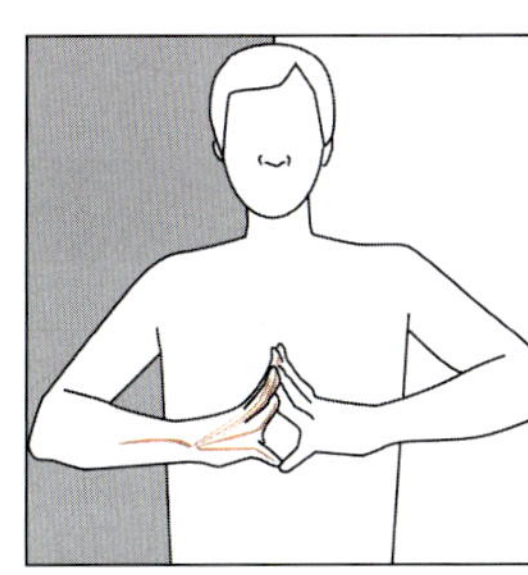

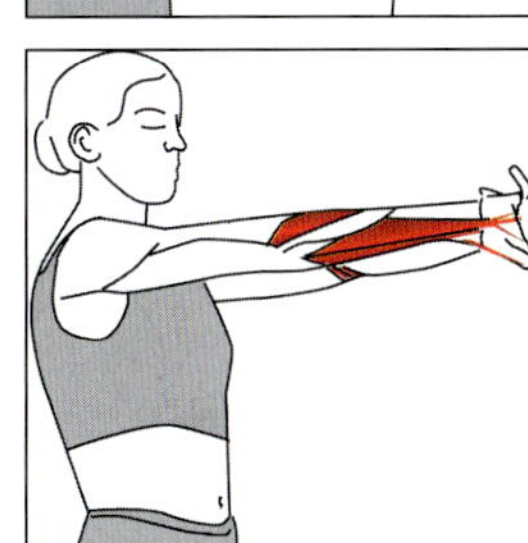

적응증(Indications)

손목통증은 환자와 치료사 모두에게 어려운 문제이다. 반복적인 작업, 컴퓨터 기반의 작업 자세, 그리고 부적절한 작업환경은 반복사용 긴장성 손상증후군(RSI)과 작업관련 반복사용증후군의 발생률을 높인다. 증상은 아래와 같다. 재발성 통증(근육통), 목과 어깨, 상부 등 부위, 손목, 손. 저리는 증상, 무감각, 한랭, 감각손실. 그립 근육의 손실, 지구력 저하와 약화. 이와 같은 문제점을 고려하여 손과 손목을 보는 것이 중요하다. 머리와 목, 어깨에서의 만성적인 부적절한 자세와 문제는 설명될 수 있다. 그리고 손목 굽힘근과 폄근에선 발통점(trigger point)이 많이 나타난다.

STEP 1 해부학과 근육 섬유의 방향을 학습하자.

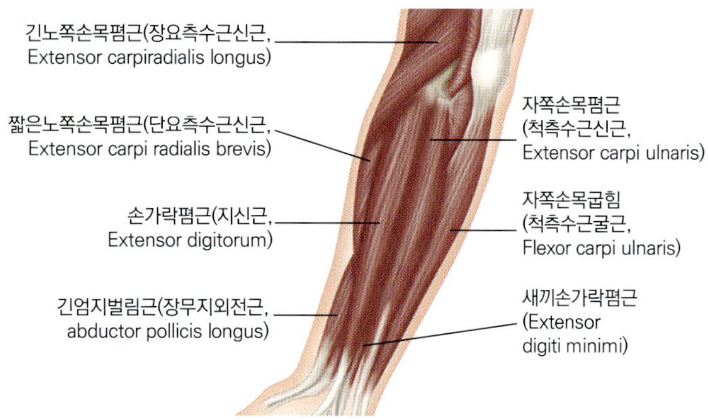

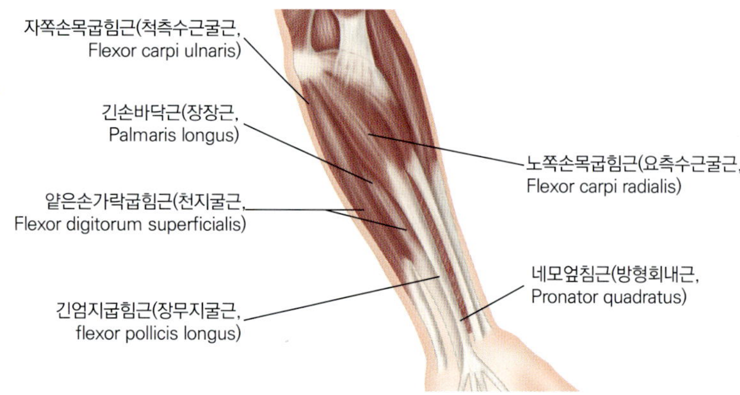

STEP 2 sitting ICT to: 목갈비근(사각근, Scalenes) group (STP) 위쪽 등세모근(상승모근, Upper trapezius) 발통점(trigger point)을 누르고(마름모근), 미끄러지듯이 아랫방향으로 천천히 마사지한다.

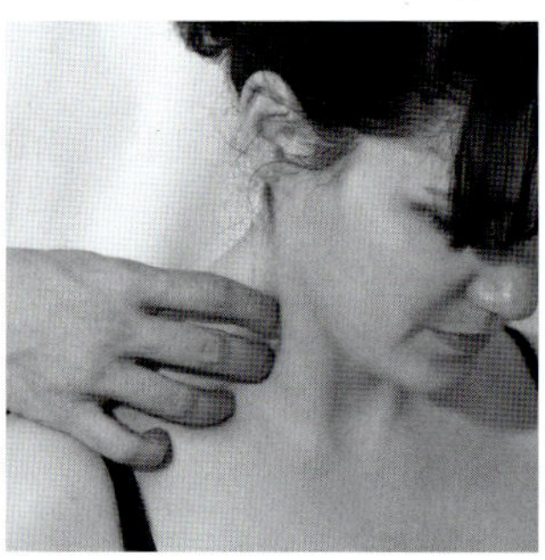
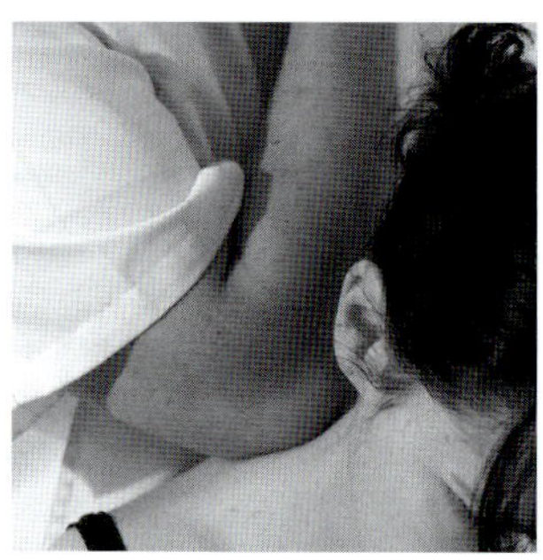
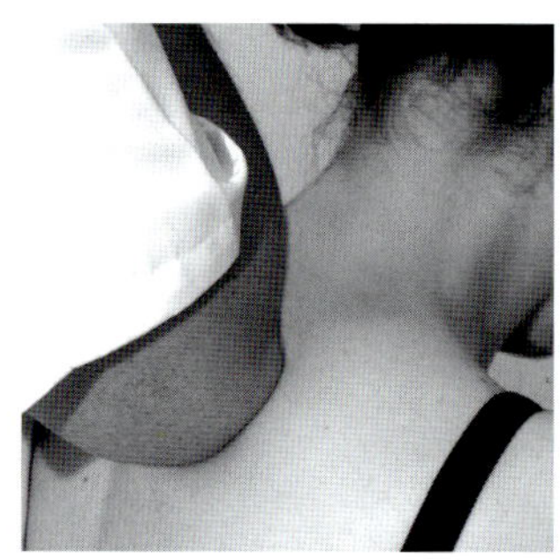

STEP 3 마사지 부위를 체크한다.

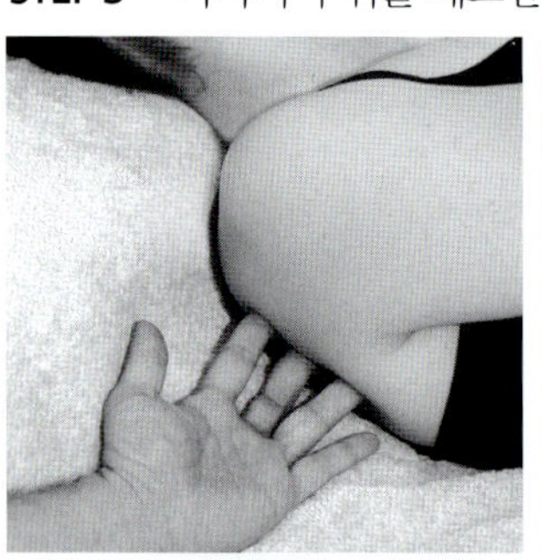
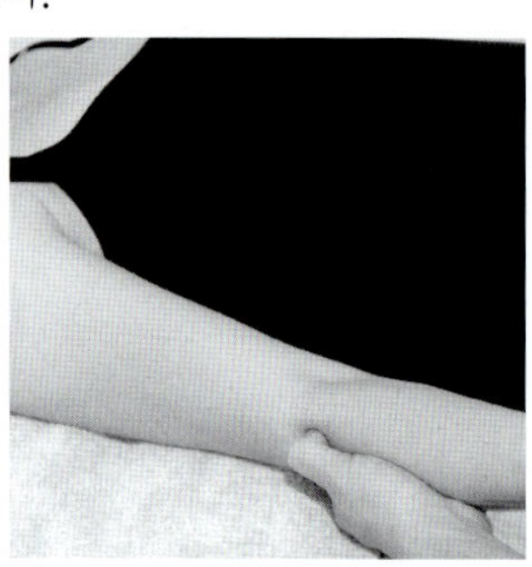
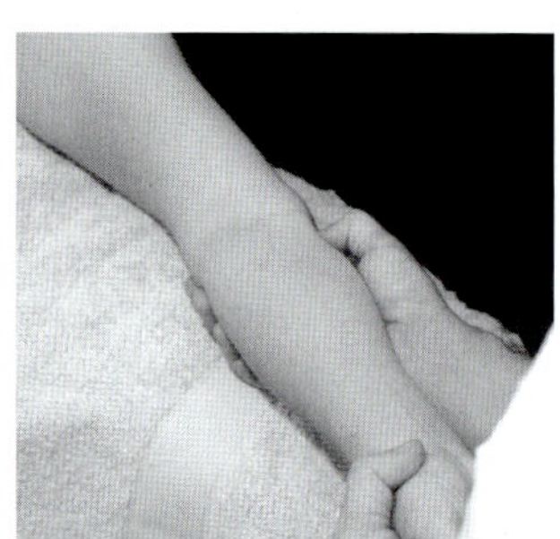

STEP 4
가시아래근(극하근, Infraspinatus), 손목 굽힘근, 손목 굽힘근의 공통 기시부, 손목 폄근, 손목 폄근 공통 기시부, 긴손바닥근(장장근, Palmaris longus), 자뼈와 노뼈의 뼈사이막, 그리고 손의 작은 근육들.

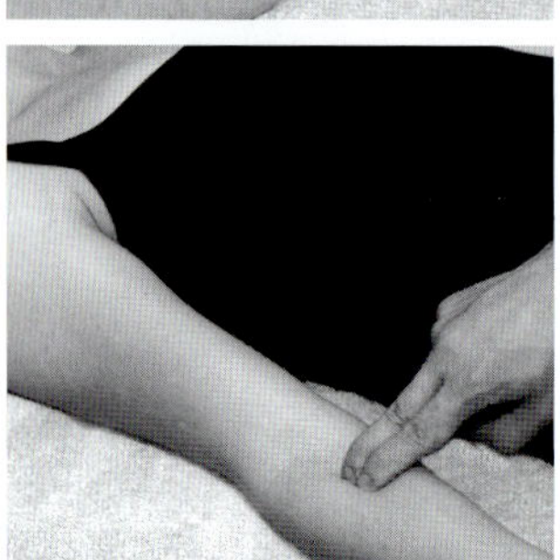
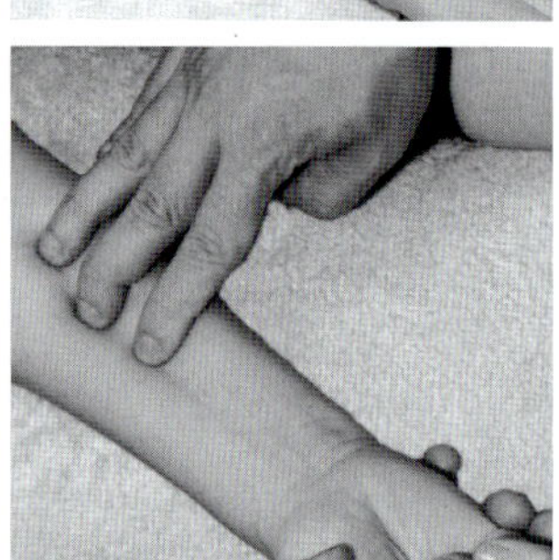
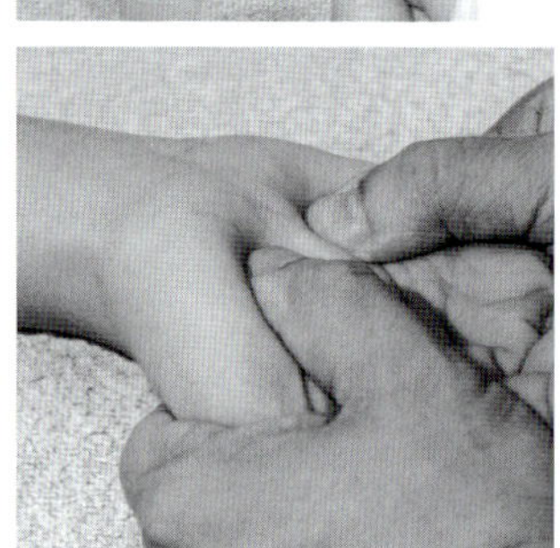

STEP 5
팔꿉관절에서 손 쪽으로 부드럽게 마사지를 적용한다.

11 엉덩관절과 넙다리의 근육

(Muscles of the Hip and Thigh)

엉덩이, 넙다리와 무릎 통증과 관련된 통증 유발점

(Regional Trigger Points for Hip, Thigh, and Knee Pain)

근육 참고 페이지(MUSCLE PAGE REFERENCE)

(바깥쪽) 넙다리와 엉덩이 통증
작은볼기근(소둔근, Gluteus minimus)
가쪽넓은근(외측광근, Vastus lateralis)
궁둥구멍근(이상근, Piriformis)
허리네모근(요방형근, Quadratus lumborum)
넙다리근막긴장근(대퇴근막장근, Tensor fasciae latae)
중간넓은근(중간광근, Vastus intermedius)
큰볼기근(대둔근, Gluteus maximus)
넙다리곧은근(대퇴직근, Rectus femoris)

(안쪽) 넙다리 통증
두덩근(치골근, Pectineus)
안쪽넓은근(내측광근, Vastus medialis)
두덩정강근(박근, Gracilis)
큰모음근(대내전근, Adductor magnus)
넙다리빗근(봉공근, Sartorius)

(앞쪽) 넓적다리 통증
넙다리곧은근(대퇴직근 ,Rectus femoris)
안쪽넓은근(내측광근, Vastus medialis)
긴모음근(장내전근, Adductor longus)
짧은모음근(단내전근, Adductor brevis)

(뒤쪽) 넓적다리 통증
작은볼기근(소둔근, Gluteus minimus)
반힘줄모양근(반건양근, Semitendinosus)
반막모양근(반막양근, Semimembranosus)
넙다리두갈래근(대퇴이두근, Biceps femoris)
궁둥구멍근(이상근, Piriformis)

(바깥쪽) 무릎 통증
작은볼기근(소둔근, Gluteus minimus)
넙다리두갈래근(대퇴이두근, Biceps femoris)
가쪽넓은근(외측광근, Vastus lateralis)
긴종아리근(장비골근, Peroneus longus)
장딴지근(비복근, Gastrocnemius)(바깥쪽 머리)

(안쪽) 무릎 통증
두덩정강근(박근, Gracilis)
안쪽넓은근(내측광근, Vastus medialis)
넙다리곧은근(대퇴직근, Rectus femoris)
넙다리빗근(봉공근, Sartorius)
긴모음근(장내전근, Adductor longus)
짧은모음근(단내전근, Adductor brevis)
반막모양근(반막양근, Semimembranosus)
반힘줄모양근(반건양근, Semitendinosus)
장딴지근(비복근, Gastrocnemius)(안쪽 머리)

(앞쪽) 무릎 통증
넙다리네갈래근(대퇴사두근, Quadriceps)의 연장(무릎인대)
넙다리곧은근(대퇴직근, Rectus femoris)
긴모음근(장내전근, Adductor longus)
짧은모음근(단내전근, Adductor brevis)
안쪽넓은근(내측광근, Vastus medialis)

(뒤쪽) 무릎 통증
오금근(슬와근, Popliteus)
가자미근(넙치근, Soleus)
장딴지근(비복근, Gastrocnemius)(바깥쪽 머리)
장딴지근(비복근, Gastrocnemius)(안쪽 머리)
넙다리두갈래근(대퇴이두근, Biceps femoris)
반막모양근(반막양근, Semimembranosus)
반힘줄모양근(반건양근, Semitendinosus)

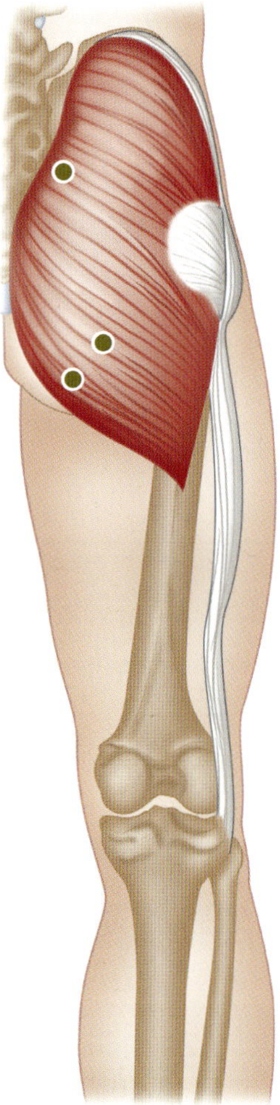

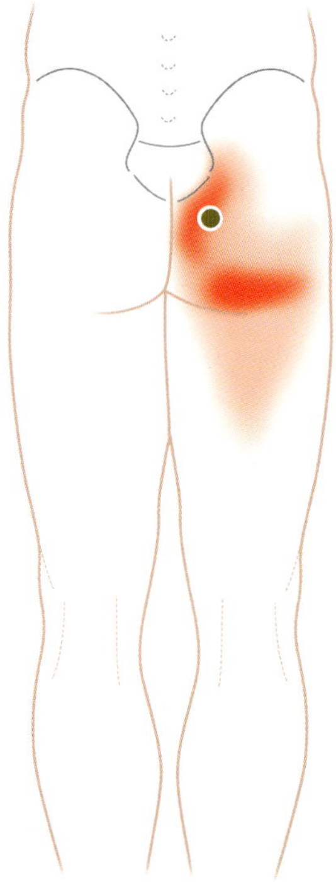

중앙상부

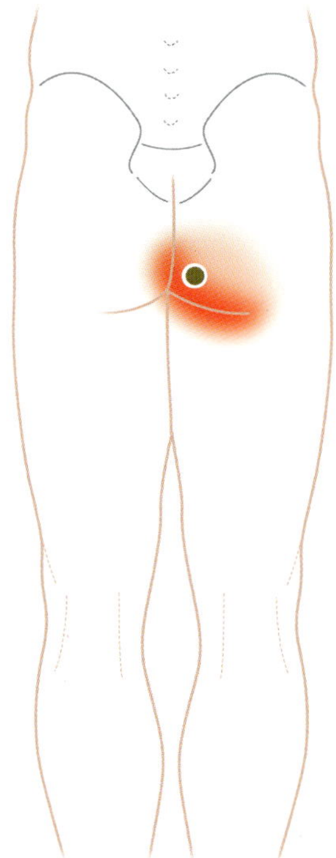

내측하부

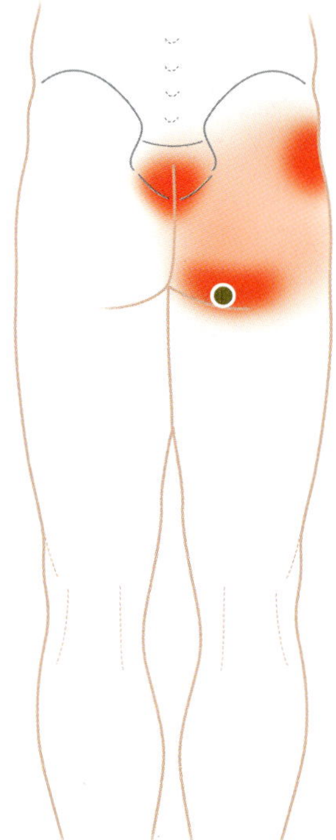

중앙하부

그리스어 gloutos, 볼기(둔부)(buttocks); 라틴어 maximus, 가장 큰(biggest)

큰볼기근(대둔근)은 볼기(둔부)의 대부분을 형성하며, 인체 중에서 가장 무겁고 굵은 섬유를 가진 근육이다.

기시부(Origin)
엉덩뼈(장골)뒤쪽 후둔근선 가쪽면(외측면)과 엉덩뼈(장골)의 상부와 후부.
엉치뼈(천골)와 꼬리뼈(미골)의 인접한 후면. 천결절 인대. 척추 기립근 건막.

종지부(Insertion)
원위부 심부섬유: 넙다리뼈(대퇴골)의 넙다리결절(대퇴결절).
나머지 섬유: 넙다리근막긴장근(대퇴근막장근)의 엉덩정강근막띠(장경인대).

작용(Action)
상부섬유: 엉덩관절 가쪽돌림(고관절 외회전). 엉덩관절(고관절)의 벌림(외전) 보조.
하부섬유: 엉덩관절 폄(고관절 신전)과 가쪽돌림(외회전)(달리기나 앉았다 일어나기 시 강력한 폄(신전) 작용).
체간몸통 폄(신전). 엉덩관절(고관절)의 모음(내전) 보조.
엉덩정강근막띠(장경인대)에 종지함으로, 무릎관절(슬관절) 폄(신전) 시 안정을 제공.
대항근(antagonist): 엉덩허리근(장요근, iliopsoas)

신경(Nerve)
아래볼기(하둔)신경, 제 5 허리(요추)신경근, 제 1, 2 엉치(천골)신경근.

기본적인 기능적 동작
(Basic functional movement)
예: 계단 오르기, 앉았다 일어서기.

연관통 패턴(Referred pain patterns)
볼기(둔부)에 3~4개의 강한 통증 지역, 상호 교차하고 확산된 통증, 가끔 볼기(둔부) 주름 아래(5~8cm)에 발생.

개요

적응증(Indications)
앉아 있을 때 통증/계단 올라갈 때/걸을 때 통증(언덕 오를 때), 굽힘(굴곡) 시에 통증. 수영시/찬물에서 볼기(둔부)에 통증/넘어지거나 헛디딘 후 볼기(둔부)에 통증, 밤에 통증, 엉덩관절(고관절)/넙다리 굽힘(대퇴 굴곡) 시 제한, 보행 시 기울어짐, 찬 곳에서의 경련, 꼬리뼈 통증(꼬리뼈(미골) 부위), 강하게 앉을 때 "손톱에 앉는" 느낌, 허리 통증, 엉덩이 경직.

원인(Causes)
뒷주머니에 지갑 넣고 앉기, 장시간 운전 직업/앉기 (특히 상체를 뒤로 젖힘), 한쪽으로 누워 잠자기, 수영, 외상(예, 넘어짐), 근육내 주사, 짧은 다리(PSLE), 척추 이상, 엉치엉덩관절(천장관절) 장애, 오르기, 어떤 사무용 의자/카 시트.

감별진단(Differential diagnosis)
꼬리통(미골통, Coccydynia), 골반의 염증성 질환(Pelvic inflammatory disease), 허리뼈(요추) 아래의 추간원반이상(Lower lumbar discopathy), 엉치엉덩뼈염(천장골염, Sacroiliitis), 윤활낭염(궁둥결절(좌골결절)/큰돌기(대전자), Bursitis [ischial tuberosity/trochanteric]), 역학적인 요통(Mechanical low back pain).

관련성(Connections)
다른 볼기근(둔근)들(Other gluteal muscles), 허리네모근(요방형근, Quadratus lumborum), 두덩꼬리근(치골미골근, Pubococcygeus), 넙다리뒤근육(슬와근, Hamstring muscles) (발통점 부착부위), 배근(복근, Abdominals).

전문가의 손 테크닉들

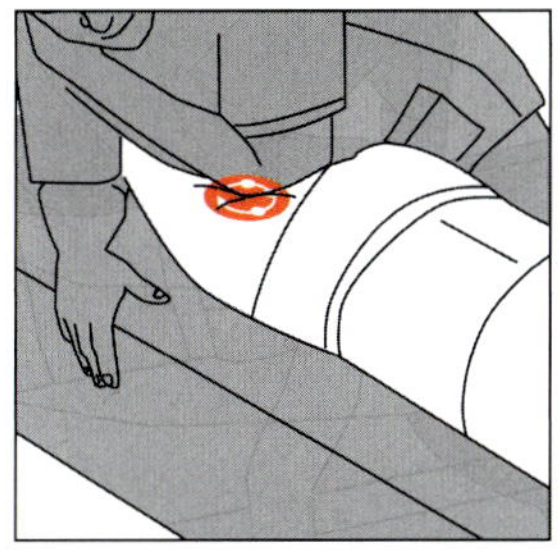

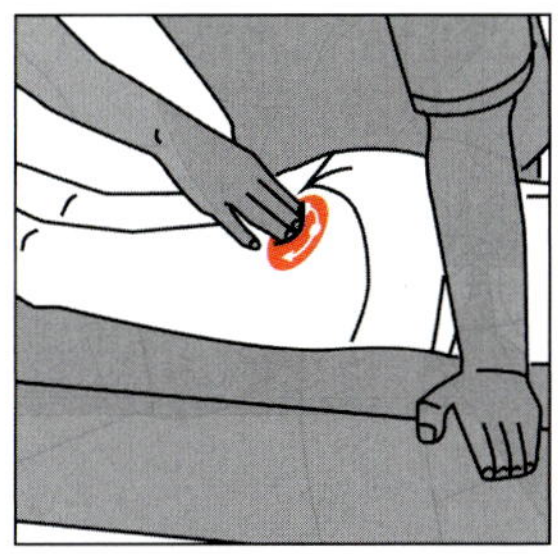

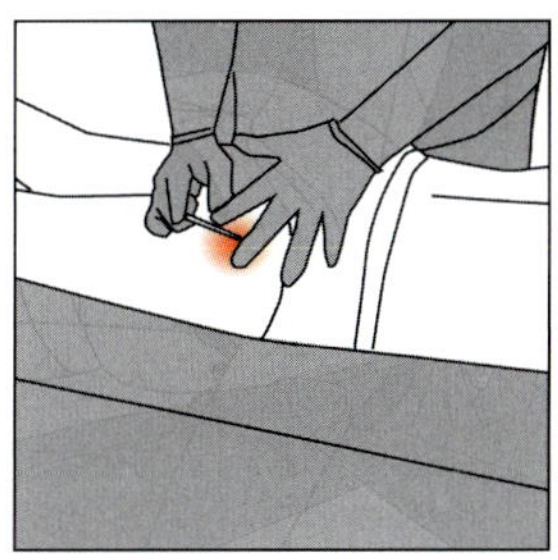

- ✓✓ 분사와 신장
- ✓✓ 건식 침
- ✓✓ 심부 마사지
- ✓✓ 압박
- ✓✓ 근육 에너지
- ✓✓ 자세 이완
- ✓✓ 습식 침

(억제)압박 테크닉

1. 발통점(trigger point)을 확인한다.
2. 발통점 부위의 근육들이 완전히 신장될 수 있도록 환자를 편안하게 위치시킨다.
3. 발통점이 있는 근육을 최대한 신장시킨 상태에서, 발통점을 부드럽게 압박하며, 점진적으로 압박력을 증가시켜라. 이 경우에, 환자는 통증이 아니라 약간의 불편함 정도로 느껴야 한다.
4. 발통점이 다소 부드럽게 느껴질 때까지 압박력을 지속적으로 유지하라. 이러한 상태는 몇 초에서 몇 분가량 소요될 수도 있다.
5. 이완이 더 잘 될 수 있도록 압박력을 증가시키는 것을 반복한다.
6. 압박을 반복하는 동안 압박 방향을 바꾸어서 시행하면, 더 좋은 결과를 얻을 수도 있다.

자가 치료

천천히, 심부 발통점 마사지는 도움이 된다. 볼이나 폼 롤러는 이 근육에 압력을 제공하기 좋다. 또한 압박 억제 테크닉과/또는 심부 마사지를 시도한다.

조언(Advice)
따듯함과 신장. 보행과 자세 분석. 잘 때 무릎 사이에 베개 사용. 신장 프로그램. 수영(크롤(crawl)은 제외). 다리 교차를 피한다. 물건을 들어 올릴 때 허리를 펴고 다리를 구부린다. 한번에 25분 이상 앉아 있지 않는다. 통증 쪽으로 자지 않는다.

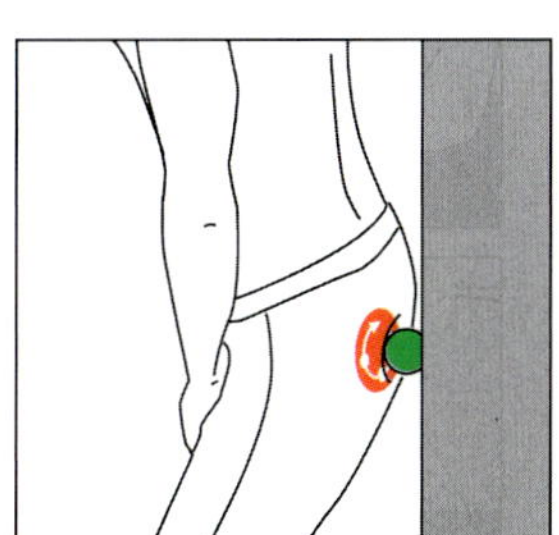

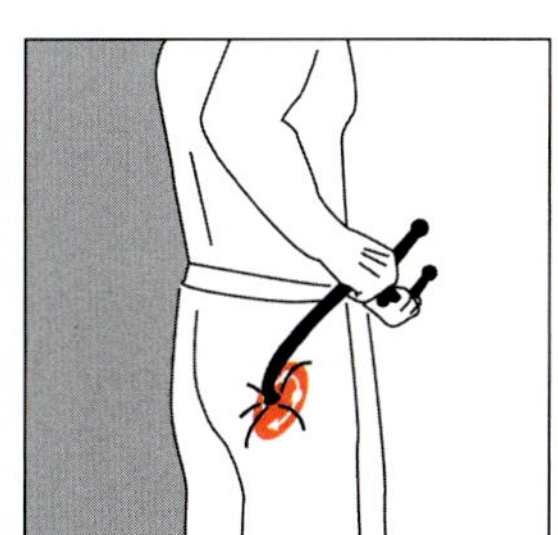

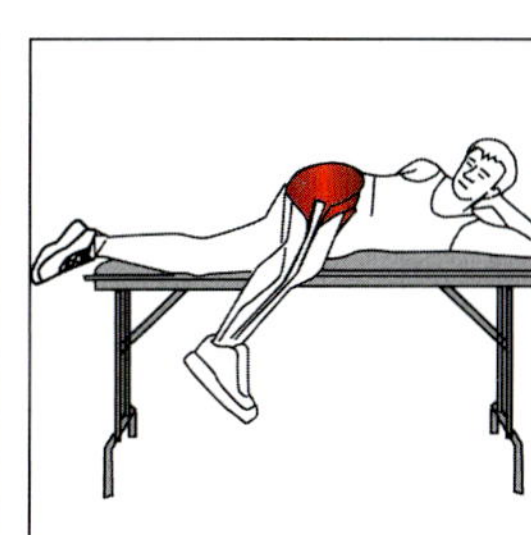

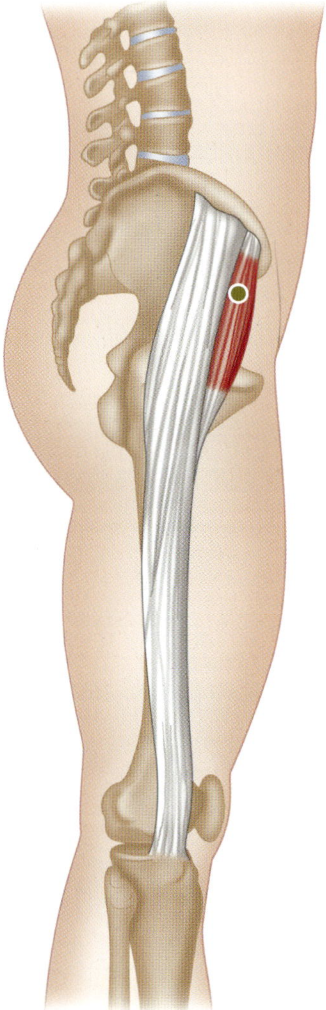

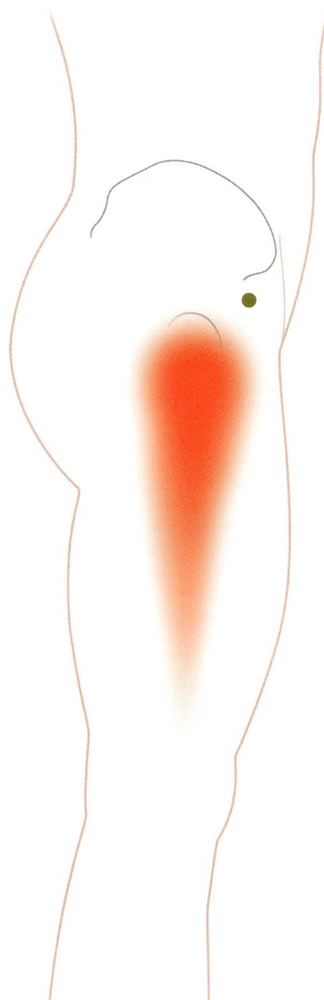

라틴어, tendere, 늘리다(to stretch); fasciae, 끈(of the band); latae, 넓은 부분(broad).

엉덩관절(고관절) 가쪽(외측)과 큰볼기근(대둔근, gluteus maximus) 앞에 위치한다.

기시부(Origin)
장골능엉덩뼈능선(장골능, iliac crest) 가쪽모서리(외측연)부의 전면과 위앞엉덩뼈가시(전상장골극, ASIS) 가쪽면(외측면).

종지부(Insertion)
큰돌기(대전자, greater trochanter) 바로 아래에서 엉덩정강근막띠(장경인대, IT)와 합쳐짐.

작용(Action)
엉덩관절(고관절)의 굽힘(굴곡), 벌림(외전), 안쪽돌림(내회전). 넙다리근막긴장근(대퇴근막장근, Tenses fascia lata)의 장력은 무릎의 안정성을 보조. 큰볼기근(대둔근)에서 발생된 돌림(회전력)의 방향을 바꾼다.

신경(Nerve)
위볼기(상둔)신경, 제 4, 5 허리(요추)신경근, 제 1 엉치(천골)신경근.

기본적인 기능적 동작
(Basic functional movement)
예: 걷기.

연관통 패턴(Referred pain patterns)
큰돌기(대전자)에서 부터 아래가쪽면(하외측)의 강한 타원지역에 통증.

개요

적응증(Indications)
볼기(둔부)와 무릎에 통증(외측), 옆으로 누울 때/빨리 걸을 때/무릎을 구부리고 앉을 때 통증, 엉덩관절 치환술 재활, 넙다리뼈목(대퇴경, neck of femur) 골절 재활, 오전 볼기(둔부) 경직.

원인(Causes)
달리기 시 발의 바깥번짐(외번)(발의 문제 보상작용), 짧은 다리, 엉덩관절 윤활낭염(점액낭염), 엉치엉덩(천장)관절 기능부전, 잘못된 일어나 앉기 기술, 등산, 무거운 물건 들기, 과체중.

감별진단(Differential diagnosis)
큰돌기 윤활낭염(Trochanteric bursitis), 엉덩관절 골관절염(Osteoarthritic hip), 천장골염(Sacroiliitis), 요추 척추증(Lumbar spondylosis).

관련성(Connections)
볼기근(둔근, Gluteus), 가쪽넓은근(외측광근, Vastus lateralis), 넙다리곧은근(대퇴직근, Rectus femoris), 넙다리빗근(봉공근, Sartorius), 허리네모근, 엉덩허리근(장요근, iliopsoas), 척추주위근(paraspinals).

전문가의 손 테크닉들

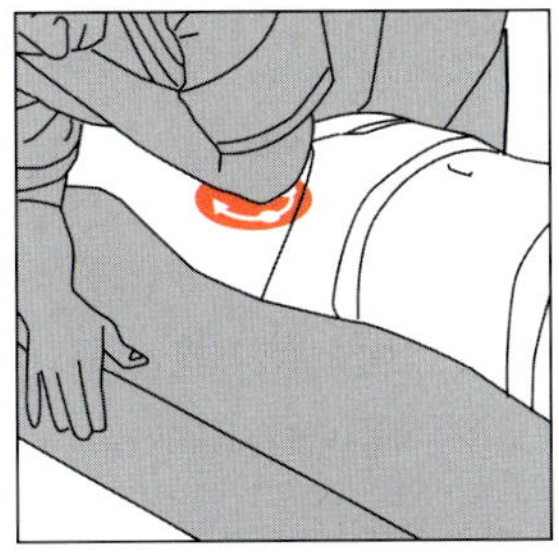

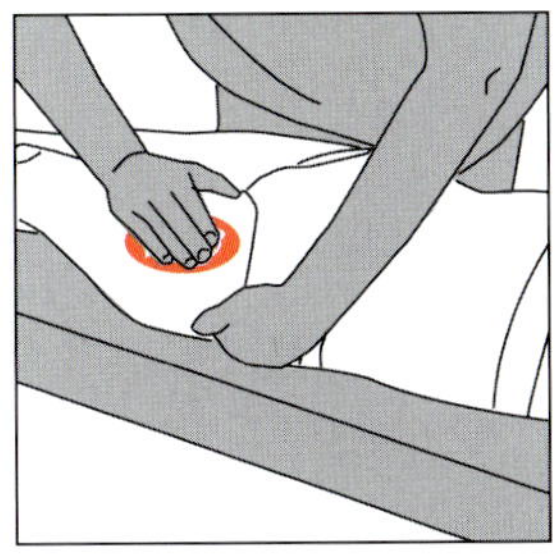

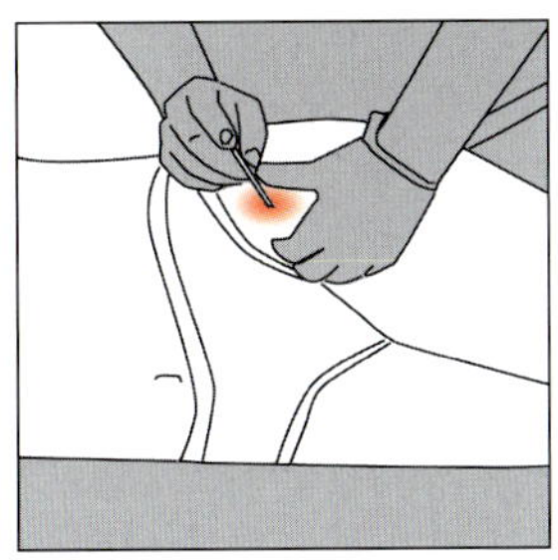

- ✓✓ 분사와 신장
- ✓✓ 건식 침
- ✓✓ 심부 마사지
- ✓✓ 압박
- ✓✓ 근육 에너지
- ✓✓ 자세 이완
- ✓✓ 습식 침

(억제)압박 테크닉

1. 발통점(trigger point)을 확인한다.
2. 발통점 부위의 근육들이 완전히 신장될 수 있도록 환자를 편안하게 위치시킨다.
3. 발통점이 있는 근육을 최대한 신장시킨 상태에서, 발통점을 부드럽게 압박하며, 점진적으로 압박력을 증가시켜라. 이 경우에, 환자는 통증이 아니라 약간의 불편함 정도로 느껴야 한다.
4. 발통점이 다소 부드럽게 느껴질 때까지 압박력을 지속적으로 유지하라. 이러한 상태는 몇 초에서 몇 분가량 소요될 수도 있다.
5. 이완이 더 잘 될 수 있도록 압박력을 증가시키는 것을 반복한다.
6. 압박을 반복하는 동안 압박 방향을 바꾸어서 시행하면, 더 좋은 결과를 얻을 수도 있다.

자가 치료

조언(Advice)
장기간의 자세(굽힘(굴곡))를 피한다. 습관적인 자세를 피한다(다리 교차, 또는 한발로 서기). 밤에 무릎 사이에 베개를 사용. 달리기 유형, 보행과 자세 평가. 준비운동. 규칙적인 신장.

자가치료(self help) **테크닉**

1. 해부학 근섬유 방향을 관찰
2. 골반위에서 넓적다리 전면 방향으로 아래쪽으로, 통증이 있는 부분을 확인.
3. 골반을 향해 반대방향에서 시행.
4. 엄지를 사용하여 작은 스쿠핑(scooping) 움직임.
5. 통증을 참을 수 있을 때까지 통증 매듭을 멈춘 후 근육 끝으로 스트로크를 시행.

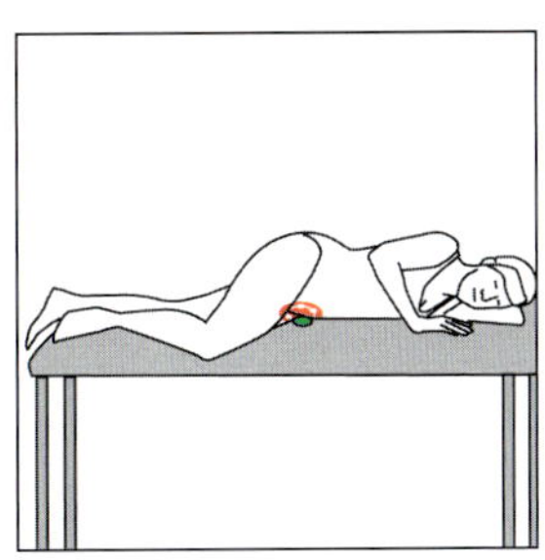

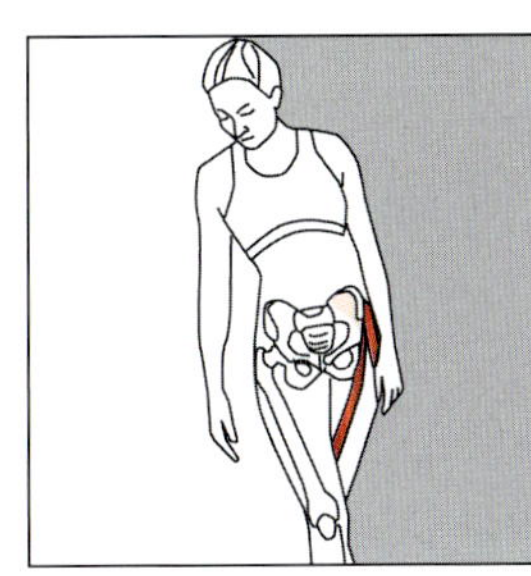

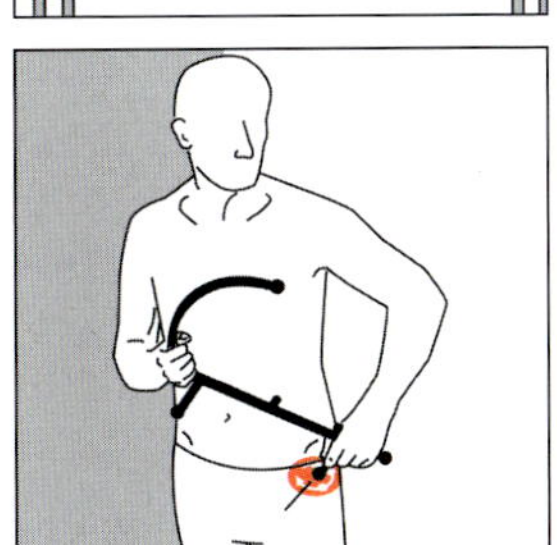

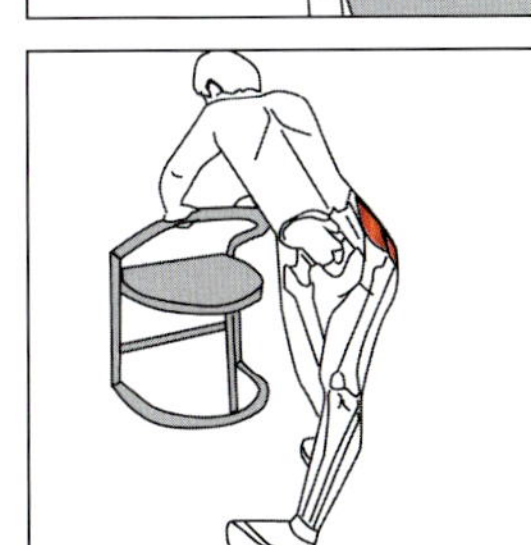

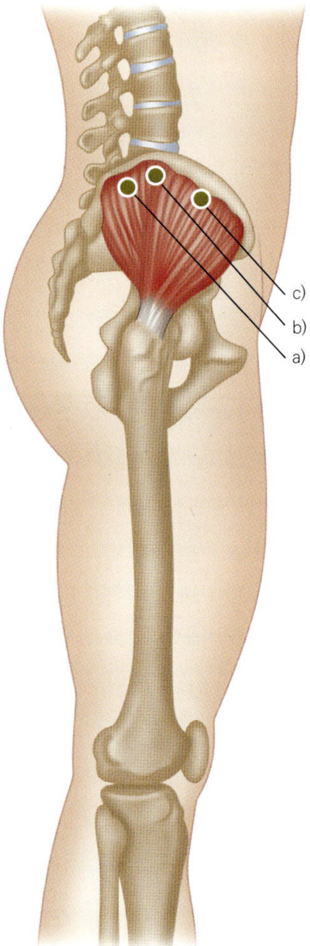

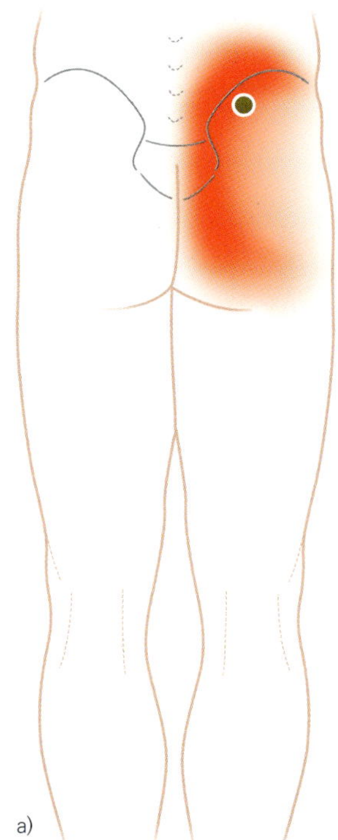

a)

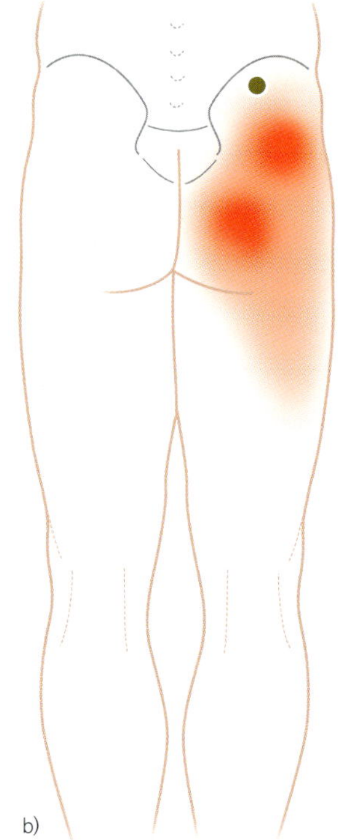

b)

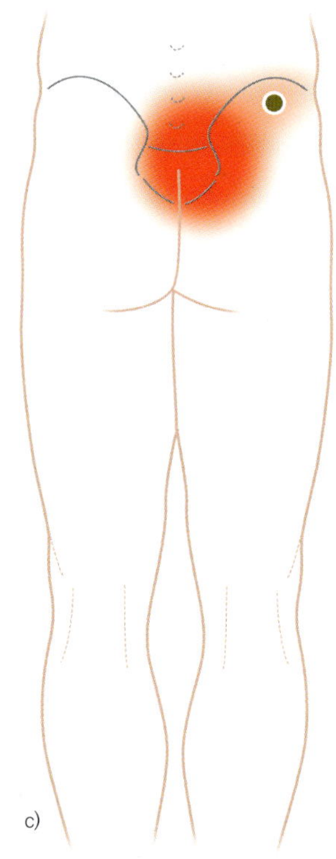

c)

그리스어, gloutos, 볼기(둔부)(buttocks); 라틴어 medius, 중간(middle).

중간볼기근(중둔근, gluteus medius)은 심층에 위치하며 큰볼기근(대둔근, gluteus maximus) 때문에 두드러지지 않지만 큰볼기근(대둔근)과 엉덩정강근막띠(장경인대, TFL) 사이에서 나타난다. 걸을 때 작은볼기근(소둔근)과 함께 체중을 지지하지 않은 다리쪽으로 골반이 떨어지는 것을 방지한다.

기시부(Origin)
엉덩뼈능선(장골릉, iliac crest)에서 아래쪽으로 엉덩뼈(장골) 가쪽(외측), 전부 볼기근(둔근)선과 후부 볼기근(둔근)선 사이.

종지부(Insertion)
넙다리뼈(대퇴골, femur) 큰돌기(대전자, greater trochanter)의 가쪽면(외측면) 사선융기.

작용(Action)
엉덩관절(고관절)의 벌림(외전). 전부섬유는 엉덩관절(고관절)을 안쪽돌림(내회전). 후부섬유는 엉덩관절(고관절)을 가쪽돌림(외회전).
대항근(antagonist): 가쪽 돌림근군

신경(Nerve)
위볼기(상둔)신경, 제 4, 5 허리(요추)신경근, 제 1 엉치(천골)신경근.

기본적인 기능적 동작
(Basic functional movement)
예: 낮은 울타리를 넘을 때처럼 옆으로 걸을 때.

연관통 패턴(Referred pain patterns)
허리, 안쪽(내측) 둔부볼기, 엉치뼈(천골), 가쪽(외측) 엉덩이에서 넙다리(대퇴) 상부까지 방사된다.

개요

적응증(Indications)
허리와 볼기(둔부)에 통증과 압통(예를 들어 무거운 물건들 때). 밤에 통증. 옆으로 누울 때 통증. 엉덩관절과 척추의 수술 후. 지갑 있는 부위로 앉을 때. 다리 길이 차이. 침대에서 엉덩이/허리 통증. 엉덩관절염. 엉덩이 통증. 엉덩관절 골절/수술 후. 임신

원인(Causes)
스포츠 손상 (테니스, 달리기, 에어로빅, 서서 자전거 타기), 넘어진 외상, 오토바이 타기, 볼기(둔부)에 주사, 한 다리로 서기, 다리 교차하여 앉기.

감별진단(Differential diagnosis)
신경근 질환(허리엉치(요추천골의))(Radiculopathy[lumbosacral]). 엉치엉덩관절염(천장골염, Sacroiliitis). 엉덩관절(고관절) 기능장애(Hip joint dysfunction). 꼬리뼈통(미골통, Coccydynia). 큰 거친면(대조면) 윤활낭염(Greater tuberosity bursitis). 기계적인 요통(Mechanical low back pain). 간헐성 파행증(Intermittent claudication).

관련성(Connections)
허리네모근. 다른 볼기근들. 두덩꼬리근(치골미골근, pubococcygeus). 넙다리근막긴장근(대퇴근막장근, tensor fasciae latae). 엉덩정강근막띠(장경인대, IT band). 궁둥구멍근(이상근, piriformis). 척주세움근(척추기립근, lumbar erector spinae).

전문가의 손 테크닉들

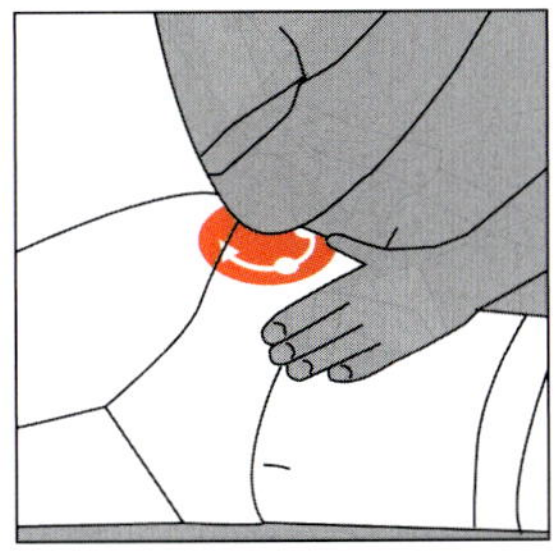

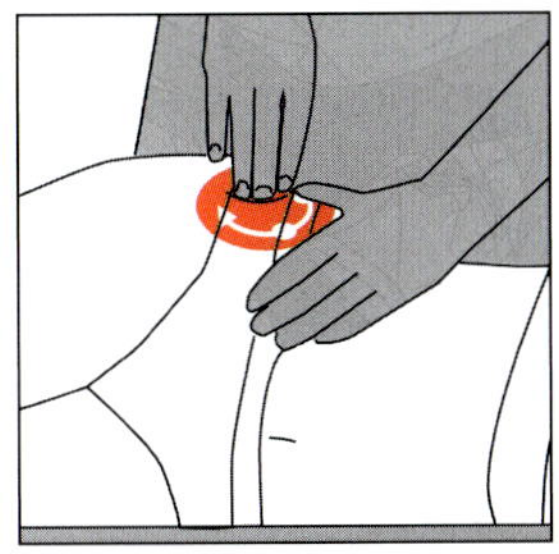

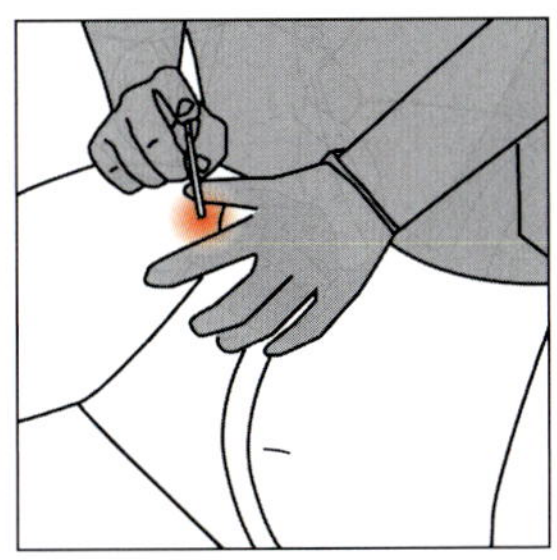

- ✓✓ 분사와 신장
- ✓✓ 건식 침
- ✓✓ 심부 마사지
- ✓✓ 압박
- ✓✓ 근육 에너지
- ✓✓ 자세 이완
- ✓✓ 습식 침

(억제)압박 테크닉

1. 발통점(trigger point)을 확인한다.
2. 발통점 부위의 근육들이 완전히 신장될 수 있도록 환자를 편안하게 위치시킨다.
3. 발통점이 있는 근육을 최대한 신장시킨 상태에서, 발통점을 부드럽게 압박하며, 점진적으로 압박력을 증가시켜라. 이 경우에, 환자는 통증이 아니라 약간의 불편함 정도로 느껴야 한다.
4. 발통점이 다소 부드럽게 느껴질 때까지 압박력을 지속적으로 유지하라. 이러한 상태는 몇 초에서 몇 분가량 소요될 수도 있다.
5. 이완이 더 잘 될 수 있도록 압박력을 증가시키는 것을 반복한다.
6. 압박을 반복하는 동안 압박 방향을 바꾸어서 시행하면, 더 좋은 결과를 얻을 수도 있다.

자가 치료

조언(Advice)
보행과 자세분석. 무릎 사이에 베개를 사용. 습관적인 자세. 신장 기술.

자가치료(self help) **테크닉**

1. 해부학 근섬유 방향을 관찰
2. 골반위에서 넓적다리(대퇴) 전면 방향으로 아래쪽으로, 통증이 있는 부분을 확인.
3. 엄지를 사용하여 작은 스쿠핑(scooping) 움직임.
4. 통증을 참을 수 있을 때까지 통증 매듭을 멈춘 후 근육 끝으로 스트로크를 시행.
5. 근육 끝으로 스트로크.

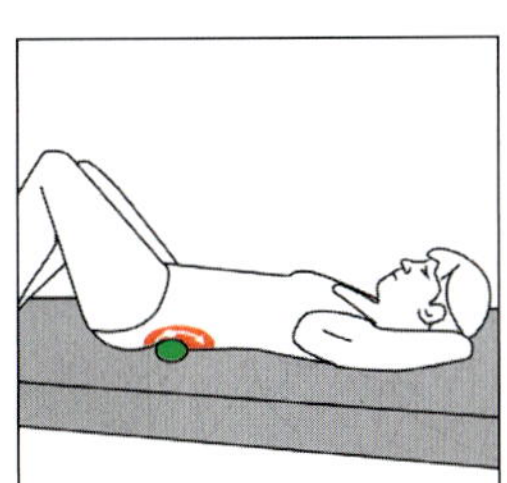

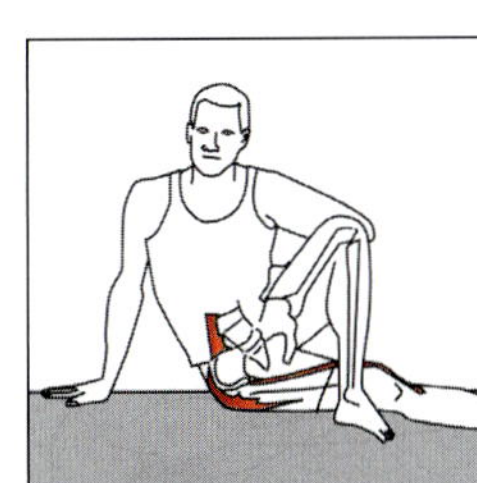

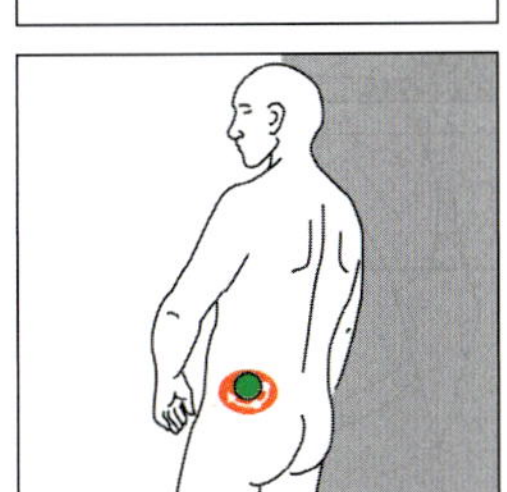

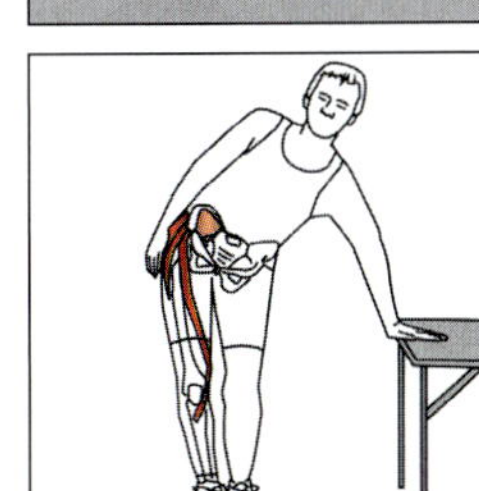

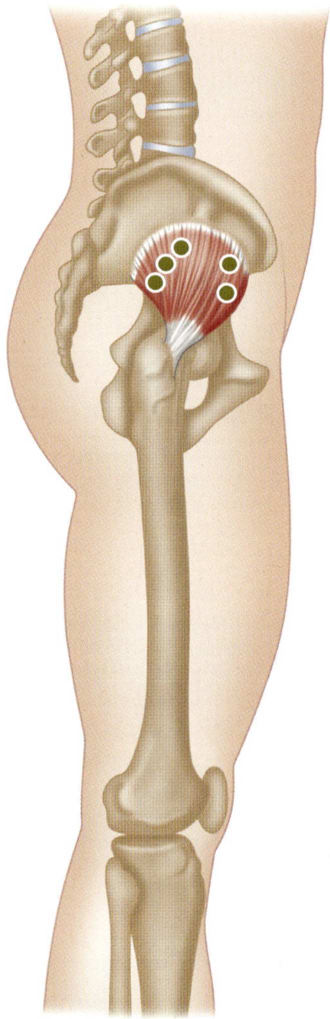

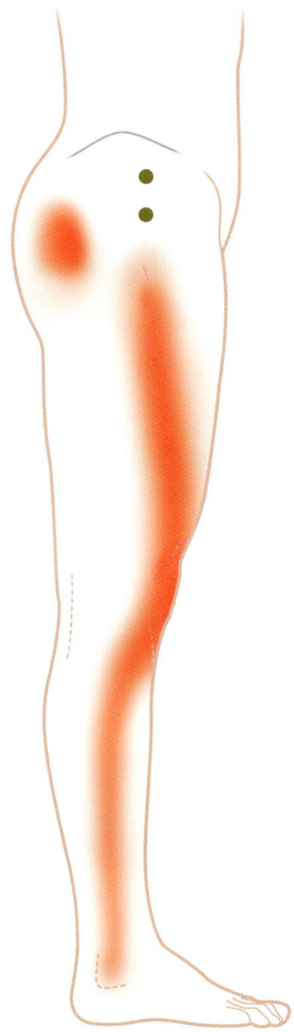

앞부분

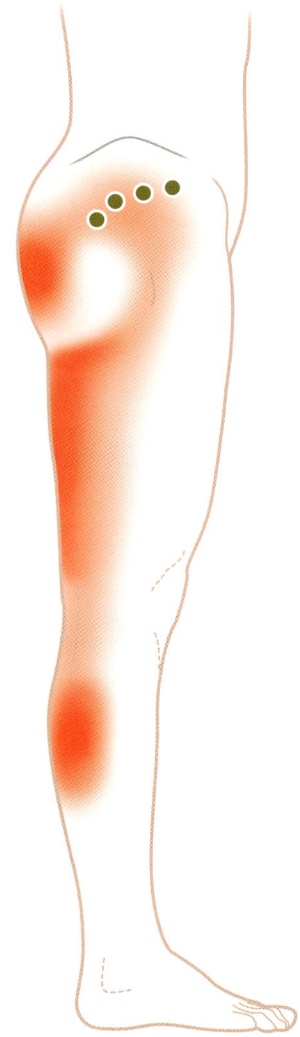

복합통증 유발점

그리스어, gloutos, 볼기(둔부)(buttocks); 라틴어 minimus, 가장 작은(smallest).

중간볼기근(중둔근, gluteus medius) 앞쪽아래 심부에 위치해서 근섬유가 두드러지지 않는다.

기시부(Origin)
전 볼기근(둔근)선과 하 볼기근(둔근)선 사이의 엉덩뼈(장골, ilium) 가쪽면(외측면).

종지부(Insertion)
큰돌기(대전자, greater trochanter)의 전방 가장자리.

작용(Action)
엉덩관절(고관절)의 벌림(외전), 안쪽돌림(내회전), 굽힘(굴곡)시의 보조.
대항근(antagonist): 가쪽 돌림근군

신경(Nerve)
위볼기(상둔)신경, 제 4, 5 허리(요추)신경근, 제 1 엉치(천골)신경근.

기본적인 기능적 동작
(Basic functional movement)
예: 낮은 울타리를 넘을 때처럼 옆으로 걸을 때.

연관통 패턴(Referred pain patterns)
뭇깃근육(다우상근, multipennate muscle)의 전, 중간, 후부의 여러 유발점에서 아래 볼기(둔부), 엉덩관절(고관절), 하지의 가쪽(외측)을 지나, 무릎에서 발목과 장딴지까지 강한 통증이 퍼져 나간다.

개요

적응증(Indications)
앉았다 일어날 때 통증, 휴식 시/걸을 때/옆으로 누울 때 통증, 밤에 통증(잠을 깰 정도), 엉덩관절 치환술, 궁둥(좌골)신경통/가짜 궁둥(좌골)신경통, 다리 길이 차이, 자세 문제, 침대에서 엉덩이 통증, 엉덩관절염, 엉덩관절 수술 후.

원인(Causes)
지갑 있는 부위로 앉을 때, 스포츠 손상 (테니스, 달리기, 자전거 타기), 넘어진 외상, 오토바이 타기, 한 다리로 서기, 다리 교차하여 앉기, 엉덩관절/무릎관절)/발목관절 손상/골절, 다리 석고붕대.

감별진단(Differential diagnosis)
신경근 질환(요추) (Radiculopathy [lumbar]), 엉치엉덩관절염(천장골염)(Sacroiliitis), 엉덩관절(고관절) 기능장애(Hip joint dysfunction), 궁둥뼈(좌골) 염증(Sciatic irritation), 엉덩관절 윤활낭염(Hip bursitis).

관련성(Connections)
넙다리근막긴장근, 다른 볼기근들, 가쪽넓은근, 엉덩정강근막띠, 허리네모근, 종아리근(비골근, peroneal muscles), 궁둥구멍근, 골반 교정(pelvic alignment).

전문가의 손 테크닉들

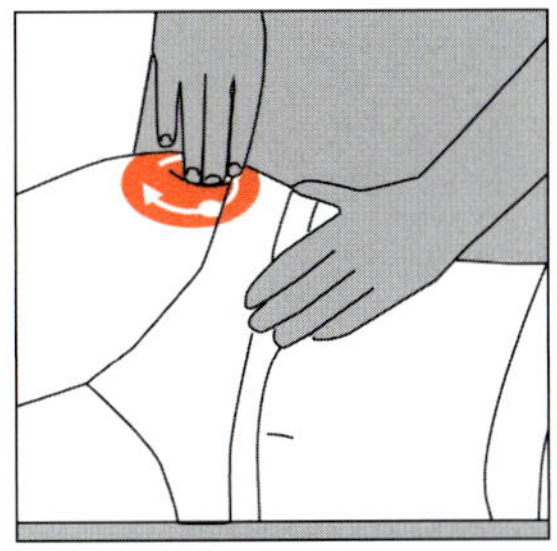

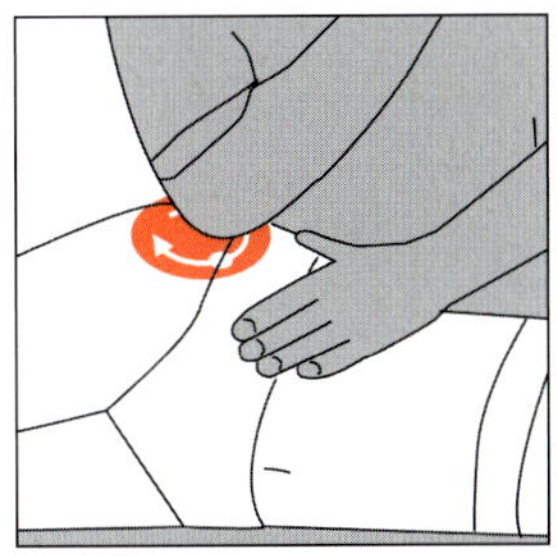

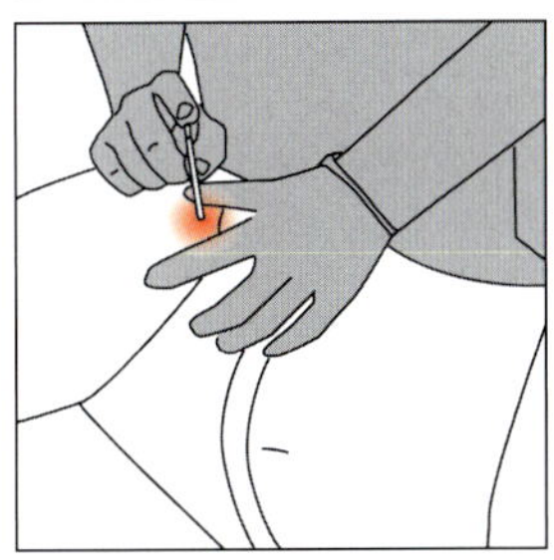

✓	✓	분사와 신장
✓	✓	건식 침
✓	✓	심부 마사지
✓	✓	압박
✓	✓	근육 에너지
✓	✓	자세 이완
✓		습식 침

수축 이완, 길항근 수축 테크닉

이것은 PIR과 RI의 결합
1. 작용근(주동근) 수축
2. 이완
3. 대항근(길항근) 수축
4. 스트레칭
5. 작용근의 동심성 수축과 대항근의 편심성 수축
6. 등척성 수축은 간단하게 사용, 특히 통증과 불편한 부위
7. 15-30초 홀드 스트레칭
8. 3회 반복

자가 치료

많은 비율의 다리 통증, 궁둥(좌골)신경통 포함, 작은볼기근과 뒤넙다리근(후대퇴근, hamstrings) 연결.

조언(Advice)
보행과 자세, 습관적인 자세, 과부하, 침대에서 다리를 늘어뜨려 놓아라.

자가치료(self help) **테크닉**
1. 해부학 근섬유 방향을 관찰; 중간볼기근보다 작고 심부에 있음을 기억해라.
2. 골반의 변연에서 엉덩관절 방향으로 아래쪽 내려가면서 통증이 있는 부분을 확인.
3. 통증을 참을 수 있을 때까지 통증 매듭을 멈춘 후–당신이 원하면 압력을 증가시킨다, 다른 사람의 팔꿈치를 사용한다.
4. 근육 끝으로 스트로크
5. 반복

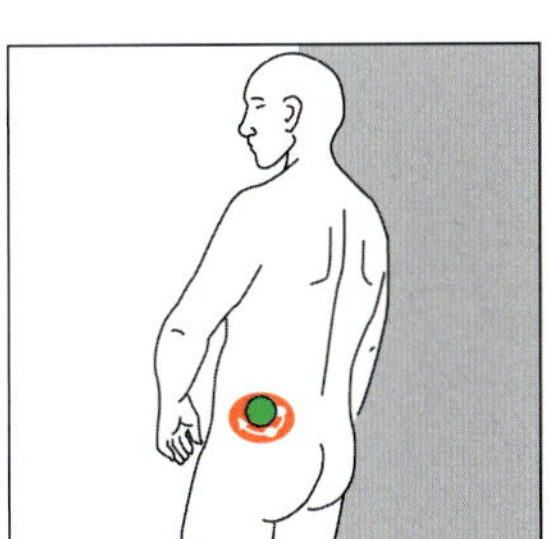

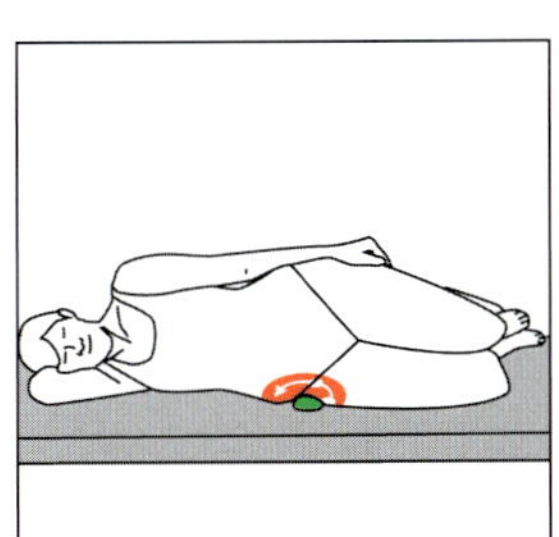

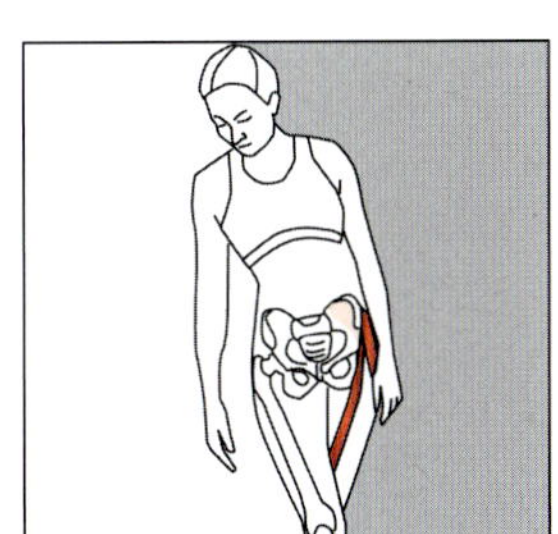

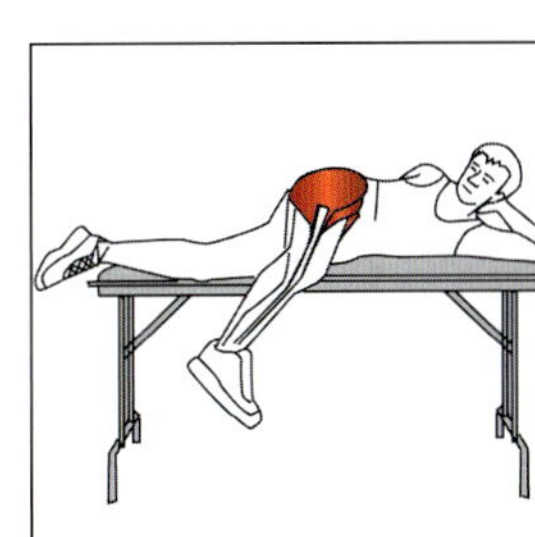

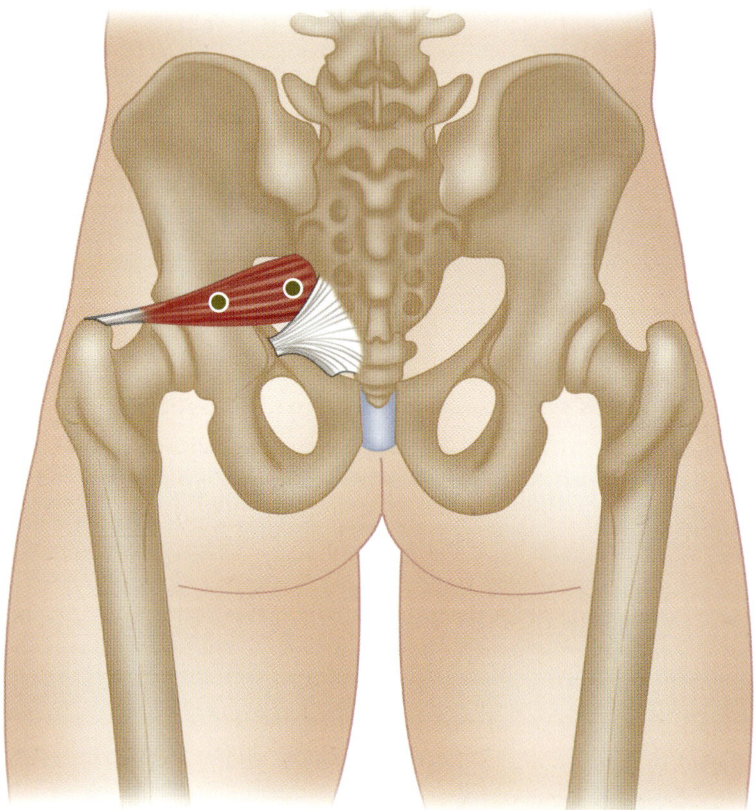

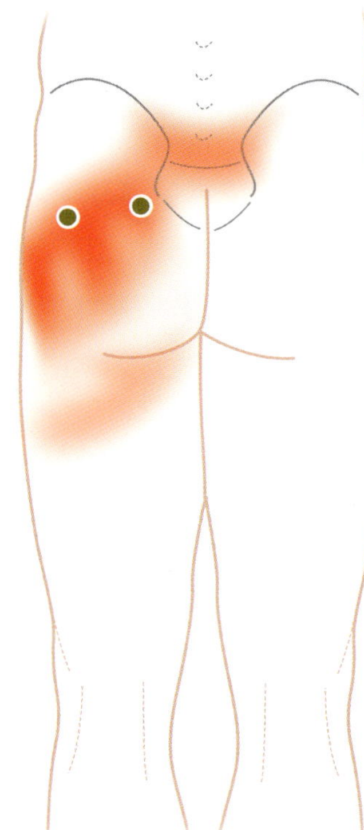

라틴어, pirum, 서양 배(pear), forma, 모양(shape).

궁둥구멍근(이상근, piriformis)은 큰궁둥구멍(대좌골공, greater sciatic foramen)을 통해 골반을 지나간다.

기시부(Origin)
엉치뼈(천골, sacrum)의 안쪽면(내측면). 엉치결절근막띠(천결절 인대, Sacrotuberous ligament).

종지부(Insertion)
넙다리뼈(대퇴골) 큰돌기(대전자)의 상부 가장자리.

작용(Action)
엉덩관절(고관절)의 가쪽돌림(외회전). 엉덩관절 굽힘(고관절 굴곡) 상태에서 넙다리(대퇴)를 벌림(외전). 볼기뼈(관골구, acetabulum)에서 넙다리뼈머리(대퇴골두)를 잡아준다.

신경(Nerve)
제 (5) 허리(요추)신경근과 제 1, 2 엉치(천골)신경근의 배쪽(복측)신경지.

기본적인 기능적 동작
(Basic functional movement)
예: 차에서 내리기 위해 첫 번째 다리를 바깥으로 내려놓을 때.

연관통 패턴(Referred pain patterns)
2개의 강한 통증 부위: (1) 꼬리뼈(미골) 가쪽(외측)에 3~4 cm 지역. (2) 볼기(둔부)의 뒤가쪽(후측방)의 7~10 cm 지역/엉덩관절(고관절). (1)과 (2) 그리고 무릎 위까지의 아래쪽 넙다리(대퇴) 사이에서 확산된 통증이 넘침.

개요

적응증(Indications)
볼기(둔부) 깊숙한 곳의 지속적인 통증. 궁둥(좌골)신경통 (가성궁둥신경통) (Sciatica [pseudosciatica]). 다리 뒤 혈관 압박. 허리 아래/볼기(둔부) 통증 – 앉아있을 때 악화. 종종 넘어진 다음에 출발할 때 또는 지갑부위로 앉아서 운전할 때. 발/직장/엉치엉덩관절(천장골) 통증. 성기능장애 (성교곤란증), 궁둥구멍근증후군 (궁둥신경통, 일부, 골반 통증) – 여성이 최대 6배, 앉아 있을 때 통증이 심해짐.

원인(Causes)
장시간 운전, 넘어진 외상, 자전거/오토바이 타기, 한 다리로 서기, 엉덩관절 수술, 다리 교차하여 앉기, 엉덩관절/무릎관절/발목관절 손상/골절, 다리 석고붕대, 높은 굽 신발, 골반 염증 질환(PID), 성교 자세, 출산, 엉덩관절염, 엉치엉덩관절 기능부전, 선천성 짧은 다리, 부적절한/낡은 보조기.

감별진단(Differential diagnosis)
엉치엉덩관절염(천장골염, Sacroiliitis). 허리의 신경근 질환(Lumbar radiculopathy). 꼬리뼈통(미골통, Coccydynia). 엉덩관절 골관절염(Osteoarthritic hip). HLA(인체 백혈구 항원) – B27 상태. 척추 협착증(Spinal stenosis). 디스크 질환(요추) (Discopathy [luumbar]).

관련성(Connections)
다리 길이 차이. 볼기근. 허리네모근. 유발점 (기시)이 넙다리뒤근(슬와근)에 부착. 쌍둥이근(쌍자근, gemelli). 폐쇄근(obturators). 넙다리네갈래근(대퇴사두근, quadratus femoris). 항문올림근(항문거근, levator ani). 꼬리근(미골근, coccygeus).

전문가의 손 테크닉들

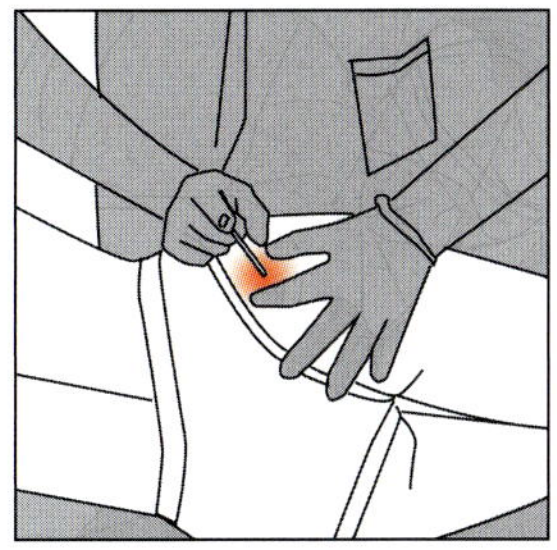

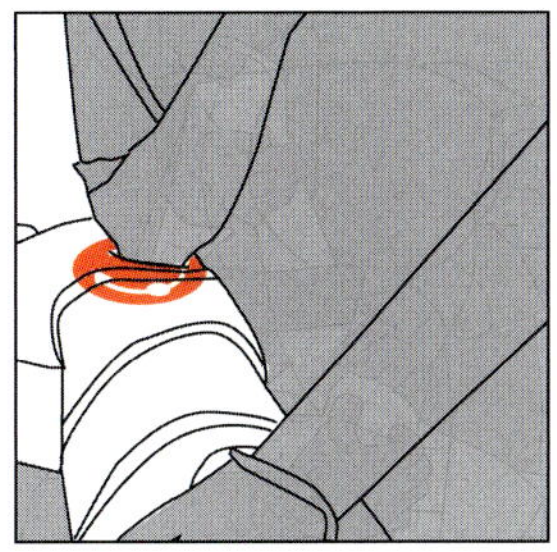

✓		분사와 신장
✓	✓	건식 침
✓		심부 마사지
✓	✓	압박
✓	✓	근육 에너지
✓	✓	자세 이완
✓	✓	습식 침

후등척성(PIR) 테크닉

적응증 : 아급성 혹은 만성적인 상태
1. 발통점을 정확히 파악하라.
2. 치료 근육이 최대한 신장될 수 있도록 환자를 편안한 위치에 두라.
3. 통증이 없는 최대 길이에서, 3-10초 동안 등척성 저항을 적용하며, 최대힘의 10-25%만 사용하여 치료근육을 수축하게 한다. 근육이 단축되는 것을 예방하기 위하여 신체 부위를 안정시킨다.
4. 근육을 이완시킨다.
5. 이완 과정 동안 저항점에 대해 이완된 근육을 부드럽게 연장시킨다-길이에 변화가 있는지 점검하라.
6. 이러한 절차를 몇 차례 반복한다(대개 세 차례).

자가 치료

궁둥구멍근은 심부 근육으로 자극을 주는데 시간이 걸리기도 한다. 치료사가 스트레칭하는게 가장 좋은 치료방법이고 볼 사용은 많은 경우 도움이 될 수 있다.

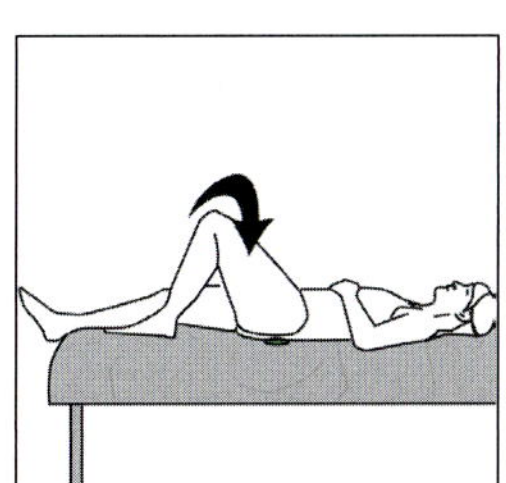

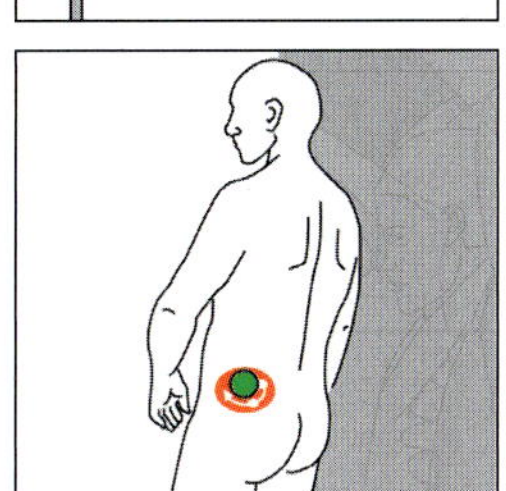

조언(Advice)
다리를 교차시키는 습관적인 자세를 피해라. 발 위치와 관련된 보행과 자세 분석. 운전 자세 (발). 자가 신장. 자가 마사지 도구의 이용.

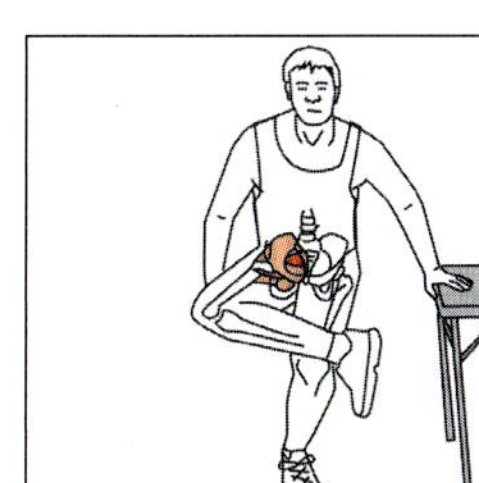

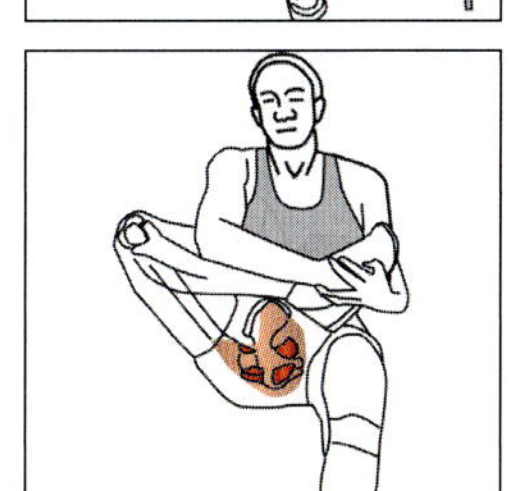

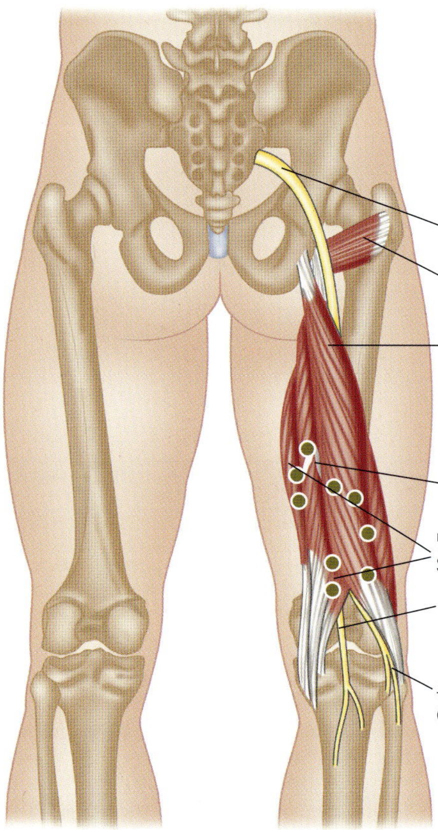

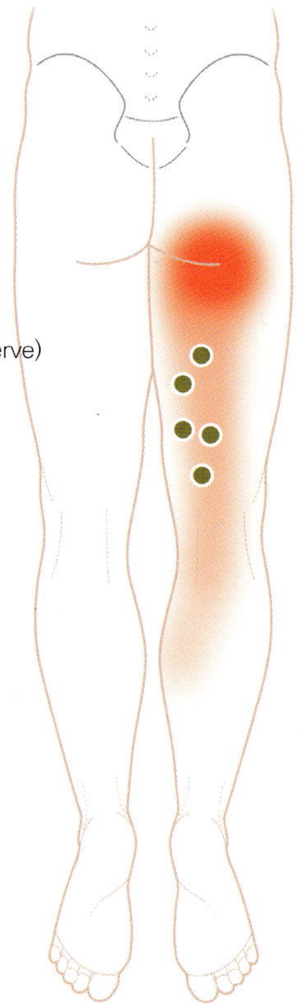

반막모양근(Semimembranosus)
반힘줄모양근(Semitendinosus)

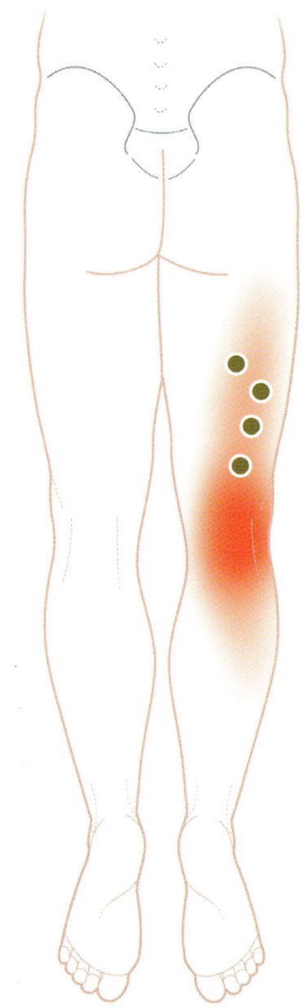

넙다리두갈래근(Biceps femoris)
짧은 갈래와 긴갈래(short and long head)

독일어, hamme, 다리 뒤쪽(back of leg); 라틴어, stringere, 함께 당기다(to draw together).

넙다리뒤근육(슬괵근)은 세 개의 근육으로 구성되어 있다. 안쪽(내측)에서 가쪽(외측)으로: 반막모양근(반막양근, Semimembranosus), 반힘줄모양근(반건양근, Semitendinosus), 넙다리두갈래근(대퇴이두근, Biceps femoris).

기시부(Origin)
궁둥뼈(좌골)조면 (앉는 뼈), 넙다리두갈래근(대퇴이두근)은 넙다리뼈(대퇴골)의 뒷부분에서도 기시함.

종지부(Insertion)
반막모양근(반막양근): 정강뼈(경골) 안쪽(내측)과의 뒷부분.
반힘줄모양근(반건양근): 경골몸통(경골체)의 위 안쪽면(상부 내측면).
넙다리두갈래근(대퇴이두근): 종아리뼈머리(비골두)의 끝, 정강뼈(경골)의 가쪽관절융기(외측과).

작용(Action)
무릎관절(슬관절)의 굽힘(굴곡). 엉덩관절(고관절)의 폄(신전).
반막모양근(반막양근)과 반힘줄모양근(반건양근)은 무릎관절 굽힘(슬관절 굴곡) 상태에서 종아리(하퇴)를 안쪽돌림(내회전)시킴.
넙다리두갈래근(대퇴이두근)은 무릎관절 굽힘(슬관절 굴곡) 상태에서 종아리(하퇴)를 가쪽돌림(외회전)시킴.
대항근(길항근): 넙다리네갈래근(대퇴사두근)

신경(Nerve)
궁둥(좌골)신경의 가지, 제 4, 5 허리(요추)신경근, 제 1, 2, 3 엉치(천골)신경근.

기본적인 기능적 동작
(Basic functional movement)
달리기를 하는 동안 유각기의 끝에서 발을 안정적이면서 천천히 바닥에 내려놓게 하고 엉덩관절(고관절)의 굽힘(굴곡)으로부터 몸통(체간)을 그대로 유지시킨다.

연관통 패턴(Referred pain patterns)
반막모양근과 반힘줄모양근(반막양근과 반건양근, Semimembranosus and semitendinosus): 통증이 강한 10 cm의 지역, 볼기(둔부) 주름 아래, 뒤안쪽(후내측) 다리에서 아킬레스힘줄까지 확산된 통증.
넙다리두갈래근(대퇴이두근, Biceps femoris): 확산통, 무릎관절(슬관절) 뒤쪽의 강한 10 cm 지역의 뒤안쪽(후내측) 다리.

개요

적응증(Indications)
앉아 있거나 걷고 난 후 넙다리에 통증(밤에 악화). 절름발이(limping)를 유발하는 다리 뒤의 압통, 앉아있을 때 통증 악화, 수술 후 등 통증, 자전거/축구/야구/테니스/미식축구 후 넙다리뒤근육 통증.

원인(Causes)
장시간 운전, 부적절한 앉기/허벅지 뒤가 파진 사무용 의자, 엉덩관절 수술, 다리 교차하여 앉기, 엉덩관절/무릎관절/발목관절 손상/골절, 다리 석고붕대, 높은 굽 신발, 선천성 짧은 다리, 엉치엉덩관절 기능부전, 운동전/후 부적절한 스트레칭.

감별진단(Differential diagnosis)
궁둥신경통(좌골신경통)(Sciatica), 신경근 질환(Radiculopathy), 근 파열(Muscle tears), 골염(Osteitis), 무릎에 윤활성 골관절염(Bursitic osteoarthritis of knee), 무릎관절 기능장애(Knee joint dysfunction), 힘줄윤활막염(Tenosynovitis).

관련성(Connections)
궁둥구멍근, 오금근, 볼기근, 안쪽폐쇄근(내폐쇄근, obturator internus), 가쪽넓은근, 발바닥근(족저근, plantaris), 장딴지근(비복근, gastrocnemius), 등허리척추주위근(흉요척추근, thoracolumbar paraspinal muscle).

전문가의 손 테크닉들

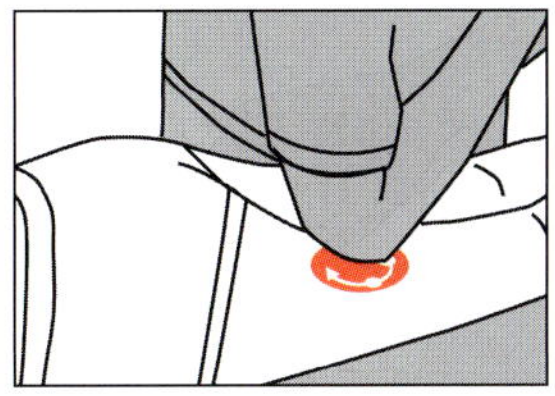

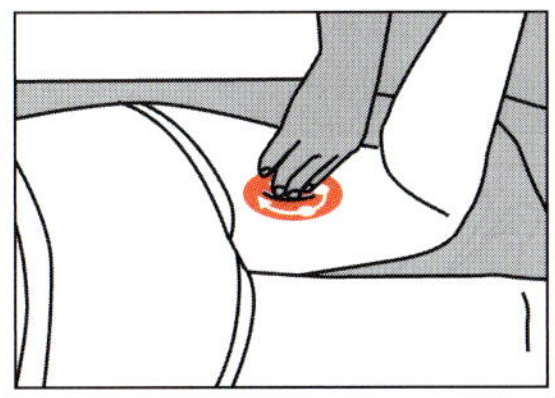

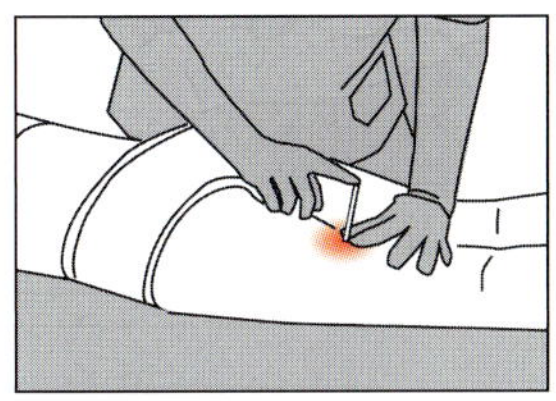

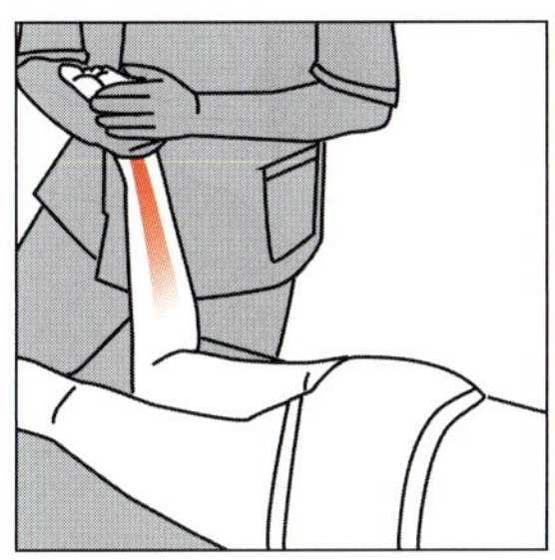

- ✓✓ 분사와 신장
- ✓✓ 건식 침
- ✓✓ 심부 마사지
- ✓✓ 압박
- ✓✓ 근육 에너지
- ✓✓ 자세 이완
- ✓✓ 습식 침

수축 이완, 길항근 수축 테크닉

이것은 PIR과 RI의 결합
1. 작용근(주동근) 수축
2. 이완
3. 대항근(길항근) 수축
4. 스트레칭
5. 작용근의 동심성 수축과 대항근의 편심성 수축
6. 등척성 수축은 간단하게 사용, 특히 통증과 불편한 부위
7. 15-30초 홀드 스트레칭
8. 3회 반복

자가 치료

넙다리뒤근육의 발통점은 운동 전 · 후 부적절한 스트레칭으로 발생한다. 스트레칭 테크닉을 완벽히 이해하는 것이 중요하다. 집에서 볼이나 폼 롤러는 통증과 경직을 제거하는데 유용하다.

조언(Advice)
열 과 / 또는 냉을 적용한 규칙적인 신장. 준비운동과 마무리운동 포함. 온수 목욕 / 샤워. 자동차 앉는 자세. 일하는 자세. 자전거 타는 자세.

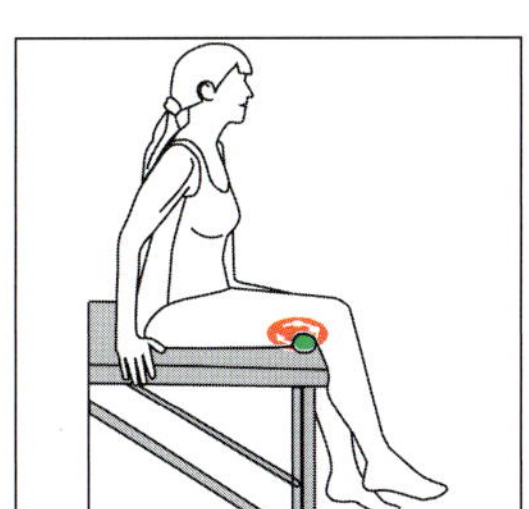

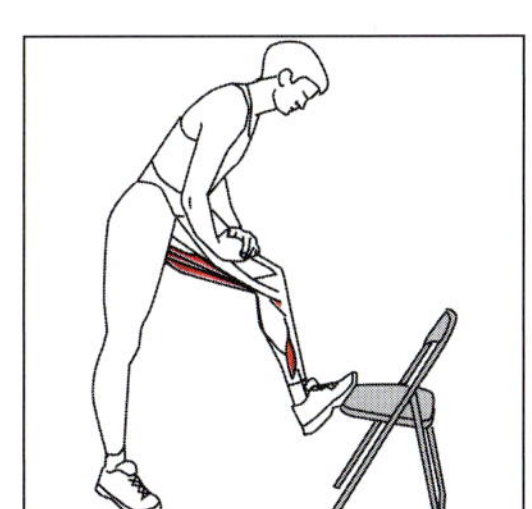

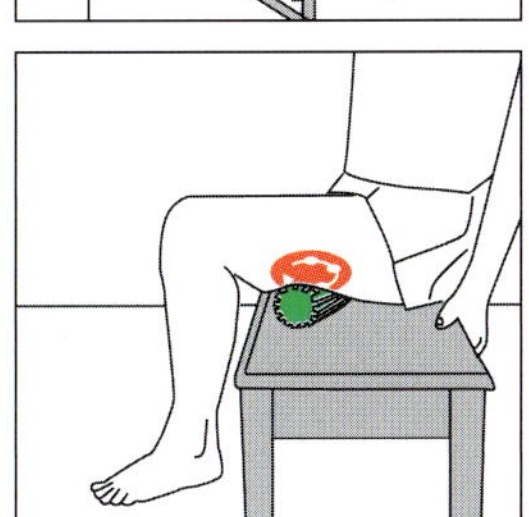

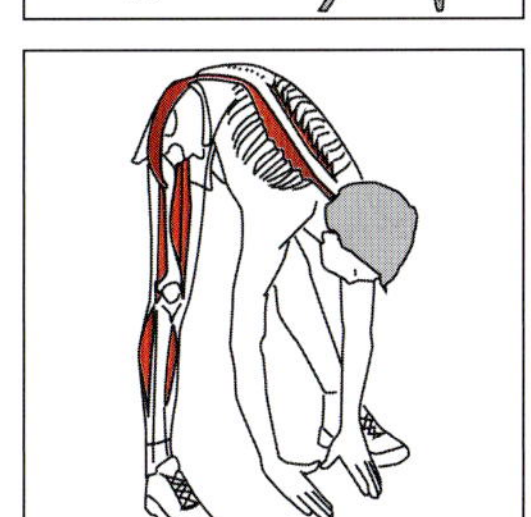

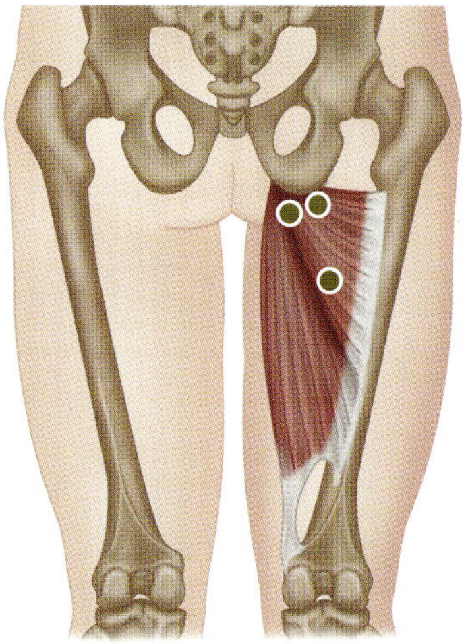

큰모음근(대내전근, Adductor magnus) 뒷면

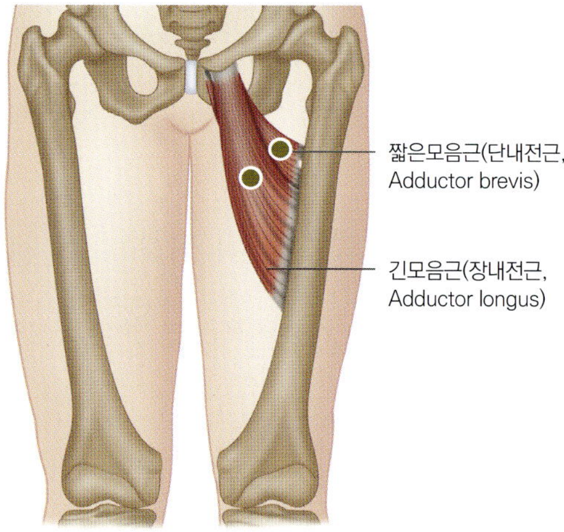

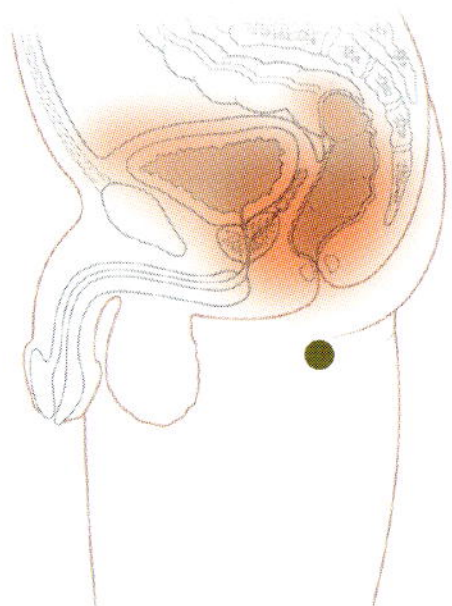

위쪽 긴모음근(장내전근, Adductor longus)
유발점에 대한 골반 연관통

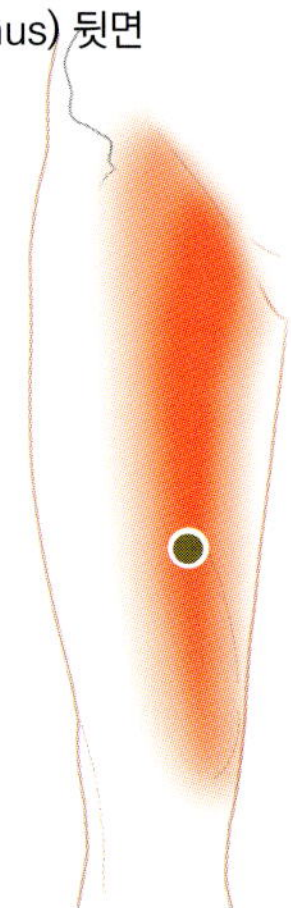

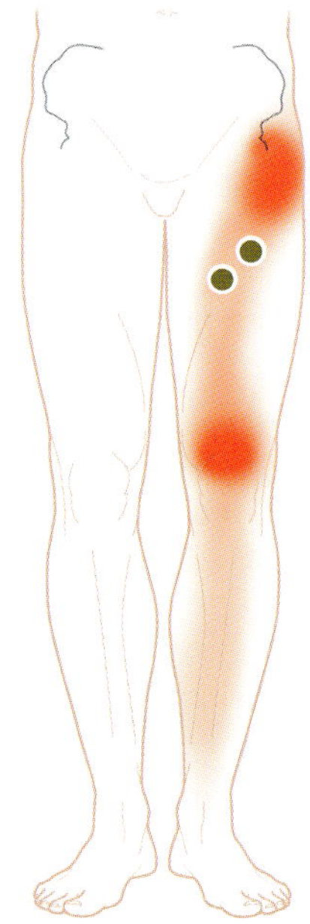

짧은모음근(단내전근, Adductor brevis)과
긴모음근(장내전근, Adductor longus)

라틴어, adducere, ~로 향하여(to lead toward); magnus, 넓은(large); brevis, 짧은(short); longus, 긴(long).

큰모음근(대내전근)은 내전근군(adductor muscle group)에서 가장 크며, 긴모음근(장내전근)과 짧은모음근(단내전근)을 포함한다. 긴모음근(장내전근)의 상부섬유의 가쪽모서리(외측연)는 넙다리삼각(대퇴삼각, femoral triangle)의 안쪽(내측)경계를 형성한다 (넙다리빗근(봉공근, satorius)은 가쪽(외측)경계; 샅고랑인대(서혜인대, inguinal ligament)는 상부 경계를 형성한다).

기시부(Origin)

두덩뼈(치골)의 앞부분 (가지(ramus)), 큰모음근(대내전근)은 궁둥조면(좌골조면)에서도 기시함.

종지부(Insertion)

넙다리뼈(대퇴골)의 안쪽(내측)부에 엉덩관절(고관절)에서 무릎관절(슬관절)에 이르는 광범위한 부분.

작용(Action)

엉덩관절(고관절)의 모음(내전)과 가쪽돌림(외회전).
긴모음근(장내전근)과 짧은모음근(단내전근)은 폄(신전)된 넙다리(대퇴)를 굽힘(굴곡)시키고 굽힘(굴곡)된 넙다리(대퇴)를 폄(신전).

신경(Nerve)

큰모음근(대내전근) – 폐쇄신경(제 2, 3, 4 허리(요추)신경근)의 후방지, 궁둥(좌골)신경(제 4, 5 허리(요추)신경근, 제 1 엉치(천골)신경근)의 정강뼈(경골)지.
짧은모음근(단내전근) – 폐쇄신경(제 2~4 허리(요추)신경근)의 전방지, 간혹 후방지도 이 근육으로 가는 분지신경을 낸다.
긴모음근(장내전근) – 폐쇄신경(제 2, 3, 4 허리(요추)신경근).

기본적인 기능적 동작
(Basic functional movement)

차에 타거나 내리기 위해 두 번째 다리를 끌어당길 때.

연관통 패턴(Referred pain patterns)

여러 개의 연관통 지역: (1) 앞 엉덩관절(고관절) 5~8 cm와 무릎 위 5~8 cm 주위에 2개의 지역; (2) 샅고랑인대(서혜인대, Inguinal ligament)부터 안쪽 무릎관절(내측 슬관절)까지 전체의 앞안쪽(전내측) 넙다리(대퇴); (3) 엉덩관절(고관절)에서 무릎까지 내측 넙다리(안쪽 대퇴).

개요

적응증(Indications)
안쪽 넙다리의 심부 통증과 압통. 벌림시 엉덩관절과 다리의 뻣뻣함. 체중부하와 / 또는 엉덩관절 돌림시 통증. '딸깍 거리는' 엉덩관절('Clicky' hip). 넙다리 아래의 타는 듯한 / 찌르는 통증. 샅굴부위(서혜부) 염좌. 엉덩관절 치환술 또는 골절 후 재활. 신세뇨관성산증(Renal tubular acidosis). 다리에 종창, 엉덩관절염.

원인(Causes)
다리 부목/석고붕대, 발/발목 문제, 체조 갑작스런 과부하, 축구/아이스 스케이팅 손상, 말 타기, 스키, 다리 교차하여 앉기.

감별진단(Differential diagnosis)
적출(Avulsion). 두덩결합(치골결합) 기능장애(Pubic symphysis dysfunction). 신경질환(Neuropathy). 림프절병증(Lymphadenopathy). 탈장(Hernia). 무릎에 통증(역학적인). 엉덩관절 골관절염(Osteoarthritic hip). 넙다리 탈장(Femoral herniation).

관련성(Connections)
두덩근(치골근, pectineus). 안쪽넓은근(내측광근, vastus medialis). 엉덩이허리근(장요근, iliopsoas). 가쪽넓은근. 넙다리빗근(봉공근, sartorius)(하부 끝).

전문가의 손 테크닉들

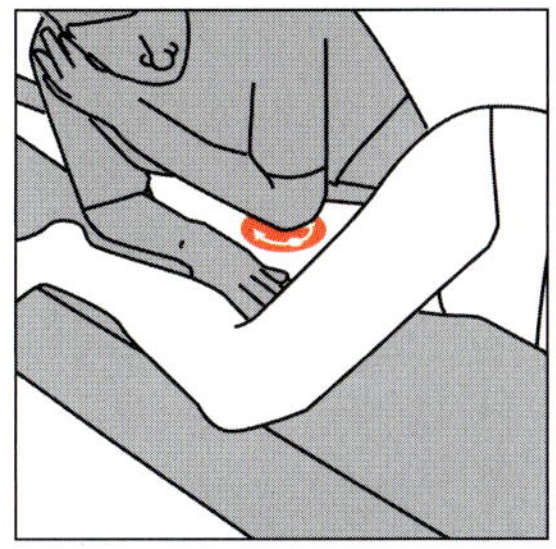

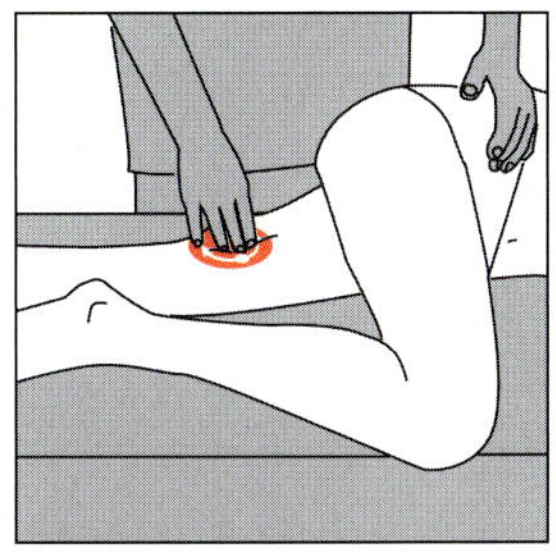

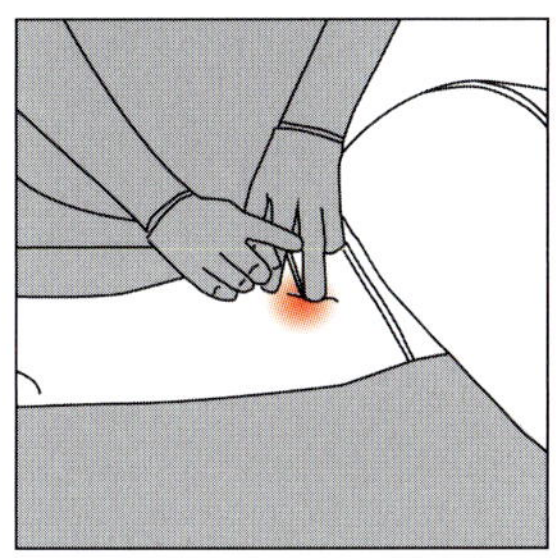

✓		분사와 신장
✓		건식 침
✓	✓	심부 마사지
✓	✓	압박
✓	✓	근육 에너지
✓	✓	자세 이완
✓		습식 침

후등척성(PIR) 테크닉

1. 발통점을 확인함.
2. 환자의 병변이 있는 근육이 최대로 신장 되는 편안한 자세로 둔다.
3. 근력의 10-25%를 사용하여, 병변이 있는 근육의 통증이 없는 최대한 근수축을 하도록 하며, 이때 등척성 수축의 형태로 3-10초 정도 적용한다; 몸은 잘 고정하여 근육이 짧아지는 것을 막는다.
4. 환자에게 이완하도록 하거나 또는 "놔주세요" 라고 이야기 한다.
5. 이 이완단계에서, 부드럽게 늘어난 근육 부분만큼만 저항(수동적으로)을 가해서 늘려준다. 이때 근육의 길이는 변화가 없다.
6. 몇회 반복한다(일반적으로 3회)

자가 치료

직접적인 손가락 압력, 볼, 치료지팡이를 사용

조언(Advice)
발통점이 줄어들 때까지 수정된 활동, 자가 신장 프로그램. 체육관에서 과사용 금지. 습관적인 자세 조사. 스키 / 자전거 타기 테크닉. 비타민 / 미네랄 결핍.

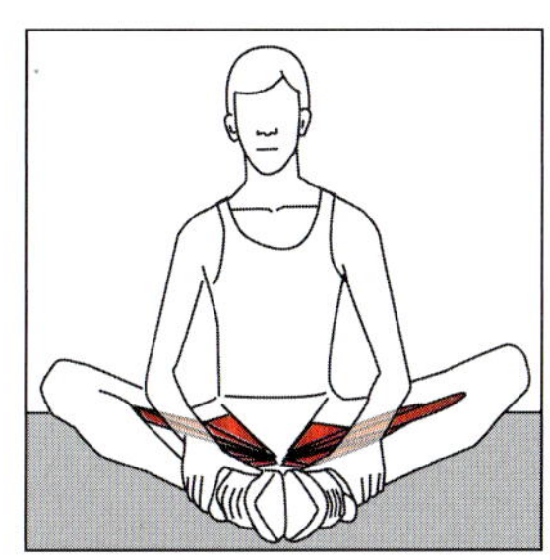

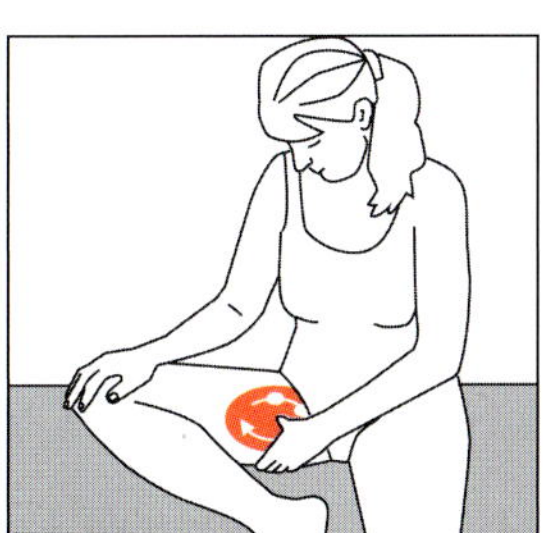

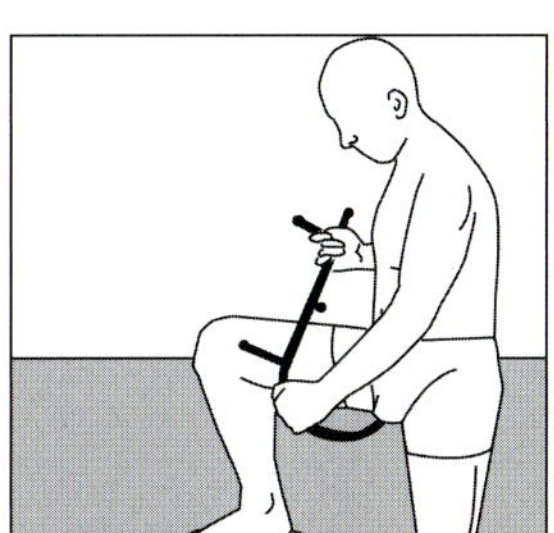

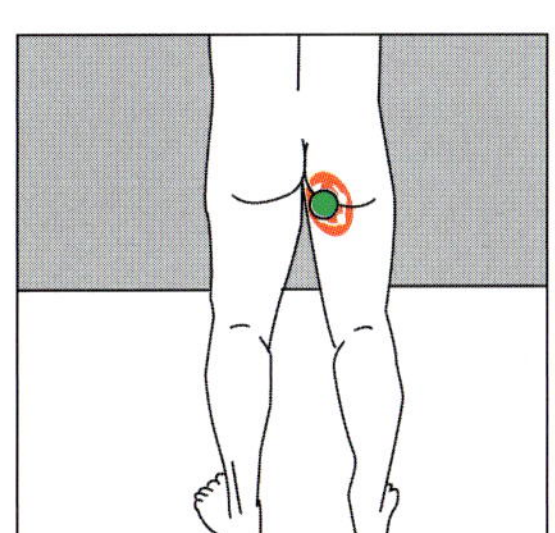

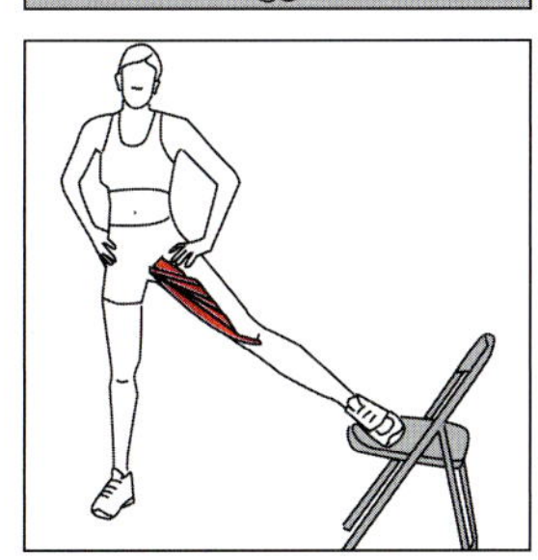

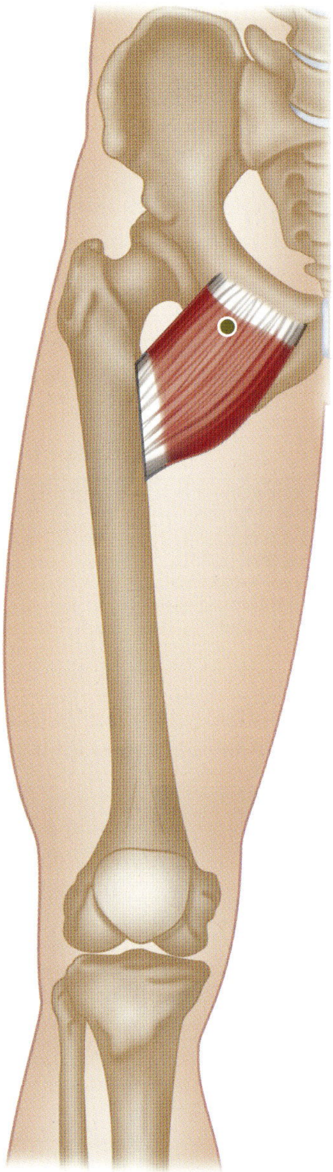

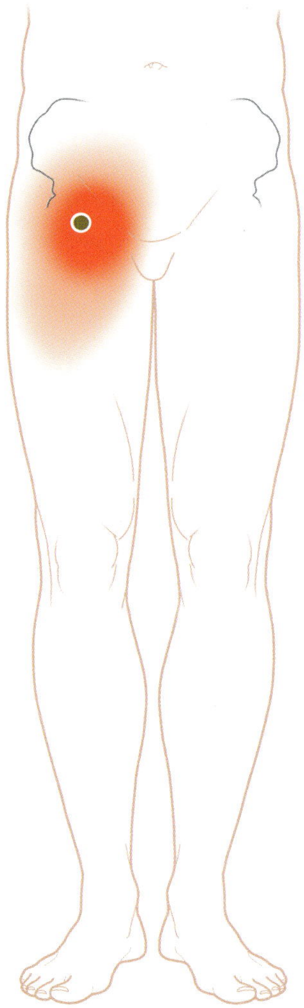

라틴어, pectinatus, 빗 모양(comb shaped).

두덩근(치골근)은 긴모음근(장내전근, Adductor longus)과 큰허리근(대요근, Psoas major) 사이에 위치한다.

기시부(Origin)
두덩뼈(치골)의 빗살돌기, 엉덩두덩뼈(장치골, iliopectineal)의 융기와 두덩뼈(치골)돌기 사이.

종지부(Insertion)
두덩뼈(치골) 선, 넙다리뼈(대퇴골)의 작은돌기(소전자)에서 넙다리뼈(대퇴골) 거친선(조선)까지.

작용(Action)
엉덩관절(고관절)의 모음(내전)과 굽힘(굴곡).

신경(Nerve)
넙다리(대퇴)신경(제 2, 3, 4 허리(요추) 신경근). 때때로 폐쇄신경(제 3 허리(요추)신경근)의 지배를 받기도 함.

기본적인 기능적 동작
(Basic functional movement)
예: 일직선을 따라 걷기.

연관통 패턴(Referred pain patterns)
샅굴부위(서혜부) 앞면에 8~12 cm의 강한 통증지역에서 앞안쪽(전내측) 넙다리(대퇴) 쪽으로 넓은 타원형의 방사통.

개요

적응증(Indications)
끊임없는 샅굴부위(서혜부) '내측' 통증, 샅굴부위 염좌, 엉덩이 통증, 엉덩관절 치환술 후 재활, 엉덩관절 골절 후, 임신, 산후, 성교 시 통증, 엉덩관절 모음 운동(단련)시 통증, 엉덩관절염.

원인(Causes)
다리 부목/석고붕대, 발/발목 문제, 체조 갑작스런 과부하, 축구/아이스 스케이팅 손상, 말 타기, 스키, 다리 교차하여 앉기.

감별진단(Differential diagnosis)
샅굴부위 탈장(Inguinal hernia), 넙다리부위 탈장(Femoral hernia), 림프절병증(Lymphadenopathy), 지각이상성 대퇴신경통(Meralgia paresthetica), 허리의 신경근 질환(Lumbar radiculopathy), 혈관성 무능(Vascular incompetence).

관련성(Connections)
긴모음근/짧은모음근(장내전근/단내전근, Adductor longus and brevis), 엉덩이허리근, 사지 길이 불일치.

전문가의 손 테크닉들

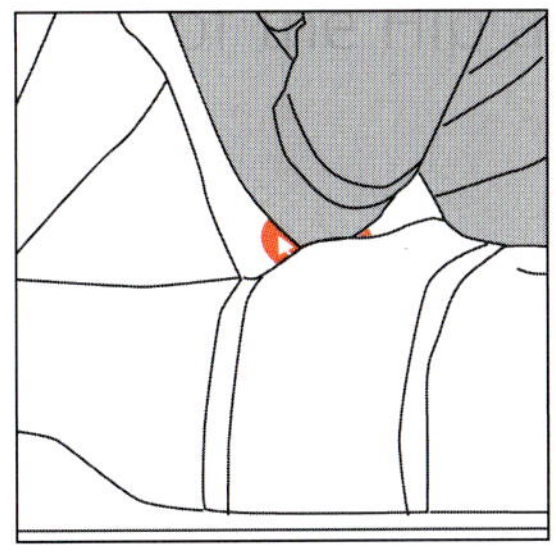

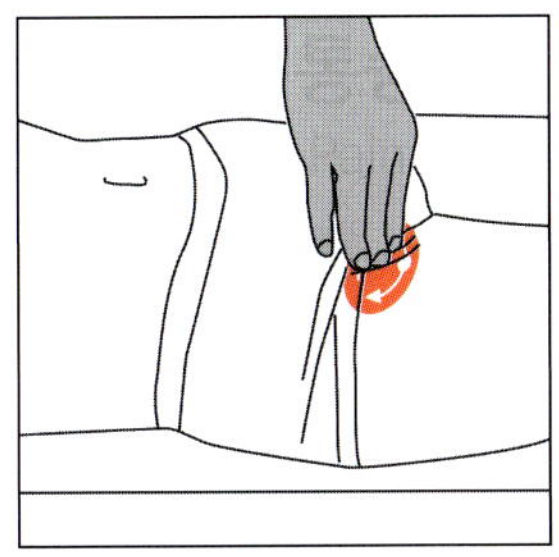

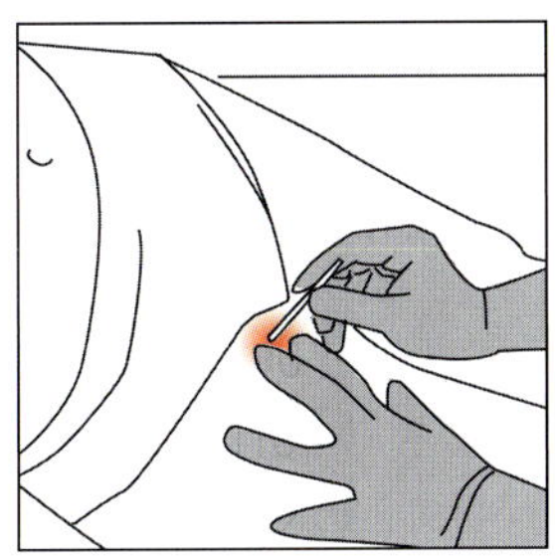

✓		분사와 신장
✓		건식 침
✓		심부 마사지
✓	✓	압박
✓	✓	근육 에너지
✓	✓	자세 이완
✓		습식 침

후등척성(PIR) 테크닉

1. 발통점을 확인함.
2. 환자의 병변이 있는 근육이 최대로 신장 되는 편안한 자세로 둔다.
3. 근력의 10-25%를 사용하여, 병변이 있는 근육의 통증이 없는 최대한 근수축을 하도록 하며, 이때 등척성 수축의 형태로 3-10초 정도 적용한다; 몸은 잘 고정하여 근육이 짧아지는 것을 막는다.
4. 환자에게 이완하도록 하거나 또는 "놔주세요" 라고 이야기 한다.
5. 이 이완단계에서, 부드럽게 늘어난 근육 부분만큼만 저항(수동적으로)을 가해서 늘려준다. 이때 근육의 길이는 변화가 없다.
6. 몇회 반복한다(일반적으로 3회)

자가 치료

직접적인 손가락 압력, 스트레칭 테크닉, 볼, 치료지팡이를 사용

조언(Advice)
발통점이 줄어들 때까지 수정된 활동, 요가 자세(연꽃자세)같은 반복적인 엉덩관절 모음과 굽힘(굴곡)을 피한다. 다리를 교차시키고 앉는 것을 피한다.

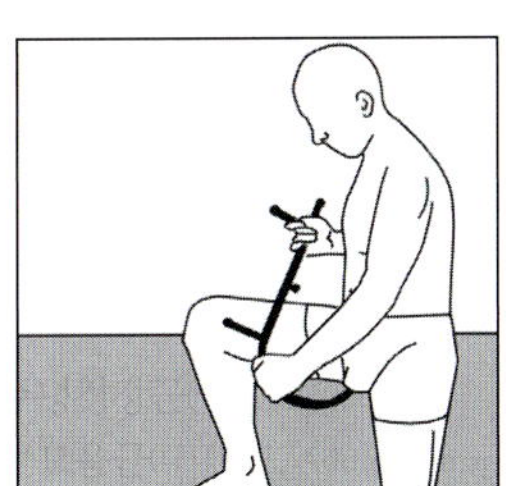

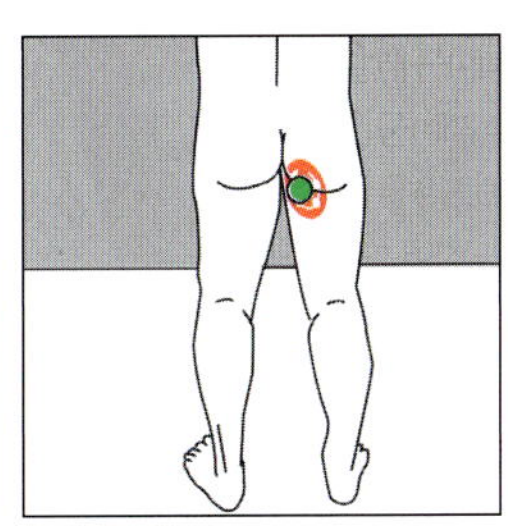

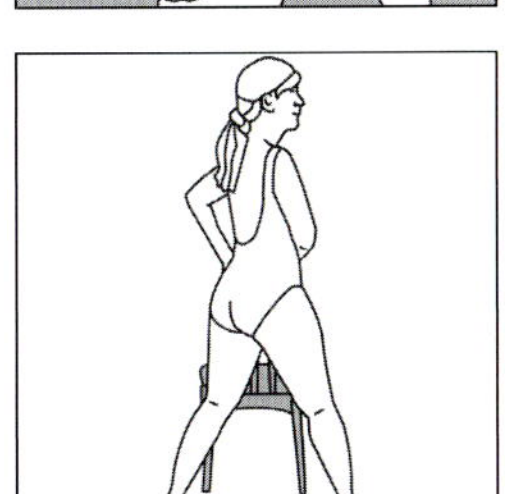

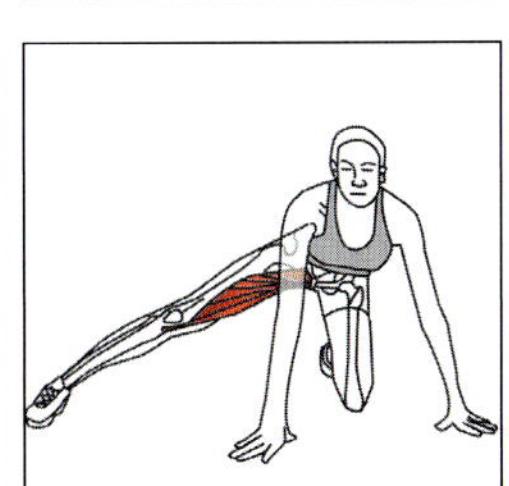

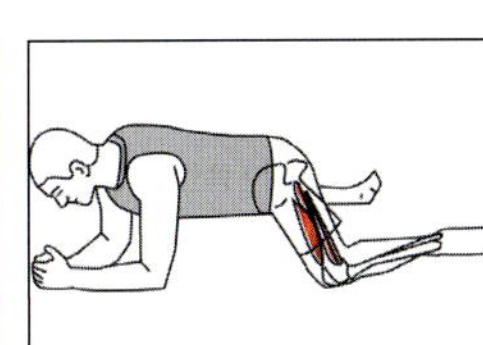

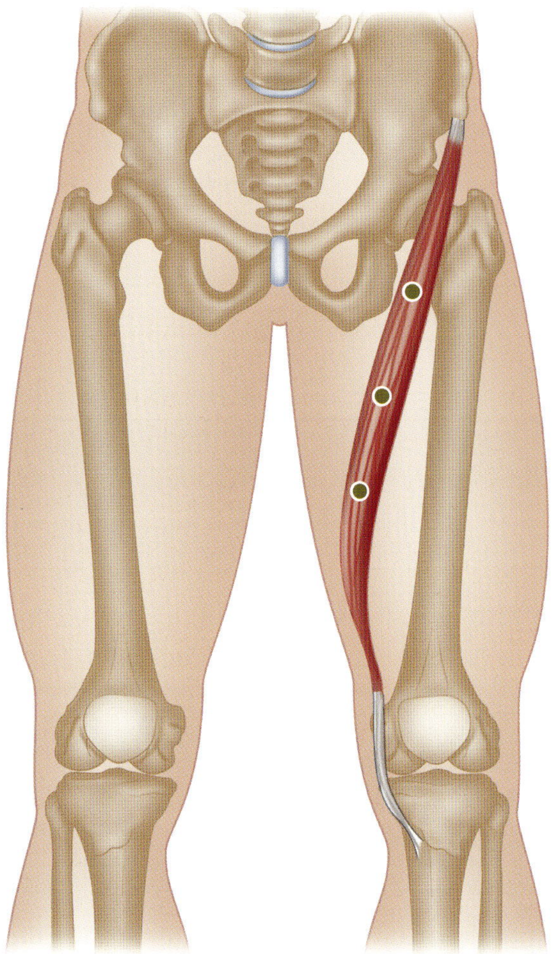

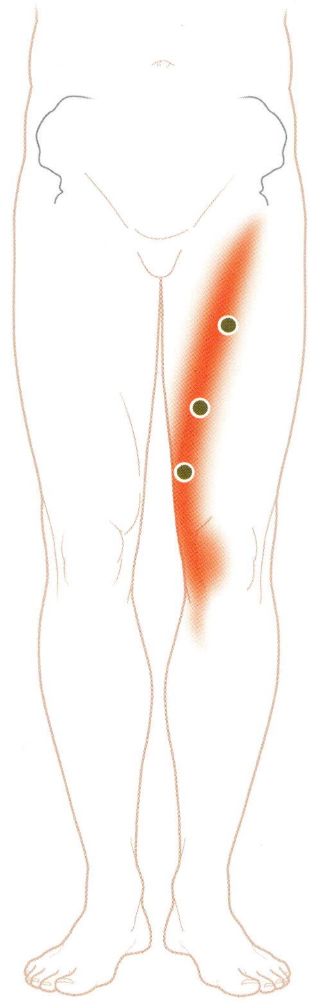

라틴어, sartor, 재단사(tailor).

넙다리빗근(봉공근)은 대퇴 전면부의 가장 천층에 위치한다. 인체에서 가장 긴 띠 형태의 근육이다. 넙다리빗근(봉공근)의 상부 1/3 내측연은 넙다리삼각(대퇴삼각)의 가쪽(외측)부를 형성한다 (큰모음근(대전근)은 안쪽(내측)부; 샅고랑인대(서혜인대)는 상부). 넙다리빗근(봉공근)의 작용은 재단사의 다리를 교차시킨 상태로 앉을 수 있게 하지를 둔다 (라틴어로부터 그 이름이 유래).

기시부(Origin)

위앞엉덩뼈가시(전상장골극)와 그것의 바로 아래 부분.

종지부(Insertion)

정강뼈(경골) 위(상부)의 안쪽(내측)부, 인접한 앞쪽면.

작용(Action)

엉덩관절(고관절)의 굽힘(굴곡) (걷거나 달릴 때 다리를 앞쪽(전방)으로 가져오는 것을 돕는다). 엉덩관절(고관절)의 벌림(외전)과 가쪽돌림(외회전). 무릎관절(슬관절)의 굽힘(굴곡). 넙다리(대퇴)의 굽힘(굴곡) 상태에서 정강뼈(경골)의 안쪽돌림(내회전)을 보조. 이러한 작용을 통합해 말하면 반대쪽 다리의 무릎에 뒤꿈치를 대는 작용이다.

신경(Nerve)

넙다리(대퇴)신경으로부터 2개의 가지, 제 2, 3, (4) 허리(요추)신경근.

기본적인 기능적 동작

(Basic functional movement)

예: 하퇴종아리를 교차시킨 상태로 앉기.

연관통 패턴(Referred pain patterns)

위앞엉덩뼈가시(전상장골극)에서 넙다리(대퇴)의 전내측 중간부를 가로 질러 안쪽(내측) 무릎관절(슬관절) 쪽으로 애매한 따끔거림.

개요

적응증(Indications)
넙다리 앞쪽의 통증. 엉덩관절부터 내측 무릎에 예리하거나 따끔거리는 통증, 비틀려 넘어진 후 통증.

원인(Causes)
보행/자세 문제, 체조 갑작스런 과부하, 축구/아이스 스케이팅 손상, 말 타기, 스키, 넘어짐.

감별진단(Differential diagnosis)
지각이상성 대퇴신경통(Meralgia parasthetica). 무릎관절 병리학. 허리의 신경근 질환. 샅굴부위 림프절병증(Inguinal lympha-denopathy). 혈관 병리학. 샅굴부위와 / 또는 넙다리부위 탈장.

관련성(Connections)
안쪽넓은근. 넙다리두갈래근(대퇴이두근, biceps femoris). 두덩정강근(박근, gracilis). 두덩근. 넙다리근막긴장근.

전문가의 손 테크닉들

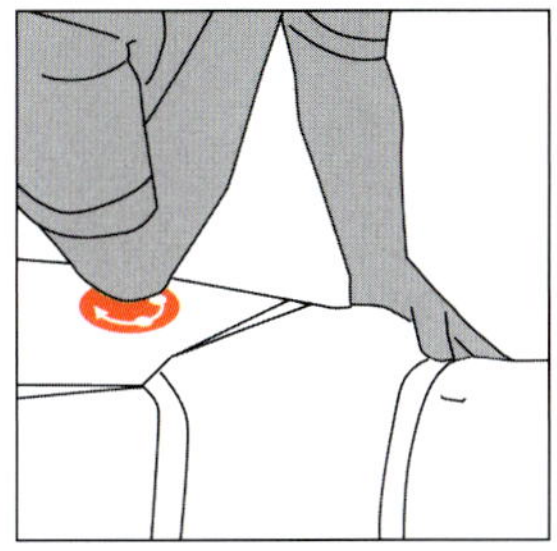

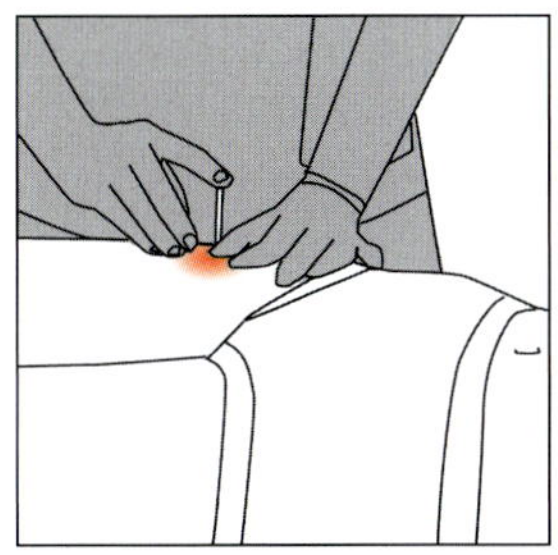

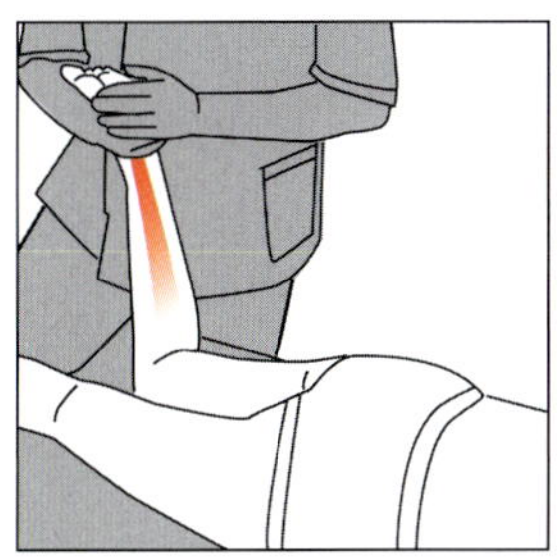

- ✓✓ 분사와 신장
- ✓✓ 건식 침
- ✓✓ 심부 마사지
- ✓✓ 압박
- ✓✓ 근육 에너지
- ✓✓ 자세 이완
- ✓✓ 습식 침

(억제)압박 테크닉

1. 발통점(trigger point)을 확인한다.
2. 발통점 부위의 근육들이 완전히 신장될 수 있도록 환자를 편안하게 위치시킨다.
3. 발통점이 있는 근육을 최대한 신장시킨 상태에서, 발통점을 부드럽게 압박하며, 점진적으로 압박력을 증가시켜라. 이 경우에, 환자는 통증이 아니라 약간의 불편함 정도로 느껴야 한다.
4. 발통점이 다소 부드럽게 느껴질 때까지 압박력을 지속적으로 유지하라. 이러한 상태는 몇 초에서 몇 분가량 소요될 수도 있다.
5. 이완이 더 잘 될 수 있도록 압박력을 증가시키는 것을 반복한다.
6. 압박을 반복하는 동안 압박 방향을 바꾸어서 시행하면, 더 좋은 결과를 얻을 수도 있다.

자가 치료

셀프-마사지는 민감하고 고통스러운 부위를 제거하는 최선의 방법이다. 당신이 피를 묽게 하는 약을 복용하고 있다면 상처 나지 않게 주의한다.

조언(Advice)
보행과 자세 분석. 무릎을 교차시켜 오래앉아 있는 자세. 습관적인 자세. 비만과 / 또는 운동(예를 들면 외반된 발로 뛰기)이 이차적인 과활동을 할 수 있다. 신장 운동. 무릎 사이에 베개 사용.

자가치료(self help) **테크닉**
1. 근육 확인.
2. 넙다리 안쪽에서 시작하여 발통점까지 미끄러지는/스트로킹 마사지를 근육을 따라 시행.
3. 발통점이 생길 때까지 지속적인 압력 유지.
4. 무릎 종지부까지 지속적인 스토로킹 마사지.

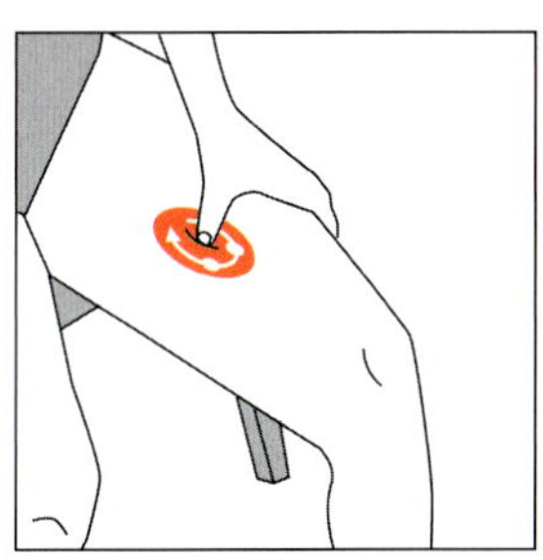

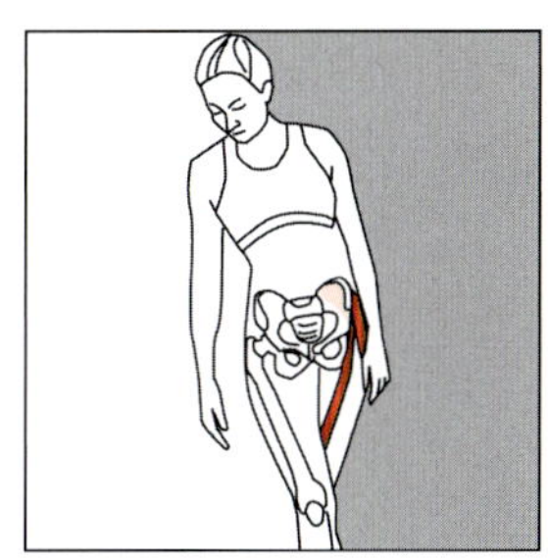

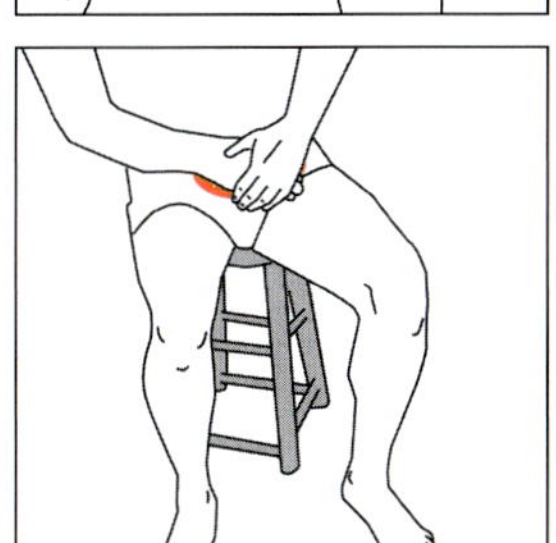

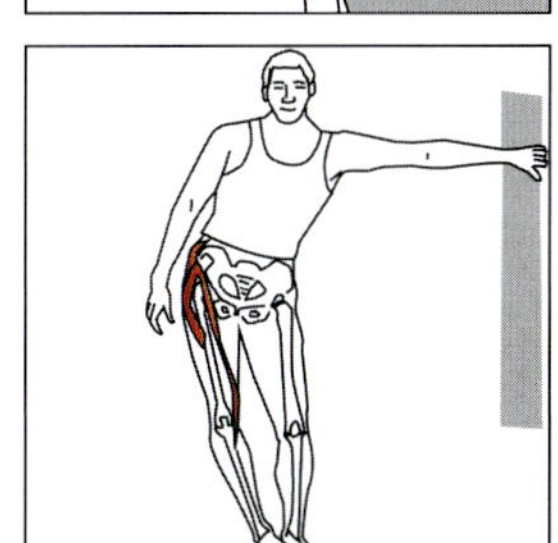

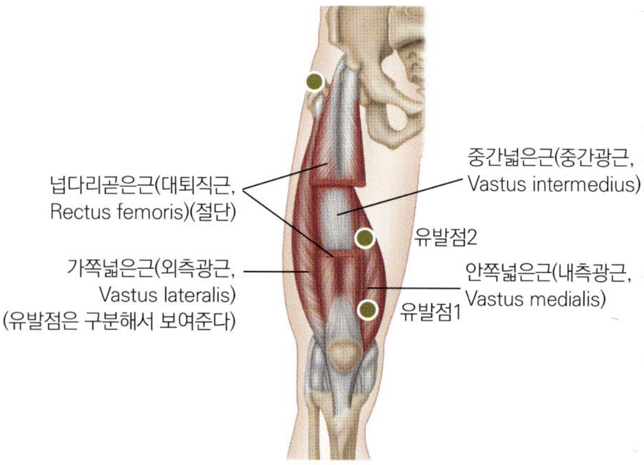

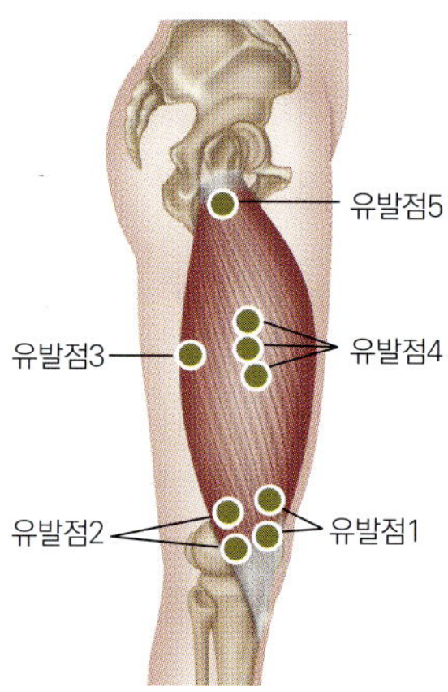

You will need to move the knee cap out of the way to get to TrP1 points

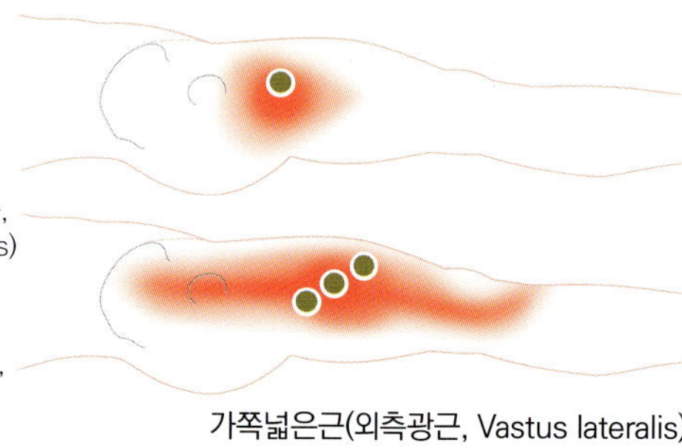

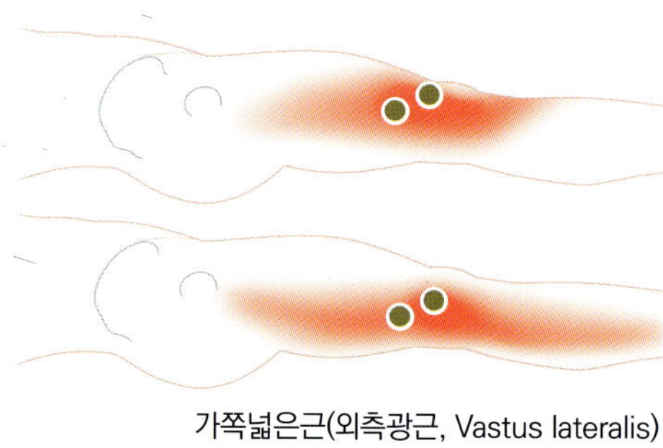

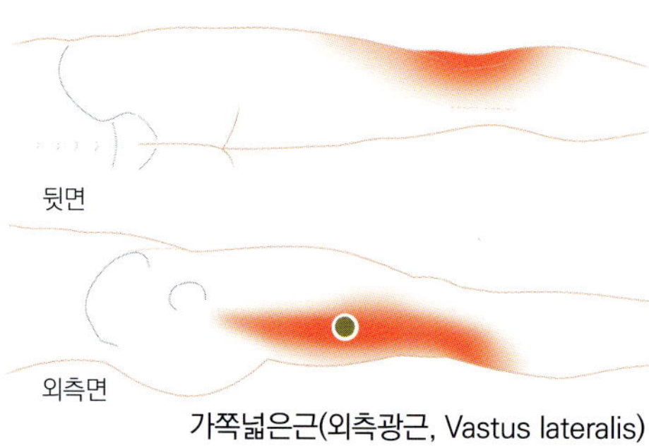

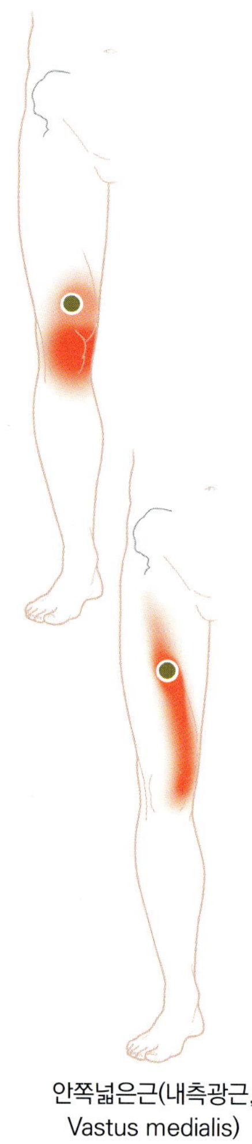

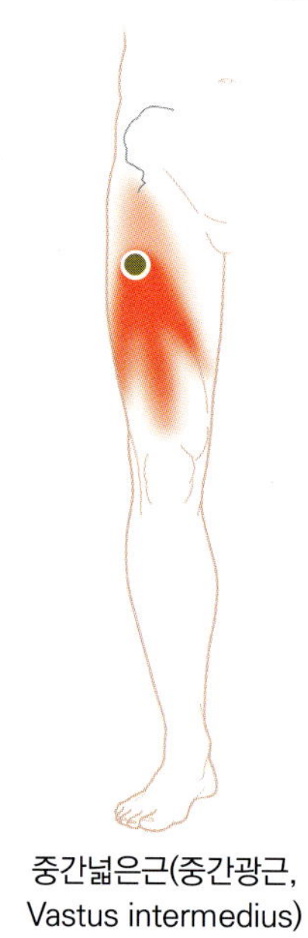

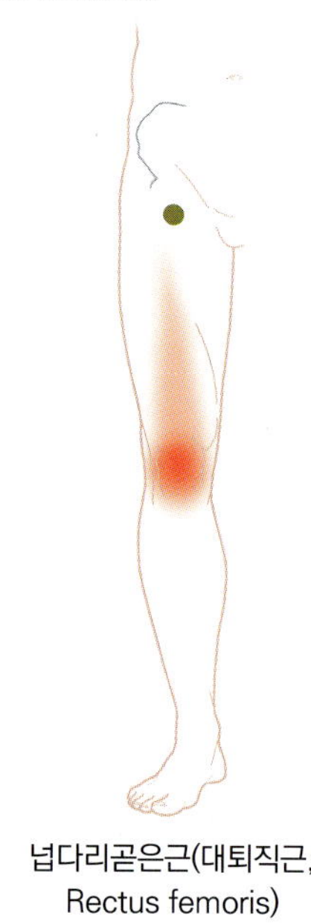

라틴어, quadriceps, 네 개의 머리(four-headed); rectus, 수직의(straight); femoris, 넙다리(대퇴)의(of the thigh); vastus, 거대한(great or vast); lateralis, 외측에 존재(pertaining to the side); medialis, 중간(in the middle); intermedial, 중간 사이(intermediate).

구성: 넙다리곧은근(대퇴직근, Rectus femoris), 안쪽넓은근(내측광근, Vastus medialis), 가쪽넓은근(외측광근, Vastus lateralis), 중간넓은근(중간광근, Vastus intermedius). 네 개의 넙다리네갈래근(대퇴사두근) 모두 슬관절을 가로지르며, 넙다리곧은근(대퇴직근)은 엉덩관절(고관절)을 지나며 두 개의 기시부를 가지고 있다. 네갈래근(사두근)은 앉은 자세에서 일어날 때, 걸을 때, 오르막을 오를 때에 무릎을 펴게 한다. 넓은근(광근)들은 앉는 동작을 조절하는 기능을 한다.

기시부(Origin)
넓은근(광근)군 : 넙다리뼈(대퇴골)의 상부에서 1/2 지점.
넙다리곧은근(대퇴직근) : 엉덩뼈(장골)의 앞쪽(아래앞엉덩뼈가시(전하장골극)), 엉덩이 소켓의 위쪽.

종지부(Insertion)
무릎뼈(슬개골), 무릎뼈인대(슬개인대)를 거쳐 정강뼈(경골)의 우쪽앞면(상전부)에 종지(정강뼈조면(경골조면)).

작용(Action)
넓은근(광근)군 : 무릎관절(슬관절)의 폄(신전).
넙다리곧은근(대퇴직근) : 무릎관절(슬관절)의 폄(신전)과 엉덩관절(고관절)의 굽힘(굴곡)(복합적인 것에 관여, 볼을 찰 때처럼).
대항근(길항근): 넙다리뒤근육(슬괵근)

신경(Nerve)
넙다리(대퇴)신경, 제 2, 3, 4 허리(요추)신경근.

기본적인 기능적 동작
(Basic functional movement)
예 : 계단 오르기, 자전거 타기.

연관통 패턴(Referred pain patterns)
앞면, 안쪽(내측) 과 / 또는 가쪽(외측) 넙다리(대퇴)에 통증. 가쪽넓은근(외측광근)(Vastus lateralis)은 많은 통증점이 있다.

개요

적응증(Indications)
넙다리 약화와 통증. 꺾이는 무릎('Giving way' of knee). 밤에 통증. 무릎 폄시 통증. 엉덩관절 골절 후. 넙다리 골절과 부목 후. 넙다리무릎관절의 활주가 감소. 체중 부하시 통증. 소년기 설명 할 수 없는 무릎 통증, 계단 내려갈 때 통증/약화(넙다리곧은근) 무릎관절 주위 "치통"과 무릎의 "버클링"(안쪽넓은근/중간넓은근). 무릎뼈 추적 문제 – 무릎뼈의 연골연화(가쪽넓은근). 점퍼/런너 무릎, 하지 불안 증후군, 반달연골 통증.

원인(Causes)
넙다리뒤근육 문제, 스포츠/체육관 과부하 또는 부적절한 테크닉(특히 스키, 축구, 스쿼트), 잘못된 발/발목 생체 역학, 무릎에 아이 올리기/ 장시간 압력.

감별진단(Differential diagnosis)
엉덩정강근막띠증후군(IT band syndrome). 넙다리무릎관절 기능장애(Femoropatellar joint dysfunction). 넙다리네갈래근 확장 손상(Quadriceps expansion injury). 힘줄염(Tendonitis). 허리의 신경근 질환. 넙다리신경 병리학. 무릎의 문제 / 기능장애(뭇깃근육(다우상근)).

관련성(Connections)
엉덩이허리근. 넙다리근막긴장근. 볼기근 군들. 넙다리빗근.

전문가의 손 테크닉들

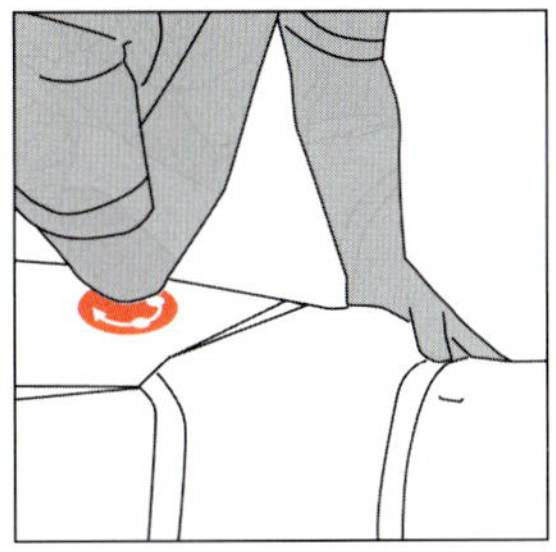

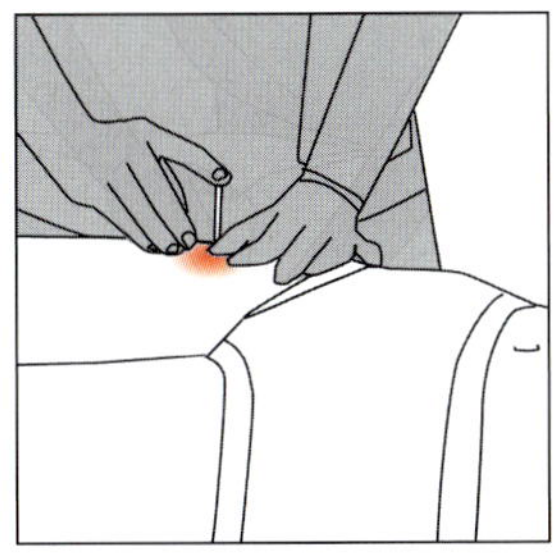

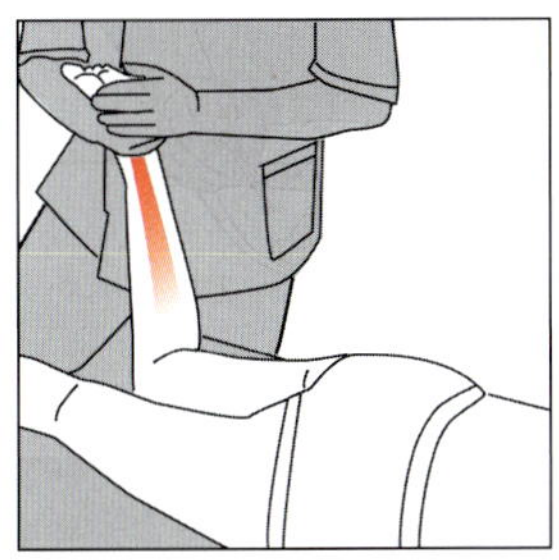

- ✓✓ 분사와 신장
- ✓✓ 건식 침
- ✓✓ 심부 마사지
- ✓✓ 압박
- ✓✓ 근육 에너지
- ✓✓ 자세 이완
- ✓✓ 습식 침

수축 이완, 길항근 수축 테크닉

이것은 PIR과 RI의 결합

1. 작용근(주동근) 수축
2. 이완
3. 대항근(길항근) 수축
4. 스트레칭
5. 작용근의 동심성 수축과 대항근의 편심성 수축
6. 등척성 수축은 간단하게 사용, 특히 통증과 불편한 부위
7. 15-30초 홀드 스트레칭
8. 3회 반복

자가 치료

넙다리네갈래근 발통점 문제에 볼, 폼롤러, 또는 치료지팡이는 최고의 자가-마사지 기구들이다.

조언(Advice)
정확한 들기 기술. Tubigrip. 장기간의 고정은 피한다. 자가 신장. 보행과 자세 평가. 체육관에서 무거운 것을 들고 쪼그려 앉는 운동을 피한다. 습열, 냉 또는 온욕과 신장. 자전거타기의 휴식시간. 습관적으로 앉는 자세를 피한다(발을 구부려서 당김). 잘 때 무릎 사이에 베개 사용.

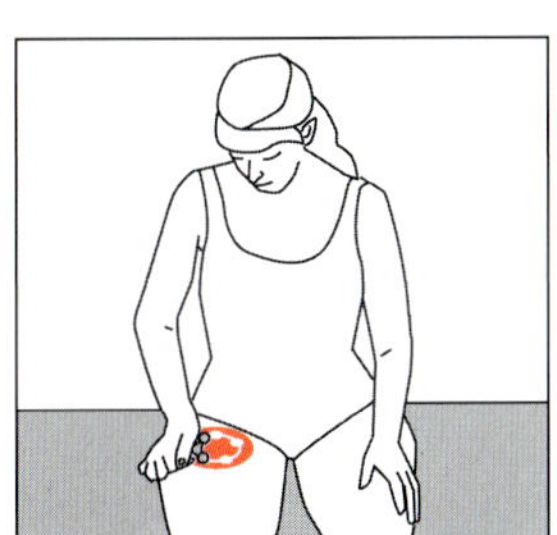

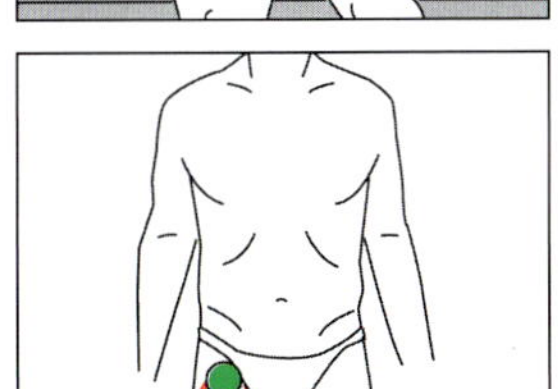

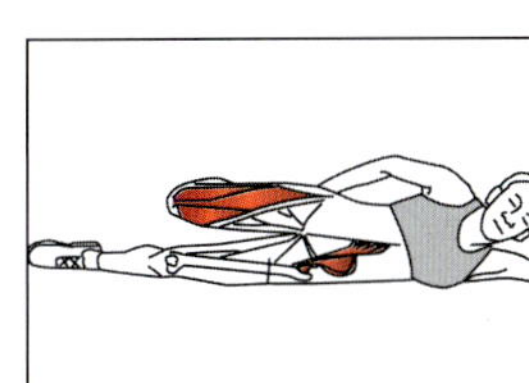

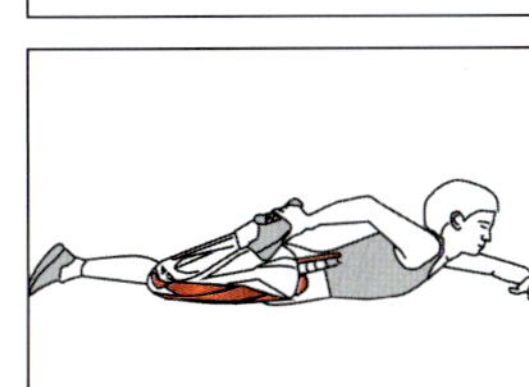

적응증(Indications)

증상은 성교 시 통증, 경련 또는 날카로운 통증, 무거움 또는 골반 내부 압력의 느낌, 극단적이고 지속적인 통증, 간헐적인 통증, 둔한 통증, 배변 시 통증과 월경통. 발통점의 자가 관리와 치료에 유용하게 비 침습적 중재를 사용할 수 있다.

STEP 1 근 섬유의 방향과 해부학

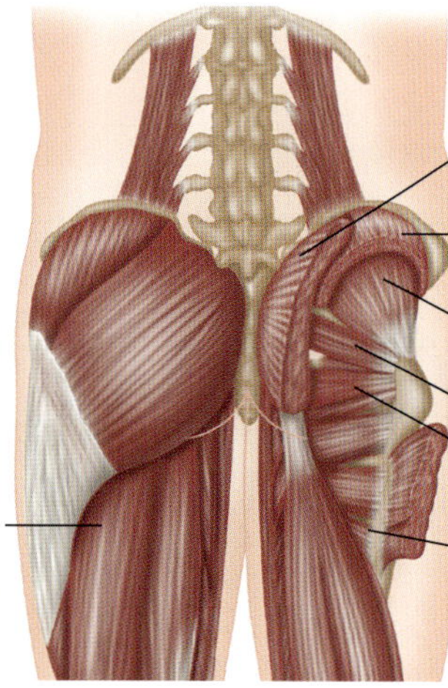

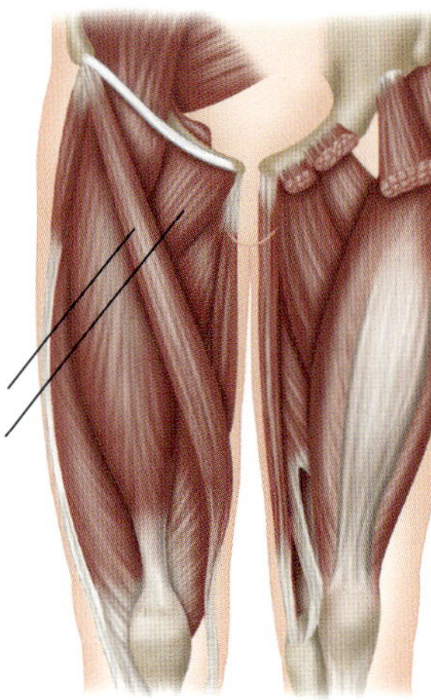

STEP 2 엎드린 자세 허혈적 압박 기법(ICT)

큰볼기근, 안쪽 아래, 중간 아래

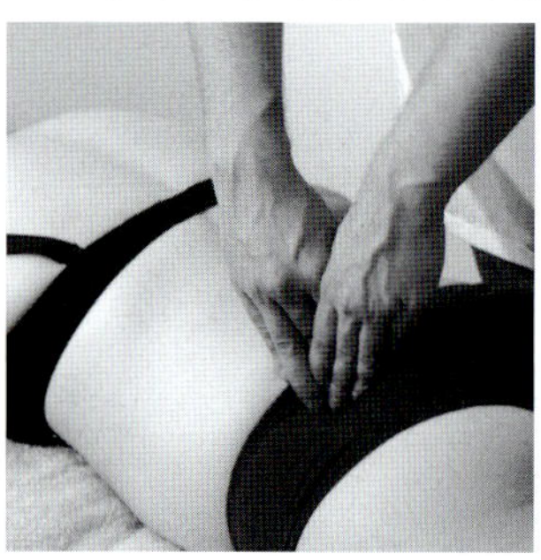

궁둥구멍근

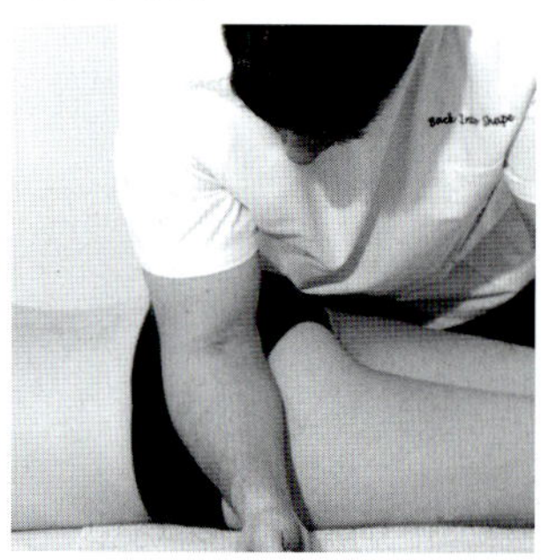

넙다리두갈래근 기시부

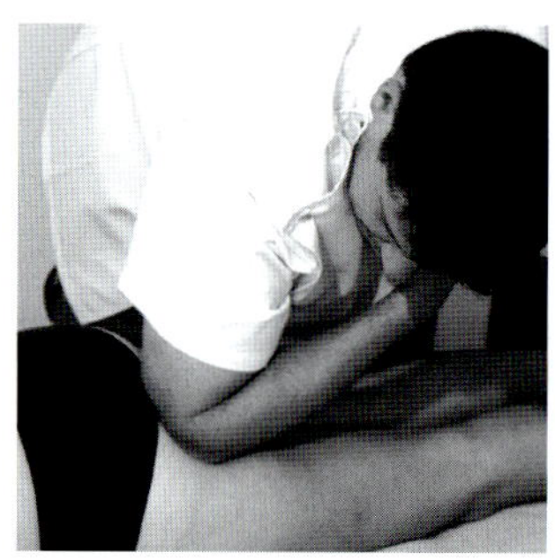

척추 근육, 골반저 근육

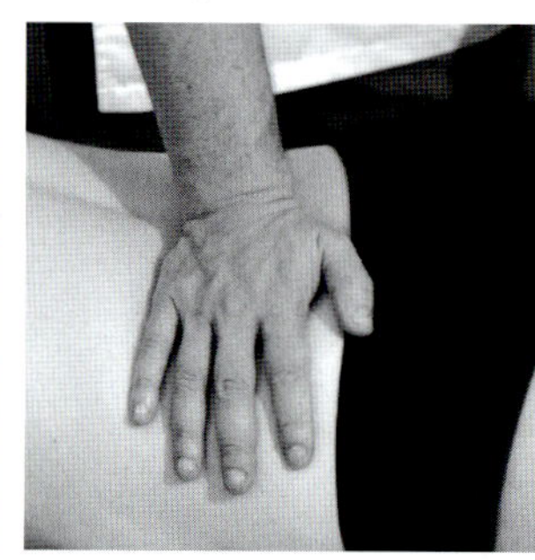

STEP 3 옆으로 누운 자세 허혈적 압박 기법(ICT)

두덩근(손상부위쪽)
큰모음근(기시부)

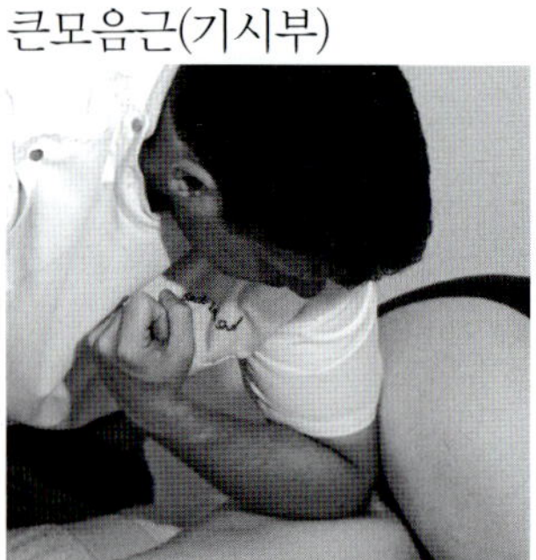

STEP 4 바로 누운 자세 허혈적 압박 기법(ICT)

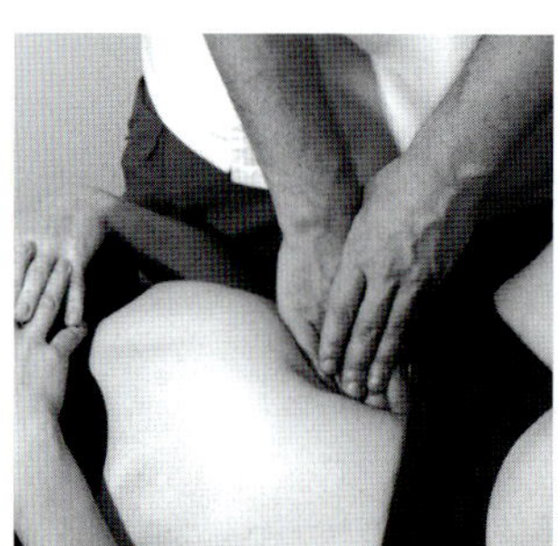

배곧은근 (하부) (STP)–그림 참조
큰허리근, 같은쪽 무릎 굽힘
짧은발가락굽힘근(단지굴근, Flexor digitorum brevis) (발바닥)
넙다리빗근 힘줄 (종지부)
속/바깥폐쇄근 (무릎 굽힘)

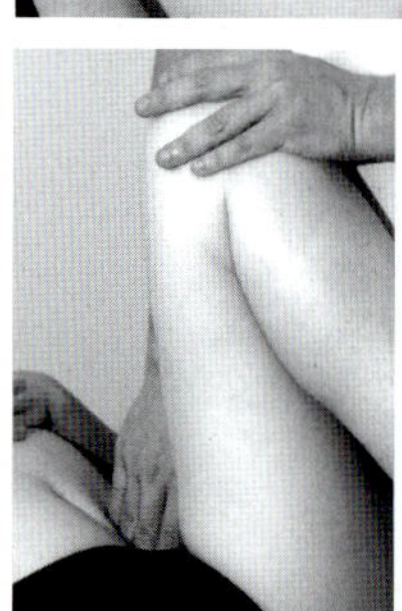

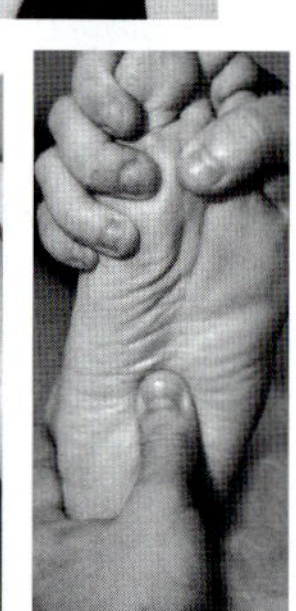

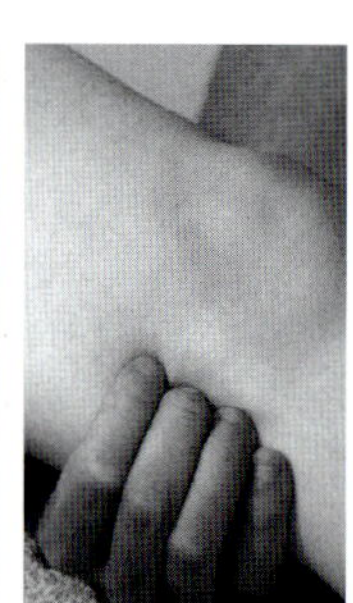

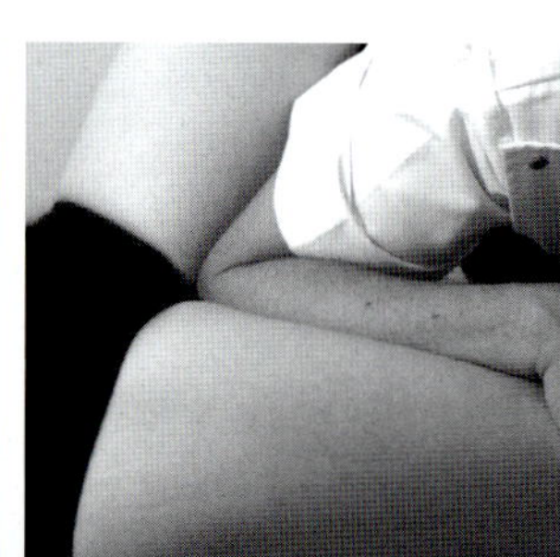

적응증(Indications)

무릎 문제의 증상과 징후는 매우 다양하다. 무릎관절은 많은 뼈, 관절, 연부 조직들이 포함된 복합 관절로 되어있다. 게다가 평생 동안 사용량과 질병과 손상의 범위의 취약점은 무릎관절 통증의 일반적인 원인으로 명백한 증거이다. 일반적인 손상은 힘줄 긴장, 반달연골 손상, 윤활낭염, 힘줄 손상이다. 통증의 원인을 조심스럽게 조사하는 것이 필요하다. 필자는 다양한 무릎 문제에 효과적인 다음과 같은 프로토콜을 발견했다.

STEP 1 근 섬유의 방향과 해부학

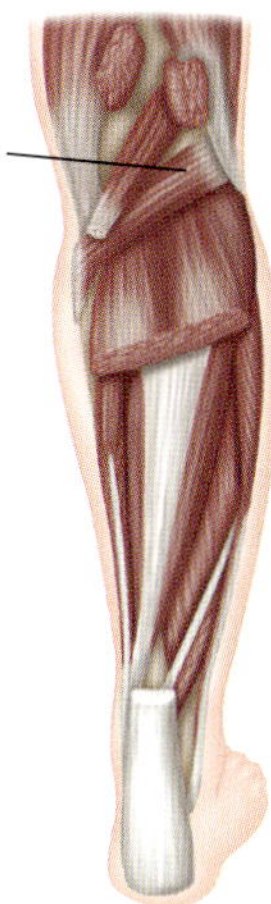

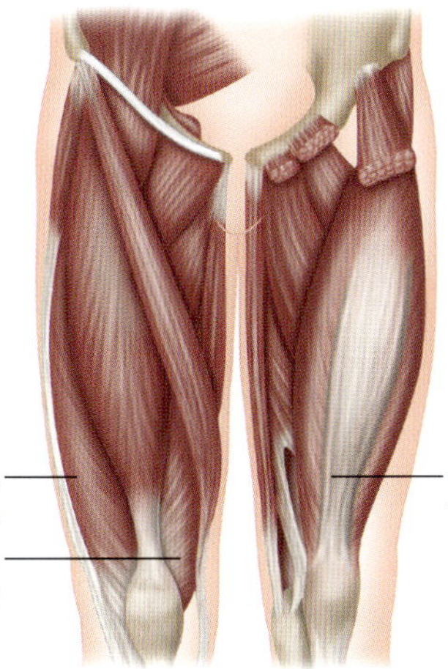

STEP 2 엎드린 자세 허혈적 압박 기법(ICT)

오금근

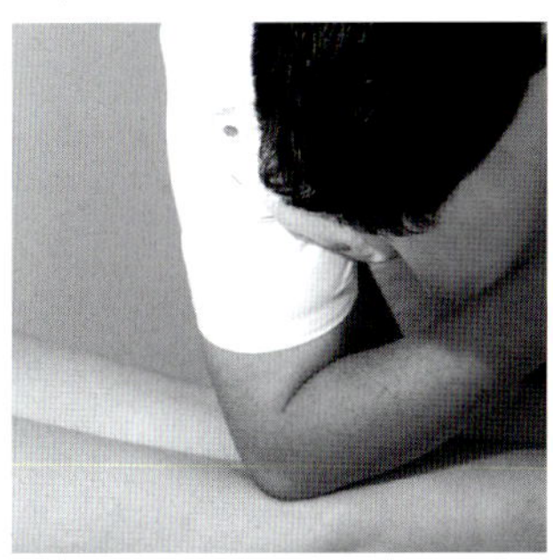

STEP 3 심부 스트로킹-마사지 부위는 폭넓게, 위쪽으로만

STEP 4 바로 누운 자세. 무릎관절 안쪽과 가쪽 간격, 무릎은 살짝 굽힘.

그리고 허혈적 압박 기법(ICT)
안쪽넓은근과/또는 가쪽넓은근 종지부
넙다리네갈래근 확장 – 무릎뼈 위
무릎인대, 무릎뼈 아래(STP)

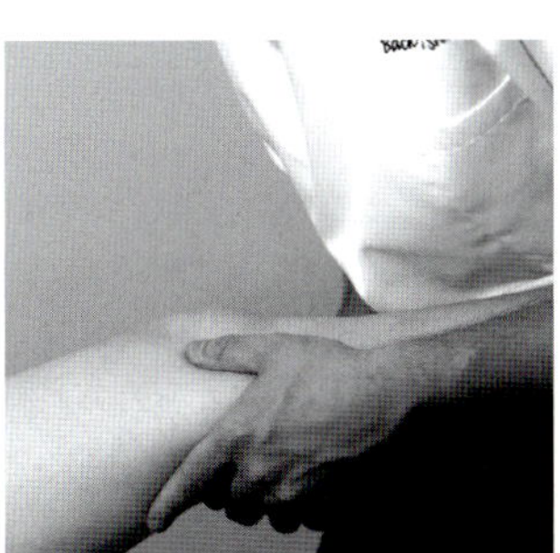

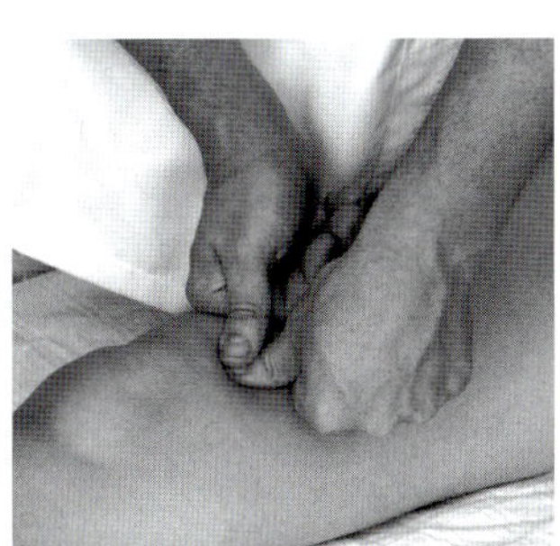

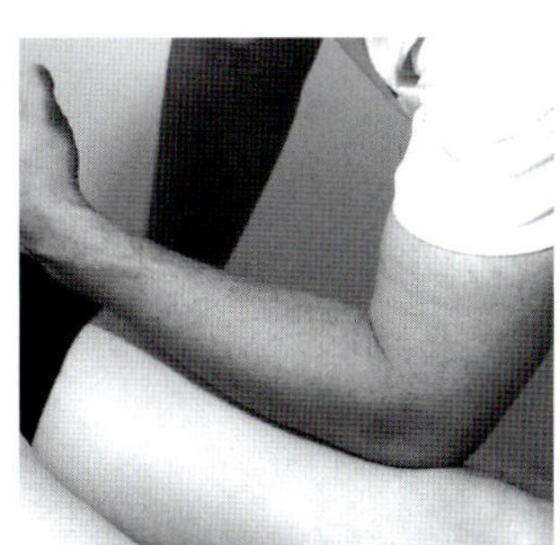

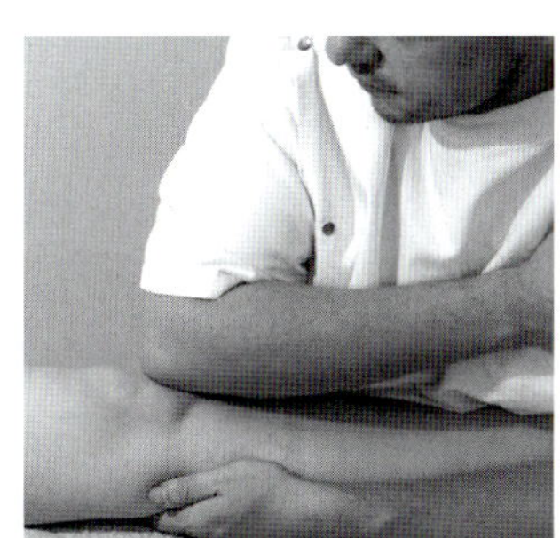

12 종아리와 발의 근육
(Muscles of the Leg and Foot)

다리, 발목, 발을 위한 국소적 발통점
(Regional Trigger Points for Lower Leg, Ankle, and Foot Pain)

근육 참고 페이지(MUSCLE PAGE REFERENCE)

(앞쪽)다리의 통증
앞정강근(전경골근, Tibialis anterior)
긴모음근(장내전근)
짧은모음근(단내전근, Adductor brevis)

(뒤쪽)다리의 통증
가자미근(Soleus)
작은볼기근(소둔근, Gluteus minimus)
장딴지근(비복근, Gastrocnemius)
반힘줄모양근(반건형근, Semitendinosus)
반막모양근(반막상근, Semimembranosus)
긴엄지굽힘근(장무지굴근, Flexor digitorum longus)
뒤정강근(후경골근, Tibialis posterior)
장딴지빗근(족저근, Plantaris)

(측면)다리의 통증
장딴지근(비복근, Gastrocnemius)
작은볼기근(소둔근, Gluteus minimus)
긴종아리근(장비골근, Peroneus longus)
짧은종아리근(단비골근, Peroneus brevis)
가쪽넓은근(외측광근, Vastus lateralis)

(앞쪽) 발목의 통증
앞정강근(전경골근, Tibialis anterior)
셋째종아리근(제삼비골근, Peroneus tertius)
긴발가락폄근(장지신근, Extensor digitorum longus)
긴엄지폄근(장무지신근, Extensor hallucis longus)

(뒤쪽) 발목의 통증
뒤정강근(후경골근, Tibialis posterior)
가자미근(Soleus)

(측면) 발목의 통증
긴종아리근(장비골근, Peroneus longus)
짧은종아리근(단비골근, Peroneus brevis)
셋째종아리근(제삼비골근, Peroneus tertius)

(안쪽) 발목의 통증
엄지벌림근(무지외전근, Abductor hallucis)
긴엄지굽힘근(장무지굴근, Flexor digitorum longus)

(Top of) foot pain
짧은발가락폄근(단지신근, Extensor digitorum brevis)
짧은엄지폄근(단무지신근, Extensor hallucis brevis)
긴발가락폄근(장지신근, Extensor digitorum longus)
긴엄지폄근(장무지신근, Extensor hallucis longus)
짧은엄지굽힘근(단무지굴근, Flexor hallucis brevis)
뼈사이근(골간근, Interossei)
앞정강근(전경골근, Tibialis anterior)

(바닥) 발의 통증
가자미근(Soleus)
장딴지근(안쪽머리)(비복근, Gastrocnemius (medial head))
긴엄지굽힘근(장무지굴근, Flexor digitorum longus)
뒤정강근(후경골근, Tibialis posterior)
엄지벌림근(무지외전근, Abductor hallucis)
뼈사이근(골간근, Interossei)
발꿈치통증(Heel pain)
가자미근(Soleus)
발바닥네모근(족저방형근, Quadratus plantae)
엄지벌림근(무지외전근, Abductor hallucis)
뒤정강근(후경골근, Tibialis posterior)

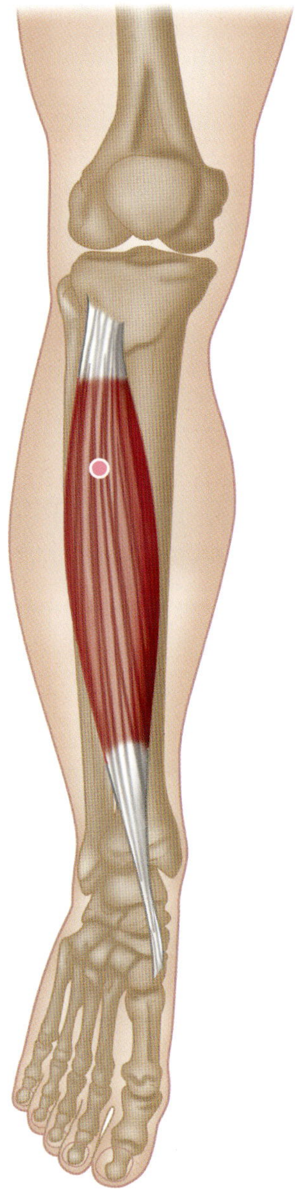

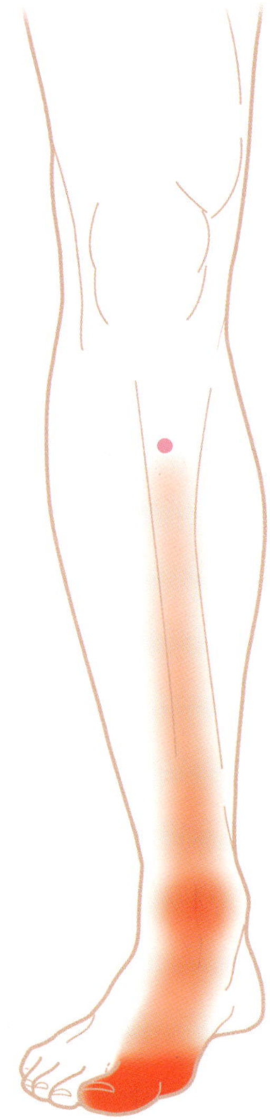

라틴어, tibia, 파이프 또는 플루트(pipe or flute) / 정강이뼈(shinbone); anterior, 전방에(before).

기시부(Origin)
정강뼈(경골)의 가쪽관절융기(외측과, lateral condyle). 정강뼈 가쪽면(외측면)의 상부 1/2 부분. 뼈사이막골간막.

종지부(Insertion)
안쪽 쐐기뼈(설상골, cuneiform)의 내측면 및 발바닥면(족저면). 첫 번째 발허리뼈(중족골)의 바닥.

작용(Action)
발목관절(족관절) 발바닥굽힘(족배굴곡). 발의 안쪽번짐(내번, invert).
대항근: 긴종아리근(장비골근), 장딴지근(비복근), 가자미근, 장딴지빗근(족저근), 뒤정강근(후경골근)

신경(Nerve)
깊은종아리(심비골신경), 제 4, 5 허리(요추)신경근, 제 1 엉치(천골)신경근.

기본적인 기능적 동작
(Basic functional movement)
예: 걷기와 뛰기(발뒤꿈치가 땅에 닿은 후 발 앞부분이 땅에 급격히 떨어지지 않도록 작용. 다리를 유각(swing) 할 때 발을 똑바로 들어올림).

연관통 패턴(Referred pain patterns)
정강이를 따라 전내측에서 나타나는 희미한 통증, 발목 관절 앞쪽 3~5 cm 통증 부위가 있으며 전체 발가락 중 엄지발가락뼈가 가장 심함.

개요

적응증(Indications)
발목의 통증과 압통. 엄지발가락에서의 통증. 격렬한 운동 후 발생되는 앞정강뼈부 통증(Shin splints) (앞정강뼈[전경골] 구획 증후군 [anterior compartment syndrome]). 발을 끌면서 걷는 경우. 발목 약화(어린이).통풍. 발바닥통증. 넘어짐. 균형의 문제

원인(cause)
직접적인 외상. 발목의 뒤틀림. 안맞는 신발/구두. 질낮은 보조기. 평탄하지 않은 표면 지면 걷기. 엄지발가락의 비틀림. 과부하(예. 보행시. 자동차페달)

감별 진단(Differential diagnosis)
허리뼈 추간판 병변(Lumbar discopathy). 발가락의 관절염(Arthritic toes). 앞정강뼈 구역 증후군. 격렬한 운동 후 발생되는 정강뼈부위 통증(앞쪽). 정맥류(Varicose veins).

관련성(Connection)
긴엄지폄근(장무지신근, Extensor hallucis longus). 셋째종아리근(비골근, Peroneus tertius). 짧은엄지폄근(단무지신근, Extensor hallucis brevis). 짧은발가락폄근(단지신근, Extensor digitorum brevis). 긴발가락폄근(장지신근, Extensor digitorum longus). 긴엄지굽힘근(장무지굴근, Flexor hallucis longus). 첫째등쪽뼈사이근(배측골간근, First dorsal interosseus).

전문가의 손 테크닉들

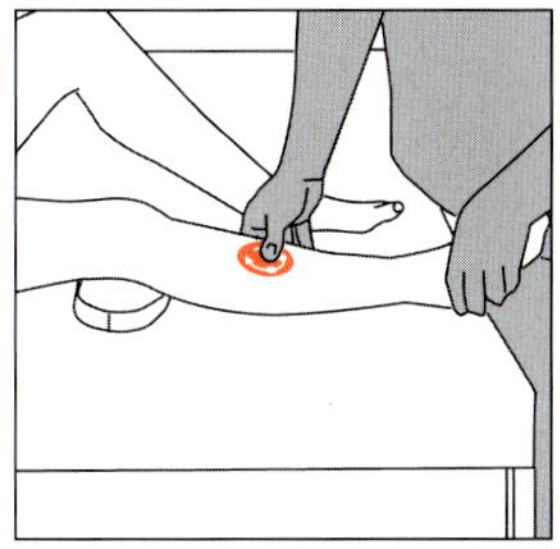

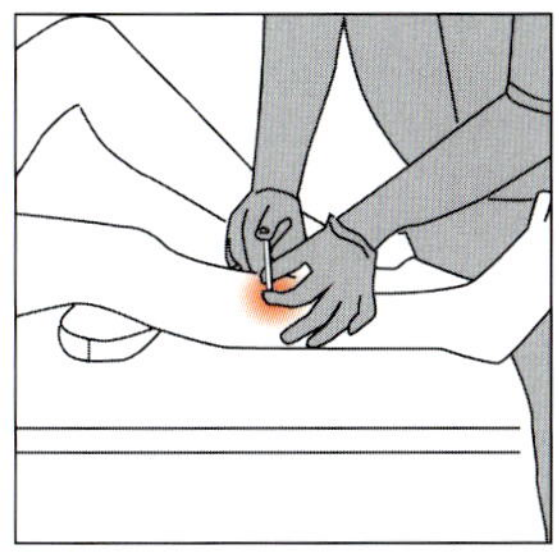

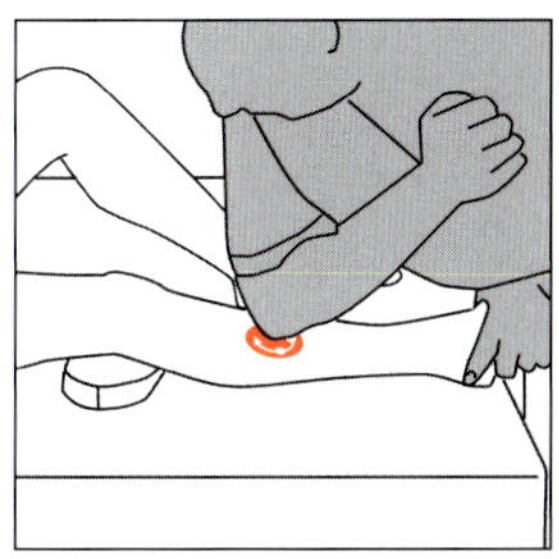

- ✓ ✓ 분사와 신장
- ✓ 건식 침
- ✓ ✓ 심부 마사지
- ✓ ✓ 압박
- ✓ ✓ 근육 에너지
- ✓ ✓ 자세 이완
- ✓ 습식 침

(억제)압박 테크닉

1. 발통점(trigger point)을 확인한다.
2. 발통점 부위의 근육들이 완전히 신장될 수 있도록 환자를 편안하게 위치시킨다.
3. 발통점이 있는 근육을 최대한 신장시킨 상태에서, 발통점을 부드럽게 압박하며, 점진적으로 압박력을 증가시켜라. 이 경우에, 환자는 통증이 아니라 약간의 불편함 정도로 느껴야 한다.
4. 발통점이 다소 부드럽게 느껴질 때까지 압박력을 지속적으로 유지하라. 이러한 상태는 몇 초에서 몇 분가량 소요될 수도 있다.
5. 이완이 더 잘 될 수 있도록 압박력을 증가시키는 것을 반복한다.
6. 압박을 반복하는 동안 압박 방향을 바꾸어서 시행하면, 더 좋은 결과를 얻을 수도 있다.

자가 치료

자가마사지기술이 도움이 된다. 정맥류인 경우는 조심해야한다. 볼, 고리, 압력도구들은 근육의 아주 얕은 부분에 도움이 된다

조언(Advice)
장기간의 자동차 여행과 페달 사용을 피한다. 달리기 시 적합한 신발과 바닥면의 변경. 경사면에서 걷는 것(장기간)을 피한다. 신장 프로그램(열 / 온 / 냉). 자동차 의자 조절. 자동차 페달을 밟을 때 발뒤꿈치 아래에 쐐기(Wedge) 사용.

자가치료(self help) **테크닉**
1. 해부학복습
2. 발통점을 명확히 알 것
3. 아래쪽으로 두드리는 마사지 사용
4. 발통점이 부드러워질 때 멈춤
5. 근육의 끝부분까지 마사지
6. 3회 반복

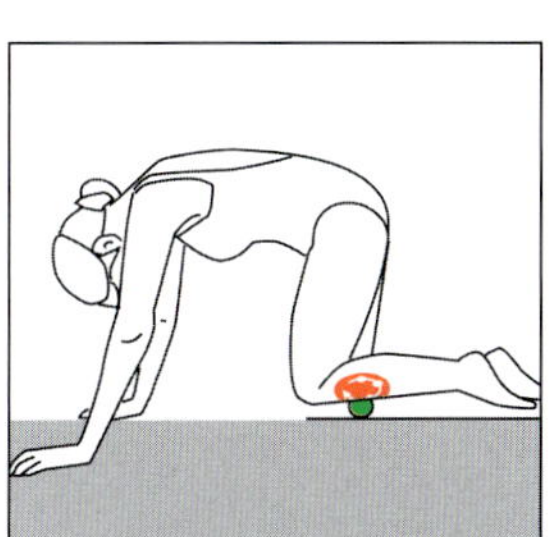

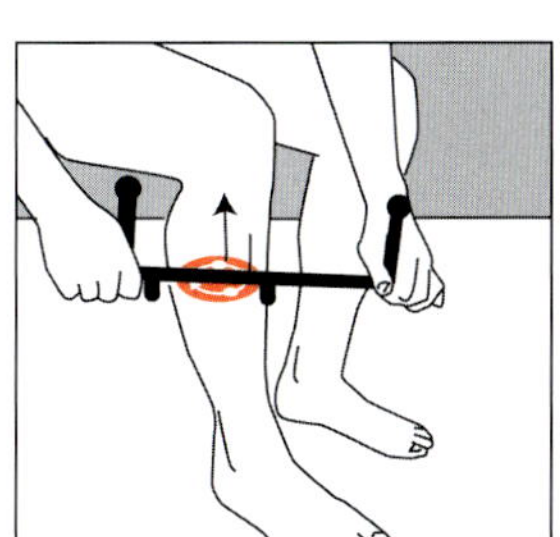

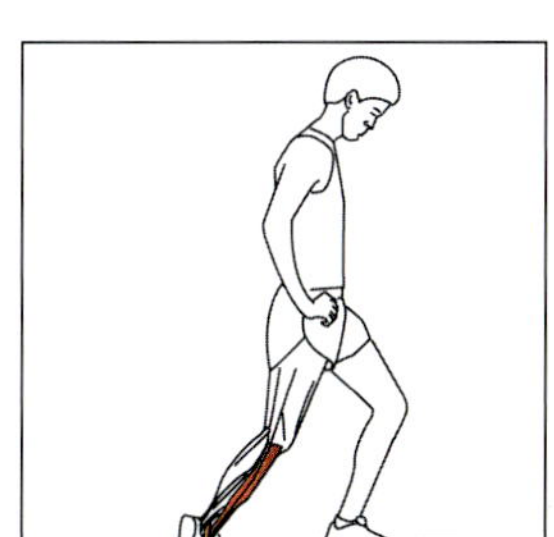

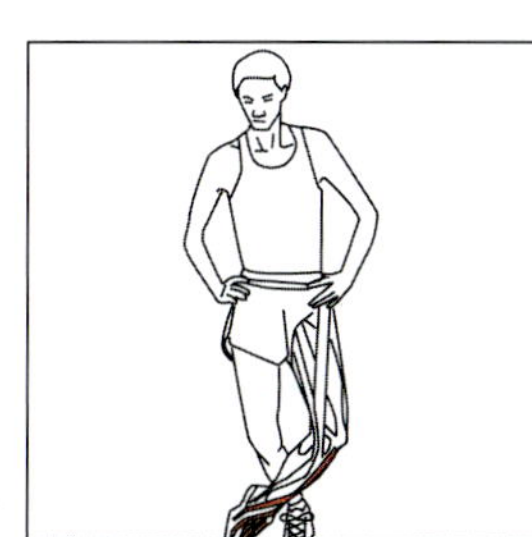

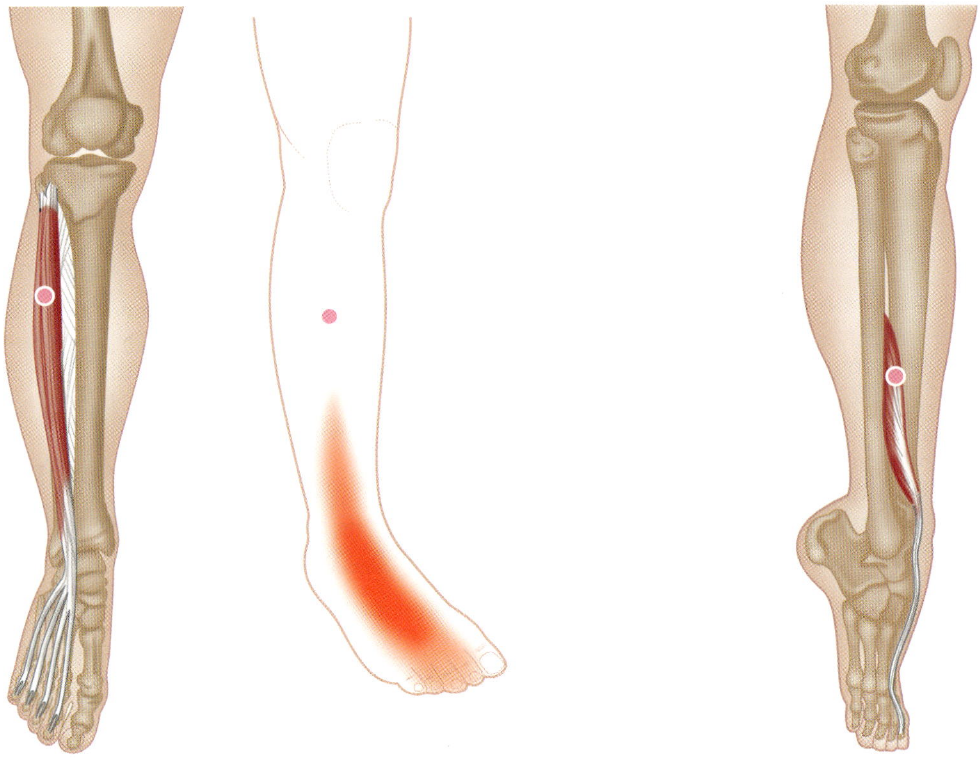

긴발가락폄근(장지신근, extensor digitorum longus)

라틴어, extensor, 폄(신전)하다(to extend); digit, 발가락(toe); hallux, 엄지발가락(big toe); longus, 길다(long).

손에 있는 손가락 폄근 힘줄들 처럼 긴발가락폄근(장지신근, extensor digitorum longus)은 발의 첫마디뼈(근위지절골) 등쪽몸쪽(dorsum)에서 폄근(신전근) 팽대부(hood)를 형성한다. 폄근 팽대부는 벌레근(충양근, lumbricales)과 짧은손가락폄근(단지신근, extensor digitorum brevis) 힘줄과 합쳐지나 뼈사이근(골간근)과는 이어지지 않는다. 긴발가락폄근은 앞정강근과 긴발가락폄근 사이의 심부에 놓여있다.

기시부(Origin)

긴발가락폄근(장지신근, extensor digitorum longus): 정강뼈 가쪽융기(외측과), 종아리뼈(비골) 앞쪽면의 위쪽 2/3, 뼈사이막(interosseous membrane)의 위쪽 부분.

긴엄지발가락폄근(장무지신근, Extensor hallucis longus):종아리뼈 앞면의 가운데 부분과 이에 인접한 뼈사이막 부위.

종지부(Insertion)

긴발가락폄근(extensor digitorum longus): 제 2, 3, 4, 5 발가락 마디뼈의 발등면. 각 힘줄들은 중간마디뼈와 끝마디뼈들의 바닥부에서 갈라져서 붙는다.

긴엄지발가락폄근(Extensor hallucis longus): 엄지발가락 끝마디뼈의 바닥부.

작용(Action)

긴발가락폄근: 발허리발가락(중족지)관절(metatarsophalangeal joints)에서 발가락의 폄. 발가락사이(지절골)관절(interphalangeal joints)에서의 폄 보조. 발목관절의 발등굽힘 및 발의 가쪽번짐(외번, eversion) 보조.

긴엄지발가락폄근: 엄지발가락의 폄, 발목 관절의 발등굽힘. 발의 안쪽번짐 보조.

신경(Nerve)

종아리신경, 제 4, 5 허리신경근, 제 1 엉치신경근.

기본적인 기능적 동작

(Basic functional movement)

예: 계단 오르기(계단에 발가락들이 닿지 않도록 발가락들을 폄[신전]시킨다).

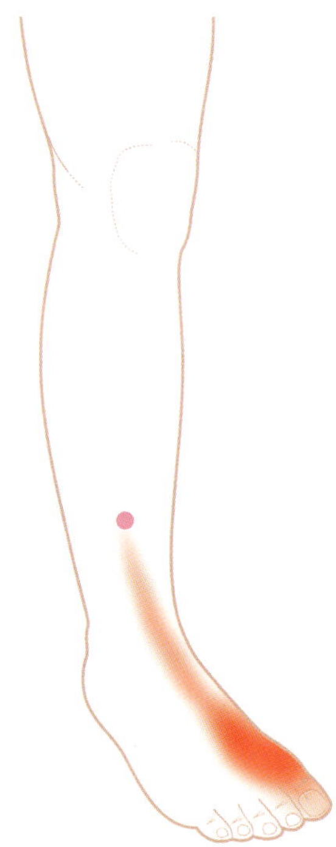

긴엄지발가락폄근(장무지신근, Extensor hallucis longus)

연관통 패턴(Referred pain patterns)

긴발가락폄근: 제 2~4 발가락까지 이어지는 발등의 통증.

긴엄지발가락폄근: 엄지발가락 첫마디뼈 등쪽 위로 통증.

개요

적응증(Indications)
발등 통증. 발허리뼈통증(Metatarsalgia). 엄지발가락(첫마디뼈) 통증('지속적인' 통증). 취침 중 근 경련(Night cramps). 앞정강구획증후군. 망치/갈퀴 발가락

원인(cause)
직접적인 외상, 발목의 뒤틀림, 안맞는 신발/구두, 질낮은 보조기, 평탄하지 않은 표면 지면 걷기, 스트레스골절, 부목 고정, 엄지발가락의 비틀림, 과부하(예, 축구, 싸이클, 등산)

감별 진단(Differential diagnosis)
망치 발가락(Hammer toe). 갈퀴 발가락(Claw toe). 엄지발가락(무지) 건막류(Bunions). 종아리뼈의 병변. 구획 증후군. 족하수(Foot drop) (상위운동신경원). 힘줄염(Tendonitis). 힘줄 손상.

관련성(Connection)
종아리근들(Peroneal muscles). 앞정강근(Tibialis anterior).

전문가의 손 테크닉들

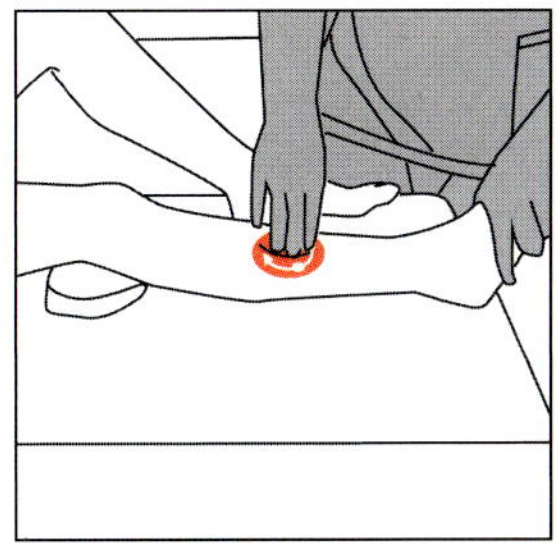

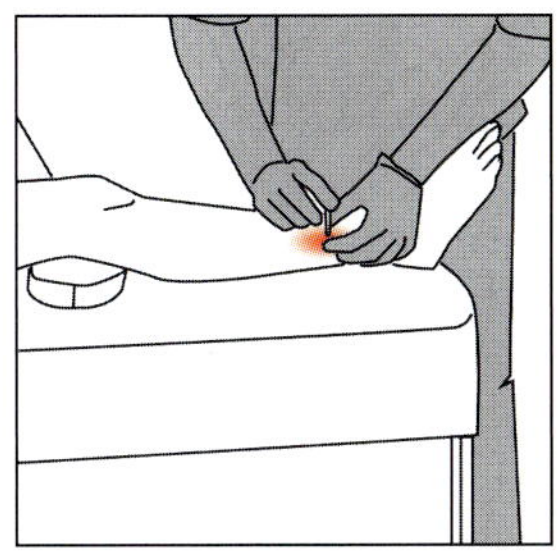

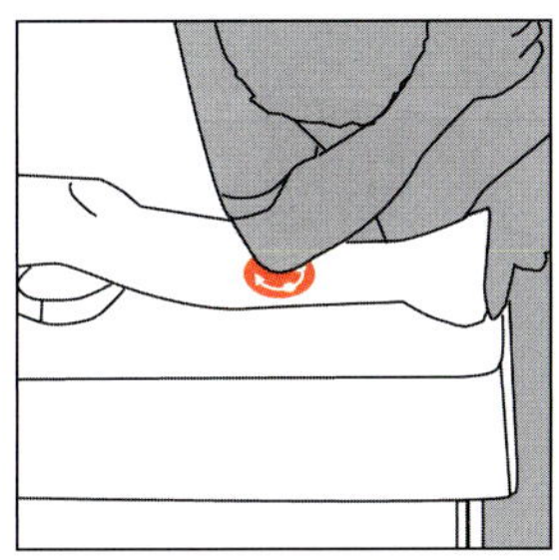

- ✓✓ 분사와 신장
- ✓✓ 건식 침
- ✓✓ 심부 마사지
- ✓✓ 압박
- ✓✓ 근육 에너지
- ✓✓ 자세 이완
- ✓ 습식 침

후등척성(PIR) 테크닉

1. 발통점을 확인함.
2. 환자의 병변이 있는 근육이 최대로 신장 되 는 편안한 자세로 둔다.
3. 근력의 10-25%를 사용하여, 병변이 있는 근육의 통증이 없는 최대한 근 수축을 하도 록 하며, 이때 등척성 수축의 형태로 3-10초 정도 적용한다; 몸은 잘 고정하여 근육이 짧 아지는 것을 막는다.
4. 환자에게 이완하도록 하거나 또는 "놔주세 요" 라고 이야기 한다.
5. 이 이완단계에서, 부드럽게 늘어난 근육 부 분만큼만 저항(수동적으로)을 가해서 늘려 준다. 이때 근육의 길이는 변화가 없다.
6. 몇회 반복한다(일반적으로 3회).

자가 치료

자가마사지기술이 도움이 된다. 볼, 압력도구들은 깊은 근육에 사용하지 않는다

조언(Advice)
신는 것. 보행. 운전 / 수면 동안의 발의 위치. 보조기. 체중지지 운동 연습. 직업상의 자세.

자가치료(self help) **테크닉**
1. 해부학복습
2. 발통점을 명확히 알 것
3. 아래쪽으로 두드리는 마사지 사용
4. 발통점이 부드러워질 때 멈춤
5. 근육의 끝부분까지 마사지
6. 3회 반복

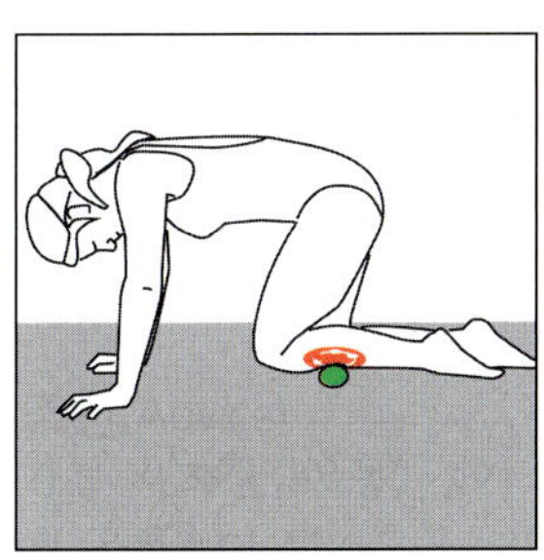

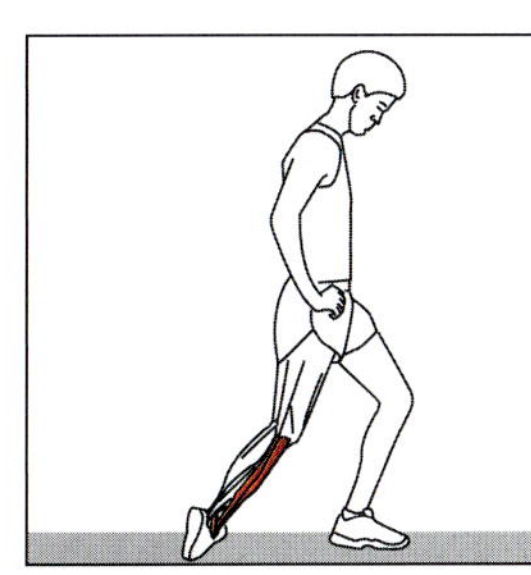

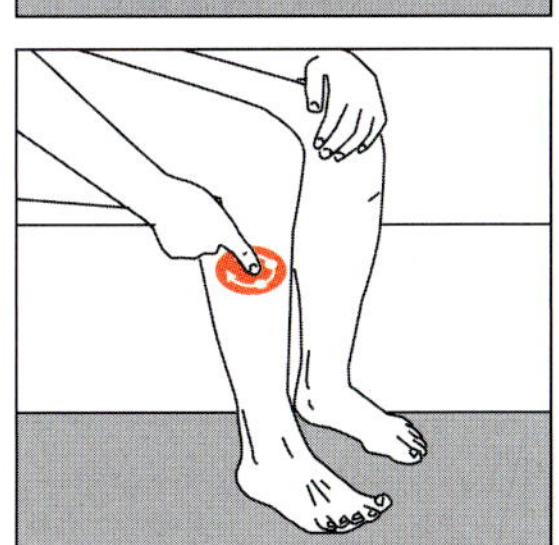

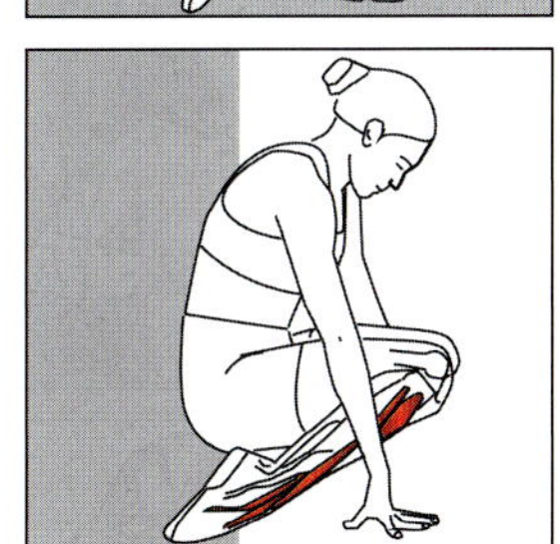

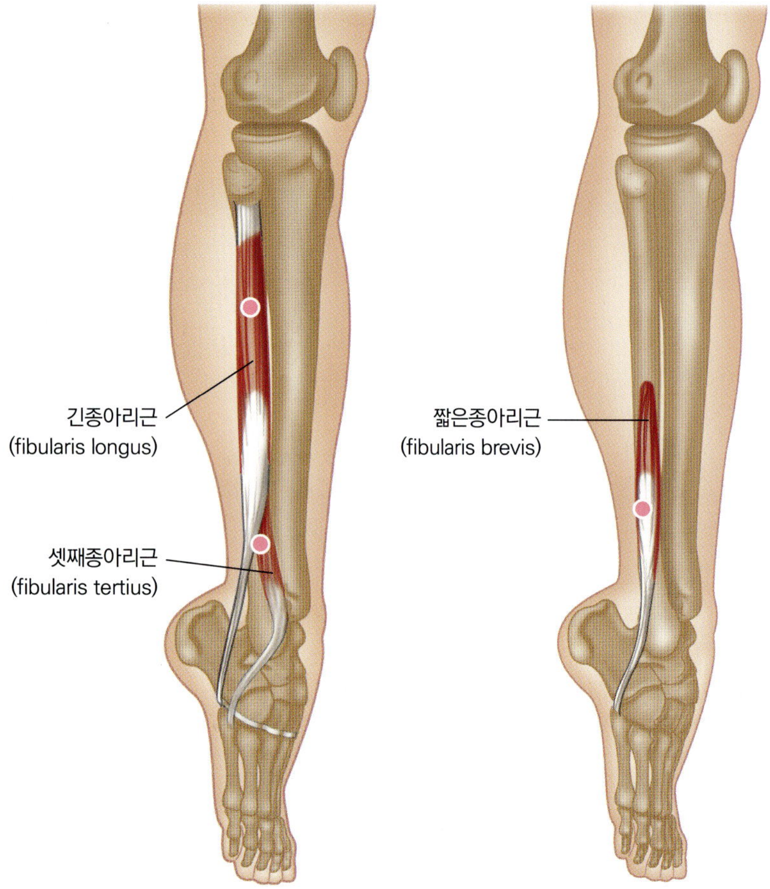

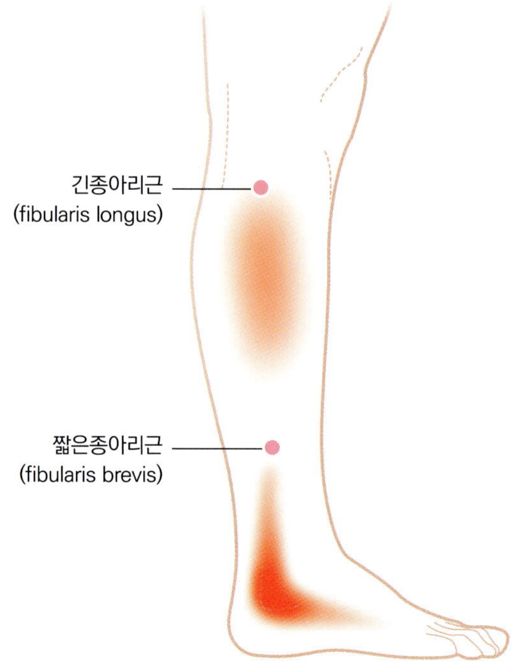

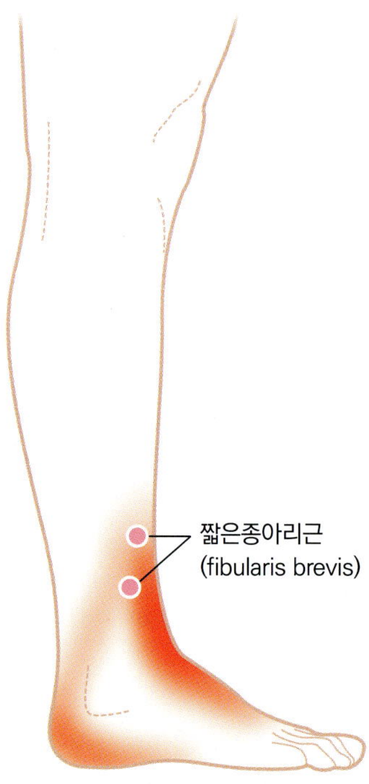

라틴어, fibular, 핀(pin, buckle); longus, 길다(long); brevis, 짧다(short); tertius, 세 째(third).

긴종아리근(장비골근)은 힘줄이 발바닥 아래쪽을 지나기 때문에 발의 횡아치와 외측 종아치를 유지하도록 돕는다. 종종 짧은종아리근(단비골근)의 일부분이 다섯번째 발가락의 긴발가락폄근 힘줄과 합쳐진다. 이를 새끼발가락종아리근(소지비골근, peroneus digiti minimi)이라고 한다. 셋째종아리근(제삼비골근, peroneus tertius)은 긴발가락폄근의 가쪽아래와 부분적으로 분리되어 있다.

기시부(Origin)

긴종아리근(장비골근, fibularis longus): 종아리뼈 가쪽면의 위쪽 2/3 부분. 정강뼈의 가쪽융기.

짧은종아리근(단비골근, fibularis brevis): 종아리뼈 가쪽면의 아래 2/3 부분. 인접한 근육사이막(intermuscular septa).

셋째종아리근(제삼비골근, fibularis tertius): 종아리뼈 앞면의 아래쪽 1/3. 뼈사이막.

종지부(Insertion)

긴종아리근: 안쪽 쐐기뼈의 가쪽면. 첫번째 발허리뼈의 바닥.

짧은종아리근: 다섯 번째 발허리뼈의 바닥의 가쪽면.

셋째종아리근: 다섯 번째 발허리뼈의 바닥의 발등면.

작용(Action)

긴종아리근: 발의 가쪽번짐. 발목관절(ankle joint)의 발바닥굽힘을 돕는다.

짧은종아리근: 발목관절의 가쪽번짐.

셋째종아리근: 발목관절의 발등굽힘. 발의 가쪽번짐.

신경(Nerve)

종아리신경, 제 4, 5 허리신경근, 제 1 엉치신경근.

기본적인 기능적 동작
(Basic functional movement)

예: 걷기와 달리기. 불규칙한 바닥에서 걷기.

연관통 패턴(Referred pain patterns)

주로 가쪽복사뼈 앞과 뒤방향으로 직선 분포됨. 발을 따라 가쪽으로 나타나며, 때때로 종아리 측면을 삼등분하였을 때 가운데 부분에서 모호한 통증이 나타남.

개요

적응증(Indications)
발의 엎침(회내). 반복적인 안쪽번짐/가쪽번짐 손상. 복사뼈(malleolus) 주변 압통. 발목 약화. 골절(그리고 석고붕대 고정) 후 재활. 피부경결(Calluses), 사마귀(Verrucas), 신경종 같은 발의 문제들. 발가락의 골관절염. 발허리뼈통증.

원인(cause)
직접적인 외상, 골절후, 발목의 뒤틀림, 안맞는 신발/구두, 질낮은 보조기, 평탄하지 않은 표면 지면 걷기, 부목(석고), 운동(예, 달리기, 축구, 사이클, 등산, 수영) 신발(하이힐), 꽉끼는 양말, 오래 동안 양반다리자세, 발끝을 대고 엎드려 누워 잠자기

감별 진단(Differential diagnosis)
파열(Rupture). 발의 골절. 첫 번째 발허리뼈 골절(붓돌기). 발의 문제점. 종아리뼈머리 기능장애(온종아리〈총비골〉)신경. 발가락 문제점. 발목 문제점(관절염). 보행 기능장애. 가쪽 구획 증후군. 엉덩관절 골관절염.

관련성(Connection)
넙다리근막긴장근(대퇴근막장근, Tensor fasciae latae). 작은볼기근(소둔근, Gluteus minimus). 긴발가락폄근(장지신근, Extensor digitorum longus). 짧은엄지폄근(단무지신근, Extensor hallucis brevis). 짧은발가락폄근(단지신근, Extensor digitorum brevis).

전문가의 손 테크닉들

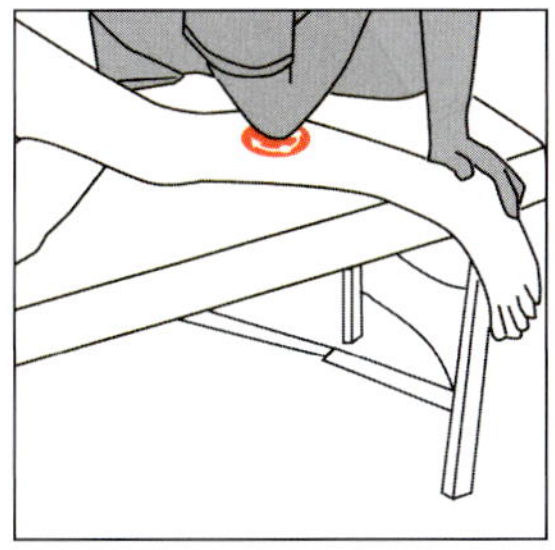

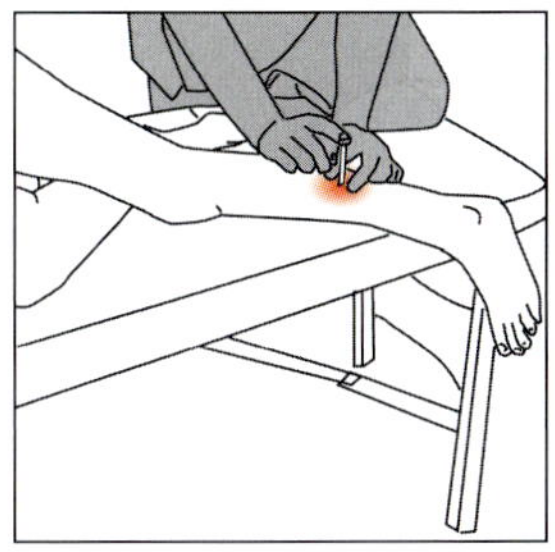

- ✓✓ 분사와 신장
- ✓✓ 건식 침
- ✓✓ 심부 마사지
- ✓✓ 압박
- ✓✓ 근육 에너지
- ✓✓ 자세 이완
- ✓✓ 습식 침

후등척성(PIR) 테크닉
1. 발통점을 확인함.
2. 환자의 병변이 있는 근육이 최대로 신장 되 는 편안한 자세로 둔다.
3. 근력의 10-25%를 사용하여, 병변이 있는 근육의 통증이 없는 최대한 근수축을 하도 록 하며, 이때 등척성 수축의 형태로 3-10초 정도 적용한다; 몸은 잘 고정하여 근육이 짧 아지는 것을 막는다.
4. 환자에게 이완하도록 하거나 또는 "놔주세 요" 라고 이야기 한다.
5. 이 이완단계에서, 부드럽게 늘어난 근육 부 분만큼만 저항(수동적으로)을 가해서 늘려 준다. 이때 근육의 길이는 변화가 없다.
6. 몇회 반복한다(일반적으로 3회).

자가 치료

자가마사지기술이 도움이 된다. 볼과 압력도구들은 근육의 얕은 부분에 도움이 된다

조언(Advice)
높은 굽과 편평한 신발을 피한다. 열 과 / 또는 냉을 포함한 규칙적인 신장. 압박붕대 / 발목 지지대. 발뒤꿈치 쐐기(heel wedge) 및 보조기. 자세와 보행 조언. 신발 점검.

자가치료(self help) **테크닉**
1. 해부학복습
2. 발통점을 명확히 알 것
3. 아래쪽으로 두드리는 마사지 사용
4. 발통점이 부드러워질 때 멈춤
5. 근육의 끝부분까지 마사지
6. 3회 반복

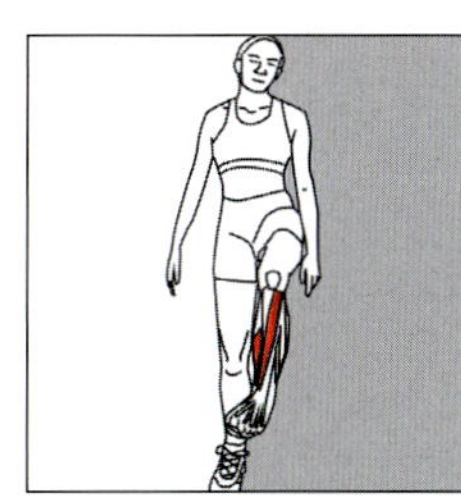

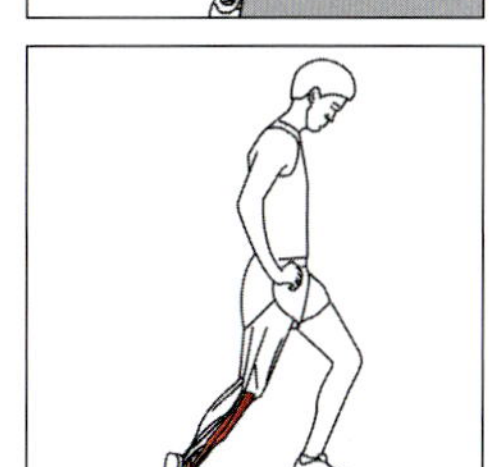

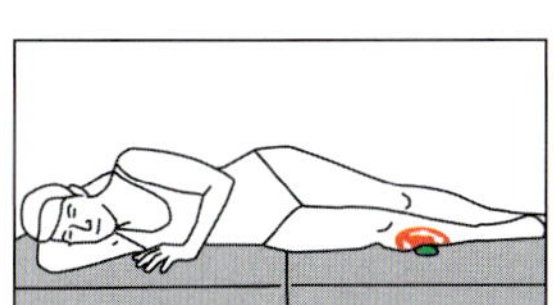

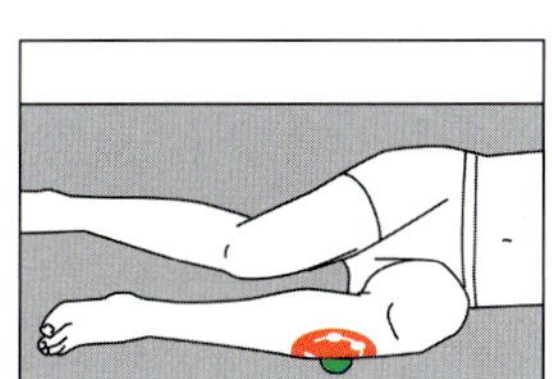

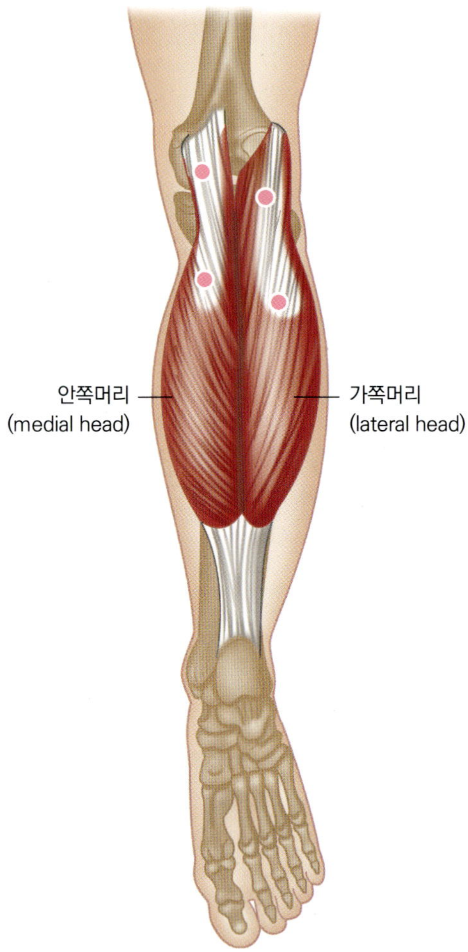

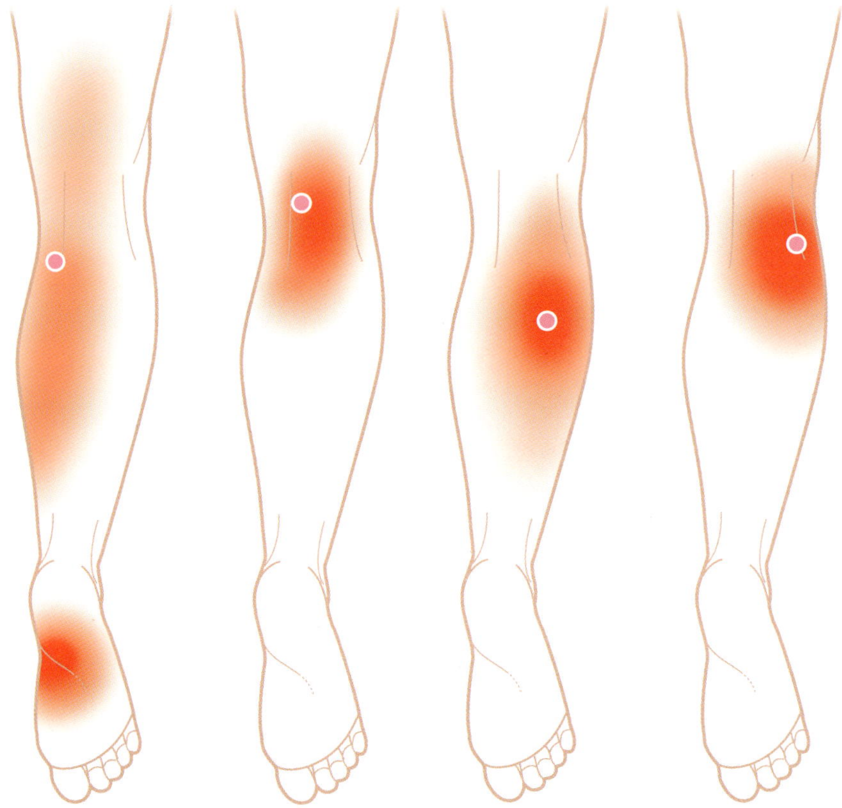

장딴지근(비복근)은 장딴지세갈래근(하퇴삼두근, triceps surae)으로 알려진 혼합 근육의 일부분이며, 이것은 종아리의 두툼한 부분을 형성한다. 장딴지세갈래근은 장딴지근, 가자미근(soleus), 장딴지빗근(족저근, plantaris)으로 이루어져 있다. 무릎 뒷부분의 다리오금(슬와, popliteal fossa)는 아래쪽으로는 장딴지근과 발바닥근육의 힘살(belly), 가쪽으로는 넙다리두갈래근(biceps femoris)의 힘줄, 또 안쪽으로는 반막모양근(반막상근, semimembranosus)과 힘줄모양근(반건형근, semitendinosus)에 의해 이루어져 있다.

기시부(Origin)
안쪽머리(medial head): 넙다리뼈의 안쪽관절융기 위쪽의 오금면(popliteal surface).
가쪽머리(lateral head): 넙다리뼈의 가쪽관절융기와 뒷면.

종지부(Insertion)
아킬레스힘줄을 통하여 발꿈치뼈(종골)의 뒷면에 부착. 아킬레스힘줄은 장딴지근과 가자미근의 힘줄이 합쳐져 있는 것을 말한다.

작용(Action)
발목관절의 발바닥굽힘. 무릎관절의 굽힘을 보조. 이것은 걷기와 뛰기의 주된 추진력을 만든다.

신경(Nerve)
정강신경, 제 1, 2 엉치신경근.

기본적인 기능적 동작
(Basic functional movement)
예: 발가락 끝으로 서 있기.

연관통 패턴(Referred pain patterns)
발목의 몇몇 통증 유발점의 근육가지와 부착 유발점에서 몇 개의 유발점. 4개의 가장 일반적인 포인트는 가쪽 및 안쪽 근육머리부위에 있으며, 그림에 표시되었음.

개요

적응증(Indications)
종아리 통증 또는 경직. 취침 중 근 경련(Nocturnal cramps). 발 안쪽의 통증. 움직임 시 나타나는 무릎 뒤쪽의 통증.

원인(cause)
직접적인 외상, 골절후, 발목의 뒤틀림, 안맞는 신발/구두, 질낮은 보조기, 평탄하지 않은 표면 지면 걷기(언덕오르기), 부목(석고), 오래 운전하는 직업, 운동(예, 달리기, 축구, 사이클, 등산, 수영) 신발(하이힐), 꽉끼는 양말, 오래동안 양반다리자세, 발끝을 대고 엎드려 누워 잠자기, 종아리경련, 생화학물질(비타민/미네랄), 약물원인(부작용)

감별 진단(Differential diagnosis)
혈전 정맥염(Thrombophlebitis). 심부 정맥 혈전증(Deep vein thrombosis) (정맥류성 정맥, 간헐성 파행증(Intermittent claudication)). S1 신경근병변(Radiculopathy). 베이커 낭종(Baker's cyst). 뒤정강뼈 구획 증후군. 아킬레스 힘줄염. 세버 질환(Sever's disease). 윤활낭염(Bursitis).

관련성(Connection)
가자미근(Soleus). 장딴지빗근(Plantaris). 앞/뒤정강근(Tibialis posterior). 발가락의 긴굽힘근들(Long), 발가락 폄근들.

전문가의 손 테크닉들

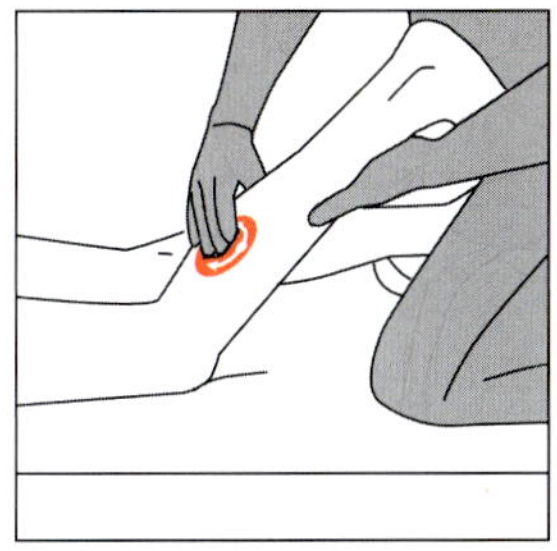

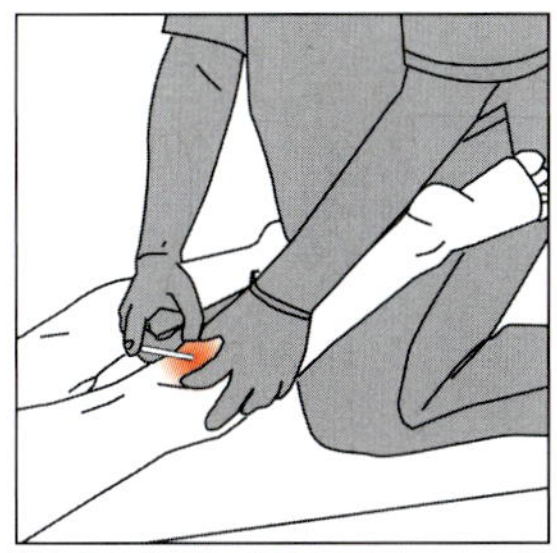

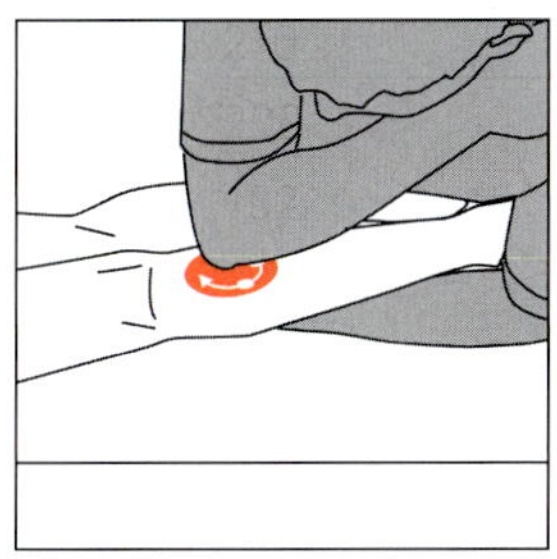

- ✓✓ 분사와 신장
- ✓✓ 건식 침
- ✓✓ 심부 마사지
- ✓✓ 압박
- ✓✓ 근육 에너지
- ✓✓ 자세 이완
- ✓ 습식 침

후등척성(PIR) 테크닉

1. 발통점을 확인함.
2. 환자의 병변이 있는 근육이 최대로 신장 되 는 편안한 자세로 둔다.
3. 근력의 10-25%를 사용하여, 병변이 있는 근육의 통증이 없는 최대한 근수축을 하도 록 하며, 이때 등척성 수축의 형태로 3-10초 정도 적용한다; 몸은 잘 고정하여 근육이 짧 아지는 것을 막는다.
4. 환자에게 이완하도록 하거나 또는 "놔주세 요" 라고 이야기 한다.
5. 이 이완단계에서, 부드럽게 늘어난 근육 부 분만큼만 저항(수동적으로)을 가해서 늘려 준다. 이때 근육의 길이는 변화가 없다.
6. 몇회 반복한다(일반적으로 3회).

자가 치료

자가마사지기술이 도움이 된다. 반대쪽 무릎을 사용해도 된다. 볼과 압력도구들은 근육의 얕은 부분에 도움이 된다. 신장은 종아리근육 발통점을 파괴하는데 뛰어난 방법이다

조언(Advice)
높은 굽 신발을 피한다. 규칙적인 신장. 준비운동과 정리운동. 냉과 신장 / 온과 신장을 사용. 정기적으로 달리기 신발 교체. 자세.

자가치료(self help) **테크닉**

1. 해부학복습
2. 발통점을 명확히 알 것
3. 반대쪽 무릎으로 발통점이 부드러워 질 때 멈춤

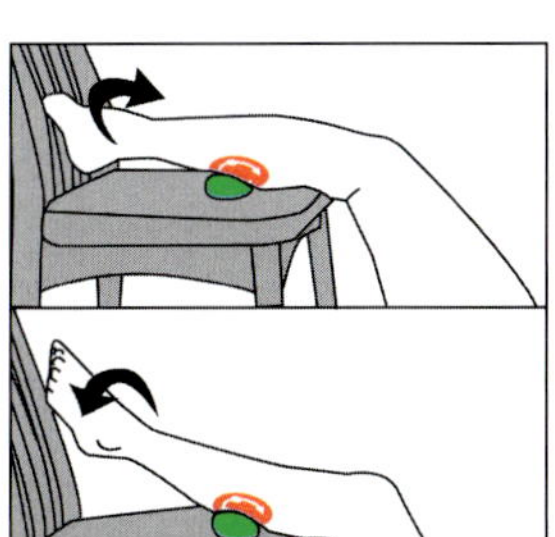

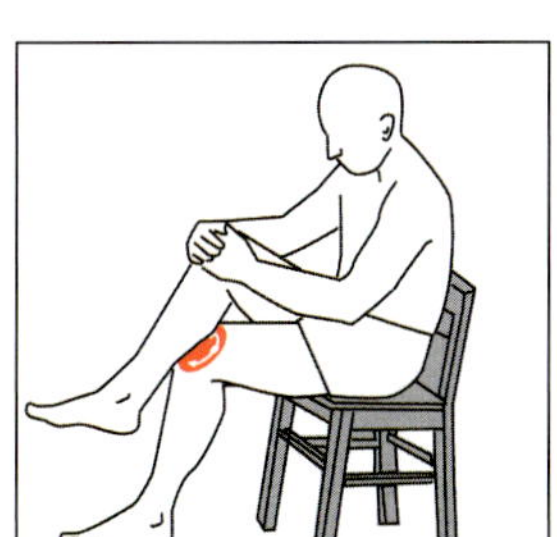

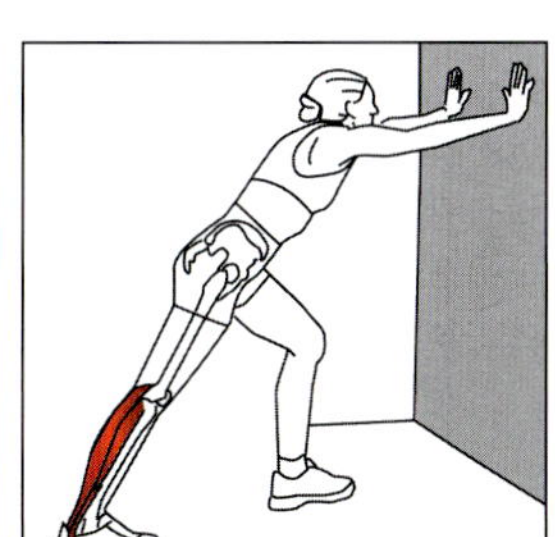

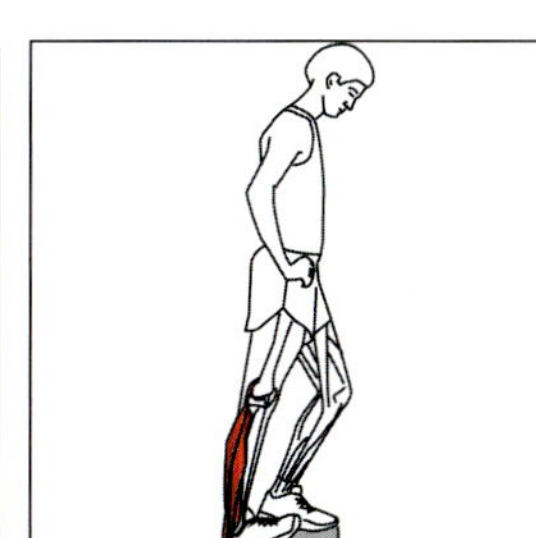

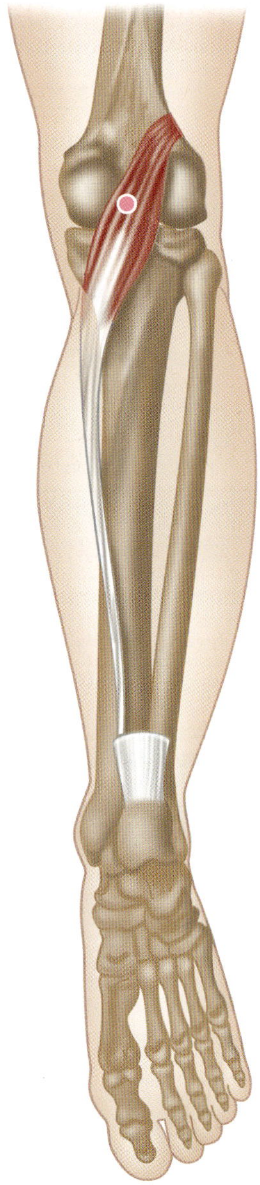

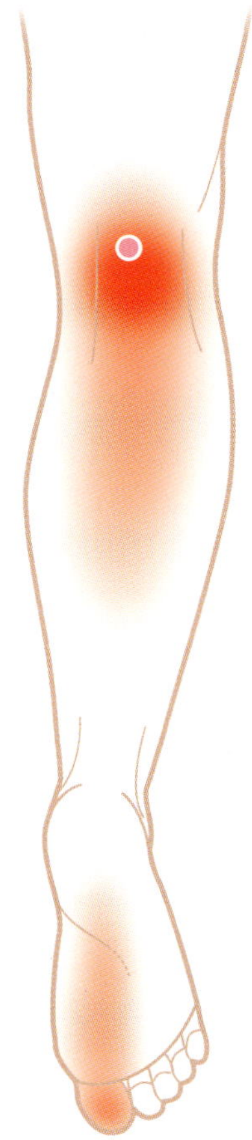

라틴어, plantar, 발바닥(sole of the foot).

장딴지세갈래근(하퇴삼두근)의 한 부분으로 이 근육의 길고 얇은 힘줄은 팔에서의 긴손바닥근(palmaris longus)의 힘줄과 유사하다.

기시부(Origin)
넙다리뼈 가쪽위관절융기(supracondylar ridge)의 아래 부분, 그리고 인접한 오금면(popliteal surface) 부분. 무릎관절의 빗오금인대(사슬와인대, oblique popliteal ligament).

종지부(Insertion)
발꿈치뼈 뒤쪽(또는 때때로 발꿈치뼈힘줄의 안쪽면에 종지함).

작용(Action)
발목관절의 발바닥굽힘. 무릎관절의 굽힘 보조.

신경(Nerve)
정강신경, 제 4, 5 허리신경근, 제 1, (2) 엉치신경근.

기본적인 기능적 동작
(Basic functional movement)
예: 발가락 끝으로 서 있기.

연관통 패턴(Referred pain patterns)
주로 다리오금(Popliteal fossa) 2~3 cm 지역의 통증 양상으로 나타나며, 종아리 아래쪽으로 5~10 cm가량 이어짐.

개요

적응증(Indications)
종아리/ 발뒤꿈치/ 무릎 뒤쪽 통증. 높은 굽 신발의 장기적 사용. 평편발(아취가 무너짐), 격렬한 운동 후 발생되는 정강뼈부 통증., 계단오를 때 통증, 아이들의 성장통

원인(cause)
직접적인 외상, 골절후, 질낮은 보조기, 오랜시간 운전하기, 운동(예, 달리기, 축구, 사이클, 등산, 수영) 신발(하이힐), 꽉끼는 양말, 책상/의자에 다리를 올려놓고 앉는 자세, 진행성전신성홍반성낭창(PSLE)

감별 진단(Differential diagnosis)
아킬레스힘줄염. 구획 증후군. 혈관질환. 발뒤꿈치 골극(Heel spur). 근막염. 거골하 관절 문제. 정맥 펌프 기전(Venous pump mechanism). 힘줄 파열. 베이커 낭종(Baker's cyst). 격렬한 운동 후 발생되는 정강뼈부 통증. 스트레스 골절. 다리 길이 차이(Leg length discrepancy).

관련성(Connection)
오금근(슬와근, Popliteus). 장딴지근(비복근, Gastrocnemius). 뒤정강근(후경골근, Tibialis posterior). 발바닥네모근(족저방형근, 발). 엄지벌림근(무지외전근, Abductor hallucis) (발).

전문가의 손 테크닉들

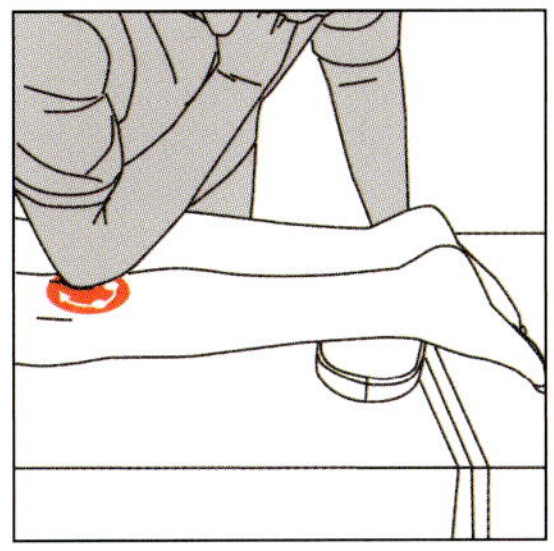

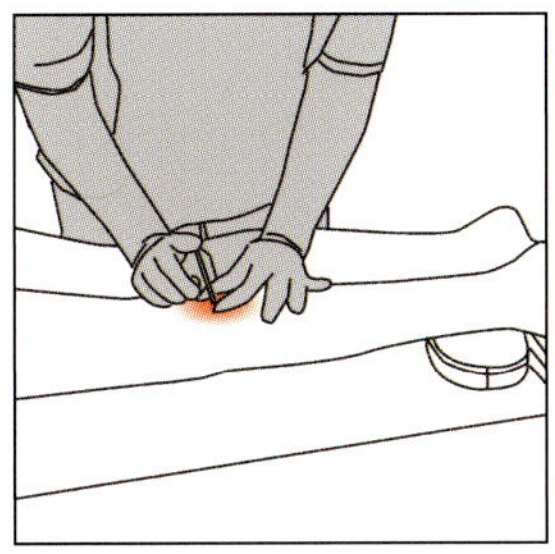

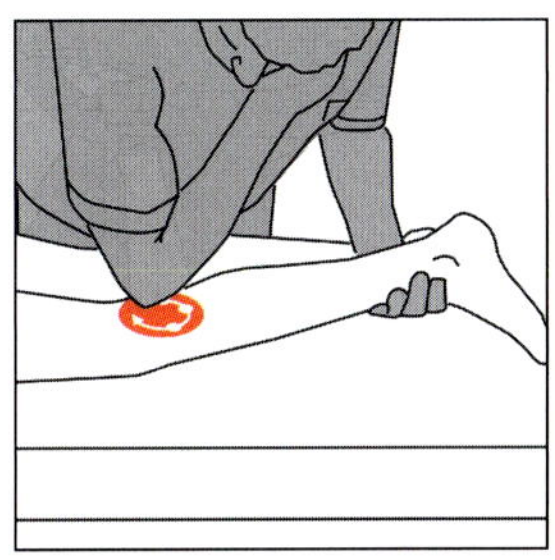

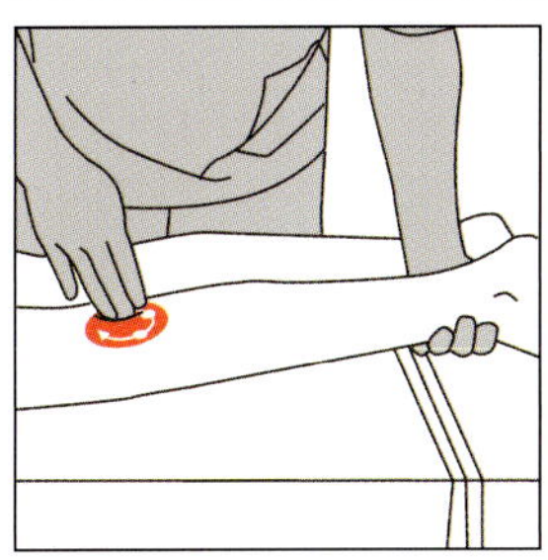

		분사와 신장
✓		건식 침
		심부 마사지
✓	✓	압박
✓	✓	근육 에너지
✓	✓	자세 이완
		습식 침

(억제)압박 테크닉

1. 발통점(trigger point)을 확인한다.
2. 발통점 부위의 근육들이 완전히 신장될 수 있도록 환자를 편안하게 위치시킨다.
3. 발통점이 있는 근육을 최대한 신장시킨 상태에서, 발통점을 부드럽게 압박하며, 점진적으로 압박력을 증가시켜라. 이 경우에, 환자는 통증이 아니라 약간의 불편함 정도로 느껴야 한다.
4. 발통점이 다소 부드럽게 느껴질 때까지 압박력을 지속적으로 유지하라. 이러한 상태는 몇 초에서 몇 분가량 소요될 수도 있다.
5. 이완이 더 잘 될 수 있도록 압박력을 증가시키는 것을 반복한다.
6. 압박을 반복하는 동안 압박 방향을 바꾸어서 시행하면, 더 좋은 결과를 얻을 수도 있다.

자가 치료

볼과 압력도구는 초보자에 의해 사용되서는 안된다. 근육 깊은곳에 얕은/깊은 정맥들이 많이 존재하기 때문이다. 신장은 종아리근육 발통점을 없애는데 뛰어난 방법이다

조언(Advice)
신발 교체. 달리는 지면과 달리는 방법의 변화와 교체. 높은 굽 신발을 교체 / 피한다. 규칙적인 신장. 가정과 직장에서 다리 휴식. 냉 사용. 운동 후 마사지와 준비운동과 정리운동. 자세.

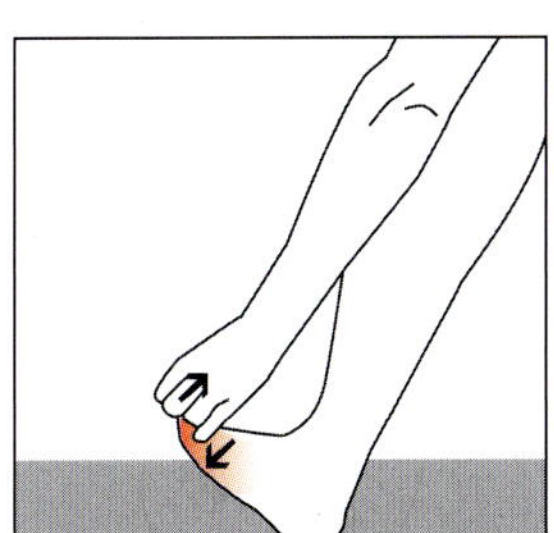

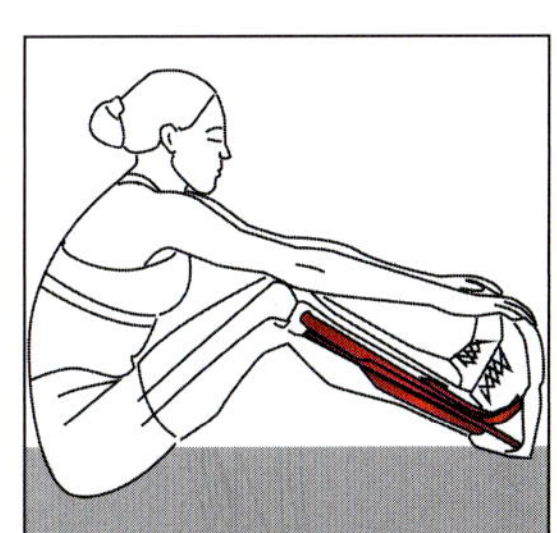

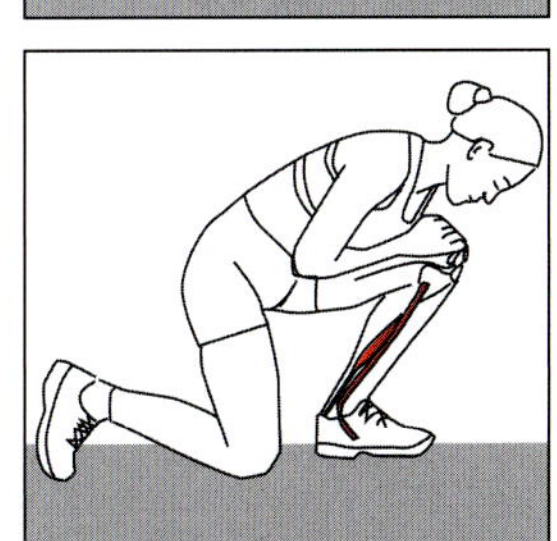

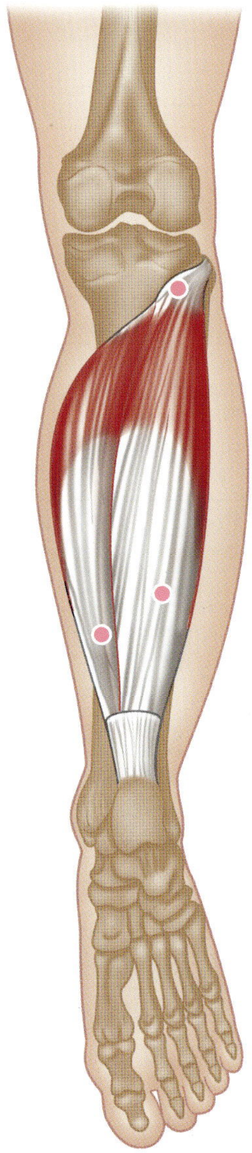

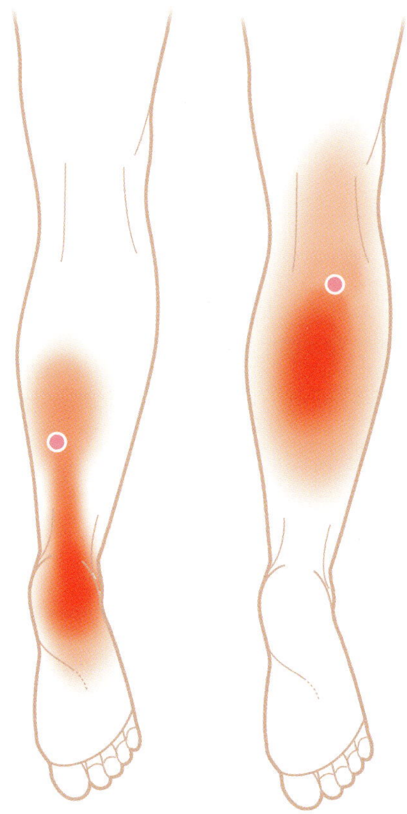

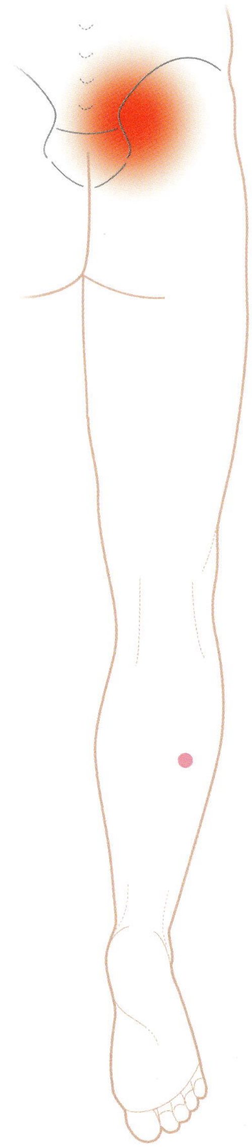

라틴어, 가자미 모양(sole-shaped, fish).

장딴지세갈래근(triceps surae)의 일부. 근육의 모양이 물고기와 닮았기 때문에 가자미근으로 불려진다. 장딴지근과 가자미근의 발꿈치힘줄은 인체에서 가장 두껍고, 가장 힘센 힘줄이다.

기시부(Origin)
종아리뼈머리의 뒷면과 종아리뼈몸통의 위부분 1/3. 가지미근 선(soleal line)과 정강뼈의 안쪽 가장자리(medial border)의 중간 부위. 정강뼈와 종아리뼈 사이의 힘줄성 아치.

종지부(Insertion)
장딴지근과 함께 발꿈치힘줄을 이루며 발꿈치뼈 뒤에 종지한다.

작용(Action)
발목관절의 발바닥굽힘. 가자미근은 서 있는 동안 발목관절에서 몸이 앞쪽으로 기울어지는 것을 방지하기 위하여 빈번히 수축한다; 즉, 신체의 중력 중심이 흐트러지는 것을 예방한다. 가자미근은 기립자세를 유지하는데 도움이 된다.

신경(Nerve)
정강신경, 제 5 허리신경근, 제 1, 2 엉치신경근.

기본적인 기능적 동작
(Basic functional movement)
예: 발가락 끝으로 서 있기.

연관통 패턴(Referred pain patterns)
아킬레스힘줄의 먼쪽과 뒤꿈치에서 발 뒤쪽 절반 부분으로의 통증. 무릎 뒤쪽에서 부터 아킬레스힘줄 기시부 바로 윗부분으로 나타나는 종아리 통증. 같은쪽의 엉치엉덩관절(Sacroiliac joint) 부분에서 4~5 cm가량 되는 통증 영역이 드물게 나타날 수 있음.

개요

적응증(Indications)
종아리/발뒤꿈/무릎 뒤쪽 통증. 만성적/장기간 높은 굽 신발의 사용. 발바닥 근막염, 만성적 종아리 단축, 계단 오를 때 종아리 통증, 허리통증, 다리경련

원인(cause)
골절 후 부목, 질낮은 보조기, 오랜시간 운전하기, 운동(예, 달리기, 축구, 사이클, 등산, 스키, 노젓는 도구), 신발(하이힐), 꽉끼는 양말, 진행성전신성홍반성낭창(PSLE), 서있는 직업, 직접적 타격/외상, 종아리 압박

감별 진단(Differential diagnosis)
아킬레스힘줄염. 구획 증후군. 혈관 질환. 발 뒤꿈치 골극. 근막염. 거골하관절(목말밑관절) 문제. 정맥 펌프 기전. 힘줄 파열. 베이커 낭종(Baker's cyst). 격렬한 운동 후 발생되는 경골부 통증. 스트레스 골절. 하지 길이 불일치.

관련성(Connection)
오금근(Popliteus). 장딴지근(Gastrocnemius). 뒤정강근(Tibialis posterior). 발바닥네모근(Quadratus plantae). 엄지벌림근(Abductor hallucis). 궁둥구멍근(piriformis). 때때로 씹는턱

전문가의 손 테크닉들

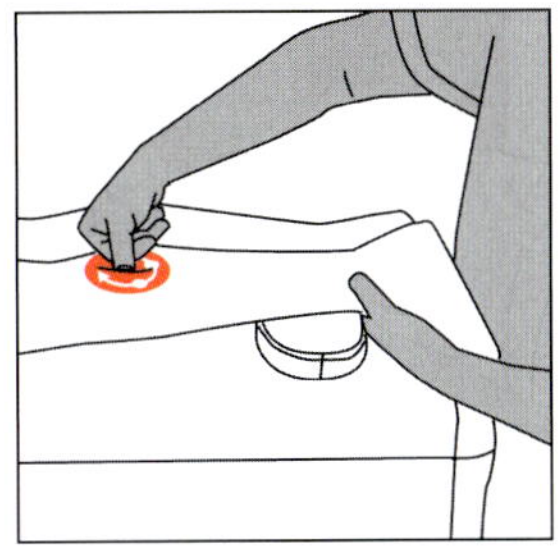

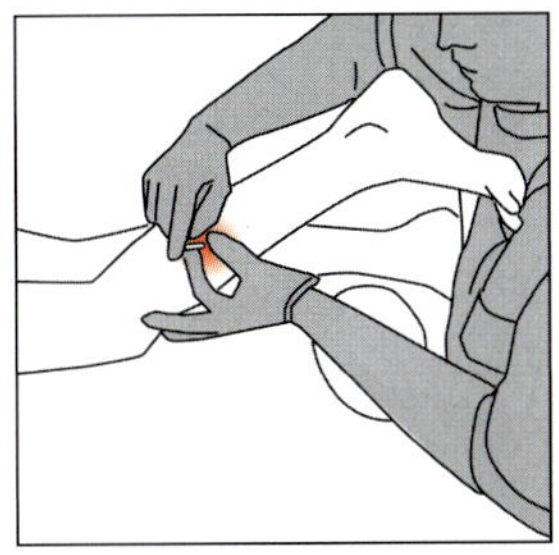

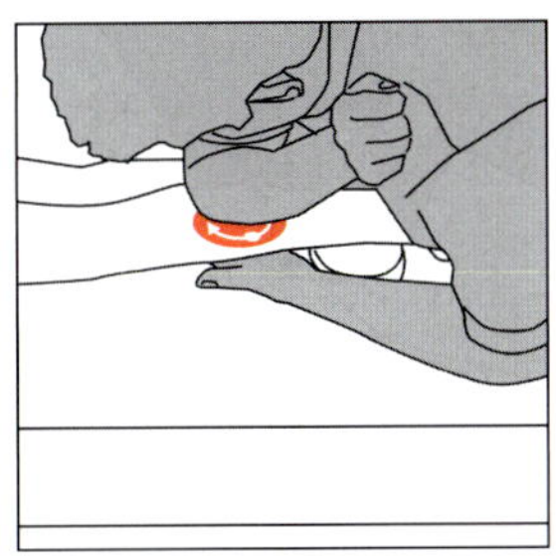

- ✓ ✓ 분사와 신장
- ✓ 건식 침
- ✓ ✓ 심부 마사지
- ✓ ✓ 압박
- ✓ ✓ 근육 에너지
- ✓ ✓ 자세 이완
- 습식 침

(억제)압박 테크닉

1. 발통점(trigger point)을 확인한다.
2. 발통점 부위의 근육들이 완전히 신장될 수 있도록 환자를 편안하게 위치시킨다.
3. 발통점이 있는 근육을 최대한 신장시킨 상태에서, 발통점을 부드럽게 압박하며, 점진적으로 압박력을 증가시켜라. 이 경우에, 환자는 통증이 아니라 약간의 불편함 정도로 느껴야 한다.
4. 발통점이 다소 부드럽게 느껴질 때까지 압박력을 지속적으로 유지하라. 이러한 상태는 몇 초에서 몇 분가량 소요될 수도 있다.
5. 이완이 더 잘 될 수 있도록 압박력을 증가시키는 것을 반복한다.
6. 압박을 반복하는 동안 압박 방향을 바꾸어서 시행하면, 더 좋은 결과를 얻을 수도 있다.

자가 치료

자가마사지기술이 도움이 된다. 반대쪽 무릎을 사용해도 된다.
볼과 압력도구는 초보자에 의해 사용되서는 않된다. 근육 깊은곳에 얕은/깊은 정맥들이 많이 존재하기 때문이다. 신장은 종아리근육의 발통점을 없애는데 뛰어난 방법이다

조언(Advice)
신발 교체. 달리는 지면과 달리는 방법의 변화와 교체. 높은 굽 신발을 교체 / 피한다. 규칙적인 신장. 가정과 직장에서 다리 휴식. 냉 사용. 운동 후 마사지와 준비운동과 정리운동. 자세.

자가치료(self help) **테크닉**

1. 해부학복습
2. 발통점을 명확히 알 것
3. 반대쪽 무릎으로 발통점이 부드러워질 때 멈춤

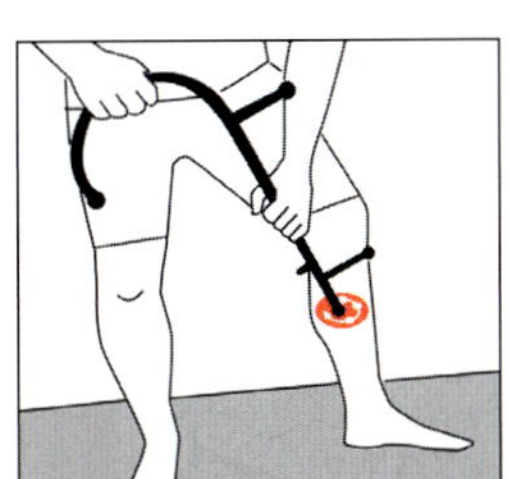

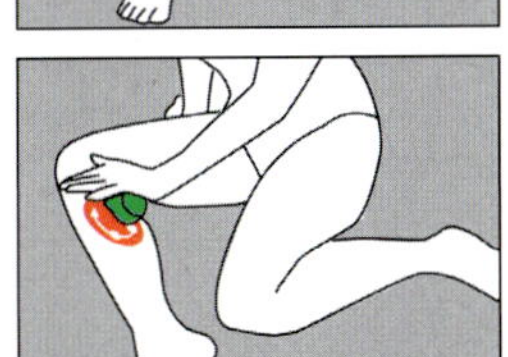

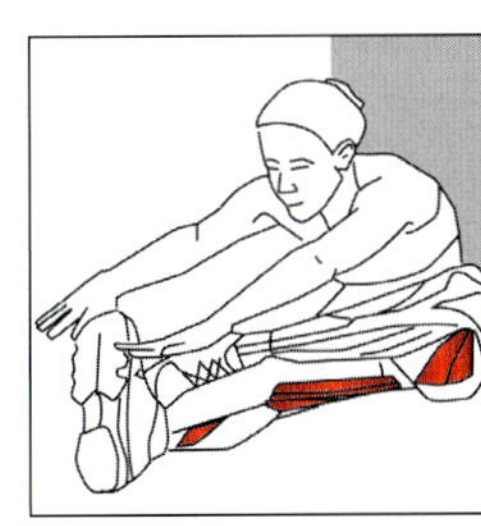

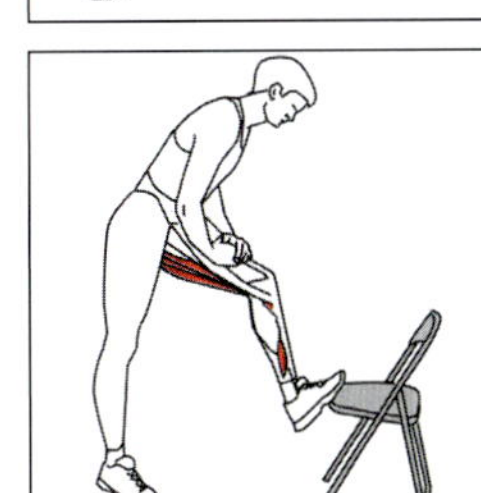

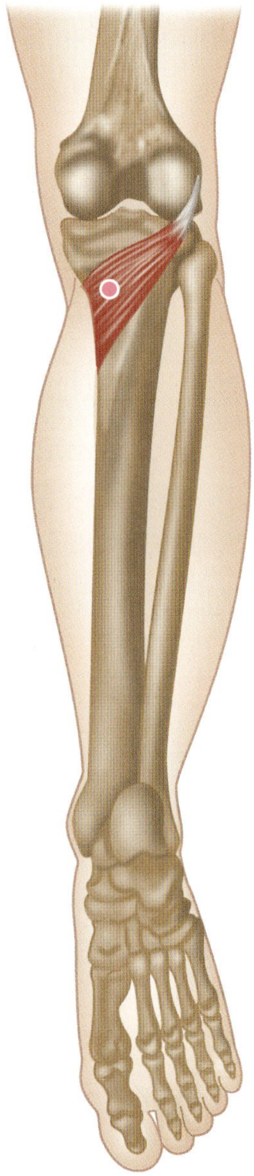

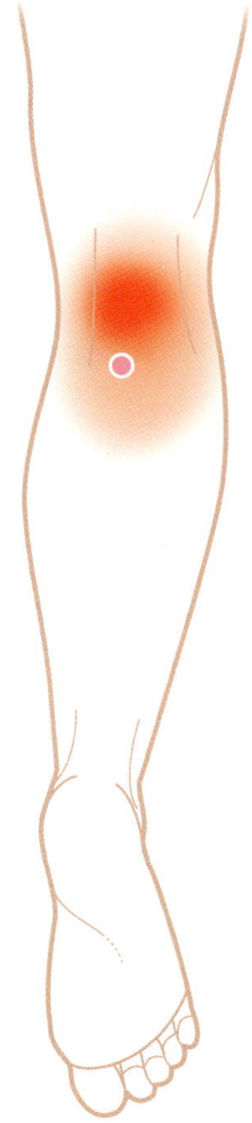

라틴어, poples, 오금(ham).

오금근의 기시부쪽 힘줄은 무릎관절의 관절낭 안쪽에 놓여있다.

기시부(Origin)
넙다리뼈 가쪽관절융기의 가쪽면. 무릎관절의 빗오금인대(사슬인대, oblique popliteal ligament).

종지부(Insertion)
정강뼈 뒤쪽 윗면. 가자미근 선 윗부분.

작용(Action)
발이 바닥에 고정되어 있을 때 정강뼈에 대해 넙다리뼈를 가쪽회전 시킨다. 발이 체중지지 상태에 있지 않을 때 넙다리뼈에 대해 정강뼈를 안쪽회전 시킨다. 무릎관절의 굽힘 움직임을 돕는다(무릎관절을 굽힐 때 초기 단계에서 오금근은 펴진 무릎관절이 '풀림' 상태가 되도록 한다). 무릎관절 뒤쪽 인대들을 강화시킨다.

신경(Nerve)
정강신경, 제 4, 5 허리신경근, 제 1 엉치신경근.

기본적인 기능적 동작
(Basic functional movement)
예: 보행.

연관통 패턴(Referred pain patterns)
무릎 관절의 중심부와 아래쪽에서 5~6 cm 가량의 영역으로 국한되어 나타나는 통증으로 모든 방향(특히 아래쪽)으로 퍼지는 듯이 느껴짐.

개요

적응증(Indications)
쪼그려 앉거나 걷기 및 달리기를 시행할 때 무릎 뒤쪽에서 나타나는 통증. 오르막길을 걸어 오르거나 계단을 내려갈 때 무릎 아래쪽에서 나타나는 통증. 무릎을 수동적으로 굽히거나 펴려고 할 때 느껴지는 무릎의 뻣뻣함.

원인(Causes)
골절 후, 부목, 질낮은 보조기, 오랜시간 운전하기, 비트는 운동(예, 축구, 등산, 스키, 농구, 미식축구), 다양한 무릎 문제와 관련됨

감별 진단(Differential diagnosis)
견열(Avulsion), 십자인대(Cruciate ligaments)의 불안정성, 베이커 낭종(Baker's cyst), 골관절염(Osteoarthritis), 힘줄염(Tendonitis), 연골(Cartilage) (반월 연골반달연골[Meniscus]) 손상, 혈관성 문제(심부 정맥 혈전증, 혈전증[Thrombosis]), 힘줄윤활막염(Tenosynovitis).

관련성(Connection)
넙다리뒤근육(Hamstring) (넙다리두갈래근[Biceps femoris]), 장딴지근(Gastrocnemius) (무릎인대[Ligamentum patellae]), 장딴지빗근(Plantaris).

전문가의 손 테크닉들

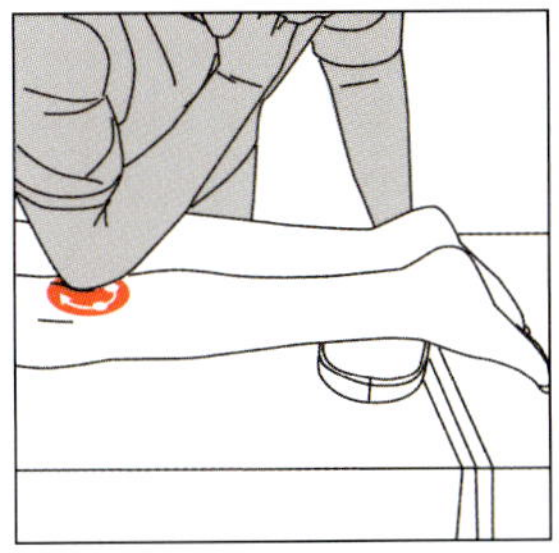
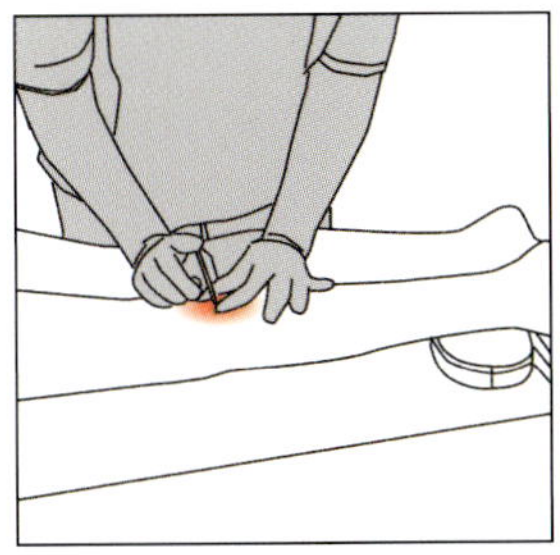
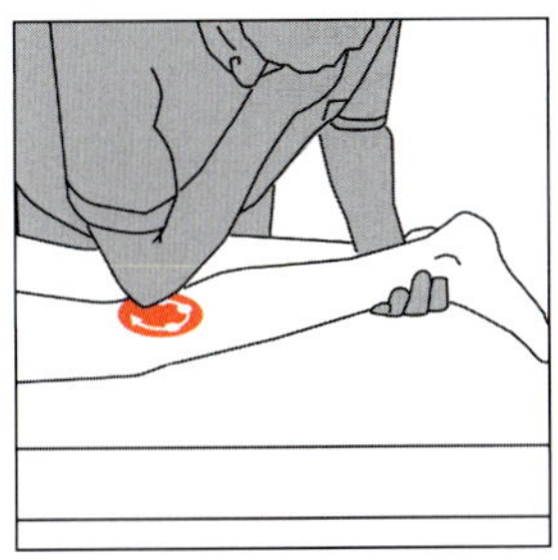
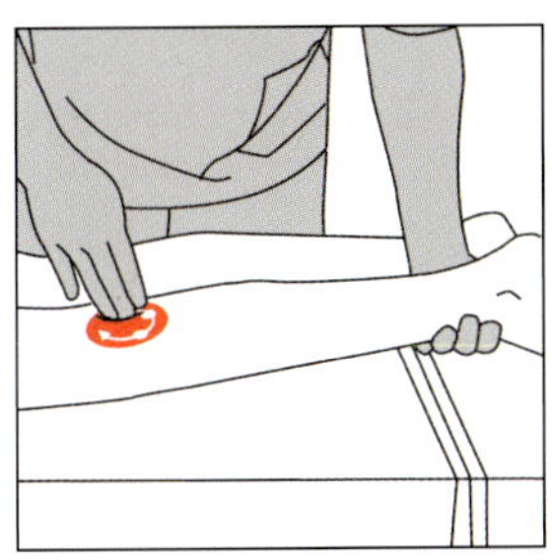

		분사와 신장
✓		건식 침
		심부 마사지
✓	✓	압박
✓	✓	근육 에너지
✓	✓	자세 이완
		습식 침

(억제)압박 테크닉

1. 발통점(trigger point)을 확인한다.
2. 발통점 부위의 근육들이 완전히 신장될 수 있도록 환자를 편안하게 위치시킨다.
3. 발통점이 있는 근육을 최대한 신장시킨 상태에서, 발통점을 부드럽게 압박하며, 점진적으로 압박력을 증가시켜라. 이 경우에, 환자는 통증이 아니라 약간의 불편함 정도로 느껴야 한다.
4. 발통점이 다소 부드럽게 느껴질 때까지 압박력을 지속적으로 유지하라. 이러한 상태는 몇 초에서 몇 분가량 소요될 수도 있다.
5. 이완이 더 잘 될 수 있도록 압박력을 증가시키는 것을 반복한다.
6. 압박을 반복하는 동안 압박 방향을 바꾸어서 시행하면, 더 좋은 결과를 얻을 수도 있다.

자가 치료

자가마사지기술이 도움이 된다. 볼과 압력도구는 초보자에 의해 사용되서는 안된다. 근육 깊은곳에 얕은/깊은 정맥들이 많이 존재하기 때문이다. 신장은 종아리근육 발통점을 없애는데 뛰어난 방법이다

조언(Advice)
체중지지 활동시 '과부하'를 피한다. 보조기 신발. 신장 프로그램. 자전거 타기 자세.

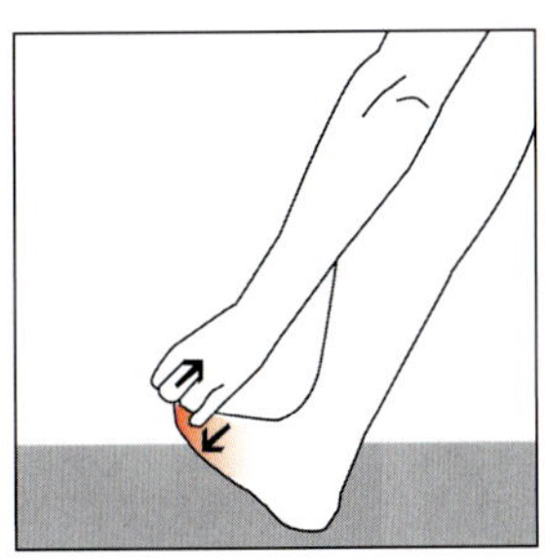
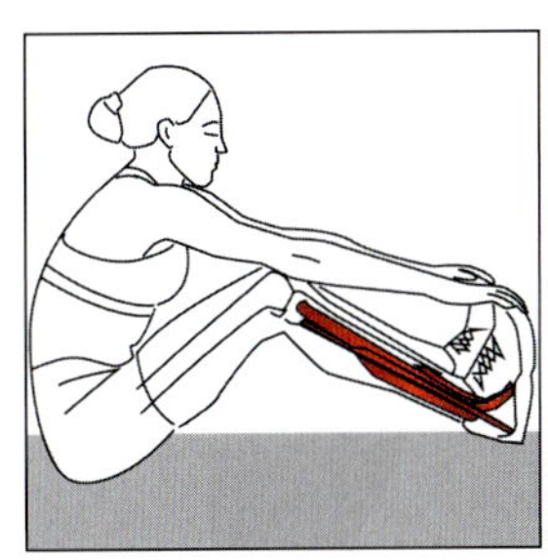
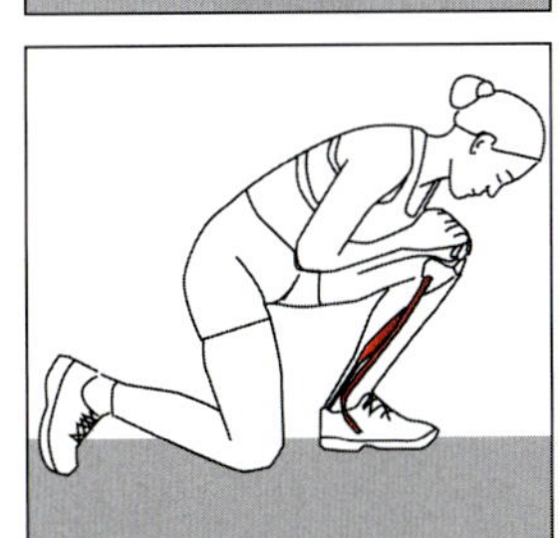

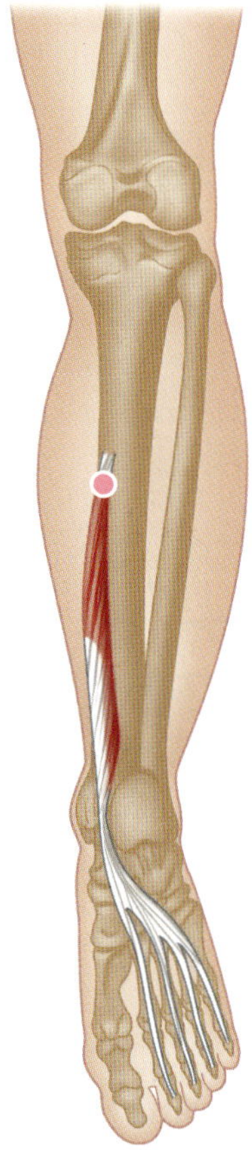
긴발가락굽힘근(flexor digitorum longus)

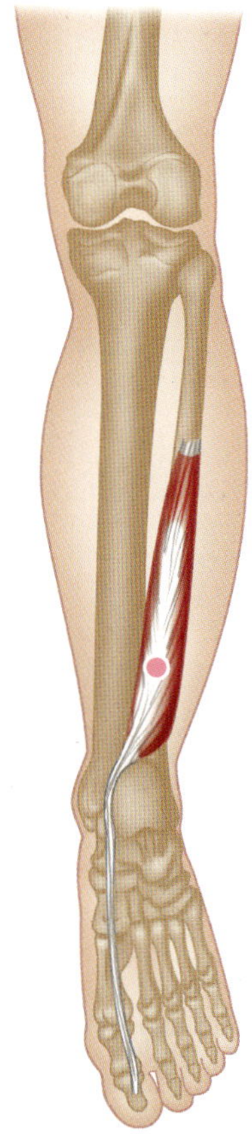
긴엄지굽힘근(flexor hallucis longus)

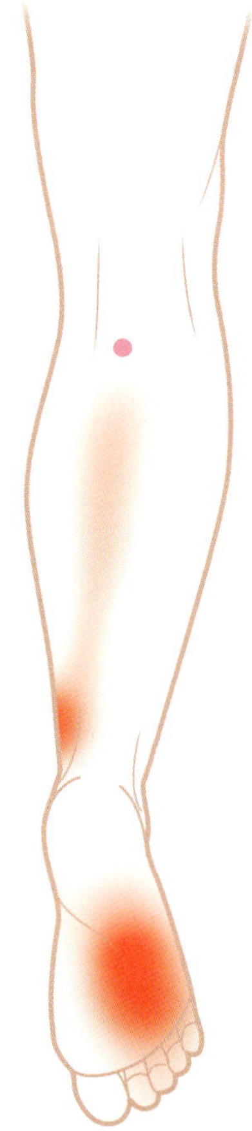
긴발가락굽힘근 (flexor digitorum longus)

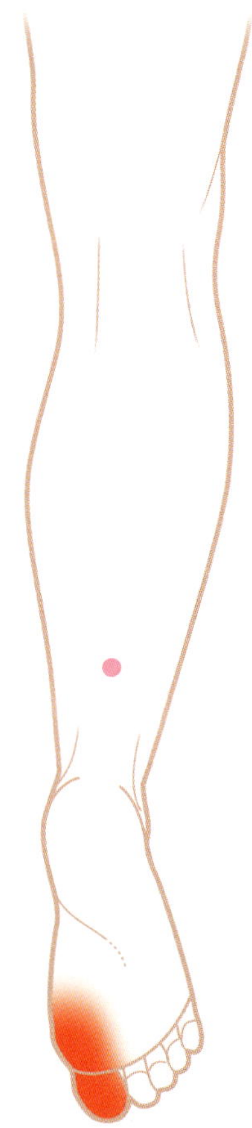
긴엄지굽힘근 (flexor hallucis longus)

라틴어, flectere, 굴곡; digitus, 발가락; long, 길다; hallux, 엄지발가락.

손에서의 깊은손가락굽힘근(심지굴근)처럼 긴발가락굽힘근(장지굴근)의 힘줄은 가쪽의 제 2~5 발가락에 종지하며 긴엄지굽힘근(장무지굴근)은 발의 안쪽 종아치(longitudinal arch)가 유지되도록 돕는다.

기시부(Origin)
긴발가락굽힘근(장지굴근, flexor digitorum longus): 정강뼈 뒷면 안쪽, 가자미근 선 아래.
긴엄지굽힘근(장무지굴근, flexor hallucis longus): 종아리뼈 뒷면의 아래 2/3. 뼈사이막. 인접 근육사이막.

종지부(Insertion)
긴발가락굽힘근: 제 2~5 발가락 끝마디뼈의 마디뼈바닥.
긴엄지굽힘근: 첫째발가락 끝마디뼈의 마디뼈바닥.

작용(Action)
긴발가락굽힘근 제 2~5 발가락의 모든 관절들을 굽힌다. 발목관절의 발바닥굽힘과 발의 안쪽번짐을 돕는다.
대항근(antagonists): 긴발가락폄근, 짧은발가락폄근
긴엄지굽힘근: 엄지발가락의 모든 관절들을 굽히고, 보행 시 입각기(stance phase)의 마지막 단계에서 발을 차고 나갈 때 마지막 추진 작용(propulsive thrust)에 중요한 역할을 한다. 발목관절의 발바닥굽힘과 발의 안쪽번짐을 돕는다.
대항근(antagonists): 긴엄지폄근

신경(Nerve)
정강신경. 제 5 허리신경근, 제 1, (2) 엉치신경근.

기본적인 기능적 동작
(Basic functional movement)
보행 / 보행 시 발을 차고 나갈 때(pushing off) (특히, 불규칙한 표면에서 맨발로 걸을 때). 발가락 끝으로 서 있기.

연관통 패턴(Referred pain patterns)
긴발가락굽힘근: 발바닥 앞쪽 부분에서 주로 통증이 나타나며 종아리 안쪽면에서 모호하게 직선적으로 통증이 느껴짐.
긴엄지굽힘근: 첫 번째 발허리뼈머리와 주변 발바닥 부분 그리고 엄지발가락에서 강한 통증.

개요

적응증(Indications)
체중지지 시 발의 통증. 불균등한 지면 위에 서 있을 때 느껴지는 발의 통증. 엄지발가락 통증.

원인(Causes)
(엄지)발가락관절염, 질낮은 신발/보조기, 운동(예, 걷기, 달리기, 뛰기), 발목의 저운동성, 평편발, 발가락 통풍

감별 진단(Differential diagnosis)
격렬한 운동 후 발생되는 정강뼈부 통증. 구획 증후군. 힘줄 단열. 발 / 발목(내측) 의 불안정성. 스트레스(행진) 골절. 모톤신경종(Morton's neuroma). 망치 발가락. 갈퀴 발가락. 엄지번가쪽번짐증. 발허리뼈통증. 첫 번째 발허리발가락관절의 골관절염. 통풍(Gout). 발바닥근막염.

관련성(Connection)
얕은/깊은 발 내재성근rinsic foot muscles). 뒤정강근. 발가락의 긴/짧은 폄근들.

전문가의 손 테크닉들

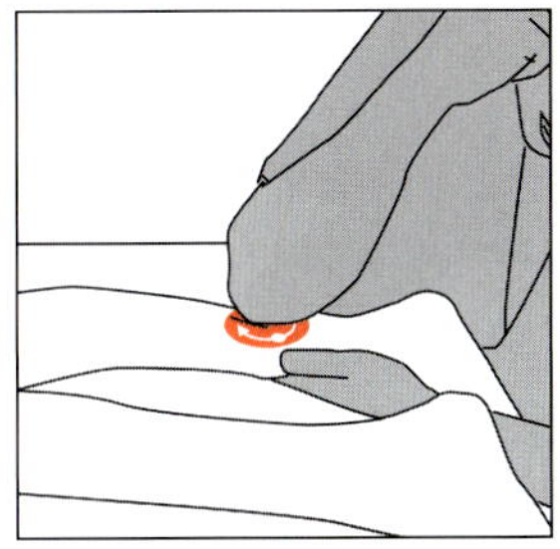

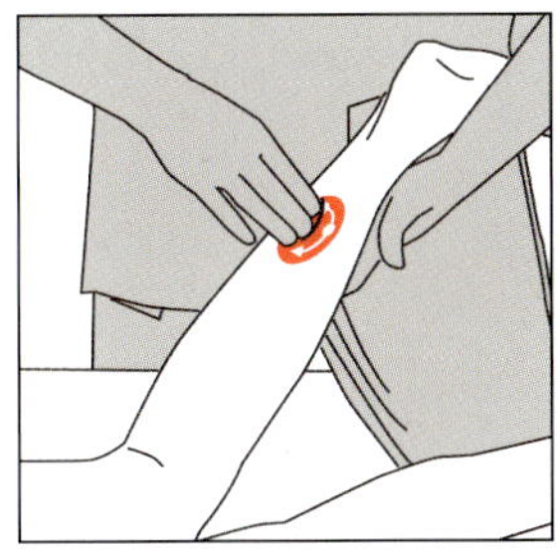

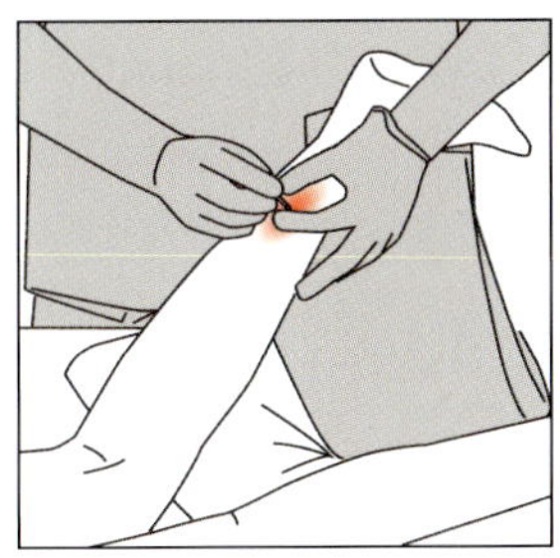

✓	✓	분사와 신장
✓		건식 침
✓		심부 마사지
✓	✓	압박
✓	✓	근육 에너지
✓	✓	자세 이완
		습식 침

후등척성(PIR) 테크닉

1. 발통점을 확인함.
2. 환자의 병변이 있는 근육이 최대로 신장 되 는 편안한 자세로 둔다.
3. 근력의 10-25%를 사용하여, 병변이 있는 근육의 통증이 없는 최대한 근수축을 하도 록 하며, 이때 등척성 수축의 형태로 3-10초 정도 적용한다; 몸은 잘 고정하여 근육이 짧 아지는 것을 막는다.
4. 환자에게 이완하도록 하거나 또는 "놔주세 요" 라고 이야기 한다.
5. 이 이완단계에서, 부드럽게 늘어난 근육 부 분만큼만 저항(수동적으로)을 가해서 늘려 준다. 이때 근육의 길이는 변화가 없다.
6. 몇회 반복한다(일반적으로 3회).

자가 치료

신장은 종아리근육 발통점을 없애는데 뛰어난 방법이다. 수영은 발가락근육에 좋은 운동이다

조언(Advice)
신는 것 교체 / 점검. 보행과 자세분석. 규칙적인 신장. 달리기 방법 조언(예를 들면, 평지에서 달리기).

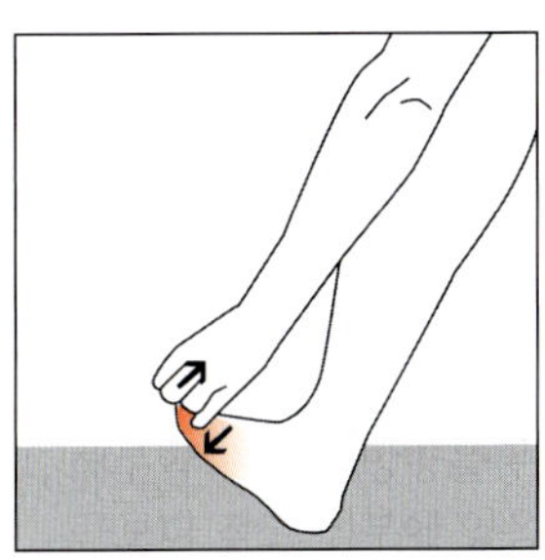

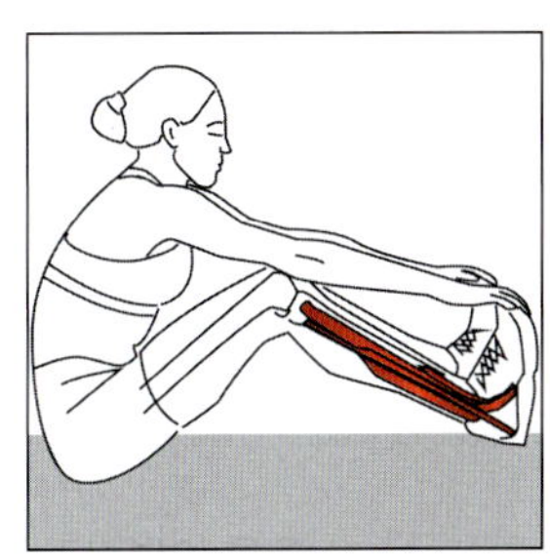

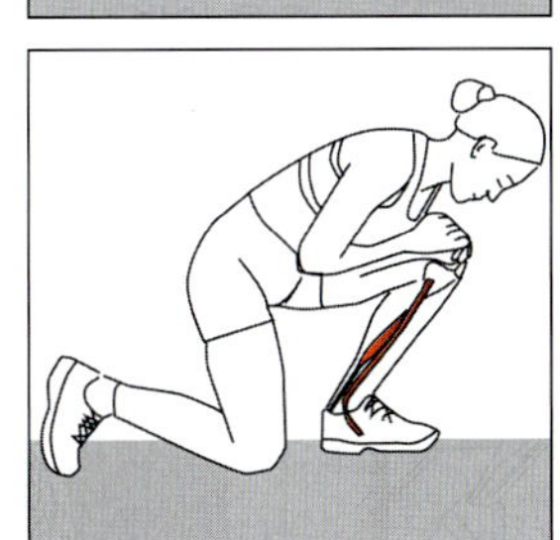

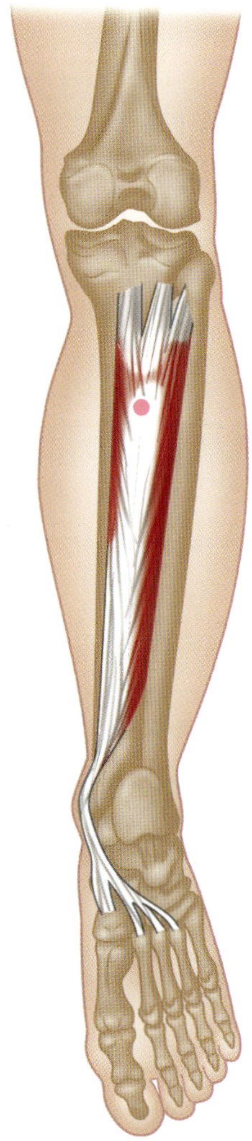

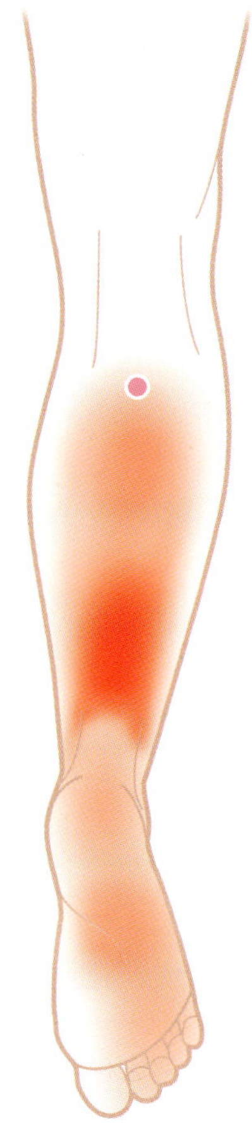

라틴어, tibia, 파이프 또는 플루트(pipe or flute) / 정강이뼈(shinbone); posterior, 뒤(behind).

뒤정강근(후경골근)은 다리의 뒤쪽 깊은 곳에 위치한다. 발의 아취를 유지하는데 도움이 된다

기시부(Origin)
정강뼈 뒷면의 가쪽부. 종아리뼈의 뒷면의 윗부분 2/3. 뼈사이막의 대부분.

종지부(Insertion)
발배뼈 거친면(navicular tiberosity). 목말받침돌기(재거돌기, sustentaculum tali) 쪽으로 섬유성 확장부가 이어지면서 세 쐐기뼈(설상골, cuneiform), 입방뼈(cuboid) 및 제 2~4 발허리뼈의 바닥에 종지한다.

작용(Action)
발의 안쪽번짐. 발목관절의 발바닥굽힘을 보조한다.

신경(Nerve)
정강신경, 제 (4), 5 허리신경근, 제 1 엉치신경근.

기본적인 기능적 동작
(Basic functional movement)
발가락 끝으로 서 있기, 자동차 페달 밟기.

연관통 패턴(Referred pain patterns)
발바닥과 뒤꿈치로부터 아킬레스힘줄을 따라 강도가 높아지는 종아리의 모호한 통증.

개요

적응증(Indications)
아킬레스힘줄염, 종아리 통증, 발뒤꿈치 통증, 발바닥근막염, 울퉁불퉁한 바닥에서 달리거나 걸었을 때 통증, 모르톤병, 발허리뼈주위 부분적인 발의 무감각, 발가락경련, 망치/갈퀴발가락, 발목터널증후군

원인(Causes)
발가락관절염, 질낮은 신발(힐) 또는 보조기, 운동(예, 걷기, 달리기, 뛰기, 전력질주), 발목의 저운동성, 평편발, 오랜운동(페달)

감별 진단(Differential diagnosis)
격렬한 운동 후 발생되는 정강뼈부 통증, 뒤정강구획 증후군(심부), 힘줄 파열, 힘줄윤활막염, 심혈관계 문제, 아킬레스힘줄염, 심부 정맥 혈전증.

관련성(Connection)
긴발가락굽힘근(Flexor digitorum longus), 종아리근(Peroneal muscles), 긴엄지굽힘근(Flexor hallucis longus), 발의 역학(Foot mechanics).

전문가의 손 테크닉들

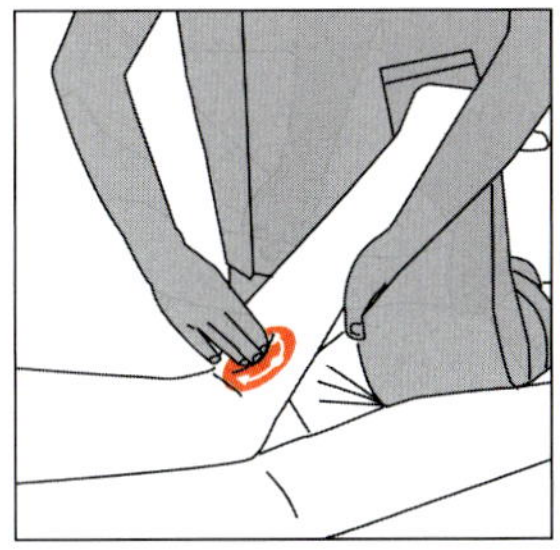

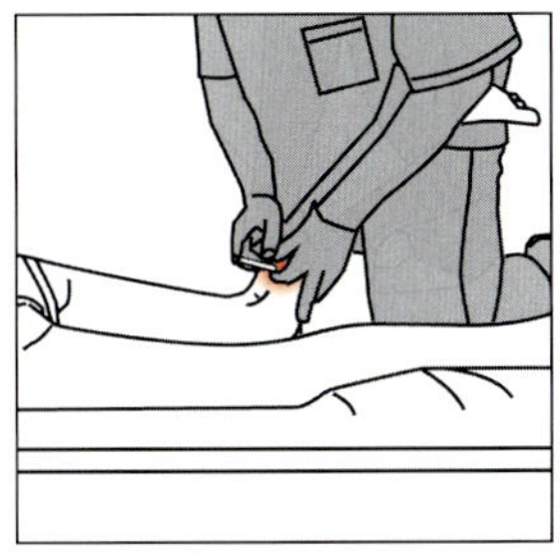

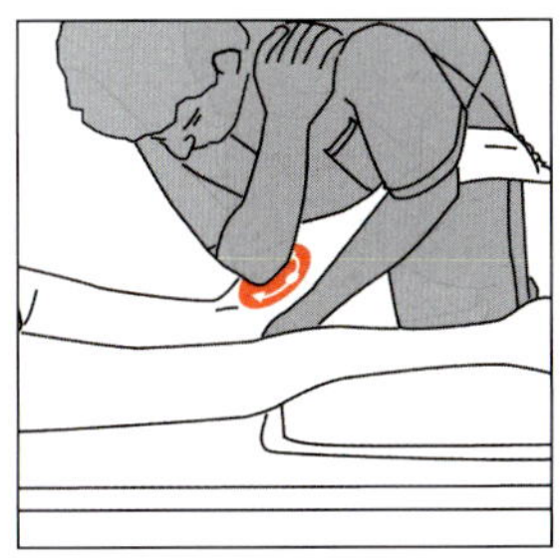

✓	✓	분사와 신장
		건식 침
✓		심부 마사지
✓	✓	압박
✓	✓	근육 에너지
✓	✓	자세 이완
		습식 침

(억제)압박 테크닉

1. 발통점(trigger point)을 확인한다.
2. 발통점 부위의 근육들이 완전히 신장될 수 있도록 환자를 편안하게 위치시킨다.
3. 발통점이 있는 근육을 최대한 신장시킨 상태에서, 발통점을 부드럽게 압박하며, 점진적으로 압박력을 증가시켜라. 이 경우에, 환자는 통증이 아니라 약간의 불편함 정도로 느껴야 한다.
4. 발통점이 다소 부드럽게 느껴질 때까지 압박력을 지속적으로 유지하라. 이러한 상태는 몇 초에서 몇 분가량 소요될 수도 있다.
5. 이완이 더 잘 될 수 있도록 압박력을 증가시키는 것을 반복한다.
6. 압박을 반복하는 동안 압박 방향을 바꾸어서 시행하면, 더 좋은 결과를 얻을 수도 있다.

자가 치료

신장은 종아리근육 발통점을 없애는데 뛰어난 방법이다. 수영은 이 근육에 좋은 운동이다.
다만 압박이나 압박도구는 심부근육과 그 부위 정맥들을 다치게 하므로 추천하지 않는다

조언(Advice)
발 아치를 지지 / 보조기, 달리기 신발 교체, 달리기 지면 변화, 자가 신장 프로그램, 냉과 신장 사용.

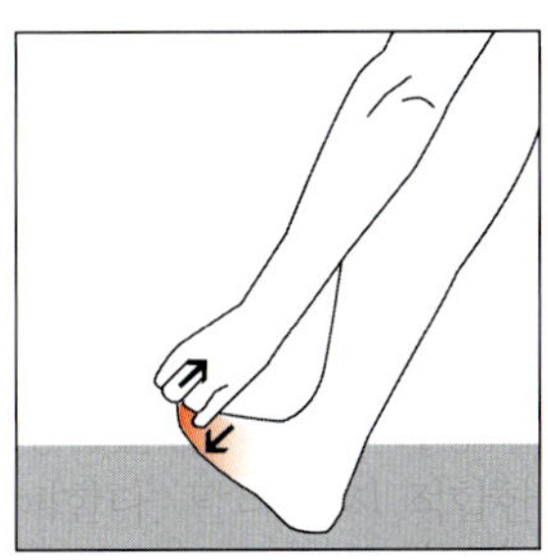

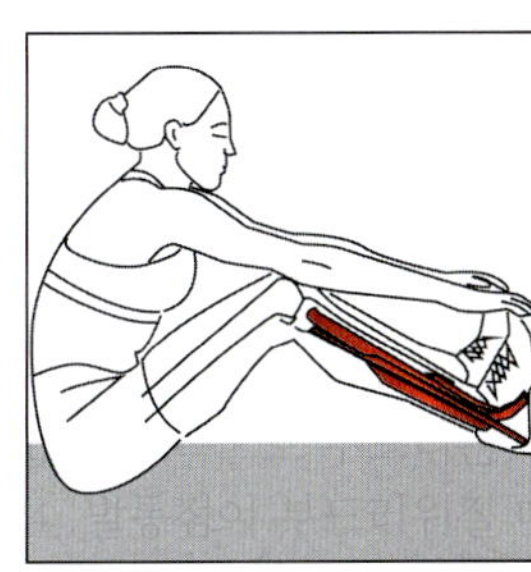

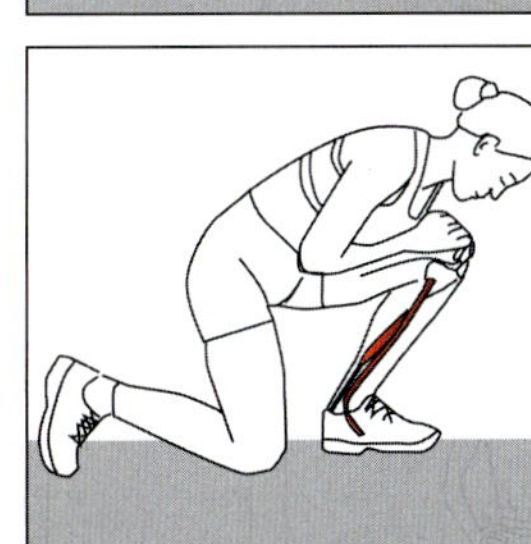

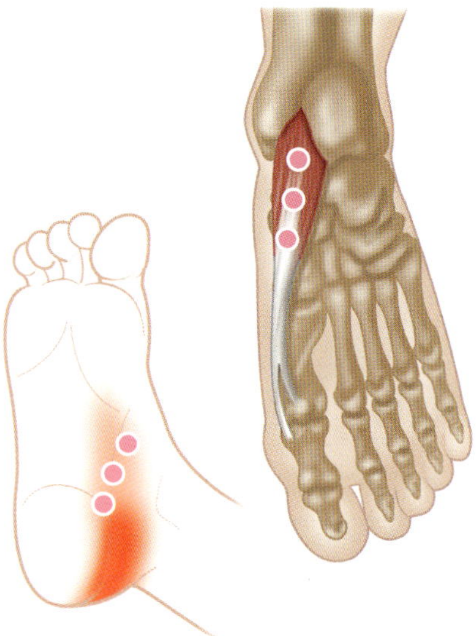

엄지벌림근(무지외전근, abductor hallucis)

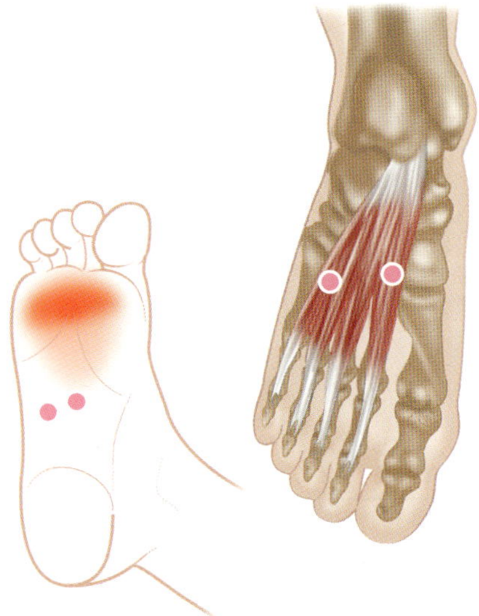

짧은발가락굽힘근(단지굴근, flexor digitorum brevis)

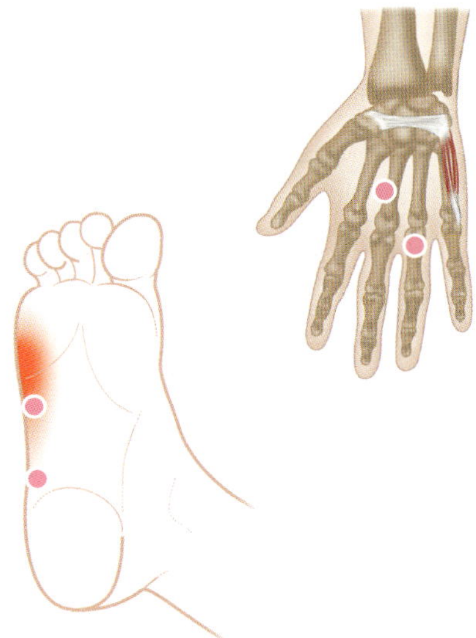

새끼벌림근(소지외전근, abductor digiti minimi)

라틴어, abducere, 벌림; hallux, 엄지발가락; flectere, 굽힘; digiti, 발가락; brevis, 짧다; minimi, 가장 작은; extendere, 폄.

포함되는 근육: 엄지벌림근(무지외전근, abductor hallucis), 짧은발가락굽힘근(단지굴근, flexor digitorum brevis), 새끼벌림근(소지외전근, abductor digiti minimi), 짧은발가락폄근(단지신근, extensor digitorum brevis).

기시부(Origin)

엄지벌림근: 발꿈치돌기 거친면. 굽힘근 근지지대(flexor retinaculum). 발바닥널힘줄(plantar apponeurosis).

짧은발가락굽힘근, 새끼벌림근: 발꿈치돌기 거친면. 발바닥널힘줄. 인접 근육 사이막.

짧은발가락폄근: 발꿈치뼈 위쪽면과 가쪽면의 앞쪽 부분. 가쪽목말발꿈치인대(talocalcaneal ligament).

종지부(Insertion)

엄지벌림근: 엄지발가락 첫마디뼈 바닥의 안쪽면.

짧은발가락굽힘근: 제 2~5 발가락의 중간마디뼈.

새끼벌림근: 제 5 발가락의 첫마디뼈 바닥의 가쪽면.

짧은발가락폄근: 엄지발가락 첫마디뼈 바닥. 제 2~4 발가락으로 가는 긴발가락폄근 힘줄의 가쪽면.

작용(Action)

엄지벌림근: 엄지발가락의 벌림. 발허리발가락관절에서 엄지발가락의 굽힘을 보조.

짧은발가락굽힘근: 제 5 발가락의 첫마디뼈를 제외하고 제 2~5 발가락의 모든 관절들의 굽힘을 보조.

새끼벌림근: 새끼발가락의 벌림.

짧은발가락폄근: 제 2~5 발가락의 관절들의 폄.

신경(Nerve)

엄지벌림근, 짧은발가락굽힘근: 안쪽 발바닥신경, 제 4, 5 허리신경근, 제 1 엉치신경근.

새끼벌림근: 가쪽 발바닥신경, 제 2, 3 엉치신경근.

짧은발가락폄근: 깊은 정강신경, 제 4, 5 허리신경근, 제 1 엉치신경근.

기본적인 기능적 동작
(Basic functional movement)

예: 보행기능을 촉진시킨다. 보행과 달릴 때 발의 안정성과 힘을 높여준다. 엄지발가락을 포함하여 발 아래 구조물들을 모아지도록 돕는다.

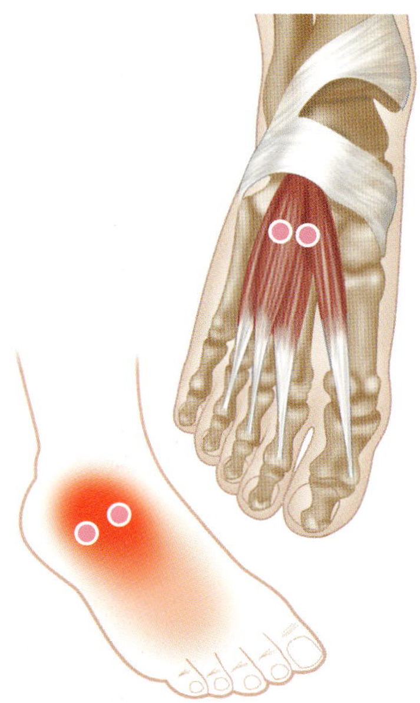

짧은발가락폄근(단지신근, extensor digitorum brevis)

연관통 패턴(Referred pain patterns)

엄지벌림근: 발의 안쪽 가장자리를 따라서 방사되는 안쪽 발뒤꿈치 통증.

짧은발가락굽힘근: 두 번째에서 네 번째 발허리뼈머리 아래 발바닥 부분에서 통증이 나타남.

새끼벌림근: 다섯 번째 발허리뼈머리 아래 발바닥 부분에서 통증이 나타남.

짧은발가락폄근: 가쪽 복사뼈(Lateral malleolus) 바로 아래 가쪽 발등 부위에서 4~5 cm가량의 동그란 영역으로 통증이 강하게 나타남.

개요

적응증(Indications)
발의 통증(발등과 발바닥). 휴식 시 쑤시는 듯한 통증이 느껴지거나 걸을 때 쓰라리는 느낌이 있음. 발끝으로 설 때(tip-toes) 나타나는 통증. 앉은 자세에서 일어서는 초기 단계에서 발에 체중이 주어질 때 통증이 있음. 오랜 기간 동안 높은 굽 신발을 신고 다녔음.

원인(Causes)
발가락관절염, 질낮은 신발(힐) 또는 보조기, 운동(예, 수영, 걷기, 달리기, 뛰기, 전력질주), 발목의 저운동성, 갈퀴발가락, 외상

감별 진단(Differential diagnosis)
붓돌기 견열 골절(Avulsion fracture), 엄지발가락 가쪽번짐증, 편평족, 엄지발가락 강직 또는 과운동성, 발허리뼈통, 망치 발가락 / 갈퀴발가락 변형, 뒤꿈치 골극, 스트레스(행진) 골절, 구획증후군, 발의 안쪽번짐(Varus)과 가쪽번짐(Valgus).

관련성(Connection)
바닥쪽뼈사이근(족저골간근), 발바닥네모근(족저방형근), 엄지모음근(무지내전근), 긴발가락폄근(장지신근), 짧은발가락폄근(단지신근), 짧은발가락굽힘근(단지굴근), 엉덩관절(고관절), 무릎관절(슬관절), 발목관절(족관절) 및 발의 역학적인 관계, 짧은엄지폄근(단무지신근), 엄지벌림근(무지외전근).

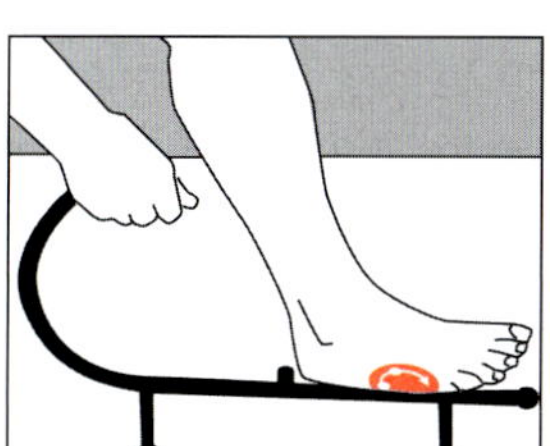

전문가의 손 테크닉들

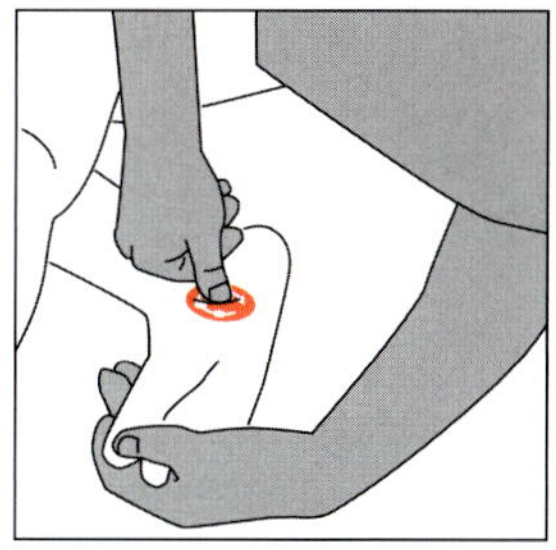

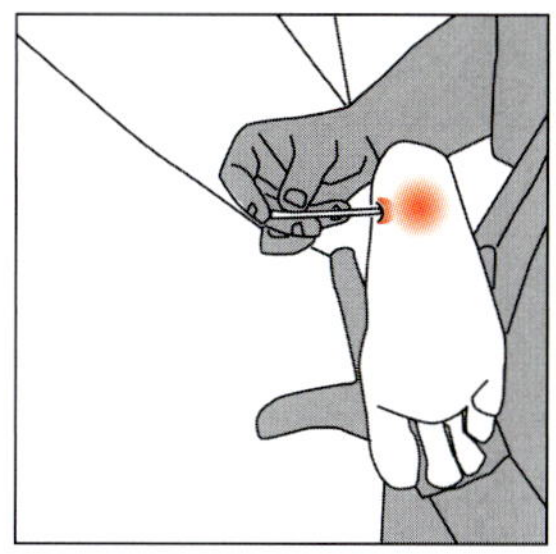

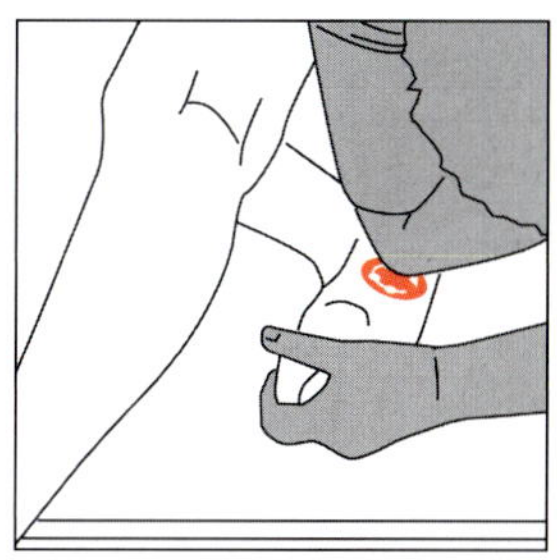

- ✓✓ 분사와 신장
- ✓ 건식 침
- ✓ 심부 마사지
- ✓✓ 압박
- ✓✓ 근육 에너지
- ✓✓ 자세 이완
- ✓ 습식 침

(억제)압박 테크닉

1. 발통점(trigger point)을 확인한다.
2. 발통점 부위의 근육들이 완전히 신장될 수 있도록 환자를 편안하게 위치시킨다.
3. 발통점이 있는 근육을 최대한 신장시킨 상태에서, 발통점을 부드럽게 압박하며, 점진적으로 압박력을 증가시켜라. 이 경우에, 환자는 통증이 아니라 약간의 불편함 정도로 느껴야 한다.
4. 발통점이 다소 부드럽게 느껴질 때까지 압박력을 지속적으로 유지하라. 이러한 상태는 몇 초에서 몇 분가량 소요될 수도 있다.
5. 이완이 더 잘 될 수 있도록 압박력을 증가시키는 것을 반복한다.
6. 압박을 반복하는 동안 압박 방향을 바꾸어서 시행하면, 더 좋은 결과를 얻을 수도 있다.

자가 치료

자가-압박이나 압박도구는 얕은근육에 추천되어지고 압박에 반응이 좋다

조언(Advice)
보행과 자세 분석. 신는 것. 보조기. 골프 / 테니스 공 또는 밀 방망이를 사용하여 자가 신장. 낮은 굽 사용. 열치료와 신장.

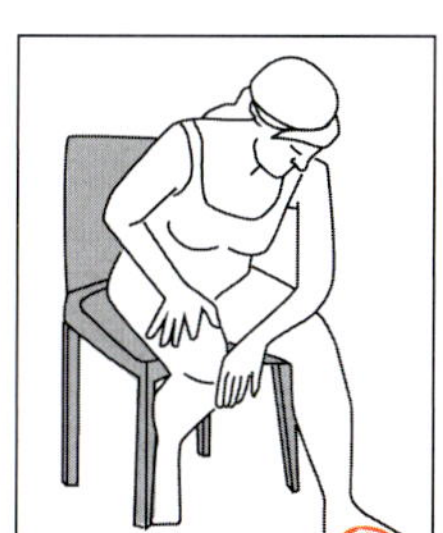

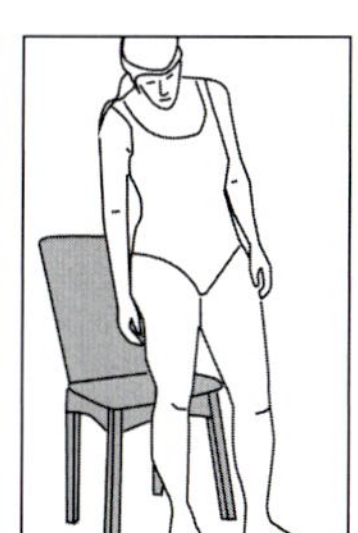

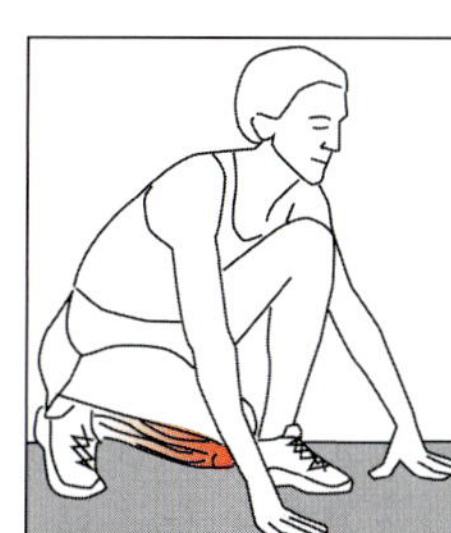

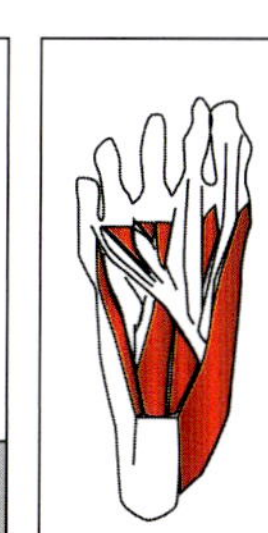

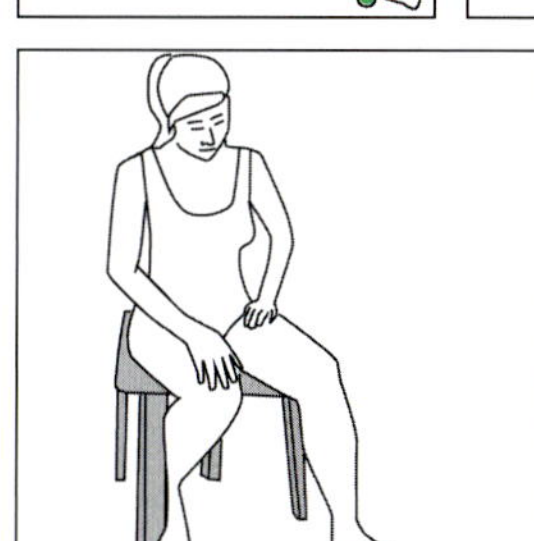

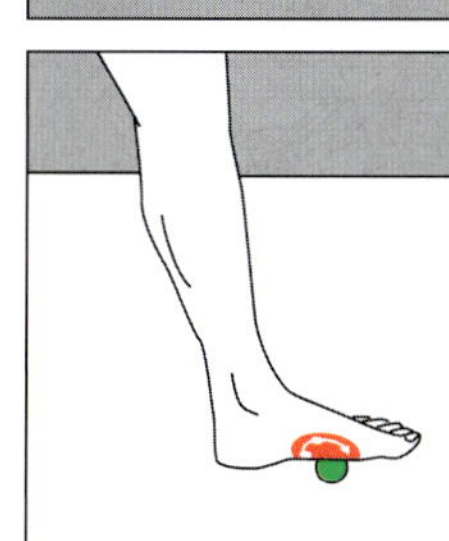

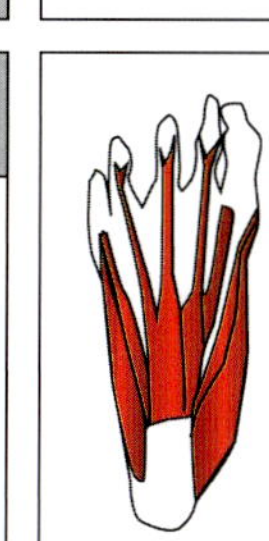

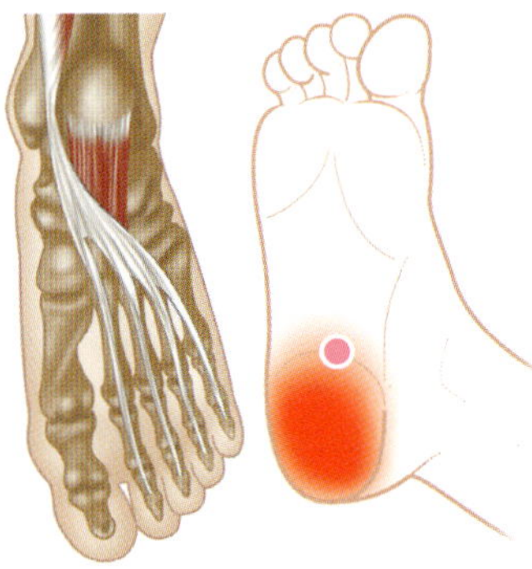

발바닥네모근(족저방형근, quatratus plantae)

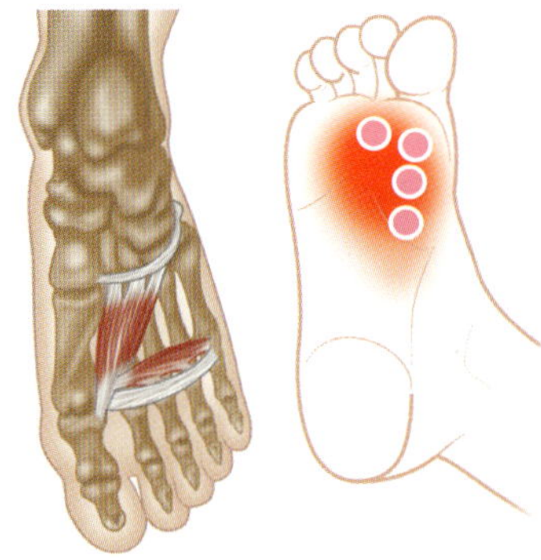

엄지모음근(무지내전근, adductor hallucis)

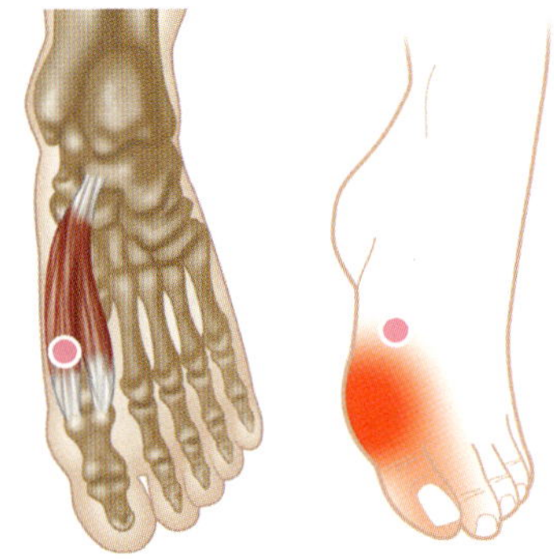

짧은엄지굽힘근(단무지굴근, flexor hallucis brevis)

라틴어, quadratus, 사각형의; planta, 발바닥; adduct, 내전; hallux, 엄지발가락; flex, 굴곡; brevis, 짧다; dorsum, 배부(back); interosseous, 뼈 사이.

포함되는 근육: 발바닥네모근(족저방형근, quatratus plantae), 엄지모음근(무지내전근, adductor hallucis), 짧은엄지굽힘근(단무지굴근, flexor hallucis brevis), 등쪽뼈사이근(배측골간근, dorsal interossei), 바닥쪽뼈사이근(저측골간근, plantar interossei).

기시부(Origin)

발바닥네모근: 안쪽갈래(medial head): 발꿈치뼈 안쪽면; 가쪽갈래(lateral head): 발꿈치뼈 아래면의 가쪽 가장자리.

엄지모음근: 빗갈래(oblique head): 제 2~4 발허리뼈의 바닥. 긴종아리근(peroneus longus) 힘줄의 힘줄집수초(sheath); 가로갈래(transverse head): 제 3~5 발가락의 바닥쪽발허리발가락인대. 가로발허리인대(transverse metatarsal ligament).

짧은엄지굽힘근: 입방뼈 족저면의 내측 부분. 가쪽 쐐기뼈의 인접 부위. 뒤정강근의 힘줄.

등쪽뼈사이근: 발허리뼈의 인접 부분.

바닥쪽뼈사이근: 제 3~5 발허리뼈의 바닥과 안쪽면.

종지부(Insertion)

발바닥네모근: 긴발가락굽힘근 힘줄의 가쪽 가장자리.

엄지모음근: 엄지발가락의 첫마디뼈 바닥의 가쪽면.

짧은엄지굽힘근: 안쪽 부분: 엄지발가락의 첫마디뼈 바닥의 안쪽면; 가쪽 부분: 엄지발가락의 첫마디뼈 바닥의 가쪽면.

등쪽뼈사이근: 첫마디뼈 바닥: 첫 번째: 두 번째 발가락 첫마디뼈 안쪽면; 제 2~4: 제 2~4 발가락 첫마디뼈 가쪽면.

바닥쪽뼈사이근: 근육의 순서와 같은 발가락 첫마디뼈 안쪽면.

작용(Action)

발바닥네모근: 제 2~5 발가락의 끝마디뼈를 굽힌다. 긴발가락굽힘근의 힘줄을 발의 장축 선에 놓여지도록 사선 방향으로 잡아당긴다.

엄지모음근: 엄지발가락의 발허리발가락관절을 모음시키고 굽힘 움직임을 돕는다.

짧은엄지굽힘근: 엄지발가락의 발허리발가락관절을 굽힌다.

등쪽뼈사이근: 발가락을 벌림시킨다. 발허리발가락관절들을 굽힌다.

바닥쪽뼈사이근: 발가락들을 모음시킨다. 발허리발가락관절들을 굽힌다.

신경(Nerve)

발바닥네모근, 엄지모음근, 등쪽뼈사이근, 바닥쪽뼈사이근: 외측 발바닥신경, 제 1, 2 엉치신경근.

짧은엄지굽힘근: 안쪽 발바닥신경, 제 4, 5 허리신경근, 제 1 엉치신경근.

기본적인 기능적 동작

(Basic functional movement)

예: 발가락과 발의 볼 부분으로 연필을 잡을 때. 엄지발가락을 포함하여 발 아래 구조물들이 모아지도록 돕는다. 엄지발가락과 인접 발가락사이에 공간을 만들어 준다. 보행 기능을 촉진시킨다.

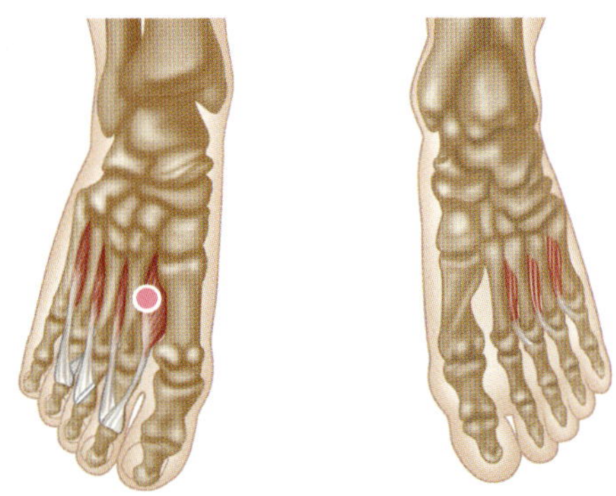

등쪽뼈사이근(배측골간근, dorsal interossei)　바닥쪽뼈사이근(저측골간근, plantar interossei)

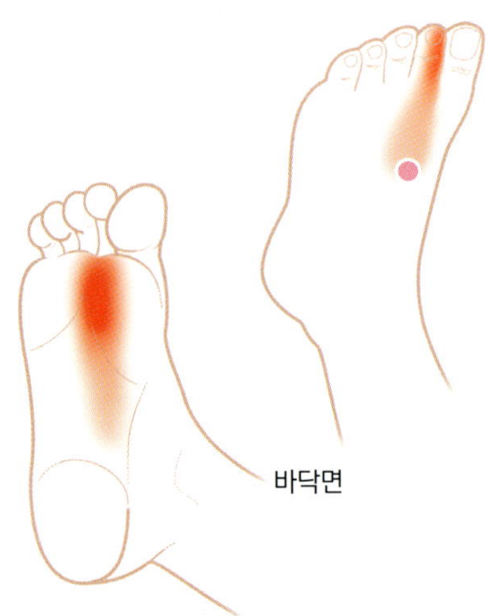

등쪽뼈사이근 (dorsal interossei)

연관통 패턴(Referred pain patterns)

발바닥네모근: 뒤꿈치 통증; 엄지모음근: 발 앞부분의 통증; 짧은엄지굽힘근: 첫 번째 발허리발가락관절 주변의 통증; 등쪽 / 바닥쪽뼈사이근: 두 번째 발가락 통증(앞–뒤쪽).

개요

적응증(Indications)
발의 통증. 뒤꿈치 통증. 첫 번째 발허리발가락관절(metatarsophalangeal joint)에 통증. 엄지 건막류 / 엄지가쪽 번짐증. 두 번째 발가락에 통증. 발의 앞부분 통증. 조직의 경직(보조기를 사용하여 지지하기가 어려움). 보행 상의 문제. 발의 무너짐. 엉덩관절, 무릎관절 및 발목관절의 통증, 발 뒤꿈치 골극, 발바닥근막염 (발바닥네모근)

원인(Causes)
발가락관절염, 질낮은 신발(힐) 또는 보조기, 운동(예, 수영, 걷기, 달리기, 뛰기, 전력질주), 발목의 저운동성, 갈퀴발가락, 외상, 차갑게 젖은 양말/ 냉수

감별 진단(Differential diagnosis)
모르톤 신경통. 중족골통. 발바닥근막염(Plantar fasciitis). 뒤꿈치 골극. 스트레스 골절. 관절 기능장애. 종자골(Sesamoid bones) 손상. 허리신경근병변(Lumbar radiculopathy) (발처짐). 엄지가쪽번짐증. 뒤꿈치뼈 구획 증후군. 통풍. 관절염.

관련성(Connection)
엉덩/슬/발목관절의 문제들(Hip, Knee, Ankle problems). 발가락굽힘근(Flexor digitorum brevis).

전문가의 손 테크닉들

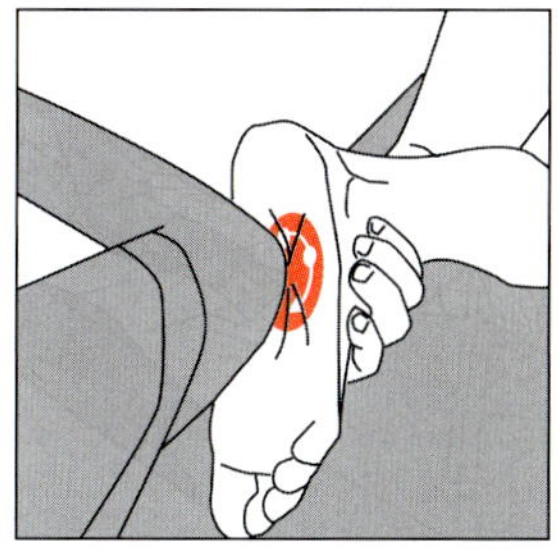

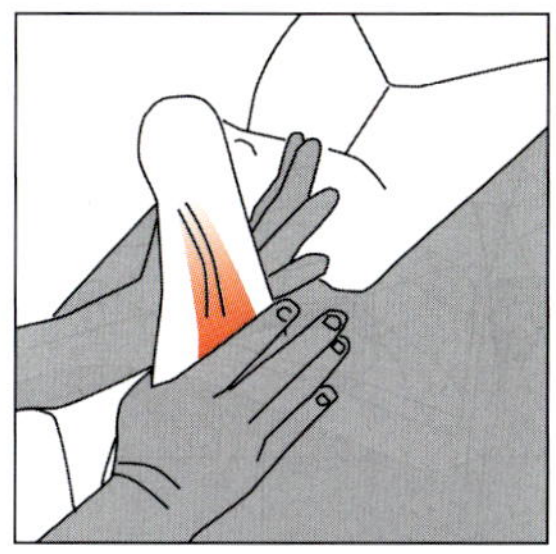

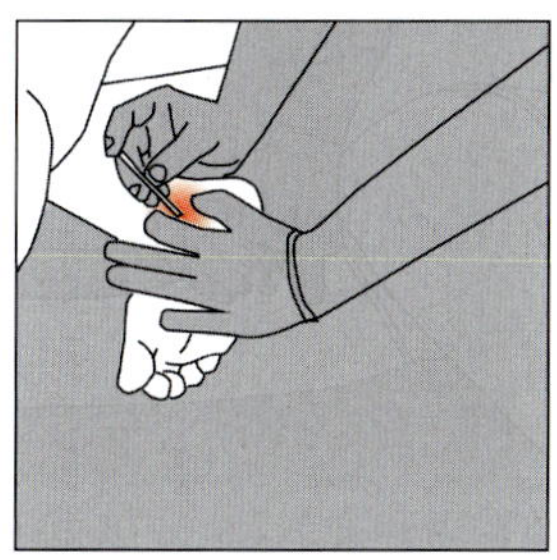

✓	✓	분사와 신장
✓		건식 침
✓	✓	심부 마사지
✓	✓	압박
✓	✓	근육 에너지
✓	✓	자세 이완
✓		습식 침

(억제)압박 테크닉

1. 발통점(trigger point)을 확인한다.
2. 발통점 부위의 근육들이 완전히 신장될 수 있도록 환자를 편안하게 위치시킨다.
3. 발통점이 있는 근육을 최대한 신장시킨 상태에서, 발통점을 부드럽게 압박하며, 점진적으로 압박력을 증가시켜라. 이 경우에, 환자는 통증이 아니라 약간의 불편함 정도로 느껴야 한다.
4. 발통점이 다소 부드럽게 느껴질 때까지 압박력을 지속적으로 유지하라. 이러한 상태는 몇 초에서 몇 분가량 소요될 수도 있다.
5. 이완이 더 잘 될 수 있도록 압박력을 증가시키는 것을 반복한다.
6. 압박을 반복하는 동안 압박 방향을 바꾸어서 시행하면, 더 좋은 결과를 얻을 수도 있다.

자가 치료

자가–압박이나 압박도구는 이 근육에 추천되어지고 압박에 반응이 좋다
필기도구의 고무끝(rubber–tip)을 사용하여 문지르는 기술을 사용할 수 있다

조언(Advice)
냉(과 / 또는 열)포함한 신장. 신는 것 점검(너무 조이지 않는가?). 관절의 기능장애 치료.
테니스 / 골프 공 이용한 자가 신장 / 신장 운동. 적절한 보조기. 보행과 자세 분석.

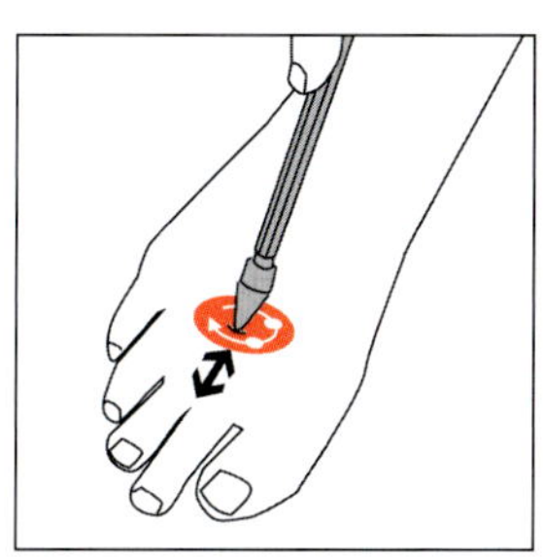

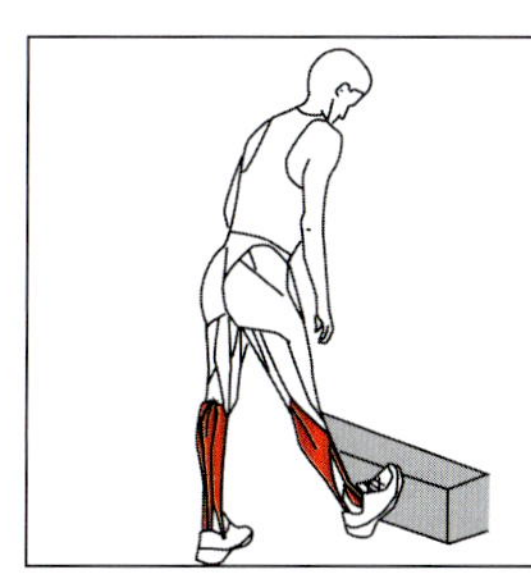

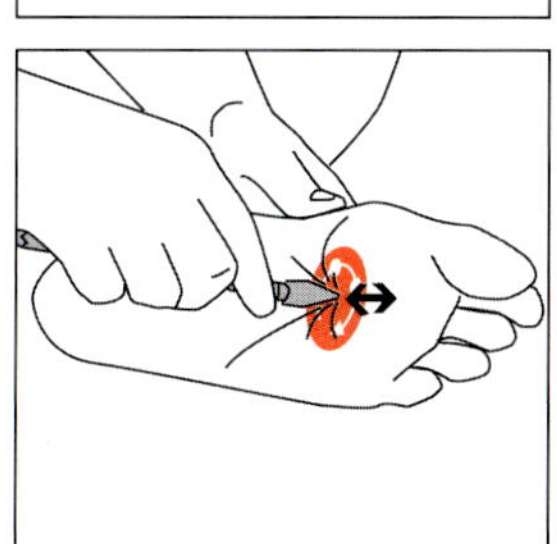

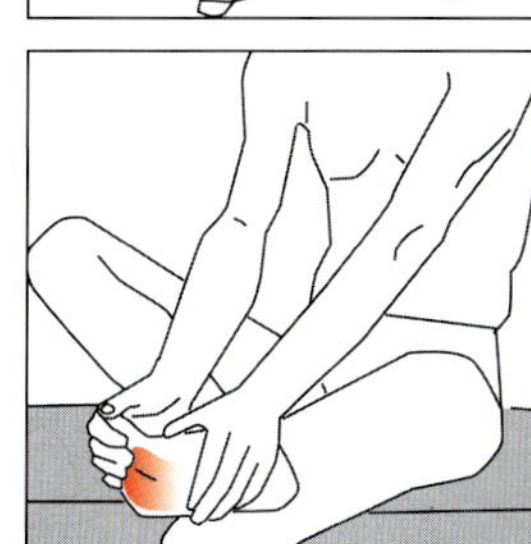

적응증(Indications)

반복적인 안쪽번짐, 가쪽번짐 염좌, 힘줄염, 발목굴증후군, 그리고 관절염

STEP 1 근섬유의 방향과 해부학에 대해 공부

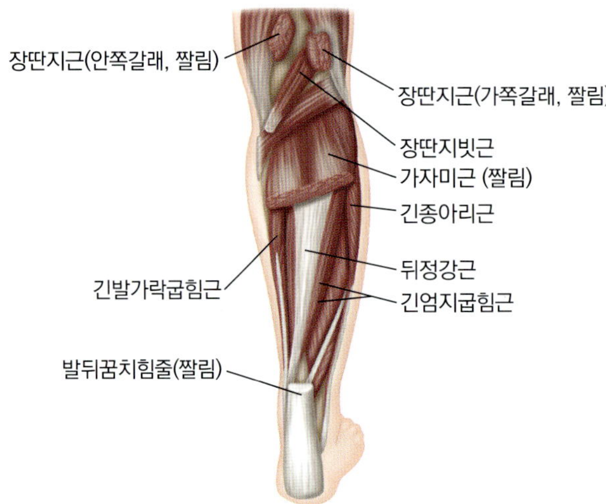

STEP 2 엎드린 자세에서 발목관절의 안쪽번짐/가쪽번짐 관절움직임

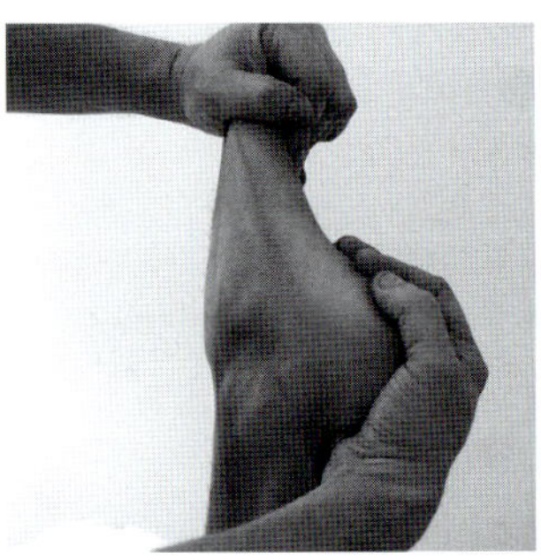
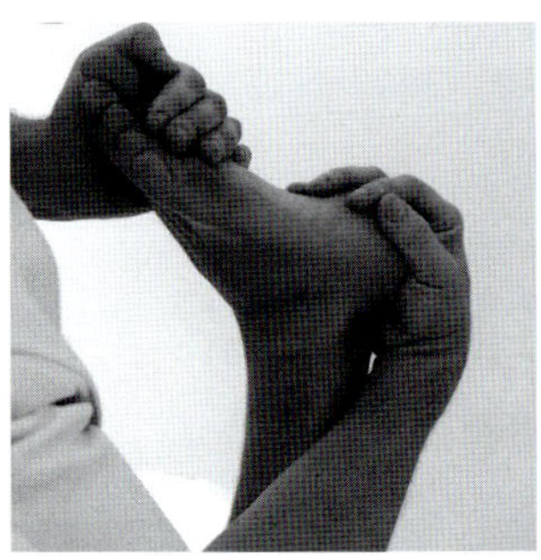

STEP 3 엎드린자세에서 허혈적 압박 테크닉(ICT)

장딴지근

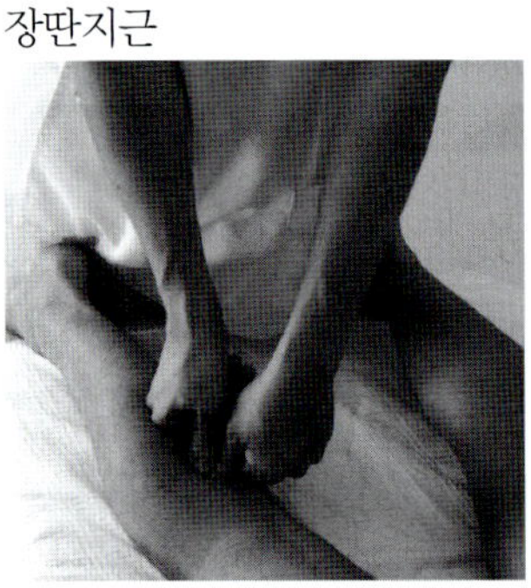

가자미근

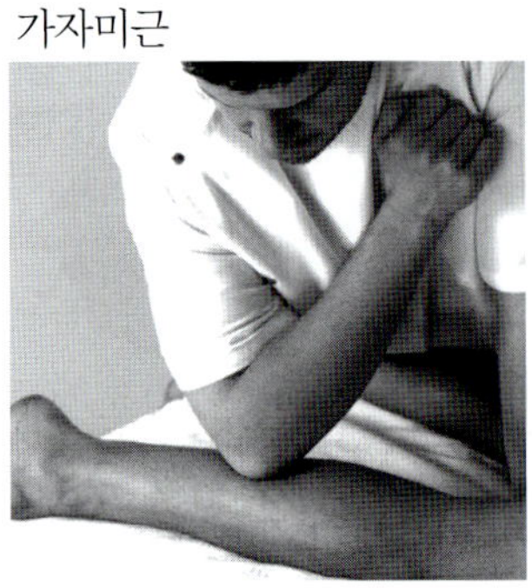

장딴지빗근

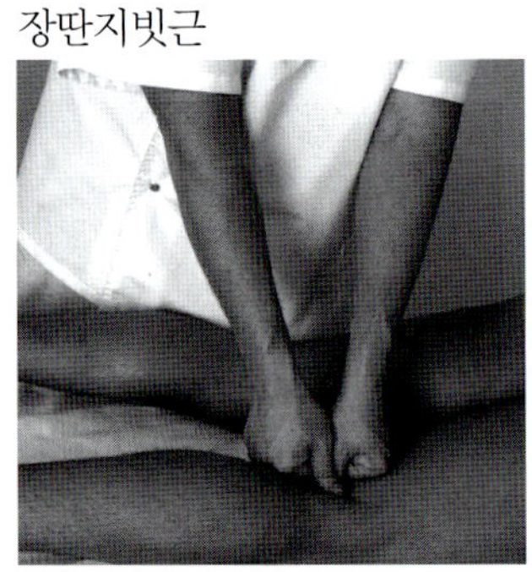

뒤정강근

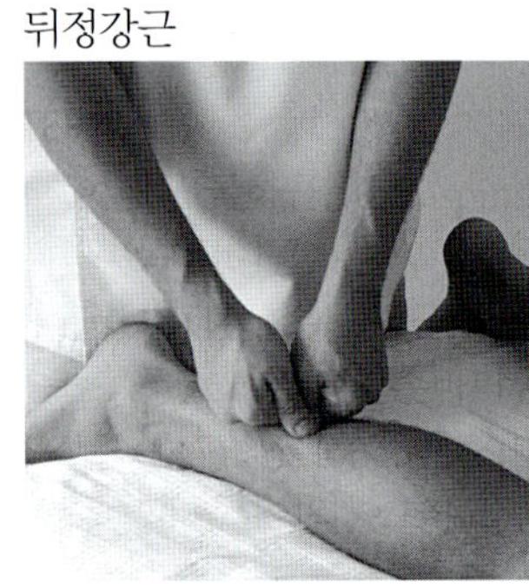

STEP 4 옆으로 누운자세에서 심부 마사지: 긴종아리근

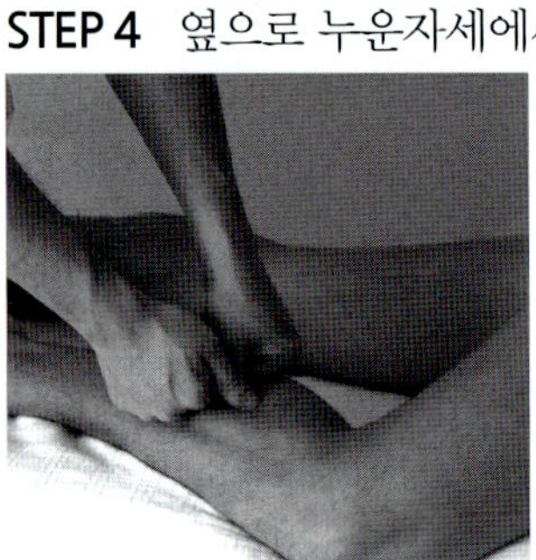

바로누운자세에서
허혈적 압박 테크닉(ICT):
짧은발가락폄근
긴발가락폄근
앞쪽 발목관절

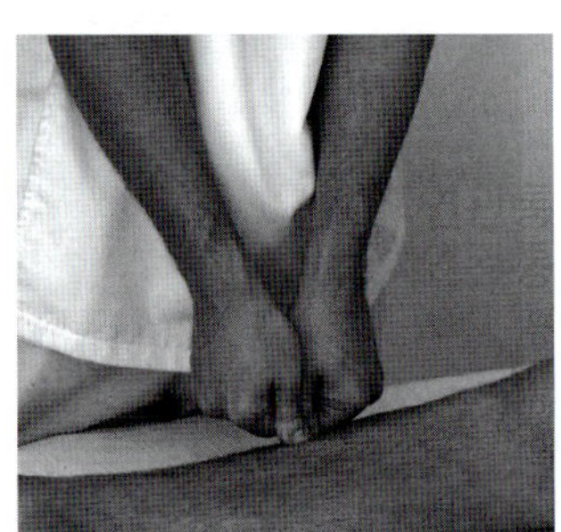
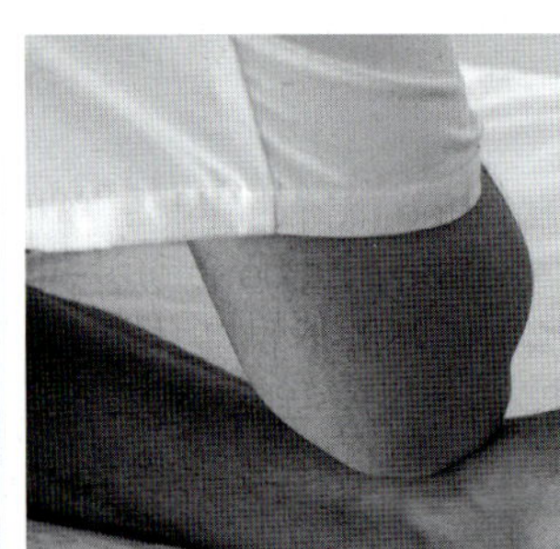

적응증(Indications)

발꿈치통증, 발허리뼈통증, 발바닥근염, 근육통 종자뼈염증, 발꿈치골극, 보행시 지연성 근육통, 그리고 휴식시 지연성 근육통

STEP 1 근섬유의 방향과 해부학에 대해 공부

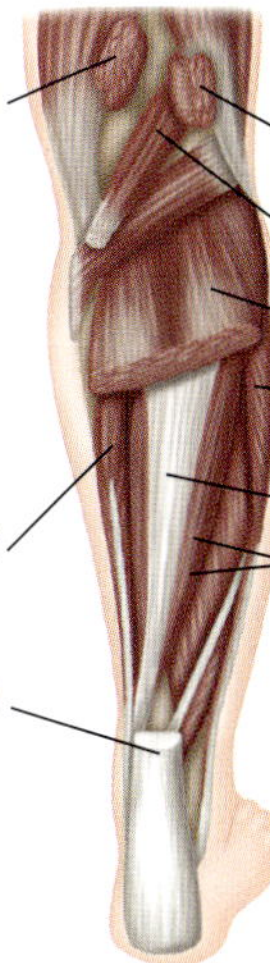

STEP 2 옆으로 누운자세에서 허혈적 압박 테크닉(ICT)

장딴지근(안쪽갈래)

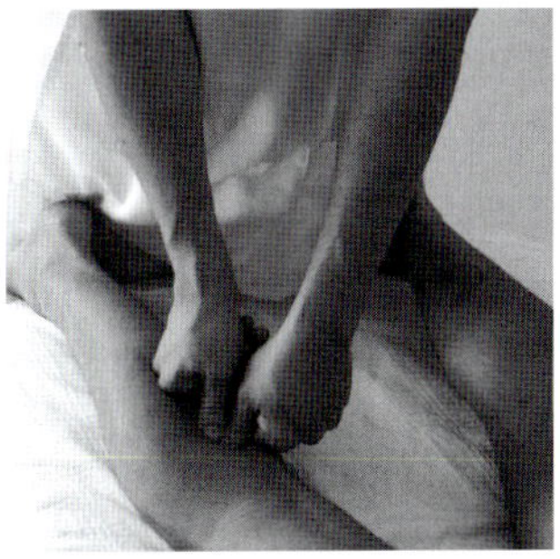

가자미근(아래 지점)

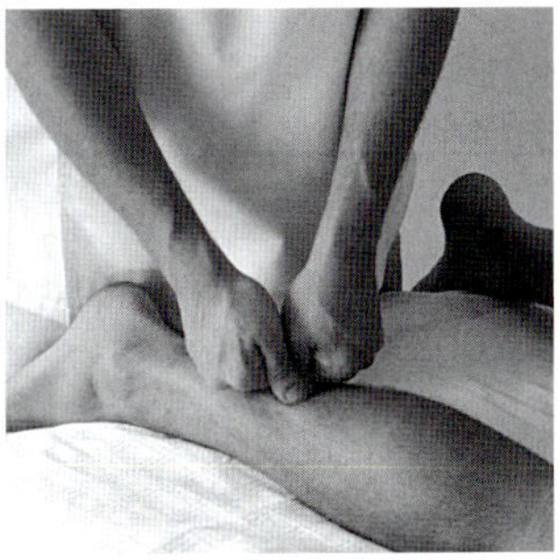

STEP 3 일반적인 마사지

STEP 4 엎드린 자세에서 허혈적 압박 테크닉(ICT)

뒤정강근

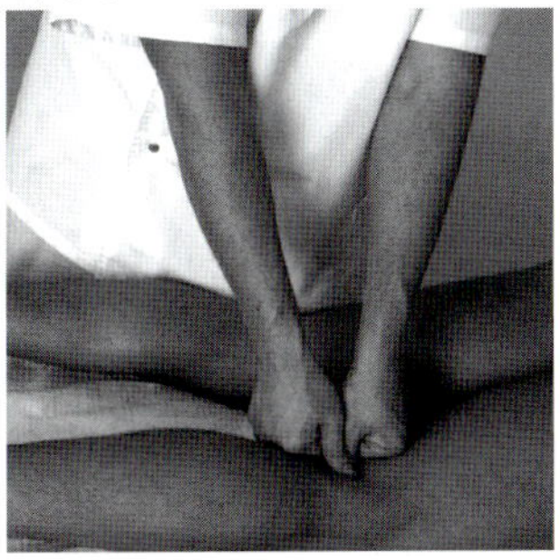

긴발가락굽힘근

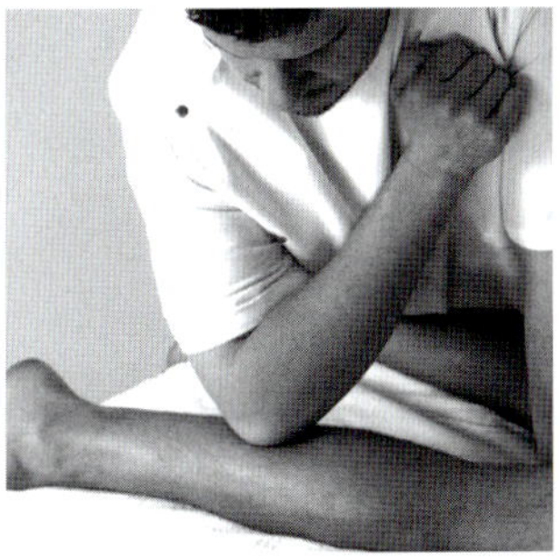

STEP 5 바로누운 자세에서 허혈적 압박 테크닉(ICT)

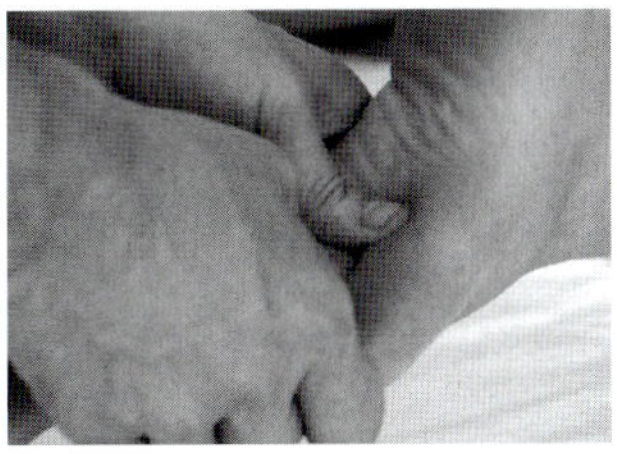

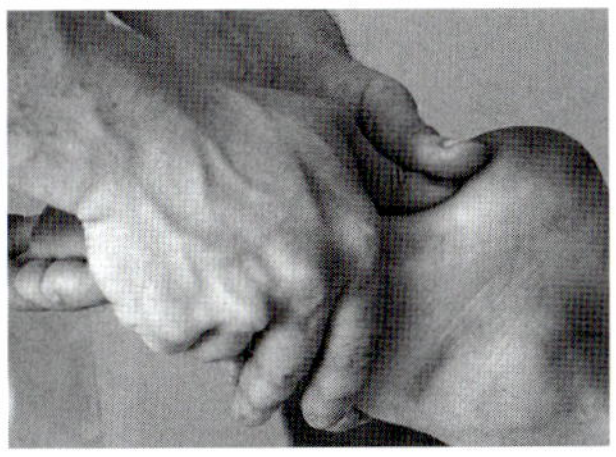

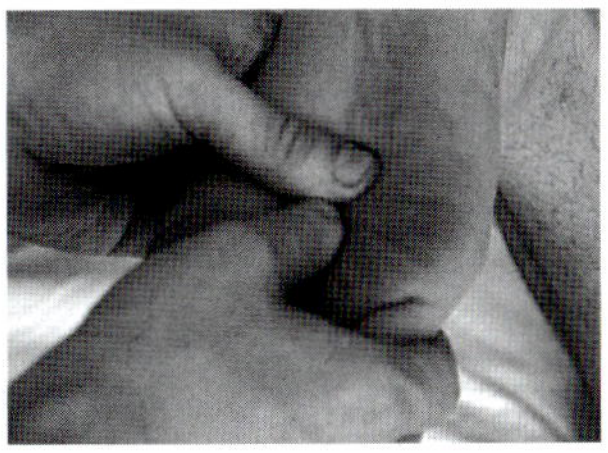

발바닥근막염, 발꿈치에서 시작하여 발의 작은 근육; 발꿈치의 주위에서 연골질, 덩어리를 느끼고, 그러한 결절을 위하여 압박 기법(ICT)으로 관리한다

Glossary of Anatomical Directions

가쪽(lateral)	몸이나 기관의 중심으로부터 멀리 위치함 (안쪽의 반대).
가쪽번짐(eversion)	발바닥이 가쪽으로 향하게 하는 운동(안쪽번짐의 반대).
관상면(coronal plane)	시상면에 직각이 되며 몸이나 기관을 앞 · 뒤 방향, 또한 이마면 frontal plane이라고 함.
굽힘(flexion)	두 개의 배쪽면이 점차 서로 가까워지는 관절의 움직임(폄과는 반대).
깊은(Deep)	표면으로부터 멀어짐(얕음의 반대).
내림(depression)	본래 위치에서 몸의 일부를 아래로 잡아당기는 운동.
내밈(protraction)	가로면에서 신체부위가 앞쪽으로 향하는 움직임.
돌림(rotation)	고정된 축을 중심으로 도는 운동.
동측(Ipsillateral)	같은쪽에서 일어나는.
뒤(posterior)	몸이나 기관의 등쪽 (dorsal) 이나 뒤쪽을 향함 (앞의 반대).
뒤침(supination)	손바닥이 천장쪽을 향하거나 또는 해부학적자세와 태아자세로 향하는 움직임.
들임(retraction)	가로면에서 신체부위가 뒤쪽으로 향하는 움직임.
등쪽(Dorsal)	기관의 뒷부분이나 뒤쪽(배쪽의 반대).
맞섬(opposition)	엄지의 안장관절에서 일어나는 움직임으로, 엄지가 같은 손의 손가락 끝에 닿는 것.
먼쪽(distal)	몸이나 기관의 중심으로부터 멀리 떨어짐(몸쪽의 반대).
모음(adduction)	중심을 향해 일어나는 운동(벌림과 반대).
몸쪽(proximal)	몸이나 기관의 중심과 가까워 짐.
바로눕기(supine)	앞면이 위로 오게 하고 바로 누운 자세(엎드려누운의 반대).
반대쪽(Contralateral)	반대쪽에 일어나는.
발바닥(plantar)	발의 바닥.
배쪽(ventral)	앞 또는 앞쪽에 위치한.
벌림(abduction)	중심으로부터 멀어지는 움직임(모음과 반대).
손바닥(palmar)	손의 바닥.
수평면(horizontal plane)	가로면이 신체의 장축과 수직으로 만남.
시상면(sagittal plane)	수직면이 앞뒤로 확장되어, 신체를 왼쪽과 오른쪽으로 나누는 면.
아래(inferior)	머리로부터 먼쪽, 밑에.
안쪽(Medial)	몸이나 기관의 중심을 향해 가까워짐 (가쪽의 반대).
안쪽번짐(inversion)	발바닥이 몸의 안쪽을 향하는 운동(가쪽번짐의 반대).
앞(anterior)	몸이나 기관의 배쪽 ventral 이나 앞쪽을 향함(뒤의 반대).
얕은(superficial)	몸의 겉 표면에서 가까운 곳(깊은의 반대).
엎드려눕기(prone)	앞면이 아래로 향하게 하고 엎드려 누운 자세(바로눕기의 반대).
엎침(pronation)	손바닥이 바닥쪽을 향하거나 또는 해부학적자세와 태아자세에서 멀어지거는 움직임.
옆누움(lateral decubitus)	옆으로 누운자세.
올림(elevation)	관상면에서 몸의 일부를 위로 잡아당기는 운동을 뜻한다.
위(superior)	머리에 가까운 쪽.
중앙의(Median)	신체의 가운데나 중앙에 위치함.
폄(extension)	두 개의 배쪽면이 점차 분리되어 멀어지는 관절의 움직임(굽힘과는 반대).
해부학적 자세(anatomical position)	팔과 손바닥이 앞을 향하며 똑바로 선 상태.
휘돌림(circumduction)	몸쪽 끝은 고정되고 먼쪽끝이 원을 그리며 돌아가는 운동.

Bibliography

Anderson, D.M. (chief lexicographer) 2003. *Dorland's Illustrated Medical Dictionary*, 30th edn. Saunders: Philadelphia.

Bengtsson, A., Henrikkson, K., & Larsson, J. 1986. Reduced High Energy Phosphate Levels in the Painful Muscles Patients With Primary Fibromyalgia. *Arthritis and Rheumatism* **29**:817–821.

Bezerra Rocha, C.A.C., Ganz Sanchez, T, & Tesseroli de Siqueira, J.T. 2008. Myofascial Trigger Point: A Possible Way to Modulating Tinnitus. *Audiol Neurotol* **13**:153–160.

Brostoff, J. 1992. *Complete Guide to Food Allergy*. Bloomsbury: London.

Burke, D., & Gandeva, S.C. 1990. Peripheral Motor System. In: Paxines, G., *The Human Nervous System*, 1–133. Academic Press: San Diego.

Caillet, R. 1991. *Shoulder Pain*. F.A. Davis: Philadelphia.

Chaitow, L. 1996. *The Acupuncture Treatment of Pain*. Inner Traditions: Rochester, VT.

Chaitow, L., & DeLany, J. 2000. *Clinical Applications of Neuromuscular Techniques*. Churchill Livingstone: Edinburgh.

Chaitow, L., & Fritz, S. 2006. *A Massage Therapist's Guide to Understanding, Locating and Treating Myofascial Trigger Points*. Churchill Livingstone: Edinburgh.

Clemente, C.M. (ed.) 1985. *Gray's Anatomy of the Human Body*, 30th edn. Lea & Febiger: Philadelphia.

Davies, C. 2004. *The Trigger Point Therapy Workbook*, 2nd edn. New Harbinger: Oakland, CA.

deJong, R.N. 1967. *The Neurological Examination*, 2nd and 3rd edns. Harper & Row: New York.

Doggweiler-Wiygul, R. 2004. Urologic Myofascial Pain Syndromes. *Curr Pain Headache Rep* **8**:445–451.

Dommerholt, J. 2004. Dry Needling in Orthopaedic Physical Therapy Practice. *Orth Phys Ther Pract* **16**(3): 15–20.

Dommerholt, J., Bron, C., & Franssen, J. 2006. Myofascial Trigger Points: An Evidence-Informed Review. *J Man Manip Ther* **14**(4):203–221.

Dommerholt, J., & Issa, T. 2003. Differential Diagnosis: Myofascial Pain. In: Chaitow, L. (ed.) *Fibromyalgia Syndrome: A Practitioner's Guide to Treatment*, 149–177. Churchill Livingstone: Edinburgh.

Ferguson, L.W., & Gerwin, R. 2004. *Clinical Mastery of Treatment of Myofascial Pain*. Lippincott Williams & Wilkins: Philadelphia.

Ferner, H., & Staubesand, J. 1984. *Sabotta Atlas of Human Anatomy*, Vol. 10. Lippincott Williams & Wilkins: Baltimore, MD.

Fishbain, D.A., Goldberg, M., Meagher, B.R., et al. 1986. Male and Female Chronic Pain Patients Categorized by DSM-III Psychiatric Diagnostic Criteria. *Pain* **26**:181–197.

Foerster. O., & Bumke, O. (eds) 1936. *Handbuch der Neurologie*, Vol. V. Publisher unknown: Breslau.

Friction, J.R., Kroening, R., Haley, D., et al. 1985. Myofascial Pain Syndrome of the Head and Neck: A Review of Clinical Characteristics of 164 Patients. *Oral Surg* **60**:615–623.

Frohlich, D., & Frohlich, R. 1995. Das Piriformiss Syndrom: Eine Haufige Differential Diagnose des Lumboglutaalen Schmerzez (Piriformis Syndrome: A Frequent Item in the Differential Diagnosis of Lumbogluteal Pain). *Manuelle Medizin* **33**:7–10.

Funt, L.A., & Kinnie, B.H. 1984. *Anatomy of a Headache: The Kinnie-Funt System of Referred Pain*. European Orthodontic Products, Inc.: St. Paul, MN.

Garland, W. 1994. Somatic Changes in Hyperventilating Subject. Presentation at the Respiratory Function Congress, Paris.

Gee, D. 1984. Fatal Pneumothorax Due to Acupuncture. *BMJ* **288**(6411):114.

Gerwin, R.D. 1995. A Study of 96 Subjects Examined Both for Fibromyalgia and Myofascial Pain (abstract). *J Musculoskel Pain* **3**(1):121.

Gerwin, R.D., & Dommerholt, J. 2006. Treatment of Myofascial Pain Syndromes. In: Boswell, M.V., & Cole, B.E. (eds), *Weiners Pain Management: A Practical Guide for Clinicians*, 477–492. CRC Press: Boca Raton, FL.

Gerwin, R.D., Dommerholt, J. & Shah, J.P. 2004. An Expansion of Simons' Integrated Hypothesis of Trigger Point Formation. *Curr Pain Headache Rep* **8**:468–475.

Good, M.G. 1950. The Role of Skeletal Muscle in the Pathogenesis of Diseases. *Acta Medica Scand* **138**:285–292.

Grinnel, A.D., Chen Kashani, A., Lin, J., et al. 2003. The Role of Integrins in the Modulation of Neurotransmitter Release from Motor Nerve Terminals by Stretch and Hypertonicity. *J Neurocytol* **32**(5–8):489–503.

Gunn, C. 1997. Radiculopathic Pain: Diagnosis and Treatment of Segmental Irritation or Sensitisation. *J Musculoskel Pain* **5**:119–134.

Harris, R., & Piller, N. 2004. Three Case Studies Indicating Effectiveness of MLD on Patients with Primary and Secondary Lymphedema. *J Bodywork Movement Ther* **7**(4):213–222.

Haymaker, W., & Woodhall, B. 1953. *Peripheral Nerve Injuries*, 2nd edn. W.B. Saunders Co.: Philadelphia.

Hecker, H.-U., Steveling, A., Peuker, E., et al. 2001. *Color Atlas of Acupuncture*. Thieme: Stuttgart, Germany.

Hodges, P., Heinjnen, I., & Gandevia, S. 2001. Postural Activity of the Diaphragm is Reduced in Humans When Respiratory Demand Increases. *J Physiol* **537**(3):999–1008.

Hong, C.-Z. 1996. Pathophysiology of the Myofascial Trigger Point. *J Formosan Med Assoc* **95**(2):93–104.

Hong, C.-Z., Chen, Y.-N., Twehous, D., & Hong, D. 1996. Pressure Threshold for Referred Pain by Compression on the Trigger Point and Adjacent Areas. *J Musculoskel Pain* **4**:61–79.

Hubberd, D.R. 1996. Chronic and Recurrent Muscle Pain: Pathophysiology and Treatment and Review of Pharmacologic Studies. *J Musculoskel Pain* **4**:123–143.

Hunt, V. 1997. *Infinite Mind: Science of the Human Vibrations of Consciousness*. Malibu Publishing: Malibu, CA.

Huxley, A.F., & Niedergerke, R. 1954. Structural Changes in Muscle During Contraction: Interference Microscopy of Living Muscle Fibres. *Nature* **173**:971–973.

Janda, V. 1996. Evaluation of Muscular Imbalance. In: Leibenson, C. (ed.), *Rehabilitation of the Spine*. Lippincott Williams & Wilkins: Baltimore, MD.

Janda, V. 2002. Muscles and Cervicogenic Pain Syndromes. In: Grant, R. (ed.), *Physical Therapy of the Cervical and Thoracic Spine*. Churchill Livingstone: Edinburgh.

Janda, V. 2005. Muscle Weakness and Inhibition in Back Pain Syndromes. In: Boyling, J.D., & Jull, G.A., *Grieve's Modern Manual Therapy: The Vertebral Column*, 3rd edn, 197–201. Churchill Livingstone, Edinburgh.

Jarmey, C. 2008. *The Concise Book of Muscles, 2nd edn*. Lotus Publishing / North Atlantic Books: Chichester, UK / Berkeley, CA.

Jarmey, C. 2004. *The Atlas of Musculoskeletal Anatomy*. Lotus Publishing / North Atlantic Books: Chichester, UK / Berkeley, CA.

Jarmey, C. 2006. *The Concise Book of the Moving Body*. Lotus Publishing / North Atlantic Books: Chichester, UK / Berkeley, CA.

Juhan, D. 1987. *Job's Body*. Station Hill Press: Barrytown, NY.

Kawakita, K., Itoh, K., & Okada, K. 2002. The Polymodal Receptor Hypothesis of Acupuncture and Moxibustion, and Its Rational Explanation of Acupuncture Points. *International Congress Series: Acupuncture – Is There a Physiological Basis?* **1238**:63–68.

Kendall, F.P., & McCreary, E.K. 1983. *Muscles, Testing & Function*, 3rd edn. Lippincott Williams & Wilkins: Baltimore, MD.

Knopf, K. 2011. *Foam Roller Workbook*. Ulysses Press: Berkeley.

Knott, M., & Voss, D. 1968. *Proprioceptive Neuromuscular Facilitation: Patterns and Techniques*, 2nd edn. Harper & Row: New York.

Kraft, G.H., Johnson, E.W., & LeBan, M.M. 1968. The Fibrositis Syndrome. *Arch Phys Med Rehabil* **49**:155–162.

Kraus, H. 1941. The Use of Surface Anaesthesia in the Treatment of Painful Motion. *JAMA* **16**:2582–2583.

Kuchera, W., & Kuchera, L. 1994. *Osteopathic Principles in Practice*. Greyden Press: Dayton, OH.

Lewis, C., Khan, A., Souvlis, T., & Sterling, M. 2010. A Randomised Controlled Study Examining the Short-Term Effects of Strain-Counterstrain Treatment on Quantitative Sensory Measures at Digitally Tender Points in the Low Back. *Manual Therapy* **15**(6):536–541.

Lewis, C., Souvlis, T., & Sterling, M. 2011. Strain-Counterstrain Therapy Combined with Exercise Is Not More Effective Than Exercise Alone on Pain and Disability in People with Acute Low Back Pain: A Randomised Trial. *J Physiother* **57**(2):91–98.

Lewit, K. 1981. Muskelfazilitations- und inhibitions- techniken in der Manuuellen Medizin. Teil II. Post isometrische Musklerelaxation. *Manuelle Med* **19**:12–22.

Lewit, K. 1999. *Manipulative Therapy in Rehabilitation of the Locomotor System*. 3rd edn. Butterworth Heineman: London.

Lowe, J., & Honeyman-Lowe, G. 1998. Facilitating the Decrease in Fibromyalgic Pain During Metabolic Rehabilitation. *J Bodywork Movement Ther* **2**(4):208–217.

Mark, A.L., Victor, R.G., Nerhed, C., & Wallin, B.G. 1985. Microneurographic Studies of the Mechanisms of Sympathetic Nerve Responses to Static Exercise in Humans. *Circ Res* **57**:461–469.

McGill, S., Sherratt, M., & Seguin, J. 1995. Loads on Spinal Tissues During Simultaneous Lifting and Ventilatory Challenge. *Ergonomics* **38**(9):1772–1792.

Melzack, R. 2001. Pain and the Neuromatrix in the Brain. *J Dent Educ* **65**(12):1378–1382.

Melzack, R., Stillwell, D.M., & Fox, E.J. 1977. Trigger Points and Acupuncture Points for Pain: Correlations and Implications. *Pain* **3**(1):3–23.

Meyers, R.A. 1999. Anatomy and Histochemistry of Spread-Wing Posture in Birds. *J Morphol* **233**(1):67–76.

Mills, S. 2005. Exeter University, Lecture Series, Complementary Health Studies.

Mitchell, J.H., & Schmidt, R.F. 1983. Cardiovascular Reflex Control by Afferent Fibers from Skeletal Muscle Receptors. In: Shepherd, J.T., et al. (eds), *Handbook of Physiology*, Sect. 2, Vol. III, Part 2, 623–658. American Physiological Society: Bethesda, MA.

Myers, T. 2013. *Anatomy Trains: Myofascial Meridians for Manual and Movement Therapists, 3rd edn*. Elsevier Science: Edinburgh.

Myklebust, B.M., Gottlieb, G.L., Penn, R.D., & Agarwal, G.C. 2004. Reciprocal Excitation of Antagonistic Muscles as a Differentiating Feature in Spasticity. *Annals Neurol* **12**(4):367–374.

Nakamura, H., Konishiike, J., Sugamura, A. & Takeno, Y. 1986. Epidemiology of Spontaneous Pneumothorax in Women. *Chest J* **89**(3):378–382.

Norris, C. 1998. *Sports Injuries: Diagnosis and Management*, 2nd edn. Butterworth: London.

Oschman, J. 1981. The Connective Tissue and Myofacial Systems. Privately published manuscript.

Oschman, J. 1989–90. How Does the Body Maintain Its Shape? A series of three articles that appeared in *Rolf Lines*, the news magazine for Rolf Institute members, Boulder, CO, ending with **18**(1):24–25.

Oschman, J. 1994. Sensing Solutions in Soft Tissues. *Guild News* (Guild for Structural Integration, Boulder, CO) **3**(2):22–25.

Oschman, J.L. 2003. *Energy Medicine in Therapeutics and Human Performance*. Butterworth Heinemann: Edinburgh.

Penfield, W.G., & Jasper, H.H. 1954. *Epilepsy and the Functional Anatomy of the Human Brain.* Little Brown: Boston, MA.

Plotnikoff, G.A., & Quigley, J.M. 2003. Prevalence of Severe Hypovitaminosis D in Patients with Persistent, Nonspecific Musculoskeletal Pain. *Mayo Clinic Proc* **78**(12):1463–70.

Qerama, E., Kasch, H., & Fuglsang-Frederiksen, A. 2008. Occurrence of Myofascial Pain in Patients with Possible Carpal Tunnel Syndrome: A Single Blinded Study. *Eur J Pain* **13**(6):588–591.

Quintner, J., & Cohen, M. 1994. Referred Pain of Peripheral Nerve Origin: An Alternative to the Myofascial Pain Construct. *Clinical J Pain* **10**:243–251.

Ramachandran, V.S., & Blakeslee, S. 1999. *Phantoms in the Brain: Probing the Mysteries of the Human Mind.* Harper Perennial: New York.

Reitinger, A., Radner, H., Tilscher, H., et al. 1996. Morphologische Untersuchung an Triggerpunkten. *Manuelle Medizin* **34**:256–262.

Romanes, G.J. (ed.) 1972. *Cunningham's Textbook of Anatomy*, 11th edn. Oxford University Press: London.

Schaible, H. 2006. Peripheral and Central Mechanisms of Pain Generation. *Handbook Exp Pharmacol* **177**:3–28.

Schleip, R. 2003. Fascial Plasticity: A New Neurobiological Explanation. *J Bodywork Movement Ther* **7**(1):11–19 and **7**(2):104–116.

Schultz, R., & Feitis, R. 1996. *The Endless Web – Fascial Anatomy & Physical Reality*. North Atlantic Books: Berkeley, CA.

Shah, J., Phillips, T., Danoff, J., & Gerber, L. 2003. A Novel Microanalytical Technique for Assaying Soft Tissue Demonstrates Significant Quantitative Biochemical Differences in Three Clinically Distinct Groups: Normal, Latent and Active. *Archives Phys Med* **84**:9.

Shah, J.P., Phillips, T.M., Danoff, J.V., & Gerber, L.H. 2005. An In Vivo Microanalytical Technique for Measuring the Local Biochemical Milieu of Human Skeletal Muscle. *J Appl Physiol* **99**(5):1977–1984.

Shankland, W. 1996. *TMJ – Its Many Faces: Diagnosis of TMJ and Related Disorders*, 2nd edn. A N a D E M Inc.

Sharkey, J. 2008. *The Concise Book of Neuromuscular Therapy: A Trigger Point Manual*. Lotus Publishing / North Atlantic Books: Chichester, UK / Berkeley, CA.

Simons, D. 1988. Myofascial Pain Syndromes: Where Are We, Where Are We Going? *Arch Phys Med Rehabil* **69**: 207–212.

Simons, D. 1990. Muscular Pain Syndromes. *Adv Pain Res Ther* **17**:1–41.

Simons, D.G., Hong, C.-Z., & Simons, L.S. 2002. Endplate Potentials Are Common to Mid-fiber Myofascial Trigger Points, *Am J Phys Med Rehabil* **81**:212–222.

Simons, D.G., Travell, J.G., & Simons, L.S. 1998. *Travell and Simons' Myofascial Pain and Dysfunction: The Trigger Point Manual*, Vol. 1, 2nd ed. Lippincott Williams & Wilkins: Baltimore, MD.

Skelly, M., & Helm. A.: 1999. *Alternative Treatments for Fibromyalgia & Chronic Fatigue Syndrome*. Hunter House: Alameda, CA.

Skootsky, S.A., Jaeger. B., & Oye, R.K. 1989. Prevalence of Myofascial Pain in General Internal Medicine Practice. *West J. Med.* **151**(2):157–160.

Spaleholz, W. (date unknown). *Hand Atlas of Human Anatomy*, Vols. II and III, 6th edn. J.B. Lippincott: London.

Starlanyl, D.J., & Copeland, M.E. 2001. *Fibromyalgia and Chronic Myofascial Pain: A Survival Manual*, 2nd edn. New Harbinger Publications: Oakland, CA.

Starlanyl, D., & Sharkey, J. 2013. *Healing through Trigger Point Therapy: A Guide to Fibromyalgia, Myofascial Pain and Dysfunction.* Lotus Publishing / North Atlantic Books: Chichester, UK / Berkeley, CA.

Teachey, W.S. 2004. Otolaryngic Myofascial Pain Syndromes. *Curr Pain Headache Rep* **8**(6):457–462.

Thelen, M.D., Dauber, J.A., & Stoneman, P.D. 2008. The Clinical Efficacy of Kinesio Tape for Shoulder Pain: A Randomized, Double-Blinded, Clinical Trial. *J Orthopaed Sports Phys Ther* **38**(7):389–396.

Travell, J.G., & Simons, D.G. 1992. *Myofascial Pain and Dysfunction: The Trigger Point Manual*, Vol. 2. Lippincott Williams & Wilkins: Baltimore, MD.

Waldrop, M.M. 1992. *Complexity: The Emerging Science at the Edge of Order and Chaos*. Simon & Schuster: Englewood Cliffs, NJ.

Wang, F., & Audette, J. 2000. Electrophysiological Characteristics of the Local Twitch Response with Active Myofascial Pain of Neck Compared with a Control Group with Latent Trigger Points. *Am J Phys Med Rehabil* **79**:203.

Weis, J.T., Niel-Asher, S., Latham, M., et al. 2003. A Pilot Randomised Placebo Controlled Trial of Physiotherapy and Osteopathic Treatment for Frozen Shoulder. *British J Rheumatol* **42**(Suppl. 1):146.

Wilmore, J.H., & Costill, D.L. 1994. *Physiology of Sport and Exercise*. Human Kinetics: Champaign, IL.

Zinc, J. 1981. The Posterior Axillary Folds – A Gateway for Osteopathic Treatment of the Upper Extremities. *Osteopathic Annals* **9**(3):81–88.

Zohn, D., & Mennell, J.M. 1987. *Musculoskeletal Pain: Diagnosis and Physical Treatment*, 2nd edn. Lippincott Williams & Wilkins: Baltimore, MD.

Index

【ㄷ】

【ㄹ】

【ㅁ】

【ㅂ】

【ㅅ】

【ㅊ】

【ㅋ】

【ㅍ】

【ㅎ】